WILLKÜRLICHE HALTUNG UND BEWEGUNG

INSBESONDERE IM LICHTE ELEKTROPHYSIOLOGISCHER UNTERSUCHUNGEN

WILLKÜRLICHE HALTUNG UND BEWEGUNG

INSBESONDERE IM LICHTE ELEKTROPHYSIOLOGISCHER UNTERSUCHUNGEN

Von

KURT WACHHOLDER

IN BRESLAU

MIT 55 ABBILDUNGEN IM TEXT

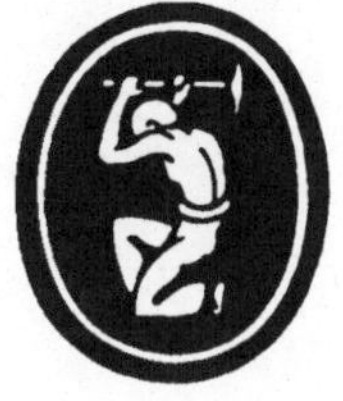

Springer-Verlag Berlin Heidelberg GmbH

1928

ISBN 978-3-642-98157-9   ISBN 978-3-642-98968-1 (eBook)
DOI: 10.1007/978-3-642-98968-1
Softcover reprint of the hardcover 1st edition 1928

Sonderausgabe aus „Ergebnisse der Physiologie"
herausgegeben von L. Asher und K. Spiro ~ XXVI. Band

Inhaltsverzeichnis.

Inhaltsverzeichnis.

Willkürliche Haltung und Bewegung

insbesondere im Lichte elektrophysiologischer Untersuchungen.

Von

Kurt Wachholder, Breslau.

Mit 55 Abbildungen im Text.

Literaturverzeichnis.

1. *Adrian, E. D.*, The relation between the stimulus and the electric response in a single muscle fibre. Arch. néerland. de physiol. **7**. 330. 1922. — 2. *Adrian* u. *Olmstedt*, The refractory phase in a reflex arc. Journ. of physiol. **56**. 426. 1922. — 3. *Adrian, E. D.*, Some recent work on inhibition. Brain. **47**. 399. 1924. — 4. *Derselbe*, Oliver-Sharpey lectures on the interpretation of the electromyogram. Lancet. **208**. 1229 u. 1282. 1925. — 5. *Derselbe*, The impulses produced by sensory nerve endings I. Journ. of physiol. **61**. 49. 1926. — 6. *Adrian* und *Zottermann*, The impulses produced by sensory nerve endings II. The response of a single end-organ. Ebenda. S. 151. — 7. *Allers* und *Scheminzky*, Über Aktionsströme der Muskeln bei motorischen Vorstellungen und verwandten Vorgängen. Pflügers Arch. **212**. 169. 1926. — 8. *Altenburger, H.*, Über den reflektorischen und muskuläien Anteil des Aktionsstrombildes bei Dehnung des quergestreiften Muskels. Pflügers Arch. **214**. 524. 1926. — 9. *Derselbe*, Beiträge zum Ataxieproblem. Tag. d. Gesellsch. dtsch. Nervenärzte. Wien 1927. — 10. *Amar, J.*, Rech. mécan. et physiol. sur le travail du limeur. Journ. de physiol. et de pathol. gén. **15**. 62 u. 79. 1913. — 11. *Athanasiu, J.*, L'énergie nerveuse motrice. I. Electromyogramme. Journ. de physiol. et de pathol. gén. **21**. 1. 1923. — 12. *Derselbe*, II. Elektroneurogramme. Ebenda. S. 15. — 13. *Atzler, E., Herbst, Lehmann, Müller*, Arbeitsphysiologische Studien. Pflügers Arch. **208**. 184. 1925. — 14. *Atzler, E.* und *Herbst*, Arbeitsphysiologische Studien. III. Teil. Pflügers Arch. **215**. 291. 1927. — 15. *Atzler, E.*, Körper und Arbeit. Handb. der Arbeitsphysiologie. Leipzig: G. Thieme. 1927.

16. *Baglioni*, Sind die tätigen Ganglienzellen des Zentralnervensystems der Sitz elektromotorischer Kräfte? Physiol. Zentralbl. **19**. 345. 1905. — 17. *Derselbe*, Die Hautreflexe der Amphibien. Ergebn. d. Physiol. **13**. 454. 1913. — 18. *Bard*, Le tonus musculaire, ses divers. acceptions physiol. Encéphale. **22**. 421. 1927. — 19. *Bass, E.* und *W. Trendelenburg*, Zur Frage des Rhythmus der Willkürinnervation des menschlichen Muskels. Zeitschr. f. Biol. **74**. 121. 1921. — 20. *Bass, E.*, Über Kraft und Aktionsströme des abgekühlten menschlichen Muskels. Zeitschr. f. Biol. **85**. 23. 1926. — 21. *Baeyer, H. v.*, Die Wirkung der Muskeln auf die menschlichen Gliederketten in Theorie und Praxis. Zeitschr. f. orthopäd. Chirurg. **46**. 1. 1924. — 22. *Bechterew*, Grundsätze der Hirnrindenarbeit. Pflügers Arch. **212**. 676. 1926. — 23. *Beck, A.*, Die Bestimmung der Lokalisation der Gehirn- und Rückenmarksfunktionen vermittels der elektrischen Erscheinungen. Zentralbl. f. Physiol. **4**. 1890. — 24. *Derselbe*, Über elektrische Erscheinungen im Zentralnervensystem des Frosches. Pflügers Arch. **155**. 461. 1914. — 25. *Beck, O.*, Besitzt der quergestreifte Muskel einen Sperrmechanismus? Pflügers Arch. **199**. 481. 1923. — 26. *Beevor, C. E.*, The Croonian lectures on muscular movements and their represent. in the centr. nerv. system. London 1904. — 27. *Derselbe*, Über die Koordination und Repräsentation der Muskelbewegung im Zentralnervensystem. Ergebn. d. Physiol.

8. 326. 1909. — 28. *Benedict* und *Cathcart,* Muscular work. Carnegie-Inst. Publ. No. 187. Washington 1913. — 29. *Beritoff,* Die zentr. rezipr. Hemmung auf Grund der elektrischen Erscheinungen am Muskel. Zeitschr. f. Biol. **64.** 175, 289. 301. 1914. — 30. *Derselbe,* Allgemeine Charakteristik der Tätigkeit des Zentralnervensystems. Ergeb. d. Physiol. **20.** 411. 1922. — 31. *Derselbe,* Physiologischer Beweis der plurisegmentalen Innervation der quergestreiften Muskelfasern. Pflügers Arch. **205.** 455. 1924. — 32. *Derselbe,* Über partielle Ermüdung der quergestreiften Muskelfasern bei Reizung der Bewegungsnerven. Pflügers Arch. **205.** 458. 1924. — 33. *Derselbe,* Über die neuro-psychische Tätigkeit der Grosshirnrinde. II. Physiol. d. psych. Prozesse. Journ. f. Psych. u. Neurol. **31.** 46. 1924. — 34. *Bethe* und *Kast,* Synerg. und reziproke Innervation antagonist. Muskeln nach Versuchen am Menschen. Pflügers Arch. **194.** 77. 1922. — 35. *Bethe, A.,* Untersuchungen über die elastischen Eigenschaften der Muskeln bei verschiedenen funktionellen Zuständen. I. Einfache und neue Methode zur Bestimmung der Zugelastizität. Pflüg. Arch. **205.** 63. 1924. — 36. *Derselbe,* Aktive und passive Kraft menschlicher Muskeln. Ergeb. d. Physiol. **24.** 71. 1925. — 37. *Bethe* und *Woitas,* Funktionswechsel nervöser Zentren nach Amputation von Gliedmassen. 9. Tag. d. dtsch. Physiol.-Ges. Rostock 1925. — 38. *Binet,* La concurrence des états psychologiques. Rev. philos. **15.** 138. 1890. — 39. *Binet* und *Courtier,* Sur la vitesse des mouvements graphiques. Rev. philos. **35.** 664. 1893. — 40 *Bode, R.,* Ausdrucksgymnastik. 3. Aufl. München: C. H. Beck. 1925. — 41. *Böhme,* Untersuchungen über die koordin. Reflexe des menschlichen Lendenmarks, besonders der rhythmischen Reflexe. Dtsch. Zeitschr. f. Nervenheilk. **56.** 217. 1917. — 42. *Boer, de,* The double innervation of the musc. Gastrocnemius. Journ. of physiol. **60.** 215. 1925. — 43. *Derselbe,* Über die Verteilung der Muskelsegmente im Gastrocnemius des Frosches. Pflügers Arch. **211.** 636. 1925. — 44. *Bois-Reymond, R. du,* Über das angebliche Gesetz der reziproken Innervation antagonistischer Muskeln. Arch. f. Physiol. 1902. Suppl. **27.** — 45. *Bornstein* und *Poher,* Über den respiratorischen Stoffwechsel bei stat. Arbeit. Pflügers Arch. **95.** 146. 1903. — 46. *Bors,* Über das Zahlenverhältnis zwischen Nerven- und Muskelfasern. Anat. Anz. **60.** 415. 1926. — 47. *Bourguignon,* La chronaxie chez l'homme. Paris: Masson & Cie. 1923. — 48. *Bourguignon, G.,* Double chronaxie nerv. dans le nerf radial de l'homme etc. Cpt. rend. soc. de biol. **95.** 374. 1926. — 49. *Boyd, M.,* Monosegmental versus purisegment. innerv. of the gastr. and peron. muscles of the frog. Americ. journ. of physiol. **78.** 254. 1926. — 50. *Braune* und *Fischer,* Der Gang des Menschen. I. Abhand. d. kgl. sächs. Ges. d. Wiss., Mathem.-physik. Klasse. **21.** 153. 1895. — 51. *Bremer, F.,* Rech. sur le mécan. de l'action de la strychnine sur le système nerveux. I. La strychnine et les phénomènes d'inhibition. Arch. intern. de physiol. **25.** 131. 1925. — 52. *Bremer* und *Rylant,* Action de la strychnine sur les differents éléments de l'arc reflexe. Cpt. rend. soc. biol. **91.** 110. 1924. — 53. *Dieselben,* Nouv. rech. sur le mécan. de l'action de la strychn. sur le syst. nerv. central. Cpt. rend. soc. biol. **92.** 199. 1925. — 54. *Bremer* und *Cambier,* Parallélisme des vitesses de contract. des muscles antag. et des vitesses d'excitab. de leurs nerfs moteurs. Cpt. rend. soc. biol. **93.** 61. 1925. — 55. *Broca* und *Richet,* Période réfractaire dans les centres nerveux. Cpt. rend. de l'acad. des sciences. **124.** 96, 573, 697. 1897. — 56. *Brown, Graham, T.,* The intrinsic factors in the act of progression in the mammal. Proc. of the roy. soc. B. **84.** 308. 1911. — 57. *Derselbe,* On the question of fractional activity („all or none" phenomenon) in mammal. reflex phenomena. Ebenda. **87.** 132. 1913. — 58. *Derselbe,* On the nature of fundamental activity of the nerv. system etc. Journ. of physiol. **48.** 18. 1914. — 59. *Derselbe,* Die Reflexfunktionen des Zentralnervensystems mit besonderer Berücksichtigung der rhythmischen Tätigkeiten beim Säugetier. Ergebn. d. Physiol. I. **13.** 279. 1913. II. **15.** 480. 1916. — 60. *Derselbe,* Studies in the physiol. of the nerv. syst. XXVIII: Absence of algebraic equality between the magnitudes of central excitation and effect. centr. inhibition etc. Quart. journ. of exp. physiol. **14.** 1. 1924. — 61. *Brücke, E. Th.,* Über die Beziehungen zwischen Aktionsstrom und Zuckung des Muskels im Verlaufe der Ermüdung. Pflügers Arch. **124.** 215. 1908. — 62. *Brücke, E. Th.* und *H. Wastl,* Zur Kenntnis der antagonistischen Reflexe des Froschrückenmarks. Zeitschr. f. Biol. **70.** 395. 1919. — 63. *Brücke, E. Th.,* Zur Theorie der intrazentralen Hemmungen. Zeitschr. f. Biol. **77.** 29. 1922. — 64. *Buchanan, Fl.,* The electr. response of muscle to voluntary, reflex and artificial stimulation. Quart. journ. of exp. physiol. **1.** 211.

1908. — 65. *Derselbe*, The relation of the electrical to the mechanical refl. response in the frog. Ebenda. **5**. 91. 1912. — 66. *Buytendyk, F. J.*, Über die elektrischen Erscheinungen bei der reflektorischen Innervation der Skelettmusk. des Säugers. Zeitschr. f. Biol. **59**. 36. 1912.

67. *Camerer, W.*, Versuche über den zeitlichen Verlauf der Willensbewegung. Zeitschr. f. Biol. **47**. 268. 1906. — 68. *Canney* und *Tunstall*, Journ. of physiol. **6**. XVII. — 69. *Cannon* und *Lieb*, The receptive relaxation of the stomach. Americ. journ. of physiol. **29**. 267. 1912. — 70. *Cannon* und *Washborn*, An explanation of hunger. Ebenda. **29**. 441. 1912. — 71. *Cathcart, Richardson* und *Campbell*, Journ. of the roy. army med. corps. Zit. nach Journ. of physiol. **58**. 1924. — 72. *Dieselben*, Studies in muscle activity II. The influence of speed on the mechanic. efficiency. Journ. of physiol. **58**. 355. 1924. — 73. *Clauss* und *v. Weizsäcker*, Über das Verhalten von Reflexen und Willkürbewegungen bei der Einwirkung äusserer, die Bewegung störender Kräfte. Dtsch. Zeitschr. f. Nervenheilk. **75**. 370. 1922. — 74. *Coombs*, The effect of varying pressures upon the abdominal musculature in the cat. Zit. nach Ber. ü. d. ges. Physiol. **6**. 50. 1921. — 75. *Cooper, S.* und *E. D. Adrian*, The maximum frequency of refl. response in the spinal cat. Journ. of physiol. **59**. 61. 1924. — 76. *Dieselben*, The frequency of discharge from the spinal cord in the frog. Ebenda. **58**. 209. 1923. — 77. *Dieselben*, The electr. response in refl. contr. of spin. and decebrate preparations. Proc. roy. soc. B. **96**. 243. 1924. — 78. *Cooper, S.* and *D. Brown*, Responses to rhythmical stimulations of the cerebral cortex . Ebenda. **100**. 251. 1927. — 79. *Cooper* and *Creed*, Reflex effects of active muscular contraction. Journ. of physiol. **62**. 273. 1927.

80. *Davis* and *Brunswick*, Studies of the nerve impulse I. A quantitative method of electric. recording. Americ. journ. of physiol. **75**. 497. 1924. — 81. *Deményy*, Du rôle mécan. des muscles antag. dans les actes de locomotion. Arch. de physiol. **1**. 747. 1890; **2**. 267. 1891. — 82. *Dittler* und *Tichomirow*, Zur Kenntnis des Muskelrhythmus. Pflügers Arch. **125**. 111. 1908. — 83. *Dittler*, Über die Innervation des Zwerchfells als Beispiel einer tonischen Innervation. Ebenda. **130**. 3. 1909. — 84. *Dittler* und *Garten*, Die zeitliche Folge der Aktionsströme im Phrenicus und Zwerchfell bei der natürlichen Innervation. Zeitschr. f. Biol. **58**. 420. 1912. — 85. *Dittler* und *Günther*, Über die Aktionsströme menschlicher Muskeln bei natürlicher Innervation usw. Pflügers Arch. **155**. 251. 1914. — 86. *Dittler* und *Freudenberg*, Zur Frage des 'Skelettmuskeltonus nach Untersuchung bei der sog. Atmungstetanie. Pflügers Arch. **201**. 182. 1923. — 87. *Dieselben*, Weitere Untersuchungen zur Genese des Spasmus bei der Tetanie. Ebenda. **205**. 452. 1924. — 88. *Dittler* und *Müller*, Die rhythmische Reaktion des quergestreiften Muskels auf galvanische Durchströmung usw. Sitzungs-Ber. d. Ges. z. Förd. d. ges. Naturwiss. zu Marburg. 1926. — 89. *Dodge* and *Bott*, Antagon. muscle action in voluntary flexion a. extension. Psychol. review. **34**. 241. 1927. — 90. *Doxiades*, Antagon. Muskelverdickungskurven beim Kinde. Zeitschr. f. Kinderheilk. **40**. 244. 1925. — 91. *Duchenne*, Physiologie der Bewegungen. Übersetzt von *C. Wernicke*. Kassel und Berlin. 1885. — 92. *Durig, A.*, Energiewechsel. Übersichtsreferat. Jahresber. ü. d. ges. Physiol. **5** 1. 234. 1926. — 93. *Derselbe*, Die Theorie der Ermüdung. Atzlersches Handb. d. Arbeitsphysiol. Leipzig 1927. — 94. *Derselbe*, Die Ermüdung im praktischen Betrieb. Ebenda. — 95. *Dusser de Barenne*, Die elektrischen Erscheinungen bei der reziproken Innervation der quergestreiften Skelettmuskulatur. Zentralbl. f. Physiol. **25**. 334. 1911. — 96. *Derselbe*, Untersuchungen über die Aktionsströme der quergestreiften Muskulatur bei der Enthirnungsstarre der Katze und der Willkürcontraction des Menschen. Skand. Arch. **43**. 107. 1923. — 97. *Dusser de Barenne* et *Brevée*, The interpretation of the electromyogr. of striated muscle during contractions set up by centr. nerv. excit. Journ. of physiol. **61**. 81. 1926.

98. *Ebbecke, U.*, Chronische Narkosewirkung und rhythmische Reflexe. Pflügers Arch. **179**. 73. 1920. — 99. *Derselbe*, Über zentrale Hemmung und die Wechselwirkung der Sehfeldstellen. Pflügers Arch. **186**. 200. 1921. — 100. *Erlanger, J.* and *H. S. Gasser*, The compound nature of the action current of nerve. etc. Americ. journ. **70**. 624. 1924. — 101. *Erlanger, Bishop* and *Gasser*, Exper. Analys. of the simple action potential wave in nerve. etc. Americ. journ. of physiol. **78**. 537. 1926. — 102. *Einthoven*, Sur les phénomènes électr. du tonus musculaire. Arch. néerland. de physiol. **2**. 489. 1918. — 103. *Einthoven* et *Hugenholtz*, L'électrocardiogr. tracé dans le cas où il n'y a pas de contr. visible du coeur. Ebenda. **5**. 174. 1921. —

104. *Ewald*, Bemerkungen zu einer Arbeit von *Bickel*. Pflügers Arch. **67**. 345. 1897. —
105. *Exner*, Über Sensomobilität. Pflügers Arch. **48**. 592. 1891.

106. *Fischer, O.*, Der Gang des Menschen. Abhandl. d. klg. sächs. Ges. d. Wiss., Math.-physik. Klasse. II. Die Bewegungen des Gesamtschwerpunktes und der äusseren Kräfte. Ebenda. **25**. 1. 1899. — 107. *Derselbe*, III. Überblick über die Bewegungen der unteren Extremitäten. Ebenda. **26**. 85. 1900. — 108. *Derselbe*, IV. Bewegung des Fusses und die auf denselben einwirkenden Kräfte. Ebenda. **26**. 160. 1000. — 109. *Derselbe*, V. Die Kinematik des Beinschwingens. Ebenda. **28**. 319. 1904. — 110. *Derselbe*, VI. Über den Einfluss der Schwere und der Muskeln auf die Schwingungsbewegungen des Beines. Ebenda. **28**. 531. 1904. — 111. *Flick* und *Hansen*, Zur Elektrophysiologie usw. Das Trousseausche Phänomen und die Pfötchenst. bei der Atmungstetanie. Zeitschr. f. Biol. **82**. 387. 1925. — 112. *Foà*, Über den Rhythmus der Nervenerregung bei der natürlichen Reizung der motorischen Nerven. Zentralbl. f. Physiol. **24**. 792. — 113. *Foerster, O.*, Die Physiologie und Pathologie der Koordination. Jena 1902. — 114. *Derselbe*, Die Mitbewegungen. Jena: G. Fischer. 1903. — 114 a. *Derselbe*, Schlaffe und spastische Lähmung. Bethes Handbuch d. normalen u. patholog. Physiologie. **10**. 893. 1927. — 115. *Forbes, A.* and *Gregg*, Electric. stud. in mamm. refl. II. Americ. journ. of physiol. **39**. 172. 1916. — 116. *Forbes* and *Rappleye*, The effect on temperature changes on rhythm in the human electromyogram. Ebenda. **42**. 228. 1917. — 117. *Forbes, Campbell* and *Williams*, Electr. record of afferent nerve impulses from musc. receptors. Ebenda. **69**. 283. 1924. — 118. *Forbes, A.* and *Mc Keen Cattell*, Electrical studies in mamm. refl. IV. The crossed extens. reflex. Ebenda. **70**. 140. 1924. — 119. *Forbes* and *Olmstedt*, The frequency of motor nerve impulses etc. Ebenda. **73**. 17. 1925. — 120. *Forbes* and *Barbeau*, The question of localizing action currents in muscle by needle electrodes. Ebenda. **80**. 705. 1927. — 121. *Franck* et *Pitres*, Rech. expér. et crit. sur l'excitabilité des hémisphères cérébraux. Arch. de physiol. **1885**. 7. 149. — 122. *Frank, Nothmann* und *Hirsch-Kauffmann*, Über die tonische Contract. der quergestreiften Säugetiermuskeln nach Ausschaltung der motorischen Nerven. I. Pflügers Arch. **197**. 270. 1922. — 123. *Frey, v.* und *O. B. Meyer*, Versuche über die Wahrnehmung geführter Bewegungen. Zeitschr. f. Biol. **68**. 301. 1918. — 124. *Frey, M. v.*, Über die sinnl. Grundlagen der Wahrnehmung der Gliederbewegungen. Zeitschr. f. Biol. **84**. 535. 1926. — 125. *Fröhlich, F. W.*, Der Mechanismus der nervösen Hemmungsvorgänge. Med.-naturw. Arch. **1**. 239. 1907. — 126. *Derselbe*, Beiträge zur Analyse der Reflexfunktion des Rückenmarks mit besonderer Berücksichtigung von Tonus, Bahnung und Hemmung. Zeitschr. f. allg. Physiol. **9**. 55. 1909. — 127. *Derselbe*, Untersuchung über periodische Nachbilder. Zeitschr. f. Sinnesphysiol. **52**. 60. 1921. — 128. *Full* und *Lehmann*, Der Energieverbrauch beim Hantelstossen. Pflügers Arch. **201**. 615. 1923. — 129. *Fulton, J. F.*, The latent period of sceletal muscle. Quart. journ. of exp. physiol. **15**. 349. 1925. — 130. *Derselbe*, The influence of shortening on the size of the action current etc. Americ. journ. of physiol. **75**. 235. 1925. — 131. *Derselbe*, The inseparability of mechan. and electr. responses in skel. muscle. Ebenda. **75**. 261. 1925. — 132. *Derselbe*, The influence of tension upon the electr. responses of muscle to repetitive stimuli. Proc. roy. soc. B **97**. 406. 1925. — 133. *Derselbe*, Fatigue a. plurisegm. innerv. of indiv. muscle fibres. Ebenda. **98**. 493. 1925. — 134. *Fulton* and *Liddell*, Observations on ipsilateral contraction and „inhibitory" rhythm. Ebenda. **98**. 214. 1925. — 135. *Dieselben*, Electr. responses of extens. muscles during postural (myotatic) contraction. Ebenda. **98**. 577. 1925. — 136. *Fulton, J. F.*, Muscular contraction. Baillière, Tindall and Cox. London 1926. — 137. *Furusawa*, Muscular exercise etc. XIII. The gaseous exchang. of restrict. muscular exercise in man. Proc. of the roy. soc. B **99**. 155. 1926.

138. *Gad*, Einiges über Zentren und Leitungsbahnen im Rückenmark des Frosches. Verhandl. d. Würzburg. phys.-med. Ges. **18**. 129. 1889. — 139. *Garten*, Über rhythm.-elektrische Erscheinungen am quergestreiften Skelettmuskel. Abhandl. d. math.-phys. Kl. d. kgl. sächs. Ges. d. Wiss. **26**. 331. 1901. — 140. *Derselbe*, Über einen Fall von periodischer Tätigkeit der Ganglienzelle. Nach Versuch am Malapt. electr. Zeitschr. f. Biol. **54**. 399. 1910. — 141. *Derselbe*, Über die zeitliche Folge der Aktionsströme im menschlichen Muskel bei willkürlicher Innervation und bei Erregung der Nerven durch den konst. Strom. Ebenda. **55**. 29. 1910. —

142. *Gasser* und *Newcomer*, Physiol. action currents in the phrenic nerve etc. Americ. journ. of physiol. 57. 1. 1921. — 143. *Gilbreth*, Angewandte Bewegungsstudien. Berlin. Verl. d. Vereins dtsch. Ingenieure. 1920. — 144. *Derselbe*, Ermüdungsstudien. Ebenda. 1921. — 145. *Goldstein*, Zur Theorie der Funktion des Nervensystems. Arch. f. Physiol. 74. 370. 1925. — 146. *Golla* and *Hettwer*, A study of the electromyogr. of volunt. movement. Brain. 47. 57. 1924. — 147. *Griffiths, W.*, On the rhythm of musc. response to volitionel impuls. in man. Journ. of physiol. 9. 39. 1888. — 148. *Grützner, P.*, Die glatten Muskeln. Ergebn. d. Physiol. III$_2$, 12. 1904. — 149. *Derselbe*, Über das Entstehen natürlicher Muskelbewegungen. Internat. Physiologenkongress Brüssel. 1904.

150. *Haas, E.*, Über die Art der Tätigkeit unserer Muskeln beim Halten verschieden schwerer Gewichte. Pflügers Arch. 212. 651. 1926. — 151. *Derselbe*, Untersuchungen über objektive und subjektive Ermüdung mit Hilfe der Aktionsströme. Ebenda. 218. 386. 1927. — 152. *Hall, St.* und *Kronecker*, Die willkürliche Muskelaktion. Arch. f. Physiol. 1879. Suppl. S. 11. — 153. *Hansen, K.*, Zur pathologischen Physiologie der Ataxie. Naturwissenschaften. 12. 239 u. 260. 1924. — 154. *Hansen, K.* und *P. Hoffmann*, Über durch Vibration erzeugte Reflexreihen am Normalen und am Kranken. Zeitschr. f. Biol. 74. 229. 1922. — 155. *Dieselben*, Weitere Untersuchungen über die Bedeutung der Eigenreflexe für unsere Bewegungen. I. Anspan. u. Entspannungsreflexe. Ebenda. 75. 293. 1922. II. Bestimmung der Reizschwelle für die Eigenreflexe. Ebenda. S. 299. — 156. *Hansen, E.*, Untersuch. über den mechanischen Wirkungsgrad der Muskelarbeit. Skand. Arch. 51. 1. 1927. — 157. *Henriques* und *Lindhard*, Der Aktionsstrom der quergestreiften Muskeln. Pflügers Arch. 183. 1. 1920. — 158. *Dieselben*, Untersuchungen über den Rhythmus der Muskelkontr. Ebenda. 200. 1. 1923. — 159. *Hering, H. E.*, Über zentripetale Ataxie. Prag. med. Wochenschr. 1896. Ref. Zentralbl. 1896. S. 553. — 160. *Derselbe*, Beitrag zur Frage der gleichzeitigen Tätigkeit antagonist. wirkender Muskeln. Zeitschr. f. Heilk. 16. 129. 1895. — 161. *Derselbe*, Über Bewegungsstörungen nach zentripet. Lähmung. Arch. f. exp. Pathol. u. Pharmakol. 38. 266. 1897. — 162. *Derselbe*, Über die Wirkung zweigelenkiger Muskeln auf drei Gelenke und über die pseudo-antagon. Synergie. Pflügers Arch. 65. 627. 1897. — 163. *Derselbe*, Das Hebephänomen beim Frosch und seine Erklärung durch den Ausfall der reflekt. antagon. Muskelspannung. Ebenda. 68. 1. 1897. — 164. *Derselbe*, Beitrag zur experimentellen Analyse koordin. Bewegungen. Ebenda. 70. 559. 1898. — 165. *Derselbe*, Die intrazentralen Hemmungsvorgänge in ihrer Beziehung zur Skeletmuskulatur. Ergebn. d. Physiol. 1 2, 503. 1902. — 166. *Herringham*, On muscular tremor. Journ. of physiol. 11. 478. 1890. — 167. *Hill, A. V.*, The tetanic nature of the voluntary contraction in man. Journ. of physiol. 55. XIV. 1921. — 168. *Derselbe*, The maximum work and mechan. efficiency of human muscles and their most economical speed. Ebenda. 56. 19. 1922. — 169. *Derselbe*, Muscular activity. Baltimore 1926. — 170. *Derselbe*, Croonian lectures. The laws of muscular motion. Proc. roy. soc. London. B 100. 87. 1926. — 171. *Hoeber, R.*, Ein Verfahren zur Demonstration der Aktionsströme. Pflügers Arch. 177. 305. 1919. — 172. *Hoffmann, P.*, Über die Aktionsströme menschlicher Muskeln bei indirekter tetanischer Reizung. Arch. f. Physiol. 1909. S. 430. — 173. *Derselbe*, Über die Aktionsströme von Contract. auf Zeitreiz. Ebenda. 1910. S. 247. — 173a. *Derselbe*, Über die Innervation refl. ausgel. Contract. b. norm. u. strychninvergift. Forsch. Ebenda. 1910. Suppl. S. 233. — 174. *Derselbe*, Über die Innervation des Muskels bei Grosshirnreizung. Ebenda. 1910. Suppl. S. 286. — 175. *Derselbe*, Demonstration eines Hemmungsreflexes im menschlichen Rückenmark. Zeitschrift für Biol. 70. 515. 1919. — 176. *Derselbe*, Über die Beziehungen der Hautreflexe zu den Sehnenreflexen. Eigenreflexe und Fremdreflexe der Muskeln. Ebenda. 72. 101. 1920. — 177. *Derselbe*, Lassen sich im quergestreiften Muskeln d. norm. Erscheinungen nachweisen, die auf innere Sperrung deuten? Ebenda. 73. 247. 1921. — 178. *Derselbe*, Untersuchung. über die Eigenreflexe (Sehnenreflexe menschlicher Muskeln). Berlin: Springer. 1922. — 179. *Derselbe*, Untersuchungen über die refrakt. Periode des menschlichen Rückenmarks. Zeitschr. f. Biol. 81. 37. 1924. — 180. *Derselbe*, Über Muskeln ohne Eigenreflexe. Internat. Physiol.-Kongr. Stockholm 1926. — 181. *Hoffmann, P.* und *Strughold*, Ein Beitrag zur Frage der Oscillationsfrequenz der willkürlichen Innervation. Zeitschr. f. Biol. 85. 599. 1927. — 182. *Holmes, G.*, The croonian lectures on the clin. sympt. of cerebellar disease etc.

Lancet 1922. — 183. *Horsley* und *Schäfer*, Exper. on the charact. of the musc. contr. which are evoked by excitation of the var. parts of the motor tract. Journ. of physiol. **7**. 96. 1886. — 184. *Hosiosky*, Muskelhärte etc. Zeitschr. f. d. ges. exp. Med. **39**. 462. 1924. — 185. *Hunter, J. I.,* The postural influence of the sympathetic nerv. system. Brain. **47**. 261. 1924. — 186. *Derselbe*, The influence of the sympath. nerv. system etc. Surg., gynecol. a. obstetr. **39**. 721. 1924. — 187. *Derselbe*, The relationship of the sympathetic innervat. to the tone of skel. muscle. Americ journ. of med. scienc. **170**. 409. 1925. — 188. *Derselbe*, Lectures on the sympathetic innervation of striated muscle. Brit. med. journ. 1925. S. 197, 251, 298, 350, 398.

189. *Ishimori*, Über die Muskelaktionsströme bei übermaximaler Zuckung. Pflügers Arch. **143**. 560. 1912. — 190. *Isserlin, M.,* Über den Ablauf einfacher willkürlicher Bewegungen. Kräpelins psychol. Arbeiten. **6**. 1. 1914.

191. *Johansson* und *Koraen*, Untersuchungen über die CO_2-Abgabe bei statischer und negativer Muskelarbeit. Skand. Arch. f. Physiol. **13**. 229. 1903. — 192. *Jolly*, The action-current accompanying reflex activity of muscle etc. Transact. of the roy. soc. of South Africa. **11**. 221. 1924. — 193. *Judin, A.,* Über die Zerlegung der Aktionsstromkurve der quergestreiften Muskeln in eine Reihe erlöschender Schwingungen. Pflügers Arch. **195**. 527. 1922. — 194. *Derselbe*, Aktionsströme, Temperatur und Latenzzeit der quergestreiften Muskeln. Ebenda. **198**. 263. 1923.

195. *Kahn, R. H.,* Beitrag zur Lehre vom Muskeltonus. III. Weiteres über die Umklammerungsmusk. des Frosches. Pflügers Arch. **205**. 381. 1924. — 196. *Katz*, On the supposed pluri-segm. innerv. of muscle fibres. Proc. roy. soc. B **99**. 1. 1925. — 197. *Kennedy*, On the restoration of coordinat. movements after nerve crossing. Proc. roy. soc. B **67**. 431. 1901. — 198. *Klages, L.,* Vom Wesen des Rhythmus in *Pallat-Hilker*, Künstlerische Körperschulung. 3. Aufl. Breslau: F. Hirt 1926. — 199. *Kohnstamm*, Über Koordination, Tonus und Hemmung. Zeitschr. f. diät. u. phys. Therap. **4**. 112. 1901. — 200. *Kries, J. v.,* Zur Kenntnis der willkürlichen Muskeltätigkeit. Arch. f. Physiol. 1886. Suppl. S. 1. — 201. *Derselbe*, Über die Natur gewisser mit den psychischen Vorgängen verknüpfter Gehirnzustände. Zeitschr. f. Psychol. **8**. 1. 1895. — 202. *Kuntz, A.* und *A. H. Kerper*, An exper. study of tonus in skelet. muscles as related to the sympathetic nerv. syst. Americ. journ. of physiol. **76**. 121. 1926. — 203. *Kuntz, A.,* Tonus measurements on quadric. femoris muscl. in man bef. a. after lumb. sympathectomie. Proc. of the soc. f. exp. biol. a. med. **24**. 318. 1927.

204. *Laban, R. v.,* Gymnastik und Tanz. Verlag Stalling, Oldenburg. 1926. — 205. *Langelaan*, Über Muskeltonus. Arch. f. Physiol. 1901. S. 106. — 206. *Derselbe*, Weitere Untersuchungen über Muskeltonus. Ebenda. 1902. S. 243. — 207. *Derselbe*, Le tonus musculaire. note prél. Arch. néerl. **7**. 98. 1922. — 208. *Derselbe*, On muscle tonus. Brain. **38**. 235. 1915. — 209. *Derselbe*, On muscle tonus. Ebenda. **45**. 434. 1922. — 210. *Derselbe*, Le tonus musculaire et le réflexe tendineux. Encéphale. **20**. 629. 1925. — 211. *Langworthy, O. R.,* A physiolog. study of the reactions of young decerebrate animals. Americ. journ. **69**. 254. 1924. — 212. *Derselbe*, The development of progression and posture in young opossums. Ebenda. **74**. 1. 1925. — 213. *Derselbe*, Relation of onset of decerebrate rigidity to the time of myelinization of tracts in the brain stem a. spinal cord of young animals. Contrib. to embryology. **17**. 127. 1926. — 215. *Lapicque, L.,* Sur la cadence de l'influx moteur volontaire. Cpt. rend. des scéances de la soc. de biol. **87**. 424. 1922. — 215. *Derselbe*, L'excitabilité en fonction du temps. Les presses univers. d. France. Paris 1926. — 216. *Laughton, N. B.,* Studies on the nerv. regulation of progress. in mammals. Americ. journ. of physiol. **76**. 358. 1924. — 217. *Lehmann, G.,* Arbeitsphysiologische Studien. IV. Pflügers Arch. **215**. 329. 1927. — 218. *Derselbe*, Zur Frage der Sperrung des Skelettmuskels. Ebenda. **216**. 353. 1927. — 219. *Leibowitz*, Zur Frage des Tonus bei geführten Bewegungen. Dtsch. Zeitschr. f. Nervenheilk. **82**. 314. 1924. — 220. *Lewy, F. H.,* Die Lehre vom Tonus und der Bewegung. Berlin: Springer 1923. — 221. *Leyton* und *Sherrington*, Zit. nach *A. Pick*, Ber. ü. d. ges. Physiol. **11**. 415. 1922. — 222. *Liddell* and *Sherrington*, A comparison betw. cert. features of the spin. flex. refl. a. of the decerebr. extens. refl. respectivily. Proc. roy. soc. biol. **95**. 299. 1923. — 223. *Dieselben*, Recruitment type of reflexes. Proc. roy. soc. **95**. 407. 1923. — 224. *Die-*

selben, Refl. in response to stretch (Myotatic refl.). Ebenda. **96.** 212. 1924. — 225. *Dieselben,* Further observ. on myotatic refl. Ebenda. **97.** 267. 1925. — 226. *Dieselben,* Recruitment a. some other features of reflex inhibition. Ebenda. **97.** 488. 1925. — 227. *Lieber,* Die Wirkung der Temperatur des Muskel. auf die Beantwortung vom Zentr. kommender Erregungen. Zeitschr. f. Biol. **85.** 159. 1926. — 228. *Limbeck, R. v.,* Über den Rhythmus zentraler Reize. Arch. f. exp. Pathol. **25.** 171. 1889. — 229. *Loeb* und *Koranyi,* Über den Einfluss der Schwerkraft auf den Verlauf der Willkürbewegung. Pflügers Arch. **46.** 101. 1889. — 230. *Lorenz,* Untersuch. über den Einfluss der Temperatur auf die Aktionsströme des Strychnintetanus. Zeitschr. f. Biol. **85.** 167. 1926. — 231. *Keith, Lucas,* On gradation of activity in muscle fibre. Journ. of Physiol. **33.** 125. 1905. — 232. *Lullies, H.,* Über den Umklammerungsreflex des brünstigen Froschmännchens und seine Bedeutung für die Tonusfrage. Pflügers Arch. **201.** 620. 1923. — 233. *Derselbe,* Der Mechanismus des Umklammerungsreflexes. Ebenda. **214.** 416. 1926. — 234. *Lupton,* An analysis of effects of speed on the mechan. efficiency of human musc. movement. Journ. of physiol. **57.** 337. 1923.

235. *Magne,* Dépense d'énergie dans la marche horizontale. Journ. de physiol. et de pathol. gén. **18.** 1154. 1919. — 236. *Magnus, R.,* Körperstellung. Berlin: Springer 1924. — 237. *Derselbe,* Croonian lecture. Animal posture. Proc. roy. soc. B **98.** 339. 1925. — 238. *Mann, L.,* Über das Wesen und die Entstehung der hemipl. Contractur. Monatsschr. f. Neurol. u. Psych. **4.** 45, 123. 1898. — 239. *Mann* und *Schleier,* Saitengalvanometrische Untersuchungen betr. den Muskeltonus in normalen und pathologischen Zuständen. Zeitschr. f. d. ges. Neurol. u. Psych. **91.** 551. 1924. — 240. *Mansvelt, v.,* Over de elasticität der spieren Dissert. Utrecht. 1863. — 241. *Martini, P.* und *P. Müller,* Über die Veränderung der Aktionsströme der willkürlichen Muskulatur durch Abkühlung bzw. Erwärmung. Zeitschr. f. Biol. **86.** 165. 1927. — 242. *Mesnil, R. du de Rochemont,* Über eine dritte Komponente für die Wahrnehmung von Gliederbewegungen. Zeitschr. f. Biol. **84.** 522. 1926. — 243. *Minkowski, M.,* Über frühzeitige Bewegungen usw. beim menschlichen Foetus. Schweiz. med. Wochenschrift. **52.** 721 u. 751. 1922. — 244. *Derselbe,* Zum gegenwärtigen Stand der Reflexe in entwicklungsgeschichtlich. und anatomisch-physiologischer Beziehung. Schweiz. Arch. f. Neurol. u. Psychol. **15.** 239. 1924; **16.** 133 u. 266. 1925. — 245. *Mosso* und *Pellacani,* Sur les fonctions de la vessie. Arch. ital. de biol. **1.** 97, 291. 1882. — 246. *Mosso,* Description d'un myotonomètre pour étudier la tonicité des muscles chez l'homme. Arch. ital. de biol. **25.** 349. 1896. — 247. *Müller, R.,* Die Härte menschlicher Muskeln bei Ruhe und Arbeit. Pflügers Arch. **206.** 106. 1924.

248. *Neergard, v.,* Untersuchungen über die elektrischen Begleiterscheinungen der Acetylcholinverkürzung des Froschmuskels. Pflügers Arch. **204.** 512. 1924. — 249. *Derselbe,* Untersuchungen über die Wärmebildung bei der Acetylcholinverkürzung des Froschmuskels. Ebenda. **204.** 515. 1925. — 250. *Neminski,* Einige elektrische Erscheinungen im Zentralnervensystem bei Rana temporaria. Arch. f. Physiol. 1913 S. 321. — 251. *Noyons* und *v. Uexküll,* Die Härte der Muskeln. Zeitschr. f Biol **56.** 139. 1911.

252. *Pavlov,* Conditioned reflexes; an investigation of the physiolog. activity of the cerebral cortex. Oxford. univ. Press. 1927. — 253. *Pfahl, J.,* Die genauere Untersuchung der verschiedenen Bewegungsvorgänge. Klin. f. psych. u. neurol. Krankh. v. Sommer. **6.** H. 1 u. 2. — 254. *Derselbe,* Über die graphische Darstellung von Bewegungsvorgängen usw. Zeitschrift f. d. ges. Neurol. u. Psych. **1.** 502. 1910. — 255. *Derselbe,* Über die reziproke Innervation. Pflügers Arch. **188.** 298. 1921. — 256. *Derselbe,* Die Elastizitätswirkungen unserer Muskeln. Zeitschr. f. Biol. **81.** 211. 1924. — 257. *Derselbe,* Die Elastizitätswirkungen unseres Sehnenmuskelapparates in ihrer Beziehung zu den aktiven Bewegungen. Ebenda. **82.** 378. 1925. — 258. *Pick, A.,* Über die sog. Conscience musculaire (Duchenne). Zeitschr. f. Psychol. **4.** 161. 1893. — 259. *Piéron, H.,* Les form. et le mécan. nerv. du tonus (Tonus de repos, tonus d'attitude, tonus de soutien). Rev. neurol. **27.** 986. 1926. — 260. *Piper,* Die Aktionsströme menschlicher Muskeln. Zeitschr. f. biol. Techn. u. Method. **3.** 52. 1913. — 261. *Plaut, R.,* Beobachtungen zur Sperrung der Skeletmusk. Pflügers Arch. **202.** 410. 1924. — 262. *Porter, E. L. et V. W. Hart,* Refl. contractions of an all-or none character in the spinal cat. Americ. journ. **66.** 391. 1923. — 263. *Pratt, F. H.,* The all-or-none principle in graded response of ske-

letal muscle. Americ. journ. of physiol. **44**. 517. 1917. — 264. *Pratt* und *Eisenberger*, The quantal phenomenon in muscle . Americ. journ. of physiol. **49**. 1. 1919. — 265. *Prawdicz-Neminski*, Ein Versuch zur Registrierung der elektrischen Gehirnerscheinungen. Zentralbl. f. Physiol. **27**. 951. 1913. — 266. *Derselbe*, D. Elektromyogramm d. willk. Contraction d. Menschen. Pflügers Arch. **210**. 223. 1925. — 267. *Derselbe*, Elektrocerebrogramm der Säugetiere. Ebenda. **209**. 362. 1925. — 268. *Preisendörfer*, Versuche über die Anpassung der willkürlichen Innervation an der Bewegung. Zeitschr. f. Biol. **70**. 505. 1919.

269. *Raif*, Über Fingerfertigkeit beim Klavierspiel. Zeitschr. f. Psychol. u. Physiol. d. Sinnesorg. **24**. 352. 1900. — 270. *Rasdolsky*, Über die Endigung der spinalen Bewegungssysteme im Rückenmark. Zeitschr. f. d. ges. Neurol. u. Psychol. **86**. 361. 1923. — 271. *Reach, F.*, Über den Energieverbrauch bei verschiedenen Arten menschlicher Arbeit usw. Biochem. Zeitschr. **14**. 430. 1908. — 272. *Rehn*, Elektrophysiol. krankhaft veränderte Muskeln. Dtsch. Zeitschr. f. Chirurg. **162**. 155. 1921. — 273. *Derselbe*, Über myoelektrische Untersuchung bei hypnotischer Katalepsie. Klin. Wochenschr. **1**. 309. 1922. — 274. *Reijs*, Über die Veränderung der Kraft während der Bewegung. Pflügers Arch. **191**. 234. 1921. — 275. *Derselbe*, Über Tonusmessung. Zit. nach Ber. ü. d. ges. Physiol. **23**. 196. 1924. — 276. *Reimold*, Über die myoklon. Form der Encephalitis. Zeitschr. f. d. ges. Neurol. u. Psych. **95**. 21. 1925. — 277. *Renqvist*, Über die den Bewegungswahrnehmungen zugrunde liegenden Reize. Skand. Arch. **50**. 52. 1927. — 278. *Renqvist* und *Malin*, Über die Abhängigkeit der Kraftempfindung von der zu beweg. Masse u. d. Bewegungsgeschwind. Ebenda. **51**. 157. 1927. — 279. *Rieger*, Über Muskelzustände. Fischer: Jena 1906. — 280. *Derselbe*, Über Muskelzustände. Zeitschr. f. Psych. u. Physiol. d. Sinnesorgane. **31**. 1; **32**. 377. 1903. — 281. *Riesser* und *Steinhausen*, Über das elektrische Verhalten des Muskels bei Einwirkung von Acetylcholin. Pflüg. Arch. **197**. 288. 1922. — 282. *Riesser*, Der Muskeltonus. Bethes Handb. d. norm. u. pathol Physiol. **8**. 192. 1925. — 283. *Rivière*, Sur le rythme des oscillations électr. du muscle dans la contr. réfl. et volont. chez la grenouille. Journ. de physiol. et pathol. gén. **8**. 610. 1900.

284. *Samojloff*, Die positive Schwankung des Ruhestromes usw. Pflügers Arch. **199**. 579. 1923. — 285. *Derselbe*, Zur Frage der doppelten Innervation der Froschgastr. Ebenda. **204**. 691. 1924. — 286. *Samoljoff* und *Wassiljewa*, Zur Frage der plurisegm. Innervation usw. II. Die isometr. Akt. d. Froschgastr. b. Reiz. d. ihn innerv. motor. Wurzeln. Ebenda. **210**. 116. 1925. — 287. *Dieselben*, Zur Frage der plurisegm. Innervation. III. Die Achsendrehung und Verkrümmung d. Froschgastr. b. Reizung der ihn innerv. motor. Wurzeln. Ebenda. **210**. 641. 1925. — 288. *Schäfer*, On the rhythm of muscular response to volitional impulses in man. Journ. of physiol. **7**. 111. 1886. — 289. *Schäffer, H.*, Über Sehnenreflexe und die Methoden ihrer Latenzbestimmung. Zeitschr. f. d. ges. Neurol. u. Psych. **74**. 605. 1922. — 290. *Schäffer* und *Licht*, Die elektrischen Erscheinungen der Acetylcholincontractur des Kaltblütermuskels. Klin. Wochenschr. **5**. 25. 1926. — 291. *Dieselben*, Über das Heidenhainsche Zungenphenomen und seine elektrischen Begleiterscheinungen. Ebenda. **5**. 25. 1926. — 292. *Schäffer, H.*, Untersuchung. über den bioelektrischen Tonus des Herzens. Pflügers Arch. **216**. 479. 1927. — 293. *Schoen, R.*, Die Stützreaktion. I. Pflügers Arch. **214**. 21. 1926. II. Ebenda. S. 48. — 294. *Schwab*, Stützreaktion beim Menschen. Tag. d. Ver. südostd. Psych. u. Neurol. Breslau 1927. — 295. *Sherrington, C. S.*, Notes on the arrangement of some motor fibr. in the lumbo sacral plexus. Journ. of physiol. **13**. 621. 1892. — 296. *Derselbe*, Über das Zusammenwirken der Rückenmarksreflexe und das Prinzip der letzten gemeinsamen Strecke. Ergebn. d. Physiol. **4**. 797. 1904. — 297. *Derselbe*, The integrative action of the nerv. system. London 1906. — 298. *Derselbe*, On plastic tonus and proprioceptive reflexes. Quart. journ. of exp. physiol. **2**. 109. 1909. — 299. *Derselbe*, Postural activity of muscles and nerve. Brain. **38**. 191. 1915. — 300. *Derselbe*, The Cavendish lecture: Posture. West London. med. journ. **25**. 97. 1920. — 301. *Derselbe*, Remarks on some aspects of reflex inhibition. Proc. roy. soc. B **97**. 519. 1925. — 302. *Sommer, R.*, Lehrbuch der psycho-pathologischen Untersuchungsmethoden. Berlin u. Wien. 1899. — 303. *Spiegel*, Exper. u. klinische Untersuchungen über Mechan. u. Innervation des Skeletmuskeltonus. Zeitschr. f. d. ges. Neurol. **81**. 517. 1923. — 304. *Springer*, Untersuchungen über die Resistenz (die sog. Härte) menschlicher Muskeln. Zeitschr. f. Biol. **63**. 201. 1914. — 305. *Steffenson* und *Brown*, Journ. of the roy. army med. corps. 1923.

Zit. nach *Atzler*, Handb. d. Arbeitsphysiol. — 306. *Stein, H.*, Ergebnisse chronaximetrischer Untersuchungen. Verhandl. d. Ges. dtsch. Nervenärzte. Düsseldorf. 1926. — 307. *Strughold*, Beitr. z. Kenntnis der Refraktärphasen des menschlichen Rückenmarks. Zeitschr. f. Biol. **85.** 453. 1927. — 308. *Strümpell*, Dtsch. Zeitschr. f. Nervenheilk. **23.** 1. 1903. — 309. *Studer*, Der Sauerstoffverbrauch beim Gehen auf horizontaler Bahn. Pflügers Arch. **212.** 105. 1926. 310 *Thörner, W*, Weitere Untersuchungen über die Ermüd. d. markhaltigen Nerven. Die Ermüd. in Luft usw. Zeitschr. f. allg. Physiol. **10.** 29. 1910. — 311. *Tilney, Frank* und *Pike*, Etude exp. de la coordin. muscul. dans son rapport avec le cervelet. Encéphale. **21.** 305. 1926. — 312. *Trendelenburg, W.*, Über die Bewegung der Vögel nach Durchschneidung hinterer Rückenmarkswurzeln. Arch. f. Physiol. 1906. S. 1; ebenda Suppl., S. 231. — 313. *Derselbe*, Zur Methodik der Untersuchung von Aktionsströmen (punktförmige Tiefenableitung). Zeitschr. f. Biol. **74.** 113. 1922. — 314. *Derselbe*, Zur Physiologie der Spielbewegung in der Musikausübung. Pflügers Arch. **201.** 198. 1923. — 315. *Derselbe*, Über Mitinnervierung. Arch. f. Psych. **74.** 303. 1925. — 316. *Derselbe*, Die natürlichen Grundlagen der Kunst des Streichinstrumentenspiels. Berlin: Springer 1925.
317. *Uexküll, v.*, Die Sperrmuskulatur der Holoturien. Pflügers Arch. **212.** 1. 1926. — 318. *Uexküll, v.* und *Stromberger*, Die experimentelle Trennung von Verkürzung und Sperrung im menschlichen Muskel. Ebenda. **212.** 645. 1926.
319. *Verworn, M.*, Die einfachsten Reflexwege im Rückenmark. Zentralbl. f. Physiol. **24.** 281. 1909. — 320. *Derselbe*, Zur Physiologie der nervösen Hemmungserscheinungen. Arch. f. Physiol. 1900. Supp. S. 105. — 321. *Derselbe*, Die zellularphysiologischen Grundlagen der Abstraktionsprozesse. Zeitschr. f. allg. Physiol. **14.** 277. 1913. — 322. *Derselbe*, Die allgemein physiologischen Grundlagen der reziproken Innervation. Ebenda. **15.** 413. 1913. — 323. *Derselbe*, Erregung und Lähmung. Jena: Fischer 1914. — 324. *Verzar, F.*, Reflexumkehr (paradoxe Reflexe) der Ermüdung bei Warmblütern. (Mit einem Modell der Zentrentätigkeit.) Pflügers Arch. **199.** 109 1913. — 324. *Vészi, J.*, Untersuch. über die Ermüdbarkeit der markhaltigen Nerven und über die Gültigkeit des Alles- oder Nichtsgesetzes bei demselben. Zeitschr. f. allg. Physiol. **13.** 321. 1912. — 325. *Derselbe*, Untersuch. über die rhythmisch intermittier. Entladungen des Strychninrückenmarks. Ebenda. **15.** 245. 1913.
326. *Wachholder, K.*, Über rhythmische altern. Reflexbewegungen. Ebenda. **20.** 161. 1923. — 327. *Derselbe*, Untersuch. über die Innervation und Koordination der Bewegung mit Hilfe der Aktionsströme. I. Die Aktionsströme menschl. Muskeln. bei willkürlicher Innervation. Pflügers Arch. **199.** 595. 1923. — 328. *Derselbe*, Untersuchungen usw. II. Die Koordination der Agonisten und Antagonisten bei den menschlichen Bewegungen. Ebenda. S. 625. — 329. *Derselbe*, Über den Contractionszustand der Muskeln der Vorderextremitäten des Frosches während der Umklammerung. Ebenda. **200.** 511. 1923. — 330. *Wachholder, K.* und *H. Altenburger*, Über die Wechselbeziehungen zwischen den Sehnenreflexen und der antagonistischen Innervation uns. Muskeln. Ebenda. **203.** 620. 1924. — 331. *Dieselben*, Experimentelle Untersuch. zur Entstehung des Fussklonus. Dtsch. Zeitschr. f. Nervenheilk. **84.** 117. 1924. — 331. *Wachholder, K.*, Beiträge zur Physiologie der willkürlichen Bewegung. I. Über Inhalt und Aufgaben einer Physiologie der willkürlichen Bewegung usw. Der Verlauf und die Koordination einfacher willkürlicher Einzelbewegungen. Pflügers Arch. **209.** 218. 1925. — 332. *Wachholder, K.* und *H. Altenburger*, Beiträge usw. V. Vergleich der Tätigkeit verschiedener Faserbündel eines Muskels bei Willkürinnervation. Ebenda. **210.** 646. 1925. — 333. *Dieselben*, Beiträge usw. VI. Über die Beziehungen d. Agonisten und Synergisten und über die Genese der Synergistentätigkeit. Ebenda. **210.** 661. 1925. — 334. *Dieselben*, Beiträge usw. VII. Willkürliche Haltungen. Ebenda. **212.** 657. 1926. — 335. *Dieselben*, Beiträge usw. VIII. Über die Beziehungen verschiedener synergisch arbeitender Muskelteile und Muskeln bei willkürlichen Bewegungen. Ebenda. **212.** 666. 1926. — 336. *Dieselben*, Beiträge usw. IX. Fortlaufende Hin- und Herbewegungen. Ebenda. **214.** 625. 1926. — 337. *Dieselben*, Beiträge usw. X. Einzelbewegungen. Ebenda. **214.** 642. 1926. — 338. *Dieselben*, Beiträge usw. XI. Über die Genese der Antagonistentätigkeit. Ebenda. **215.** 622. 1927. — 339. *Dieselben*, Haben unsere Glieder nur eine Ruhelage? Ebenda. **215.** 627. 1927. — 240. *Wachholder, K.*, Die physiologischen Grundlagen pathologischer Bewegungsstörungen. Tag. d. Verein. südostdeutsch.

Psych. u. Neurol. Breslau 1927. — 341. *Wagner, R.,* Muskeltonus und Aktionsströme im Umklammerungsreflex. Zeitschr. f. Biol. **82.** 21 u. 571. 1924. — 342. *Derselbe,* Muskeltonus und Aktionsströme im Umklammerungsreflex. Pflügers Arch. **205.** 21. 1924. — 343. *Derselbe,* Über die Zusammenarbeit der Antagonisten bei der Willkürbewegung. I. Abhängigkeit von mechanischen Bedingungen. Zeitschr. f. Biol. **83.** 59. 1925. — 344. *Derselbe,* Über die Zusammenarbeit usw. II. Gelenkfixierung und versteifte Bewegung. Ebenda. S. 120. — 345. *Walshe,* On disorders of movement result. from. loss of postural tone etc. Brain. **44.** 539. 1921. — 346. *Walter, K.,* Der Bewegungsablauf an den freien Gliedmassen des Pferdes im Schritt, Trab und Galopp. Arch. f. wiss. u. prakt. Tierheilk. **53.** 316. 1925. — 347. *Watts,* The relation betw. the size of the electr. response a. the tension devel. in the contract. of skelet. muscle. Journ. of physiol. **59.** XV. 1924. — 348. *Weed* und *Langworthy,* Decerebrate rigidity in the oppossum. Americ. journ. of physiol. **72.** 25. 1925. — 349. *Weiss, O.,* Plurisegmentale Innervation. Schr. d. Königsberg. gel. Ges. 1927. — 350. *Weiss, P.,* Die Funktion transplant. Amphibienextrem. Aufstell. einer Resonanztheorie der motorischen Nerventätigkeit auf Grund abgestimmt. Endorgane. Arch. f. mikroskop. Anat. u. Entwicklungsmechan. **102.** 635. 1924. — 351. *Weizsäcker, V. v.,* Willkürbewegungen und Reflexe bei Erkrankungen des Zentralnervensystems. Elektromyogr. Untersuch. Dtsch. Zeitschr. f. Nervenheilk. **70.** 115. 1921. — 352. *Derselbe,* Die Elastizitätsmoduln menschlicher Muskeln usw. Arch. néerland. **7.** 547. 1922. — 353. *Derselbe,* Über dynamische Untersuch. zur Tonusfrage beim Menschen. Dtsch. med. Wochenschr. 1923. S. 1483. — 354. *Derselbe,* Über den Funktionswandel, besonders des Drucksinns, bei organischen Nervenkranken und über Beziehungen zur Ataxie. Pflügers Arch. **201.** 317. 1923. — 355. *Derselbe,* Die Analyse pathologischer Bewegungen. Verhandl. d. Ges. dtsch. Nervenärzte. Düsseldorf 1927. S. 270. — 356. *Wiersma,* Psychische Hemmung. Zit. nach Ber. ü. d. ges. Physiol. **11.** 115. 1922. — 357. *Wilson, Kinnier,* Croonian lectures on some disorders of motility and muscle tone with special reference to corpus striatum. The Lancet. 1925. S. 1, 53, 169, 215, 268. — 358. *Winterstein, H.,* Die Narkose. 2. Aufl. Berlin 1926. S. 90. — 359. *Winterstein, H.* und *E. Hirschberg,* Alles- oder Nichtsgesetz und Stoffwechsel. Pflügers Arch. **216.** 271. 1927. — 360. *Woodworth, R. S.,* Le mouvement. Paris. O. Doin. 1903.

I. Einleitung. Definition der willkürlichen Bewegung. Die allgemeinen Aufgaben ihrer Erforschung.

Auf keinem anderen Gebiete der physiologischen Forschung dürfte es so wie bei der Erforschung der Physiologie der willkürlichen Bewegung in dem Masse unerlässlich sein, vor allem anderen zunächst einmal das zu Erforschende zu definieren, oder besser seine Eigentümlichkeiten charakterisierend es abzugrenzen, um daraus die diesen Eigentümlichkeiten entsprechende Problemstellung und die Methodik zu deren Inangriffnahme zu gewinnen. Macht man in dieser Absicht den Versuch einer die willkürliche von anderen Bewegungsarten abgrenzenden Definierung, so ergibt sich, dass es — wenigstens nach unseren jetzigen Kenntnissen — nicht möglich ist, allein aus der Betrachtung der Ausführung einer Bewegung zu entscheiden, ob sie eine willkürliche ist oder nicht; d. h. die willkürliche Bewegung ist, soweit wir wissen, gegenüber reflektorischen und anderen unwillkürlichen Bewegungen nicht durch ein besonderes für die willkürliche Bewegung typisches, ihr allein zukommendes objektives Geschehen charakterisiert. Sie ist es vielmehr nur durch das Vorhandensein eines besonderen als Willensakt, Bewegungsabsicht, Bewegungsentwurf bezeichneten subjektiven Geschehens und durch die funktionelle

Abhängigkeit des objektiven von diesem subjektiven Geschehen. Eine Abhängigkeit, die sich darin zeigt, dass die Ausführung so lange abgeändert wird, bis eine möglichst vollkommene Übereinstimmung des Ausgeführten mit dem Beabsichtigten erreicht ist.

Wenn eine solche funktionelle Abhängigkeit tatsächlich das wesentliche Kennzeichen willkürlicher Bewegungen darstellte, so folgt daraus, dass eine Physiologie der willkürlichen Bewegung, die lediglich die objektiven Vorgänge berücksichtigen zu dürfen glaubt, unmöglich auf dem richtigen Wege sein kann, weil sie sich durch die Nichtberücksichtigung des Subjektiven als des eigentlich „Willkürlichen" der Erkenntnismöglichkeit von vornherein selbst beraubt. Es ergibt sich, dass eine Physiologie der willkürlichen Bewegung im Gegenteil nur dann Erfolg verspricht, wenn sie auch die Bewegungsabsicht in den Kreis der Forschung einbezieht, derart, dass sie dem Charakter der willkürlichen Bewegung als Zweckhandlung Rechnung tragend, das objektiv Ausgeführte mit dem subjektiv Beabsichtigten wertend vergleicht.

Einem derartigen Vorgehen scheint zunächst Verschiedenes entgegenzustehen. Es scheint nämlich auch mit Hilfe dieses Kennzeichens keine scharfe Abgrenzung der willkürlichen von der unwillkürlichen Bewegung möglich zu sein, vielmehr gerade hieran sich zu zeigen, dass in Wirklichkeit fliessende Übergänge zwischen beiden Bewegungsarten bestehen.

So wissen wir einmal schon lange aus klinischen Beobachtungen und neuerdings besonders aus den exakten Untersuchungen von P. Hoffmann (178), dass auch so unzweifelhaft zu den unwillkürlichen zu rechnende Bewegungen wie die Eigenreflexe der Muskeln (Sehnenreflexe) in ihrem Zustandekommen weitgehend von willkürlichen Einflüssen abhängen. Dies beweist aber nur, dass die blosse Tatsache der Abhängigkeit einer Bewegung vom Willen an und für sich noch nicht entscheidet, ob die Bewegung zu den willkürlichen zu rechnen ist, oder nicht, sondern, dass es noch erforderlich ist, die Art, wie sie beeinflusst wird, als Kriterium heranzuziehen. Tut man dies, so scheint eine genügend scharfe Abgrenzung dann möglich zu sein, wenn man alle diejenigen Bewegungen, bei denen nur das Zustandekommen bzw. dessen Grösse, nicht dagegen die Art des Geschehens durch den Willen beeinflusst wird, zu den unwillkürlichen rechnet und nur diejenigen zu den willkürlichen Bewegungen, bei denen auch die Art der Bewegungsausführung (ob langsam oder schnell, kurz- oder langdauernd, Beugung oder Streckung usw.) durch den Willensakt bestimmt wird. Die Ergebnisse einer derart abgrenzenden Definierung der willkürlichen Bewegung dürften sich gut mit dem decken, was dem natürlichen Empfinden nach als eine solche bezeichnet wird und was nicht. So kann, hieran gemessen, kein Zweifel sein, dass die Reflexe, z. B. Sehnenreflexe zu den unwillkürlichen Bewegungen zu rechnen sind, die Reaktionsbewegungen des psychologischen Experiments, bei denen die auszuführende Art der Bewegung (Niederdrücken einer Taste u. dgl.) vorher subjektiv festgelegt ist, dagegen zu den willkürlichen Bewegungen.

Weitere Schwierigkeiten scheinen sich aus folgendem zu ergeben: Einmal wird schon bei denjenigen willkürlichen Bewegungen, bei denen das objektive Geschehen von einem ganz scharf bewusst hervortretenden Willensakte begleitet wird, ein nicht unerheblicher Teil der Bewegung völlig unbewusst ausgeführt. Ferner ist der unter bewusster Kontrolle ausgeführte Teil um so kleiner, je häufiger die Bewegung wiederholt wird, bis bei gut eingeübten Bewegungen der Einfluss des Willensaktes sich auf den ersten Anstoss zu beschränken scheint. Bei ganz geläufigen Bewegungen braucht dann überhaupt kein eigentlicher Bewegungsentwurf im Sinne einer Vorstellung von der auszuführenden Bewegung selbst mehr vorhanden zu sein, sondern lediglich nur ein auf die Erreichung eines äusseren Effektes, z. B. der Ausschaltung eines Schmerzreizes gerichteter Willensakt. Schliesslich kann ein eigentlicher Entschluss auch völlig fehlen und nur eine willkürliche Einstellung, äusseren Eindrücken gegenüber so oder so zu reagieren, vorhanden oder vorausgegangen sein. Z. B. Reaktionsbewegungen des psychologischen Experiments, Ausführung militärischer Kommandos, Spielen eines Musikstückes in einer bestimmten Tonart usw. [v. Kries (201)]. Es scheint mir aber nicht richtig zu sein, alle gut eingeübten und darum mehr oder minder automatisch ablaufenden Bewegungsteile und Bewegungen, oder die lediglich auf Grund einer Einstellung ausgeführten Bewegungen nicht mehr zu den unwillkürlichen Bewegungen zu rechnen, und wie z. B. neuerdings Béritoff (33) nur diejenigen Bewegungen unter den willkürlichen verstanden wissen zu wollen, denen eine Bewegungsvorstellung im engeren Sinne d. h. eine bewusste Vorstellung von dem auszuführenden Bewegungsgeschehen selbst vorangegangen ist. Dies widerspricht vollkommen dem üblichen Sprachgebrauch und dem sich darin ausdrückenden natürlichen Empfinden, dass „unbewusst ausgeführt" durchaus nicht im Widerspruche zu „willkürlich" zu stehen braucht.

Es ist nicht etwa so, dass die willkürliche Bewegung ein aus verschiedenartigen Einzelteilen Zusammengesetztes darstellt, dass sie einmal aus „eigentlich willkürlichen", weil bewusst durch einen Bewegungsentwurf beeinflussten Teilen besteht und demgegenüber zweitens aus unbewussten, automatischen, von diesen unabhängigen Teilen. Gewiss werden in jeder willkürlichen Bewegung grosse Teile unbewusst, automatisch ausgeführt, darum aber doch nicht unabhängig, unbeeinflusst von der sich auswirkenden Bewegungsabsicht, was sich schon ohne weitere Analyse darin zeigt, dass auch diese Teile bewusst oder unbewusst so lange abgeändert werden, bis die Bewegungsabsicht erreicht ist. Es ergibt dies aber etwa nicht nur die oberflächliche Betrachtung, sondern ich erblicke es als das wesentlichste Ergebnis der vorliegenden Analyse der Ausführung willkürlicher Bewegungen, dass jede normale willkürliche

Bewegung, ob bewusst oder unbewusst ausgeführt, als ein durch die jeweilige Bewegungsabsicht bestimmtes einheitliches Ganzes begonnen und durchgeführt wird. Es wird gezeigt werden, dass dies dadurch gewährleistet wird, dass alle Teilfaktoren, selbst die am meisten automatischen, um mit Kinnier Wilson (357) zu sprechen, wie z. B. die Sehnenreflexe oder so „rein passive" wie die Elastizitätsverhältnisse der Muskeln, den Zwecken der Bewegungsabsicht entsprechend mitverändert werden.

Demgemäss kann die Abgrenzung zwischen willkürlichen und unwillkürlichen Bewegungen nicht danach erfolgen, ob die Bewegung bewusst auf Grund einer besonderen Bewegungsvorstellung ausgeführt worden ist oder nicht. Das wesentliche Kennzeichen der willkürlichen Bewegung ist nicht, dass sie bewusst absichtsmässig ausgeführt wird, denn die bewusste Absicht kann fehlen, sondern das wesentliche Kennzeichen ist, dass sie bewusst oder unbewusst absichtsgemäss ausgeführt wird.

Daraus folgt, dass die Ausführung willkürlicher Bewegungen nur unter genauer Berücksichtigung der dabei befolgten Bewegungsabsichten voll und richtig erkannt werden kann. Die physiologische Erforschung der willkürlichen Bewegung hat nicht, wie man ehedem immer versucht hat, von der rein physikalischen Seite ihre Ausführung auszugehen, sondern von ihrer psychologischen Seite, der Absicht, in welcher sie ausgeführt worden ist. Oder wie sich v. Weizsäcker (353) ausgedrückt hat: „Wir befinden uns in der Bewegungslehre des Menschen ausnahmslos auf dem Gebiete einer umgekehrten Psychophysik." [Siehe auch Isserlin (190), S. 9.]

Ja es ist sogar ganz unmöglich, die subjektiven funktionellen Beziehungen des physiologischen Geschehens vollkommen zu vernachlässigen, weil sie schon in allen „rein objektiven" Feststellungen dieses Geschehens als Voraussetzungen enthalten sind. Nur ist man sich ihrer meistens nicht bewusst. Man überlege sich doch sein Vorgehen bei solchen „rein objektiven" Untersuchungen. Lässt man eine Vp. ohne nähere Bestimmung irgendeine willkürliche Bewegung ausführen, so hat man nachher trotzdem stets eine von der Vp. mindestens nach einer Richtung hin, sei es der Grösse, oder Geschwindigkeit der Bewegung u. dgl. bestimmt beabsichtigte Bewegung vor sich. Man untersucht also gar kein voraussetzungsloses objektives Geschehen, sondern eines, das schon an einem subjektiven Geschehen gemessen und diesem angepasst worden ist. Die subjektive Wertung des physiologischen Geschehens einer willkürlichen Bewegung wird also nicht erst bei seiner Erforschung nachträglich an es herangetragen, sondern ist ein integrierender Bestandteil desselben. Damit wird auch der Einwand hinfällig, dass die Anwendung psychologischer Gesichtspunkte und vor allem die Heranziehung von Werturteilen als nicht in eine objektive Wissenschaft gehörend aus prinzipiellen

Gründen abzulehnen sei. Die Eigenart der willkürlichen Bewegung rechtfertigt vielmehr nicht nur die genaue Berücksichtigung der subjektiven Absichten bei der Erforschung der physiologischen Vorgänge, sondern erfordert sie geradezu, um sich nicht der Gefahr auszusetzen, mit ganz verschiedenen unbekannten Absichten ausgeführte Bewegungen, also Unvergleichbares kritiklos gleichzusetzen.

Im übrigen ist die Benutzung einer derartigen teleologischen Betrachtungsweise nichts Neues in der Bewegungsforschung.. Vielmehr hat schon Sherrington (297—300) bei seinen Reflexuntersuchungen stets deren Bedeutung im Rahmen der Gesamthandlung des Organismus herangezogen. Er begründet dies noch ausdrücklich damit, dass „every reflex is in its own measure an integral action and is purposive in that it bears some biological purport for its organism. Every reflex can therefore be regarded from the point of view of what may be called its „aim“. To glimps at the aim of a reflex is to gain hints for further experimentation on it.“ [Sherrington (299), S. 193.] Alles, was er hier vom Reflex sagt, kann man ohne weiteres auch von der Willkürbewegung sagen. Von dem gleichen Standpunkte ihrer Zweckmässigkeit aus will auch Baglioni (17) die gesamte Reflextätigkeit betrachtet wissen, ist Magnus (236) bei seiner glänzenden Analyse der Labyrinth- und Halsreflexe ausgegangen und hat P. Hoffman (178) der Physiologie der sog. Sehnenreflexe oder wie er sie nennt Eigenreflexe neue fruchtbare Wege gewiesen.

Gegenüber der unwillkürlichen Bewegung liegt das Besondere der willkürlichen Bewegung nur darin, dass hier die Anforderung, d. h. der Zweck subjektiv gegeben ist.

Diese Kardinaleigenschaft der willkürlichen Bewegung ihre Fähigkeit, sich der ihr durch die Bewegungsabsicht gestellten Aufgabe zweckentsprechend anzupassen, sei mit O. Foerster (113) als ihre Koordination bezeichnet. Foerster sagt in seinen grundlegenden Ausführungen zur Physiologie und Pathologie der Koordination: „Unter Koordination verstehen wir die Fähigkeit des Organismus, mit Hilfe der Muskelfaser solche äusseren Effekte hervorzubringen, die einen bestimmten Zweck oder eine an sie gerichtete Aufgabe erfüllen, und diesen Effekt mit möglichst geringem Energieverbrauch zu erreichen. Die Frage, ob ein äusserer Effekt muskulärer Arbeitsleistung, einerlei ob statischer oder mechanischer (lokomotorischer) Natur koordiniert ist, hat überhaupt erst einen Sinn, wenn dem Muskel eine bestimmte Aufgabe zufällt.“

Ganz entsprechend hat schon Kohnstamm (199) definiert: „Die Erregung der Muskeln zu einer nach zeitlichem und quantitativem Verlauf bestimmten Innervationsform und ihre Zusammenordnung zu gemeinsamer Zweckerfüllung nennen wir Koordination.“

Foerster versteht also unter der Koordination einer Bewegung die Anpassung ihrer Ausführung an die ihr im Rahmen der Tätigkeit des Gesamtorganismus gestellten Anforderungen; und in diesem Sinne will im folgenden der Begriff der Koordination verstanden sein.

In dieser Fassung entspricht der Begriff der Bewegungskoordination ganz der allgemeinen als organismisch bezeichneten Grundanschauung, dass die verschiedenen Lebensäusserungen keine voneinander unabhängigen Einzelgeschehnisse sind, sondern zweckmässig zusammenarbeitende Funktionen des Ganzen, dessen Bedürfnissen sie sich anpassen. Ein Zusammenarbeiten, das ganz entsprechend als Koordination der Teile im Organismus bezeichnet wird.

Es ist kennzeichnend für den Wechsel, der sich in der letzten Zeit von einer mechanistischen zu einer organismischen Grundanschauung von den Lebensvorgängen vollzogen hat, dass der Begriff der Bewegungskoordination früher in der Physiologie vielfach in einem ganz anderen Sinne gebraucht worden ist. Es wurde darunter nämlich einfach das Verhältnis der verschiedenen Muskeltätigkeiten, z. B. der Agonisten und Antagonisten zueinander verstanden. Wobei stillschweigend vorausgesetzt wurde, dass dieses Verhältnis ein konstantes ist. Demgegenüber betont nun Foerster, dass es ein solches konstantes Tätigkeitsverhältnis der verschiedenen Muskeln zueinander überhaupt nicht gibt, demnach auch kein an und für sich bestehendes Koordinationsschema willkürlicher Bewegungen, sondern nur die Koordination jeder einzelnen Bewegungsausführung in bezug auf die ihr im zugehörigen Bewegungsentwurf gestellten Aufgaben.

Von dem obigen allgemeinen Gesichtspunkte der Ganzheitsbezogenheit der physiologischen Geschehnisse aus ist es für die Anwendung des Koordinationsbegriffes nebensächlich ob die Anforderung an das Geschehen subjektiv oder objektiv gegeben, dem betreffenden Individuum bewusst oder unbewusst ist, und ob die Anpassung an die Anforderung bewusst oder unbewusst, ja willkürlich oder unwillkürlich erfolgt. Der so gefasste Koordinationsbegriff ist demnach nicht nur auf die willkürliche Bewegung anwendbar, sondern auch auf unwillkürliche, reflektorische, automatische Bewegungen, sei es, dass diese für sich, sei es, dass sie als Teile einer willkürlichen Bewegung auftreten. Ja er ist überhaupt auf jedes Geschehen im Körper gleichviel welcher Art anwendbar, sofern diesem nur irgendeine Aufgabe im Rahmen des Organismus zukommt.

Er ist natürlich auch auf die Verhältnisse unserer Gliedermechanik anwendbar; und mit vollem Rechte stellt hier v. Baeyer (21) die von ihm gefundenen muskelmechanischen Zusammenhänge wegen ihres für die Ausführung der gebräuchlichsten Bewegungen zweckmässigen Charakters als muskuläre Koordination der zentralen nervösen Koordination an die Seite.

Aus alledem ergibt sich als die Aufgabe der Physiologie der willkürlichen Bewegung: die Ausführung solcher Bewegungen ihrer Form nach zu beschreiben und in ihrem Zustandekommen aufzuklären und hierbei besonders die als Koordination bezeichnete funktionelle Anpassung der Ausführung an die durch die Bewegungsabsicht an sie gestellten Anforderungen zu berücksichtigen, also festzustellen, ob die Bewegung koordiniert, d. h. intentionsgemäss ausgeführt wird oder nicht, und auf welchem Wege die Koordination erreicht wird, bzw. wodurch sie verhindert worden ist.

Bei der grossen Verschiedenartigkeit der Bewegungsabsichten und der dementsprechend erforderlichen Bewegungsausführungen dürfte es von vornherein aussichtslos erscheinen, als Ziel der Forschung ein für alle Fälle gültiges Schema des Geschehens zu suchen. Das Ziel des Forschens dürfte im Gegenteil darin liegen, unter möglichst allseitiger, planmässiger Variation sowohl der objektiven Bedingungen (Widerstand und dergleichen) als auch der subjektiven Bedingungen, d. h. der Bewegungsabsichten die zugehörigen Variationen der Ausführung und des Zustandekommens willkürlicher Bewegungen festzustellen und aus den Ergebnissen dieser Feststellungen die Gesetzmässigkeiten zu erschliessen, welche den Wechsel des Geschehens beherrschen.

Wenn überhaupt ein Schema das Ziel der Forschung sein soll, dann darf dies nicht ein Schema des Geschehens sein, sondern nur ein Schema von dem Wechsel des Geschehens.

Die notwendige Berücksichtigung der verschiedenen Bewegungsentwürfe weist aber der physiologischen Forschung nicht nur die Richtung, sondern auch den Weg. Sie schliesst es nämlich aus, dass man der Vp. die Wahl der Bewegungsabsichten selbst überlässt, da man auf diese Weise kaum die erforderliche Mannigfaltigkeit erhalten würde. Abgesehen hiervon verbietet sich ein solches Vorgehen schon durch seine unzureichende Exaktheit, da die meisten Menschen bei spontanen Bewegungen nur höchst unvollkommen imstande sind, sich über die dabei befolgten Absichten Rechenschaft abzulegen. Der einzig mögliche Weg ist vielmehr der, der Vp. die an die auszuführenden Bewegungen gestellten Anforderungen genau vorzuschreiben und nachher das von der Vp. Ausgeführte an diesen Anforderungen zu messen. Nur so gewinnt man die Gewähr scharf umrissener Anforderungen und hat zugleich die Möglichkeit, die Anforderungen in der erforderlichen Weise systematisch zu variieren. Was also untersucht wird, ist streng genommen gar nicht das Verhältnis zwischen der Bewegungsabsicht der Vp. und der Bewegungsausführung, sondern das Verhältnis zwischen der vom Versuchsleiter gestellten Aufgabe und der Ausführung dieser Aufgabe durch die Vp. Selbstverständlich ist dabei darauf zu sehen, dass der Befehl von der Vp. verstanden worden ist und dass diese dementsprechend zu handeln beabsichtigt hat; eine Voraussetzung auf deren Erfüllung besonders unter pathologischen Verhältnissen nicht genug geachtet werden kann.

Der Gang der physiologischen Erforschung willkürlicher Bewegungen hat demnach darin zu bestehen, zunächst in methodischem Suchen aus der

Vielheit der möglichen, diejenigen elementaren Anforderungen ausfindig zu machen, welche die Ausführung einer jeden willkürlichen Bewegung beherrschen und dann unter systematischer Variierung dieser elementaren Anforderungen die allgemeinen Gesetzmässigkeiten der Ausführung willkürlicher Bewegungen aufzuklären.

Dabei scheint es mir, dass, wenn überhaupt, es nur auf der Grundlage einer derartig gewonnenen allgemeinen Physiologie der willkürlichen Bewegung möglich ist, eine spezielle Physiologie einzelner willkürlicher Bewegungen mit ihren besonderen Anforderungen, wie z. B. eine Physiologie des Gehens aufzubauen. Es scheint mir, als wenn es nur so möglich ist, eine spezielle Physiologie der menschlichen Bewegungen zu gewinnen, welche besser imstande sein wird, auf die Fragen des täglichen Lebens Antwort zu geben, als dies der älteren, wesentlich mechanisch eingestellten Bewegungsphysiologie möglich war. Wenn letztere bisher so gut wie gar keine praktische Auswirkung gefunden hat, wenn Orthopädie und Neurologie einerseits, Turnen, Sport und Gymnastik andererseits so gut wie nichts mit ihr anzufangen gewusst haben [vgl. die Kritik von v. Baeyer (21)], so beruht dies einmal darauf, dass die alte Bewegungsphysiologie ihrer Grundeinstellung gemäss zu stark schematisierte, um den vielfältigen Anforderungen des Lebens noch gerecht werden zu können. Besonders beruht dies aber darauf, dass sie Zweckmässigkeitsbetrachtungen, die im Leben die Hauptrolle spielen, als nicht wissenschaftlich prinzipiell ablehnte. Nur die Berücksichtigung des lebensvollen Wechsels des Geschehens und der subjektiven Absichten, welches es beherrschen, kann die Physiologie der willkürlichen Bewegung davor bewahren, weiterhin zur praktischen Unfruchtbarkeit verdammt zu sein.

II. Die Methoden.

Zur Erreichung der im vorigen Kapitel auseinandergesetzten allgemeinen Ziele hat die Physiologie der willkürlichen Bewegung folgende drei methodische Aufgaben zu lösen: 1. den Verlauf, die Form der Bewegungen in allen Teilen getreu aufzuzeichnen; 2. die die Bewegung verursachenden aktiven und passiven Kräfte nach Zeitpunkt und Grösse ihres Wirkens, möglichst exakt festzustellen, sowie 3. die Gesetzmässigkeiten der Innervation willkürlicher Bewegung und damit das Zustandekommen der diese verursachenden Kräfte aufzuklären. Die zur Bewältigung dieser Aufgaben zur Zeit zur Verfügung stehenden methodischen Hilfsmittel sind folgende:

1. Die Aufzeichnung des Bewegungsverlaufes.

Alle unsere Bewegungen sind zu betrachten als Winkelbewegungen der einzelnen Glieder unseres Körpers zueinander. Bei diesen Gliederbewegungen kann es sein Bewenden haben, oder es kann als deren Folge der Körper als Ganzes eine Bewegung im Raume ausführen. Diese letztere Art von Bewegung

soll im folgenden unberücksichtigt bleiben, und nur die ursprüngliche Winkel-
bewegung der Glieder untersucht werden, da hier allein die vitalen Kräfte
direkt angreifen.

Aufgabe der Forschung ist es, den Verlauf dieser Gliederbewegungen
derart zu registrieren, dass Winkelgrösse, Winkelgeschwindigkeit und Winkelbeschleunigung an jedem Punkte der Bewegung mathematisch einwandfrei
zu bestimmen sind.

Dieser Aufgabe wird für den allereinfachsten Fall, dass die Bewegung
nur in einem Gelenk und hier wiederum nur in einer Ebene erfolgt, in vorzüglicher Weise die von Isserlin (190) ausgearbeitete Methode der graphischen
Registrierung gerecht. Sie besteht darin, dass das zu bewegende Glied mit
einem leicht drehbaren Rade starr verbunden ist, derart, dass Gelenkachse
und Radachse zusammenfallen. Über den Rand des Rades verläuft ein Faden
zum Registrierhebel und von da weiter zu einer den Faden spannenden leichten
Feder. Das Rad ist so gross gewählt, dass sein Umfang 360 mm beträgt. Mithin wird bei einer Drehung um 1° der Faden und damit auch der Schreibhebel
um 1 mm hin und her bewegt. Diese Registriermethode erfüllt neben der
erwähnten Anforderung restloser linearer Übertragung der Bewegung noch
die weitere Anforderung, dass infolge der starren Koppelung zwischen Glied
und Registriervorrichtung alle Bewegungen des ersteren getreu und ohne
entstellende Schleuderung wiedergegeben werden. An diesem Isserlinschen
Modell sind von Wachholder (331) einige Verbesserungen (Ersatz der Feder
durch einen geschlossenen Schnurlauf, dadurch stets gleichbleibender Widerstand, Anbringung auswechselbarer Schienen für verschiedene Glieder) angebracht worden, so dass nicht nur Fingerbewegungen wie bei dem Isserlinschen Originalmodell registriert werden können, sondern alle möglichen
Arm- und Beinbewegungen.

Für kleine, nur wenige Grad betragende Bewegungen kann man sich
auch des einfacheren auf eine lineare Übertragung verzichtenden Apparates
von Pfahl (255) bedienen. Dieser kann übrigens durch Anbringen eines
Rades und Schnurlaufes leicht zur linearen Registrierung nach dem Isserlinschen Prinzip umgebaut werden, wie dies in dem S. 33 beschriebenen
Apparate geschehen ist, der zur Messung der bei Bewegungen auftretenden
Elastizitätskräfte konstruiert wurde.

Die getreue graphische Registrierung komplizierterer, zugleich in mehreren
Gelenken oder in mehreren Raumebenen ablaufender Bewegungen ist zur
Zeit nicht möglich. Zwar hat Sommer (302) einen Registrierapparat für
derartige Bewegungen konstruiert, dieser liefert aber, wie schon Pfahl (254)
nachgewiesen hat, keine exakten Ergebnisse. Für derartige komplizierte
Bewegungen kann man sich jedoch wie die Untersuchungen von Braune
und Fischer (50, 106—110) über den Gang zeigen, der Kinematographie
mit Nutzen bedienen. Allerdings bedarf es dazu derart umfangreicher

Messungen und Berechnungen, dass man sich nur auf wenige besonders wichtige Fälle wird beschränken müssen. Zur Bewältigung des im vorangehenden Kapitel aufgestellten Programmes: dem Wechsel des Geschehens nachzuforschen, ist demnach nur die graphische Registrierung nach dem Isserlinschen Prinzip geeignet. Allerdings ist man dadurch auf die einfachsten Bewegungen beschränkt, doch hat die Forschung ja ohnehin bei den einfachsten Verhältnissen einzusetzen.

2. Die Feststellung der die Bewegung verursachenden Kräfte.

Die Form einer Bewegung ist bestimmt durch die in den einzelnen Momenten resultierende arithmetische Summe der auf das Glied einwirkenden bewegenden und bremsenden Kräfte.

Als bewegende Kräfte kommen in Frage: 1. aktive, nämlich die durch Muskelkontraktionen entwickelten Spannkräfte und 2. passive, nämlich a) die Schwerkraft, b) alle möglichen sonst von aussen auf das Glied wirkenden Kräfte, von O. Fischer (106) zusammen als Effektivkräfte bezeichnet. Diese können ihren Ursprung entweder in anderen Teilen des Körpers haben, wie z. B. die bei der Bewegung anderer Glieder auf das untersuchte ausgeübten Kräfte, oder sie können ganz von aussen auf den Körper wirken, wie etwa der Zug einer gespannten elastischen Feder, und c) innere passive Kräfte, nämlich die Elastizitätskräfte der Gewebe des Gliedes, der Muskeln, Gelenkbänder, Haut.

Dabei ist für die Analyse noch zu berücksichtigen, dass nicht während des ganzen Bewegungsablaufes irgend welche Kräfte auf das Glied einzuwirken brauchen, sondern dass die einmal in Gang gesetzte Bewegung allein durch das Trägheitsmoment des Gliedes weitergeführt werden kann. Dies kann für die Frage der Ökonomie einer Bewegung von grosser Bedeutung sein.

Als bremsende Kräfte können in Frage kommen: 1. die aktiven Spannkräfte der der Bewegungsrichtung entgegenwirkenden Muskeln, der sog. Antagonisten; 2. passive Kräfte, nämlich a) die Schwerkraft, b) Effektivkräfte, d. h. äussere Kräfte, wie z. B. Widerstände, und c) die elastischen Kräfte der durch die Bewegung gedehnten antagonistischen Gewebe und d) die Reibung.

Der umfassendste Versuch zur Bestimmung aller dieser Kräfte ist derjenige von O. Fischer (106—110) aus dem Trägheitsmoment und der Winkelbeschleunigung des bewegten Gliedes. Er errechnet so das Drehungsmoment der Muskeln Dm. Dieses ist aber noch ein recht komplexer Wert, da er noch sowohl die aktiven als auch die passiven (elastischen) Spannkräfte der Muskeln umfasst. Fischer ist nun zwar der Meinung, dass abgesehen von extremen Gelenkstellungen die passiven gegenüber den aktiven Kräften vernachlässigt werden können. Doch selbst, wenn dies stimmt, — was aber, wie wir später sehen werden, durchaus nicht der Fall ist — so lässt sich auf diesem Wege immer nur die Resultante der in jedem Momente wirksamen bewegenden und bremsenden aktiven Kräfte feststellen. Nicht dagegen kann entschieden werden, welche Muskeln und mit welcher Spannung dieselben in jedem Augenblicke der Bewegung tätig sind. Die Methode liefert also durchaus keinen Einblick in das koordinierte Zusammenwirken der einzelnen Muskeln bei der willkürlichen Bewegung. Wenn Fischer auf Grund seiner Berechnungen trotzdem ein ganz spezielles Bild von dem Zusammenwirken der einzelnen Muskeln beim menschlichen Gange entworfen hat, so geht das über das auf diesem Wege tatsächlich Feststellbare weit hinaus, und stellt lediglich Schlussfolgerungen und Vermutungen dar, die noch auf anderem experimentellen Wege auf ihre Richtigkeit zu prüfen sein werden. Fischer selbst weiss dies auch sehr wohl, doch in den vielen späteren Besprechungen seiner Arbeiten tritt dies nicht mehr scharf genug hervor, so dass die Leistungsfähigkeit seiner Methode in dieser Beziehung allgemein weit überschätzt wird.

Nachdem derart die indirekte Berechnung der einzelnen Muskeltätigkeiten nicht zum Ziele führt, bleibt nur deren direkte Bestimmung übrig. Hier ist nun wiederum die Erfüllung einer Voraussetzung erforderlich, nämlich, dass die anzuwendende Methode es gestattet, am intakten Menschen oder Tier zu arbeiten, ohne dass in den den normalen Bewegungsablauf garantierenden Bedingungskomplex operativ oder sonstwie störend eingegriffen werden muss. Damit fällt leider die Methode der direkten Registrierung der Längenänderung oder Spannungsentwicklung der einzelnen Muskeln fort, die in den Händen von Sherrington (297) und seinen Schülern so umfassende Einblicke in das Geschehen bei reflektorischen Bewegungen gegeben hat [siehe die zusammenfassende Darstellung von Fulton (136)].

Diese Voraussetzung erfüllen vielmehr nur zwei Methoden. Die erste besteht darin, die Dicken- und Härteänderungen der Muskeln oder die Spannungsänderungen der Sehnen entweder durch die intakte Haut mit dem Finger zu palpieren [Duchenne (91), H. E. Hering (159—161), Beevor (26, 27) u. a.], oder sie mit Hilfe einer aufgesetzten Pelotte und Luftübertragung zu registrieren [v. Kries (200), Deměny (81), F. H. Lewy (220) u. A.]. Hiervon dürfte wohl die blosse Palpation als rein subjektives Verfahren von vornherein ausscheiden, wenn man sie auch für erste orientierende Prüfungen immer wieder gerne heranziehen wird. Im übrigen haften ihr noch dieselben Fehler an wie der graphischen Registrierung mittels Luftübertragung. Diese bestehen einmal darin, dass besonders bei ausgiebigen Bewegungen der Kontraktionsbauch der Muskeln nicht an derselben Stelle bleibt, sondern proximal unter der Pelotte wegwandert, wenn man diese nicht sehr hoch aufsetzt. Tut man dies aber, so entgeht wiederum der allererste Contractionsbeginn der Registrierung. Die Methode eignet sich also nur für die Registrierung von Muskelanspannungen bei nicht sehr umfangreichen Bewegungen. Eine zweite kaum zu lösende technische Schwierigkeit liegt darin, dass die Aufnahmepelotten, um einwandsfreie Kurven zu erzielen, natürlich stets den gleichen Abstand von der Gliedachse behalten müssen. Da aber bei allen Bewegungen auch der proximale, die Muskeln tragende Gliedabschnitt nicht ruhig bleibt, sondern im allgemeinen in entgegengesetzter Richtung gedreht wird wie der distale, so genügt es nicht, die Pelotten einfach mit der Hand [F. H. Lewy (220)], oder mit Hilfe von Stativen an die Muskeln anzuhalten, sondern sie müssen derart an dem die Muskeln tragenden Gliedabschnitt befestigt werden, dass sie alle Bewegungen desselben getreu mitmachen. Nichtberücksichtigung dieser Fehler kann die Kurven gerade ins Gegenteil verzerren. [Siehe auch die Kritik von Dodge und Bott (89).] Weit schlimmer als diese, wenn auch schwer zu vermeidenden Fehlermöglichkeiten ist der mit der Methode untrennbar verbundene Missstand, dass deren Ergebnisse weder reine Dicken- noch reine Spannungskurven der Muskeln darstellen, sondern ein unkontrollierbares Gemisch von beiden; sowie ferner der Missstand, dass aus den Kurven nicht entschieden werden kann, wie weit das Hartwerden eines Muskels wirklich auf aktiver Contraction und wie weit es nicht auf einer passiven Spannungszunahme infolge Dehnung beruht. Aus allen diesen Gründen ist die Methode der Dickenkurvenschreibung derart unzuverlässig und unzulänglich, dass sie allein angewandt, als exakte Methode zur Untersuchung der bei willkürlichen Bewegungen auftretenden Muskelkräfte abzulehnen ist. Es ist jedoch zuzugeben, dass sie unter Umständen mit der gleich zu besprechenden Aktionsstrommethode ausgezeichnet übereinstimmende Ergebnisse zu liefern vermag (Abb. 25, S. 90). Da bei statischer Beanspruchung, also bei der im nächsten Kapitel zu besprechenden willkürlichen Haltung, viele der vorerwähnten Fehlerquellen fortfallen, so ist es verständlich, dass hier von verschiedenen Autoren [v. Kries (200), Schäfer (288), Griffiths (147), Herringham (166) u. a.] gut übereinstimmende Werte für die die Contraction zusammensetzende Frequenz der Einzelstösse erhalten worden sind. Man erhält auch, wie Athanasiu (11, 12) mit etwas anderer Technik kürzlich zeigte, eine gute Übereinstimmung mit den aus dem Aktionsstrombild sich ergebenden gröberen Tätigkeitsstössen der Muskeln. Zugleich aber zeigt sich hierbei, dass die feineren Einzelheiten des Tätigkeitsrhythmus der mechanischen Registrierung entgehen. Um diese zu erkennen und vor allem um die bei der willkürlichen Bewegung sich abspielenden Tätigkeitsvorgänge zu erforschen, bleibt von den die oben genannten Voraussetzungen erfüllenden Methoden allein nur diejenige übrig, aus den mit der Tätigkeit der Muskeln eng verbundenen elektrischen Erscheinungen den sog. Aktionsströmen Rückschlüsse auf diese Tätigkeit zu ziehen. Was kann nun diese Aktionsstrommethode leisten und was nicht?

Nach unserer jetzigen Anschauung ist zwar der Aktionsstrom eines Gewebes nicht der unmittelbare Ausdruck einer Tätigkeit desselben, sondern vielmehr der Ausdruck der damit verbundenen Erregung; doch dürfte wohl besonders nach den Untersuchungen von Einthoven und Hugenholtz (103) am Herzen sicher stehen, dass Erregung und Contraction des Muskels nicht ohne einander vorkommt (siehe auch Fulton (131)]. Andererseits wissen wir aus Untersuchungen von Dusser de Barene (95), Beritoff (29), Buytendyk (66), Einthoven (102) u. a., dass die Aktionsströme eines Muskels völlig verschwinden, wenn dieser infolge zentraler Hemmung vollkommen erschlafft. Weiterhin bestehen auch strenge zeitliche Beziehungen, indem jeder Muskelzuckung eine Aktionsstromschwankung unmittelbar vorangeht. Dagegen sind wir nicht in der Lage, aus den von einem Muskel abgeleiteten Aktionsströmen genaue quantitative Schlüsse auf die Stärke seiner Contraction bzw. auf die Stärke der von ihm entwickelten Spannung zu ziehen. Es ist also nicht möglich, aus dem Aktionsstrombilde die Drehmomente der Muskeln bei unseren Bewegungen zu bestimmen und so in exakter rechnerischer Weise die resultierenden Bewegungen auf die sie veranlassenden Muskelkräfte zurückzuführen. Zwar besteht bei gleichbleibender Ausgangslänge und rein isometrischer Contraction, wie Watts (347) kürzlich zeigte, eine strenge Proportion zwischen der Grösse des Aktionsstromes und der Grösse der entwickelten Spannung. Sowie jedoch die Ausgangslängen variieren, oder die Muskeln sich verkürzen können, gehen, zumal bei biphasischer Ableitung, die festen Beziehungen verloren [Fulton (130, 132)]. Hierzu treten bei der bei unseren willkürlichen Bewegungen stets vorhandenen tetanischen Contractionsart noch Komplikationen durch Veränderungen der Frequenz der Tätigkeit oder durch ein mehr gleichzeitiges oder ungleichzeitiges Tätigsein der einzelnen Fasern des Muskels. Die gesamten Beziehungen sind also recht komplizierte, jedenfalls besteht keine strenge Proportion zwischen der Amplitude oder der Frequenz der Aktionsströme eines Muskels und der Stärke seines Contractions- bzw. Spannungszustandes.

Immerhin besteht aber doch bei normaler willkürlicher Beanspruchung eine so weit gehende Parallelität zwischen beiden, dass sich schwache, mässig starke und starke Contractionen mit Sicherheit aus den Aktionsstrombildern erschliessen lassen, und ebenso jede Zu- oder Abnahme der Contractionsstärke. Mit Hilfe der Aktionsströme gewinnen wir demnach, um es zusammenzufassen, zwar keine genauen zahlenmässigen Angaben über die Stärke der Muskeltätigkeiten; wir können jedoch mit ihrer Hilfe mit Sicherheit erkennen, ob ein Muskel bei einer willkürlichen Bewegung oder Haltung tätig ist oder nicht und zu welchem Zeitpunkte dies der Fall ist, sowie ferner ob seine Tätigkeit eine schwache, mässig starke oder starke ist und wann sie zu- und wann sie wieder abnimmt. Dies ist immerhin soviel, dass die Methode geeignet erscheint, ein gutes Bild von der Art der Tätigkeit der Muskeln und der Art ihres Zusammenwirkens bei willkürlichen Haltungen und Bewegungen zu gewinnen.

Allerdings erfährt dies aus äusseren technischen Gründen noch eine nicht unerhebliche Einschränkung. Nämlich schon der hohen Kosten der zur Registrierung erforderlichen Saitengalvanometer wegen dürfte es kaum möglich sein, gleichzeitig mehr als zwei Aktionsstromkurven aufzunehmen, also von den zahlreichen an jeder Bewegung oder Haltung beteiligten Muskeln gleichzeitig mehr als zwei zu untersuchen. Dies gleicht sich aber dadurch aus, dass die verschiedenen Agonisten bzw. Antagonisten einer Bewegung nur selten annähernd gleich stark tätig sind, sondern, dass, wie wir schon durch Beevor (26) wissen, unter bestimmten Umständen nur der eine, unter anderen Umständen nur ein anderer Muskel als Hauptagonist bzw. -antagonist tätig ist. So ist z. B. bei Bewegungen der Hand, wenn die Finger gebeugt sind, der Extensor carpi radialis, wenn sie gestreckt sind dagegen der Extensor digitorum der hauptsächlich tätige Muskel (328). Man kann sich demnach so helfen, dass man zunächst feststellt, welche Muskeln unter den untersuchten Bedingungen als Hauptagonist bzw. antagonist anzusehen sind und dann das Tätigkeitsverhältnis dieser beiden Muskeln bei der betreffenden Bewegung mit Hilfe des Aktionsstrombildes weiter untersucht.

Nun kommt aber noch hinzu, dass man, um die Aktionsströme der einzelnen Muskeln isoliert abzuleiten, sich der gleichzeitig von Rehn (272, 273) und W. Trendelenburg (313) angegebenen Technik bedienen muss, in den betreffenden Muskel Nadelelektroden einzustechen.

Nun ist kürzlich von Forbes und Barbeau (120) behauptet worden, dass man auch mit Nadelelektroden keine isolierte Ableitung von einzelnen Muskeln erzielen könne, was sie damit begründen, dass sie bei der Katze bei indirekter Reizung des Gastrocnemius mit einzelnen Induktionsschlägen auch vom Tibialis anticus, wenn auch wesentlich schwächere, Aktionsströme ableiten konnten. Demgegenüber ist zu sagen, dass diese Beobachtung, so richtig sie an und für sich ist, durchaus nicht auf die Verhältnisse der Aktionsströme bei willkürlicher Innervation übertragen werden darf; denn bekanntlich sind ja die Aktionsströme bei künstlicher Reizung wesentlich stärker, als die stärksten Willkürströme. Den Autoren scheint entgangen zu sein, dass ganz entsprechende Versuche (direkte Reizung des Tibialis anticus und Ableitung vom Gastrocnemius beim Menschen) schon vom Verf. angestellt worden sind (327, S. 39) mit dem Ergebnis, dass erst, wenn der Tibialis anticus so stark gereizt wurde, dass mit den direkten Zuckungen des Muskels Aktionsströme in ihm auftraten, deren Amplitude mindestens das Doppelte der Amplitude der stärksten Willkürströme betrug, auch bei Ableitung vom Gastrocnemius eben sichtbare Seitenschwankungen registrierbar waren. Also zugegeben, dass bei starker künstlicher Reizung — und Forbes und Barbeau reizten so stark, dass sie, um die Aktionsströme des gereizten Muskels überhaupt auf dem Film registrieren zu können, die Ableitung der Ströme verschlechtern mussten — eine Überleitung der Aktionsströme auf den Antagonisten eintritt, so ist dies doch keinesfalls bei den vielfach schwächeren Strömen der zentralen Innervation der Fall. Das geht wohl aus den vielen folgenden Abbildungen, in denen die mit dem Antagonisten verbundene Saite bei stärksten Agonistenströmen vollkommen ruhig bleibt, einwandsfrei hervor. Ja diese Saitenruhe ist, wie die Abb. 24, 25, 34, 38, 40 z. B. zeigen, bei ausgesprochen heftiger Innervation des Agonisten wie z. B. bei schnellsten Bewegungen besonders häufig. Es ist demnach wohl nicht zu zweifeln, dass man mit Hilfe von Nadelelktroden wirklich eine ausgezeichnete isolierte Ableitung von den einzelnen Muskeln erhält, so dass man, wenn man Saitenschwankungen erhält, sicher sein kann, dass sie durch in dem Muskel selbst entstandene Aktionsströme bedingt sind.

Ja die Isolierung geht noch viel weiter, wie sich bei gleichzeitiger Ableitung von verschiedenen Stellen desselben Muskels mittels zweier Nadelelektrodenpaare in zwei Galvanometer (Zweifach-Ableitung von Bass und Trendelenburg (19)] ergibt. Hierbei erhält man selbst bei einem geringen Abstande der beiden Ableitungen von nur 1—2 cm unter Umständen völlig abweichende Aktionsstrombilder und nicht selten findet man, dass selbst stärkste Schwankungen in der einen Ableitung auf der anderen nicht zu sehen sind. Dies ist nicht anders erklärbar, als dass man mittels der Nadelelektroden ein isoliertes Aktionsstrom- bzw. Tätigkeitsbild des dicht um die Nadeln gelegenen Muskelteiles erhält. Dies bringt zwar einerseits den grossen Vorteil, bis zur Analyse der Tätigkeit des einzelnen Muskelfaserbündels vordringen zu können, und unter Umständen den Rhythmus seiner Tätigkeit aus dem Aktionsstromrhythmus bestimmen zu können. Andererseits bringt es aber den Nachteil, dass dadurch die Zahl der für ein Gesamtbild des Geschehens erforderlichen Stromableitungen wesentlich erhöht wird.

Dieser Nachteil wird aber bei der Ausführung willkürlicher Bewegungen, wenigstens unter den später noch genauer anzugebenden Umständen, dadurch völlig ausgeglichen, dass sich hier der Tätigkeits- bzw. Aktionsstromrhythmus der verschiedenen Teile eines Muskels, ja sogar derjenige der verschiedenen Agonisten bzw. Antagonisten einer Bewegung als untereinander übereinstimmend erwiesen hat. Man kann also bei willkürlichen Bewegungen das von einer beschränkten Muskelstelle erhaltene Aktionsstrom- bzw. Tätigkeitsbild unbeschadet als dasjenige aller hiermit synergisch arbeitenden Muskelteile bzw. Muskeln ansehen. Man kann demnach mit je einer Stromableitung vom Hauptagonisten bzw. -antagonisten auskommen, um ein Bild von den Gesetzmässigkeiten des Zusammenwirkens unserer Muskeln bei der Ausführung willkürlicher Bewegungen zu gewinnen. Anders bei der willkürlichen Haltung, bei der die einzelnen Teilbilder in der Regel nicht übereinstimmen. Hier müssen, um ein Gesamtbild zu gewinnen, die einzelnen Muskeln bzw. Muskelpartien, deren Tätigkeit in Frage kommt, nacheinander untersucht werden.

Die Methode gibt aber nicht nur Aufschluss über alle mit Aktionsströmen verbundenen Muskelkontraktionen, sondern, wenn auch indirekt, noch darüber, ob und wie weit neben diesen noch aktionsstromlose sog. „tonische" Contractionszustände unserer Muskeln zur Erklärung des Zustandekommens willkürlicher Bewegungen und Haltungen herangezogen werden müssen. Es wäre zwar falsch, wie mehrfach geschehen, lediglich nur auf Grund des Auftretens von Strömen das Vorhandensein eines tonischen Contractionszustandes leugnen zu wollen, denn ein solcher könnte ja durch den tetanischen mit Aktionsströmen verbundenen verdeckt werden. Eine Entscheidung ist aber dadurch möglich, dass man die Haltung oder Bewegung nacheinander gegen einen steigenden äusseren Widerstand ausführen lässt und die dabei erhaltenen Aktionsstrombilder miteinander vergleicht. Ergibt sich dabei, dass die Frequenz und Amplitude der Ströme den äusseren Widerständen einigermassen proportional ansteigt, so ist man zu dem Schlusse berechtigt, dass unsere normalen willkürlichen Bewegungen und Haltungen im wesentlichen nur durch die gewöhnlichen mit Aktionsströmen verbundenen Muskelkontraktionen zustande kommen und aktionsstromlose tonische Contractionen entweder überhaupt fehlen, oder doch jedenfalls nur eine untergeordnete, zu vernachlässigende Rolle spielen. Auf das Vorhandensein derartiger tonischer Contractionen darf man aus dem Aktionsstrombild höchstens nur dann schliessen, wenn sich ein grobes Missverhältnis zwischen der von einem Muskel geleisteten Arbeit und der Stärke der von ihm ableitbaren Ströme ergibt, evtl. Ströme sogar völlig fehlen. Und auch in diesem Falle muss man noch, wie Adrian (4) neuerdings mit Recht hervorgehoben hat, mit der Annahme tonischer Contractionen vorsichtig sein, da ein auffallendes Schwachsein oder gar Fehlen von Strömen möglicherweise durch ein vollkommenes Asynchronwerden der einzelnen Tätigkeiten bzw. Impulse vorgetäuscht werden kann.

Man könnte nun daran denken, die vielfach beschriebenen langsamen Saitenabweichungen zur Entscheidung der Frage nach dem Vorhandensein der sog. tonischen Contractionen bei willkürlichen Haltungen und Bewegungen heranzuziehen; scheinen doch, wie die neueren Untersuchungen von Samojloff (284) sowie Schäffer (292) am Herzen, sowie von Riesser und Steinhausen (281), sowie Schäffer und Licht an der Acetylcholincontractur (290) und von den Letztgenannten am Heidenhainschen Zungenphänomen (291) ergeben haben, tonische Contractionen in der Tat mit solchen langsamen Saitenschwankungen verbunden zu sein. Deren einwandsfreier Nachweis setzt aber die am intakten Organismus bisher noch nicht durchgeführte monophasische Ableitung voraus. Auch bei biphasischer Ableitung erhält man zwar vielfach langsame Saitenabweichungen [F. H. Lewy 220)]; diese dürften aber mindestens zum Teil auf technische Fehler (Elektrodenverschiebungen u. dgl.) zurückzuführen sein, da sie, wie Einthoven (102) nachwies, auch vom völlig entnervten Muskel abgeleitet werden können. Ich glaube darum diese langsamen Saitenschwankungen unberücksichtigt lassen zu dürfen. Um so mehr, als sich gezeigt hat, dass Aktionsstromgrösse und Muskelbeanspruchung bei willkürlicher Haltung und Bewegung derart weitgehend parallel gehen, dass aktionsstromlose tonische Contractionen hierbei sicherlich keine wesentliche Rolle spielen dürften. Um nun durch die manchmal recht erheblichen Saitenabweichungen in der Registrierung der Aktionsstromschwankungen nicht gestört zu werden, wendet man zweckmässigerweise Nadeln aus stark polarisierbarem Material (Neusilber, Platin) an. Durch die Polarisationswirkung werden dann die langsamen Abweichungen ausgeschaltet, während die Registrierung der frequenten Aktionsstromschwankungen keinerlei Störung erfährt.

Passive Kräfte. Was die Feststellung der passiven Kräfte anbetrifft, so spielen im vorliegenden Falle, dass nur ein einziges Glied bewegt wird, die zu den Effektivkräften gehörenden Einwirkungen von seiten anderer Glieder keine Rolle. Über das Drehmoment sonstiger Effektivkräfte und auch über das der Schwerkraft, vermag die Methode natürlich nichts auszusagen. Deren Einfluss kann man nur soweit feststellen, dass man zunächst solche Bewegungen untersucht, bei denen diese Kräfte ausgeschaltet sind (also wagerechte durch entsprechende Unterstützung dem Einflusse der Schwerkraft entzogene Bewegungen ohne Widerstand), und dann sieht, wie durch das Hinzutreten bekannter äusserer Kräfte (Schwerkraft, bestimmte Widerstände) das Bild verändert wird.

Auch über die von manchen Autoren besonders Rieger (279, 280) und neuerdings Pfahl (256, 257) behauptete Mitwirkung von Elastizitätskräften sind mit Hilfe unserer Methode gewisse Aufschlüsse möglich. Man wird nämlich dann, wenn man eine Umkehr der Bewegungsrichtung findet, ohne dass in den entsprechenden Muskeln Ströme aufgetreten sind, annehmen müssen, dass die Rückbewegung durch die elastischen Kräfte der bei der Hinbewegung gedehnten Gewebe (Muskeln, Bänder, Haut) bewirkt worden ist, sog. elastischer Bewegungsrückschlag Riegers. Eine quantitative Bestimmung dieser elastischen Kräfte ist mittels einer von Wachholder und Altenburger (339) am Pfahlschen Bewegungsregistrierapparat angebrachten Vorrichtung dadurch möglich, dass man gegen Ende der eigentlichen Bewegung ein Gegengewicht einwirken lässt und feststellt, bei welchem Gegengewicht die elastische Rückbewegung eben ausbleibt. Ist aber unter hierfür besonders günstigen Umständen die Bedeutung von Elastizitätskräften für unsere Bewegungen überhaupt einmal sichergestellt, so ist anzunehmen, dass diese auch unter anderen Umständen, z. B. bei anderen Bewegungsgeschwindigkeiten mitwirken, und hier nur durch aktive Muskeltätigkeiten verdeckt werden.

Bezüglich der Feststellung der Bedeutung der Reibung liegen die Verhältnisse nicht so einfach. Gewiss kann man in allen denjenigen Fällen, in denen die Bewegung eine Verlangsamung erfährt, oder gar zum Stillstand kommt, ohne dass die Antagonisten in Tätigkeit treten, auf das Vorhandensein von passiven, die Bewegung abbremsenden Kräften schliessen. Man kann aber nicht entscheiden, ob dies Reibungs- oder Elastizitätskräfte sind. Nun kommt es aber, wie S. 95 näher ausgeführt werden wird, tatsächlich allein durch Elastizitätskräfte zu ganz erheblichen Rückbewegungen (Abb. 22, 38a). Da hierbei auch die Reibungskräfte überwunden worden sein müssen, möchte ich daraus schliessen, dass diese normalerweise nur gering sind und dass sie jedenfalls den anderen Kräften gegenüber vernachlässigt werden können. Diese Annahme ist schon von O. Fischer (106) gemacht worden. Auch Atzler (15) vertritt diese Ansicht. Ferner lässt sich zu ihrer Berechtigung anführen, dass, wie R. Wagner (343) nachwies, die Tätigkeitsform der Muskeln sich nicht unwesentlich verändert, sowie die Bewegung wirklich gegen erhebliche Reibungskräfte (Rühren in einem Brei) ausgeführt wird.

Schliesslich ist man bis zu einem gewissen Grade imstande, auch über die Bedeutung von Trägheitskräften Aufschluss zu erhalten. Wenn man nämlich sieht, dass, solange die Bewegung weitergeht, auch die Aktionsströme des Agonisten in gleicher Stärke anhalten, kurz nach jeder Abnahme der Ströme aber sogleich auch die Geschwindigkeit der Bewegung abnimmt, so darf man wohl annehmen, dass die Bewegung im wesentlichen auf dieser aktiven Muskeltätigkeit beruht und dass daneben nennenswerte Trägheitskräfte nicht in Frage kommen. Wenn dagegen die Ströme im Agonisten schon erheblich vor Beendigung der Bewegung verschwinden, so muss angenommen werden, dass die Bewegung von da ab allein durch die Trägheitskräfte weitergeführt wird. Diese dürften sehr stark sein, wenn dazu noch Ströme im Antagonisten auftreten, d. h. die Bewegung nicht allein durch ein Nachlassen der Agonistentätigkeit zum Stillstand kommt, sondern noch durch eine Contraction der Antagonisten abgebremst werden muss.

Dieses Vorgehen, aus dem Fehlen von Aktionsströmen auf das Wirken von Elastizitäts- oder Trägheitskräften zu schliessen, setzt voraus: 1. dass kein anderer Agonist oder Antagonist als der auf seine Ströme untersuchte tätig ist und 2., dass die Ableitung der Ströme derart fein ist, dass sie auch schwache Muskelcontractionen erkennen lässt. Ersteres kann man, wie eben schon ausgeführt, dadurch gewährleisten, dass man die Bewegungen bei solchen Gliedstellungen ausführen lässt, bei welchen die untersuchten Muskeln der Hauptagonist bzw. -Antagonist sind, weil wie Kontrollversuche ergeben haben, zu den Zeiten, in welchen dann diese Muskeln stromlos befunden werden, es auch alle anderen Agonisten bzw. Antagonisten sind. In welch hohem Masse die letztere Voraussetzung erfüllt ist, ergibt sich daraus, dass unter Benutzung von Nadelelektroden die Ableitung derart empfindlich gemacht werden konnte, dass ohne jede Anwendung von Verstärkerröhren von den Beugern oder Streckern der Hand schon Ströme abzuleiten waren, wenn die Muskeln unter Ausschaltung der Gliedschwere einem Zuge von nur 30 g (im Abstande von 6 cm vom Gelenkdrehpunkt angreifend) das Gleichgewicht zu halten hatten.

Überblickt man die Möglichkeiten des durch gleichzeitige Registrierung der Bewegungskurve und der Aktionsstromkurven je eines Agonisten und Antagonisten zu Erreichenden, so kann man sagen, dass die Methode es zwar nicht ermöglicht, die resultierenden Bewegungen quantitativ auf die sie verursachenden Kräfte zurückzuführen, dass man aber auf diesem Wege — wenigstens bei einfachen, nur in einem Gelenk ausgeführten Bewegungen — einen zuverlässigen qualitativen Einblick in die Gesetzmässigkeiten des Zusammenwirkens der aktiven und passiven Kräfte erhalten kann. Hierbei ist noch von besonderem Werte, dass die Methode es ausserdem gestattet, die Bedingungen, unter welchen die Bewegungen ausgeführt werden, in kürzester Frist weitgehend zu variieren. Sie entspricht damit der oben skizzierten Anschauung von den Aufgaben einer Physiologie der willkürlichen Bewegung, nach welcher es in erster Linie nicht darauf ankommt, die immer nur für einen besonderen Fall geltenden quantitativen Verhältnisse zu bestimmen, sondern vielmehr darauf, die Gesetzmässigkeiten des Wechsels im Zusammenwirken der Kräfte verfolgen zu können und damit zu ergründen, auf welche Weise die Ausführung willkürlicher Bewegungen den an sie gestellten wechselnden Anforderungen angepasst, koordiniert wird.

Nachtrag bei der Korrektur: Während der Drucklegung erschien eine Arbeit von R. Wagner (Arbeitsdiagramme bei der Willkürbewegung, Zeitschr. f. Biol. Bd. 86, S. 367, 1927) in der er seine in Kap. IV C 2 näher geschilderten Aktionsstromuntersuchungen über die Art der Bewegungsausführung unter dem Einflusse verschiedener Aussenkräfte dadurch ergänzt und erweitert, dass er auf ähnliche methodische Art, wie Leibowitz (219) und v. Weizsäcker (353) bei geführten Bewegungen es taten, mit Hilfe von Federanordnungen gleichzeitig den Weg der Extremität als Abszisse und die auftretenden Muskelkräfte als Ordinate aufschrieb. Allerdings erhält man so auf direkterem Weg als mit der Aktionsstrommethode Auskunft über die in jedem Augenblicke wirksamen Kräfte und auch über deren absolute Grösse. Man erhält aber, ebenso wie bei der Methode von O. Fischer, immer nur die Resultante der antagonistischen Kräfte, nie diese selbst und muss darum zu deren Feststellung doch wieder auf die Aktionsstromuntersuchungen zurückgreifen. Wenn im übrigen R. Wagner auf Grund der so gewonnenen Arbeitsdiagramme bis in alle Einzelheiten hinein zu ganz derselben Auffassung vom Zustandekommen der verschiedenen Bewegungsarten kommt, wie früher unter alleiniger Benützung der Aktionsstrommethode, so bietet dies eine erfreuliche Stütze für die Sicherheit und Richtigkeit der im folgenden nach den eben angegebenen Richtlinien aus den Aktionsstrombildern gezogenen Schlüsse auf die bei unseren Haltungen und Bewegungen wirksamen Kräfte.

3. Die Feststellung der Gesetzmässigkeiten der Innervation.

Die Frage, ob der Rhythmus, in welchem unsere Muskeln bei der willkürlichen Contraction innerviert werden, aus dem Aktionsstromrhythmus zu erkennen ist oder nicht, ist schon vielfach lebhaft diskutiert worden. Da die Gründe, welche sich hier für oder gegen anführen lassen, sich erst aus den Befunden bei der Untersuchung der verschiedenen willkürlichen Haltungen und Bewegungen ergeben, so ist eine kritische Diskussion dieser Art des Vorgehens schon an dieser Stelle nicht möglich. Sie wird erst im 5. Kapitel gegeben werden. Hier sei nur soviel von dem Ergebnisse vorweggenommen, dass der Schluss vom Aktionsstromrhythmus auf den Innervationsrhythmus wenigstens unter gewissen Umständen (synchrones Tätigsein bei lockeren Bewegungen) durchaus gerechtfertigt erscheint. Desgleichen muss die Erörterung noch verschoben werden, warum und wieweit aus den Aktionsstrombildern der Muskeln auf die Gesetzmässigkeiten der ihrer Tätigkeit zugrunde liegenden zentralen Innervation geschlossen werden kann. Hier sei wiederum nur vorweg genommen, dass dies in der Tat weitgehend möglich erscheint.

Die vorliegende kritische Betrachtung ergibt mithin, dass durch gleichzeitige Registrierung des Bewegungsablaufes nach den von Isserlin angegebenen Prinzipien und der Aktionsströme je eines Hauptagonisten und -antagonisten (unter Umständen Synergisten) alle drei Aufgaben einer Physiologie der willkürlichen Haltung und Bewegung erfolgversprechend in Angriff genommen werden können. Das Ergebnis des mit dieser Methode bisher Erreichten versuchen die folgenden Abschnitte darzustellen.

III. Willkürliche Haltung.

Es erscheint zum mindesten zweckmässig, wenn nicht gar erforderlich, der Erörterung der bei den Bewegungen unserer Glieder sich abspielenden Vorgänge die Analyse der willkürlichen Haltung, der Aufrechterhaltung der Stellung unserer Glieder voranzuschicken; geht doch, wie Magnus (237) sich kürzlich ausgedrückt hat, letzten Endes jede Bewegung von einer Haltung aus und endet wieder in einer Haltung.

Das allen Haltungen gemeinsame willkürliche Element liegt in dem Bestreben, sich durch aktive Muskeltätigkeit mit den auf unsere Glieder wirkenden Kräften ins Gleichgewicht zu setzen. Oder im Sinne des im ersten Abschnitte definierten Koordinationsbegriffes ausgedrückt: es ist die Aufgabe unserer Muskeln bei der willkürlichen Haltung, dieses Gleichgewicht beizubehalten. Dieses willkürliche Bestreben pflegt, dem abwartenden rezeptiven Charakter der Haltung entsprechend, nicht ein Entschluss zu aktiver Betätigung zu sein wie bei der willkürlichen Bewegung, sondern eine willkürliche Einstellung, den auf das Glied wirkenden Kräften in einer bestimmten Weise gegenüber zu treten.

Es ist das Verdienst v. Weizsäckers (353) darauf aufmerksam gemacht zu haben, dass hier zwei entgegengesetzte psychomotorische Einstellungen zu unterscheiden sind. Entweder können wir bestrebt sein, die einwirkenden

Kräfte durch entgegengesetzt gerichtete somatische Kräfte zu paralysieren und so die alte Stellung beizubehalten, was er Einstellung auf Kompensation nennt. Oder wir können bestrebt sein, der Einwirkung möglichst nachzugeben, die Gliedstellung ihr folgend zu verändern, was er als Einstellung auf Adaptation bezeichnet. Im ersten Falle wirken wir gegen, im zweiten Falle mit dem Strom der Umweltvorgänge. Diesen beiden psychomotorischen Einstellungen gemäss sollen im folgenden die Probleme der willkürlichen Haltung erörtert werden.

A. Aufrechterhaltung einer Gliedstellung (Kompensation).

1. Gleichbleiben der äusseren Kräfte.

a) Ruhelage.

Zur Aufrechterhaltung einer Gliedstellung können aktive Muskelanspannungen erforderlich sein, entweder um von aussen wirkende Zug- oder Druckkräfte zu kompensieren, etwa die Schwere, oder zum Ausgleich von inneren passiven Kräften (Elastizitätskräften der Gewebe).

Nehmen wir zunächst den einfachsten Fall, dass keine äusseren Kräfte auf das Glied einwirken, dass es zumal durch gute Unterstützung dem Einflusse der Schwerkraft entzogen ist. Unter diesen Umständen muss es eine Lage geben, in welcher sich die Elastizitätskräfte des Gliedes das Gleichgewicht halten und die darum ohne jede aktive Muskeltätigkeit inne gehalten werden kann. Eine solche ist dann als Ruhelage des Gliedes anzusehen.

Tatsächlich findet man unter diesen Umständen, wenn die Vp. ihre Muskeln nicht unnötigerweise krampfhaft anspannt, selbst mit der so empfindlichen Nadelelektrodenableitung Agonisten und Antagonisten völlig stromlos (Abb. 4). Die Muskeln sind also anscheinend ganz erschlafft. Allerdings sah P. Hoffman (177) auch unter diesen Umständen bei Anwendung von Verstärkerröhren dauernd geringe Saitenschwankungen, doch musste er die Frage offen lassen, ob diese nicht auf nicht völlig ausschaltbare äussere Störungen zurückzuführen seien. Sollten diese Ströme sich aber bei vollkommenerer Verstärkertechnik tatsächlich doch noch als wirkliche Aktionsströme erweisen, so entspricht ihnen jedenfalls eine derartig minimale Muskelspannung, dass hierdurch nichts an den folgenden funktionellen Betrachtungen über das Haltungsproblem, speziell über die Gleichgewichts- oder Ruhelagen geändert wird.

b) Eigentümlichkeiten der Haltungsinnervation.

Wenn von einem solchen Gleichgewichtszustande ausgehend in steigendem Masse Aussenkräfte von einer Seite hier auf das Glied einzuwirken beginnen, z. B. infolge steigender einseitiger Belastung des vorher ausbalanzierten Gliedes, so muss es, um diese zu kompensieren, in dem der Richtung dieser Kräfte entgegenwirkenden Muskel zu einer immer kräftigeren aktiven Anspannung, zur Haltungsinnervation kommen.

Die genauere Analyse derselben mit Hilfe der Aktionsströme ergibt Folgendes [Haas (150,) Wachholder und Altenburger (334)]:

Bei geringer, von der Vp. als leicht empfundener Belastung etwa bis zu 1 kg tritt zunächst nur ein einziger, der der Belastung entgegenwirkenden Muskeln in Tätigkeit. Es ist dies bei einer bestimmten Gliedstellung jeweils stets derselbe Muskel, so bei Belastung des supinierten Unterarmes der Biceps, des pronierten der Brachialis [Beevor (26, 27)]. Bei weiterer Belastung springen auch die anderen Muskeln ein. Zunächst aber bleibt der erstbeanspruchte Muskel, der Hauptagonist, deutlich stärker tätig, was sich bei starker und stärkster Belastung allmählich ausgleicht.

Währenddessen bleiben die Antagonisten dieser Muskeln bei schwacher und mittlerer Belastung vollkommen stromlos, also erschlafft (Abb. 1). Erst bei starker von der Vp. nur mit Anstrengung ausgehaltener Belastung treten auch diese in Tätigkeit.

Betrachtet man das Aktionsstrombild der Agonisten genauer, so sieht man, dass bei ganz geringer Beanspruchung, etwa 100 g, in ziemlich regelmässigen Abständen von etwa $^1/_8$—$^1/_{10}$ Sekunden einzelne biphasische Aktionsströme auftreten, zwischen denen die Saite vollkommen ruhig ist (Abb. 2a), oder es treten statt der Einzelschwankungen kurze Gruppen von 2—3 Aktionsströmen auf, in denen Einzelströme von hoher Frequenz, 150 und mehr pro Sekunde, aufeinander folgen. Diese Periodenbildung ist das typische Bild aller nicht ganz erschlafften Muskeln. Bei wenig stärkerer Beanspruchung ist die Frequenz dieser einzelnen Aktionsströme bzw. Aktionsstromperioden etwas grösser, 14—20 pro Sekunde. Dann sind auch die Abstände nicht mehr so regelmässig und es bleibt auch zwischen ihnen die Saite nicht mehr vollkommen ruhig (Abb. 2b), sondern es treten ganz kleine, eben sichtbare Zacken auf, so dass die Gesamtzahl der Ströme auf 60—90 und mehr heraufschnellt. Von einer mässig starken Belastung an, etwa von $^1/_2$—1 kg stellt sich dann eine ununterbrochene Folge von Strömen, mit der Frequenz von 150—170 pro Sekunde ein. Letztere bleibt bei weiterer Beanspruchung bis zur Höchstbelastung annähernd konstant, nimmt eher noch etwas ab als zu. Dagegen wird die durchschnittliche Amplitude der Ströme immer grösser (Abb. 3a—c). Im einzelnen ist dieser Anstieg der Amplituden zunächst flacher als der Zunahme der Gewichte entsprechend, um bei hoher Belastung den Gewichten proportional, ja schliesslich, mehr oder minder plötzlich, noch steiler zu werden. Dieses plötzliche Grösserwerden der Amplituden tritt anscheinend bei schwächeren Individuen früher ein als bei kräftigeren. Wenn die Aktionsströme derart stark sind, so tritt, worauf schon Henriques und Lindhard (157, 158) hingewiesen haben, häufig eine recht regelmässige Folge von grossen Schwankungen ein (Abb. 3c). Diese hat nicht selten einen ausgesprochenen Fünfzigerrhythmus. In anderen Fällen dagegen eine wesentliche höhere Frequenz. .

Vergleicht man die Bilder verschiedener Teile des Muskels miteinander, so findet man, dass im allgemeinen in allen Teilen des Muskels von derselben

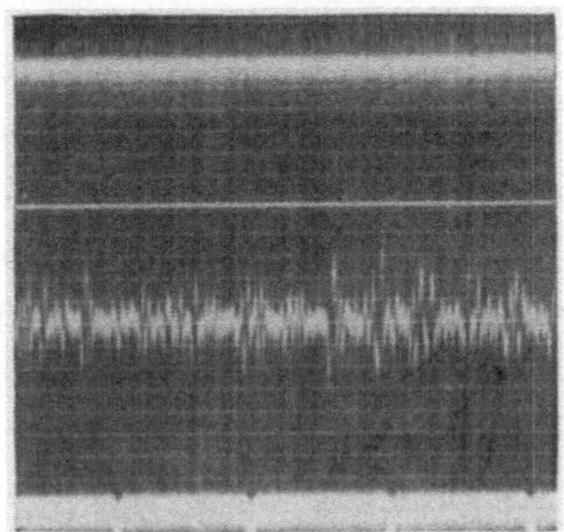

Abb. 1. Halten des seitwärts ausgestreckten,
mit $4^1/_2$ kg am Handgelenk belasteten Armes.
Oben Pectoralis, unten Deltoideus.
Zeit in $^1/_5$ Sekunde.

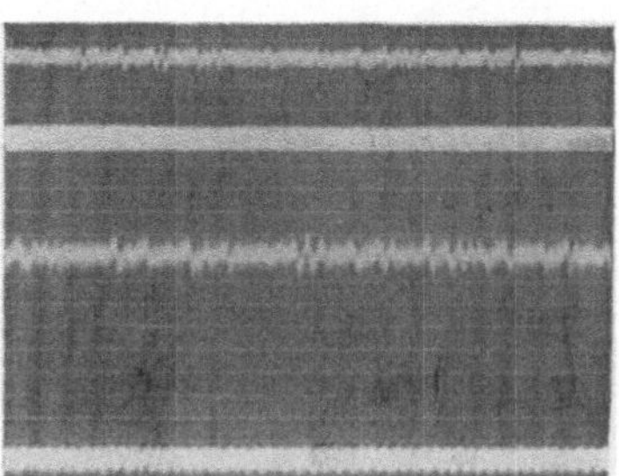

Abb. 3 a.

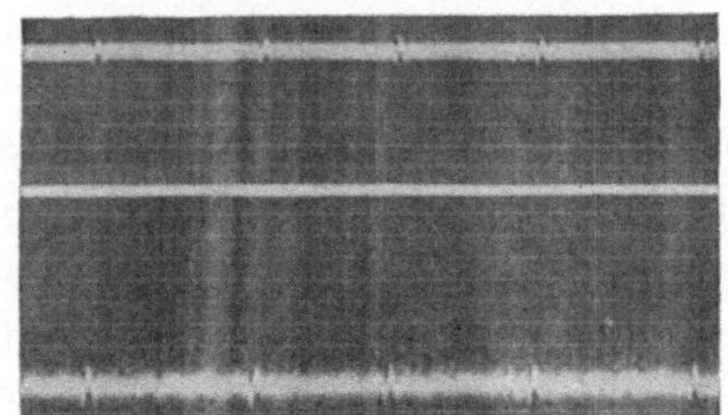

Abb. 2 a.

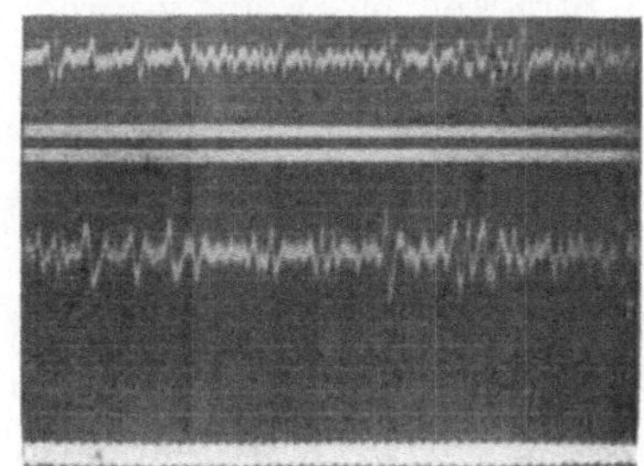

Abb. 3 b.

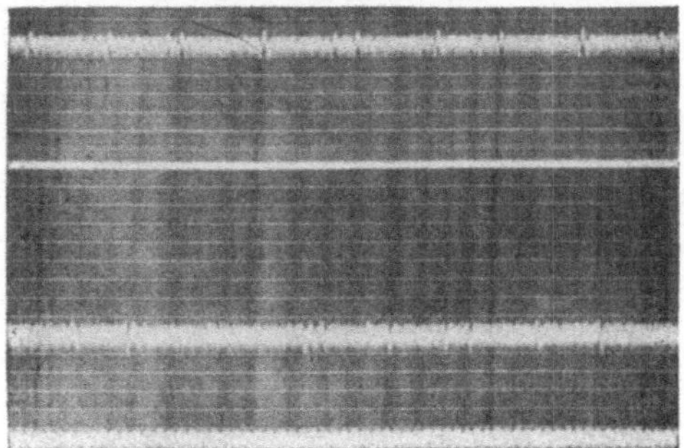

Abb. 2 b.

Abb. 2 a und b. Deltoideus-Zweifachableitung,
Querabstand 2 cm. Haltungsinnervation bei
seitwärts ausgestrecktem Arm.
a) Gewicht des Armes durch Gegenzug möglichst ausbalanciert, dann Belastung mit 100 g
am Handgelenk. b) Belastung mit 300 g.
Zeit in $^1/_{100}$ Sekunden.

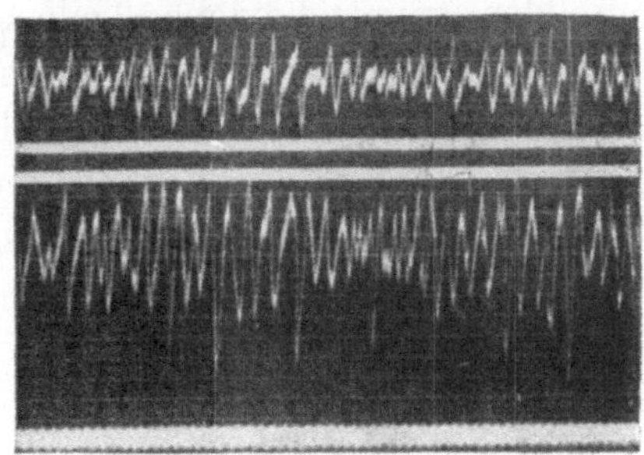

Abb. 3 c.

Abb. 3 a—c. Haltungsinnervation verschiedener
Stärke. Seitwärts ausgestreckter Arm. Deltoideus Zweifachabteilung. Abstand 1,5 cm.
Zeit in $^1/_{100}$ Sekunden.
a) Belastung 1 kg, keine Übereinstimmung.
b) Belastung 4 kg, teilweise Übereinstimmung.
c) Belastung 10 kg, grösstenteils gute Übereinstimmung.

Belastungshöhe an Ströme aufzutreten beginnen. Doch gibt es Ausnahmen hiervon, z. B. pflegen die medialen Partien des Biceps erst bei etwas höherer Beanspruchung Ströme zu liefern, d. h. in Tätigkeit zu geraten, als die lateralen. Weiterhin ergibt sich, wenn man gleichzeitig von verschiedenen Teilen des durch die Haltung beanspruchten Muskels das Aktionsstrombild registriert (Zweifachableitung) und miteinander vergleicht, dass bei schwacher Beanspruchung die hierfür charakteristischen Einzelströme oder kleinen getrennten Stromgruppen, wenn sie die ausgesprochene Achter- oder Zehnerfrequenz haben, in (nicht seltenen) Versuchen zeitlich vollkommen zusammenfallen (Abb. 2a). In anderen Fällen sind sie dagegen in mehr oder minder unregelmässiger Weise gegeneinander verschoben. Letzteres ist stets der Fall, wenn die Frequenz der Einzelströme oder der Gruppen wesentlich höher als zehn ist und zwischen ihnen noch kleinere Ströme sichtbar sind (Abb. 2b). Auch wenn bei mittlerer Beanspruchung eine ununterbrochene Folge von Strömen vorhanden ist, stimmt die Anordnung der Aktionsstrombilder im einzelnen gewöhnlich nicht überein. Nur wenn, was nicht selten ist, die gleichmässige Stromfolge für kurze Strecken einer ausgesprochen periodischen von etwa 10 Perioden pro Sekunde Platz macht, so fallen die Perioden zeitlich zusammen. Bei schwacher bis mittlerer Beanspruchung bestehen also keine festen Beziehungen zwischen den Aktionsstromkurven verschiedener Teile desselben Muskels (Abb. 3a), indem nur bei ausgesprochener Periodenbildung Übereinstimmungen vorkommen. Bei weiter wachsender Belastung sieht man zuerst die in jedem Aktionsstrombild mehr oder minder deutlich hervortretenden stärkeren Schwankungen oder kleinen Gruppen von solchen, immer häufiger synchron werden (Abb. 3b), dann auch die einzelnen Schwankungen bis schliesslich beim nur mit grosser Anstrengung ausgeführten Halten schwerer Gewichte die Strombilder der verschiedenen Teile des Muskels streckenweise oder auch dauernd bis in die Einzelheiten hinein übereinstimmen (Abb. 3c). Der Beginn dieser vollkommenen Übereinstimmung fällt häufig etwa mit der oben erwähnten plötzlichen Amplitudenvergrösserung zusammen, und tritt ebenso wie diese bei schwächlichen Vp. schon bei geringerer Belastung auf, als bei kräftigen.

Aus diesen Aktionsstrombefunden ergibt sich folgendes Bild von der Art der Tätigkeit unserer Muskeln bei der Haltungsinnervation: beim Halten kleiner Gewichte werden nicht gleich alle Muskeln der entsprechenden Wirkungsmöglichkeit angespannt, sondern nur einer derselben, der Hauptagonist, dieser aber im allgemeinen in allen seinen Teilen. Dabei ist die einzelne Muskelpartie, das einzelne Muskelfaserbündel in Abständen von $^1/_8$—$^1/_{20}$ Sekunden meist $^1/_{10}$ Sekunden periodisch tätig, wobei zwischen den Tätigkeitsperioden der verschiedenen Muskelpartien teils feste zeitliche Beziehungen festzustellen sind, teils nicht. Der Muskel ist also bei schwacher Haltungsinnervation teils salvenmässig, teils pelotonfeuerartig tätig (v. Brücke). Ersteres ist aber wesentlich seltener der Fall, hauptsächlich bei ausgesprochenem Zehnerrhythmus der Tätigkeit. Individuelle Unterschiede scheinen hier jedoch nach unseren Erfahrungen eine grosse Rolle zu spielen. Ganz dasselbe hauptsächliche pelotonfeuerartige Verhalten gilt auch für das Halten mässig schwerer Gewichte. Bei allmählich steigender Belastung wird eine Verstärkung der Spannung zunächst vornehmlich durch eine Zunahme der Frequenz der Einzelcontractionen bewirkt, sowie dadurch, dass die Muskeln zwischen den einzelnen Tätigkeitsperioden nicht mehr vollständig untätig bleiben, sondern in einer andauernden, wenn auch schwächeren Tätigkeit verbleiben. Diese Art der Spannungszunahme ist aber nicht beträchtlich. Im wesentlichen wird schon von ziemlich leichten Gewichten an die Zunahme der Muskelspannung nicht durch eine weitere Frequenzvermehrung der Einzelcontractionen erzielt, sondern in steigendem Masse durch eine Verstärkung derselben. Dabei ist die Art der Tätigkeit ebenso wie bei leichter Belastung überwiegend eine pelotonfeuerartige, seltener eine ausgesprochen salvenartige. Erst von einer schon als anstrengend empfundenen Belastung ab wird der Tätigkeitsrhythmus der einzelnen Teile des Muskels immer häufiger und für längere Strecken völlig synchron. In dieser letzten Phase geht charakteristischerweise die Verstärkung der Muskelspannung der Steigerung der Belastung nicht proportional, sondern erfolgt schneller als diese. Ganz dasselbe lässt sich übrigens auch beobachten, wenn mässig schwere, anfangs leicht tragbare Gewichte mit zunehmender Ermüdung schliesslich nur noch mit äusserster Anstrengung gehalten werden können. Die Erklärung der Erscheinung liegt nach neueren Untersuchungen von Haas (151) darin, dass in dieser letzten Phase der Anstrengung die Innervation auf den Antagonisten übergreift und infolgedessen die Agonisten nicht nur so stark angespannt werden müssen, wie es der steigenden Gewichtsbelastung entspräche, sondern noch stärker, um auch die Antagonistenanspannung zu kompensieren. Bei schwächeren Personen tritt aber diese unzweckmässige Mitinnervation der Antagonisten früher ein als bei kräftigeren.

Alles dies steht in vorzüglicher Übereinstimmung mit den Ergebnissen der Stoffwechseluntersuchungen. So fanden Bornstein und Poher (45) im Zuntzschen Laboratorium bei ganz entsprechender statischer Arbeit (Seitwärtshalten des gestreckten Armes im Liegen), dass der Stoffwechsel stärker als dem Gewicht und auch stärker als der Zeit entsprechend anwächst. Johannsen und Koraen (191) fanden, dass die CO_2-Abgabe zunächst proportional der Dauer der Contraction anwächst, von einem gewissen Zeitpunkte an jedoch schneller als diese und zwar soll dies mit dem Eintritte der Ermüdung zusammenfallen. Auch Lehmann (218) fand neuerdings, dass der Gaswechsel bei steigender Belastung erst dieser proportional, von einem gewissen Punkte an aber sprunghaft steiler ansteigt. Übereinstimmend mit dem Aktionsstrombefund ergab sich ferner, dass dieser Punkt um so früher einsetzt, je schwächer das Individuum ist.

Besonders hervorzuheben ist noch, dass, wenn bei starker Belastung schon eine vollkommene Übereinstimmung der Aktionsstrom- bzw. Tätigkeitsbilder der verschiedenen Teile des Muskels eingetreten ist, noch schwerere Gewichte getragen werden können, die Muskeln also, wie auch das starke Ansteigen der Aktionsstromamplitude es beweist, noch stärker angespannt zu werden vermögen. Altenburger und Verf. (334) glaubten seiner Zeit hierin einen Beweis dafür erblicken zu müssen, dass die Tätigkeit unserer Muskeln bei der tetanischen Willkürcontraction nicht dem Alles- oder Nichtgesetz folgt. Ich möchte heute diese Schlussfolgerung nicht mehr als unbedingt bindend ansehen, denn man kann wohl die noch mögliche weitere Zunahme der Muskelanspannung bzw. die sie anzeigende Vergrösserung der Aktionsstromamplitude zwanglos auch dadurch erklären, dass man annimmt, dass innerhalb jedes Ableitungskreises entsprechend der steigenden Belastung immer weitere bis dahin untätige Muskelfasern mittätig werden. Wir werden auf diese Frage der Gültigkeit des Alles- oder Nichtsgesetztes im 5. Kapitel noch näher einzugehen haben.

Gegenüber der zunehmenden Übereinstimmung der Tätigkeit verschiedener Teile desselben Muskels findet man keine solche, wenn man die Aktionsstrombilder der verschiedenen, an dem Tragen eines Gewichtes beteiligten Muskeln miteinander vergleicht, z. B. die Bilder des Biceps und Brachialis, während bei rechtwinklig gebeugtem Unterarm Gewichte verschiedener Schwere getragen werden. Hier sind selbst bei schweren eben noch tragbaren Gewichten die Anordnung der Einzelschwankungen und auch die Anordnung der grösseren Gruppen selten übereinstimmend. Eine Ausnahme macht hier wiederum nur das Auftreten ausgesprochener Zehnerperioden, das gewöhnlich auch in den verschiedenen Muskeln gleichzeitig erfolgt.

2. Kompensation äusserer Störungen der Gliedstellung.

a) Elastische Kompensation bei lockerer Haltung.

Wenn keine äusseren Kräfte auf das Glied einwirken und sich auch die inneren passiven Kräfte (Elastizitätskräfte) das Gleichgewicht halten, so befindet sich das Glied in der Gleichgewichts- oder Ruhelage. Da zur Aufrechterhaltung dieser Lage keine aktiven Kräfte erforderlich sind, so können die Muskeln ganz erschlafft sein. Es sind dann, wie schon gesagt, mit der angewandten Technik nicht die geringsten Aktionsströme nachweisbar (Abb. 4).

Dass es sich hier wirklich um eine elastische Gleichgewichtslage handelt, zeigt sich darin, dass das Glied durch einen Stoss aus dieser Lage gebracht, ohne dass Aktionsströme in den Muskeln auftreten, also rein passiv wieder in dieselbe zurückschnellt (Abb. 4). Vor allem ist zu bemerken, dass unter diesen Umständen keine die Auslösung von Dehnungsreflexen anzeigenden Aktionsströme auftreten. Die Gliedstellung ist demnach in diesem Falle allen äusseren Störungen, Stössen usw. weitgehend preisgegeben, da diesen, nur der verhältnismässig kleine elastische Widerstand der ungespannten Muskeln entgegensteht. Dies Verhalten sei darum als lockere Haltung bezeichnet. Besonders beachtenswert ist noch, dass das Glied bei der elastischen Rückbewegung zumeist über die Ausgangsstellung hinausschiesst und erst nach einer oder einigen rasch erlöschenden Hin- und Herschwingungen in dieser wieder zur Ruhe kommt. Auf diese sog. Elastizitätsschwingungen unserer Glieder und ihre Bedeutung für deren willkürliche Bewegung hat neuerdings Pfahl (256, 257) besonders aufmerksam gemacht. Wir werden auf diese Elastizitätsschwingungen bei der Analyse der Ausführung willkürlicher Bewegungen noch ausführlich zurückzukommen haben.

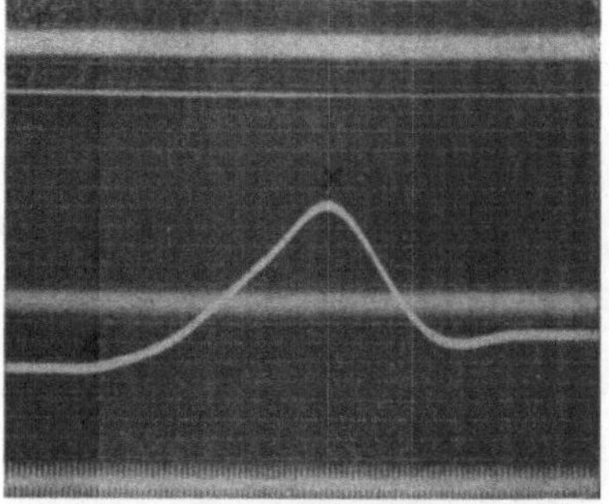

Abb. 4. Handgelenk ganz locker. Oben Flexor, unten Ext. carp. rad. Von × bis × passive Dorsalflexion von 20° volar bis 5° volar. Elastischer Rückschlag.

b) Kompensation durch willkürliche Versteifung.

Bei den meisten Personen findet man aber auch in einer solchen Ruhelage die Muskeln nicht vollkommen erschlafft, sondern Agonisten und Antagonisten liefern dauernd Aktionsströme, sind dauernd in einer mehr oder minder starken Anspannung. Es bedarf erst einer besonderen Aufforderung und meist auch Anweisung, ehe die Muskeln von der Vp. ganz locker gelassen werden. Sowie aber die Gliedstellung durch einen Stoss oder dgl. gestört wird, pflegt alsbald die Anspannung aller das betreffende Gelenk umgebenden Muskeln wieder einzusetzen und dadurch das Gelenk gegen den Stoss zu versteifen. Eine derartige unter Anspannung aller Muskeln, einerlei ob willkürlich oder unwillkürlich, aufrecht erhaltene Haltung sei darum der lockeren als versteifte gegenübergestellt und die Art der Innervation unserer Muskeln hierbei als Versteifungsinnervation bezeichnet.

Durch diese Versteifung ist die Gliedstellung viel besser gegen störende Einwirkungen von aussen geschützt als bei lockerer Haltung. Einmal haben solche Störungen erst den viel stärkeren elastischen Widerstand der dauernd gespannten Muskeln zu überwinden, ehe das Glied überhaupt erst aus seiner Lage gebracht wird. Ist dies aber wirklich geschehen, so treiben die stärkeren elastischen Kräfte der gespannten Muskeln das Glied viel schneller wieder in die Ausgangslage zurück; was sich darin zeigt, dass die Elastizitätsschwingungen viel frequenter sind, als bei lockerer Haltung. Zu dieser elastischen, also rein passiven Kompensation tritt mit der Versteifung — und anscheinend durch diese gebahnt — noch eine aktive hinzu, in dem es zu aktiven Zusatzspannungen in den gedehnten Muskeln kommt, die sich in dem Auftreten stärkerer Aktionsströme bemerkbar machen [Hansen und Hoffmann 154, 155)]. Es kommt wie die zeitlichen Verhältnisse beweisen, zu reflektorischen Contractionen der gedehnten Antagonisten der passiven Bewegung. Wie beträchtlich diese werden können, ergibt sich daraus, dass Beck (25) beim isolierten Froschmuskel und Bethe (36) beim normalen Menschen bei der Dehnung stark kontrahierter Muskeln höhere Spannungswerte erhielten, als bei alleiniger maximaler Willküranspannung. Damit aber noch nicht genug, kommt es nach Altenburger (8) schon in den Muskeln selbst, wenn diese heftig gedehnt werden, zum Auftreten kleiner frequenter Aktionsströme, also zu einer, wenn auch schwachen, idiomuskulären Contraction. Schliesslich scheinen auch noch zentrale Vorgänge durch die Dehnung ausgelöst zu werden. Wenigstens kommt es, wenn die Versteifung kräftig und die passive Bewegung heftig ist, vielfach zu einem charakteristischen periodischen Alternieren zwischen der Agonisten- und Antagonistentätigkeit; ein Alternieren, wie wir es später bei der willkürlichen Bewegung als ein rein zentrales Phänomen wiederfinden werden (Abb. 5). Dieses Auftreten periodisch alternierender Muskeltätigkeiten wirkt unzweifelhaft mit, wenn die Schwingungen, in welche ein Glied durch Anstossen gerät, bei versteifter Haltung frequenter sind, als bei lockerer. Es erscheint darum nicht einwurfsfrei, wenn Mansfeld (240), P. Hoffmann (155) und v. Weizsäcker (352) ohne weitere Kontrolle durch Aktionsstromregistrierung die Schwingungszahl bzw. Schwingungszeit des aus seiner Lage gebrachten wagerecht gehaltenen Unterarmes benutzt haben, um daraus den Elastizitätsmodul der Armbeuger zu berechnen.

Über die feineren

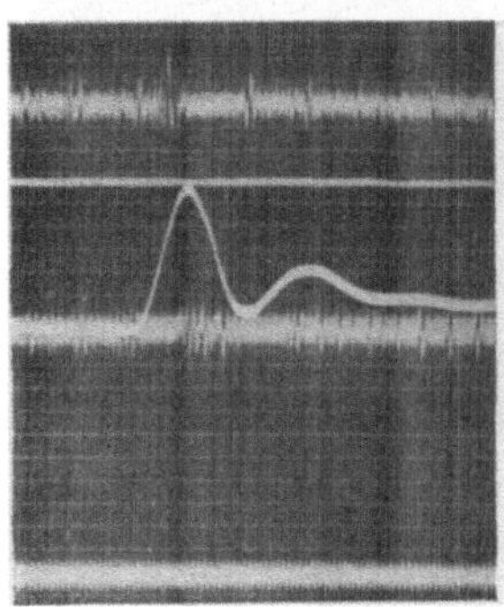

Abb. 5. Passive Bewegung wie in Abb. 4, nur Handgelenk willkürlich versteift. Durch Dehnung ausgelöste reziprok alternierende Tätigkeit der Antagonisten.

c) Eigentümlichkeiten der Versteifungsinnervation

lässt sich mit Hilfe der Aktionsstrommethode folgendes sagen: Wie R. Wagner (344) kürzlich gezeigt hat, lassen sich mit zunehmender Versteifung sowohl vom Agonisten als auch vom Antagonisten immer stärker werdende Aktionsströme ableiten. Im einzelnen sieht man [Wachholder und Altenburger (334)] bei allmählich zunehmender Versteifung eines Gliedes ebenso wie bei der Belastung zuerst einzelne durch Pausen getrennte Ströme oder kleine Gruppen von solchen auftreten. Aus diesen wird bei stärkerer Versteifung eine ununterbrochene Folge von Strömen, in der aber eine gruppenweise Anordnung meist immer noch deutlich bleibt. Teils sind es grosse, durch Strecken wesentlich geringerer Stromamplitude scharf getrennte

Perioden von einer Frequenz von nur 8—10 pro Sekunde. Doch ist dieses Bild nur stellenweise zu beobachten. Meist ist die Aktionsstromfolge von viel gleichmässigerer Stärke und die gruppenweise Anordnung stärkerer Ströme ist viel weniger hervortretend. Dann ist auch die Frequenz der Gruppen eine viel höhere, bis zu 30 oder gar 40 pro Sekunde. Diese Bilder sind von allen das versteifte Gelenk umgebenden Muskeln ableitbar, also sowohl von den Beugern, als auch von den Streckern.

Registriert man gleichzeitig die Aktionsströme von verschiedenen Stellen desselben Muskels, so zeigt sich im allgemeinen, dass sie nicht übereinstimmen,

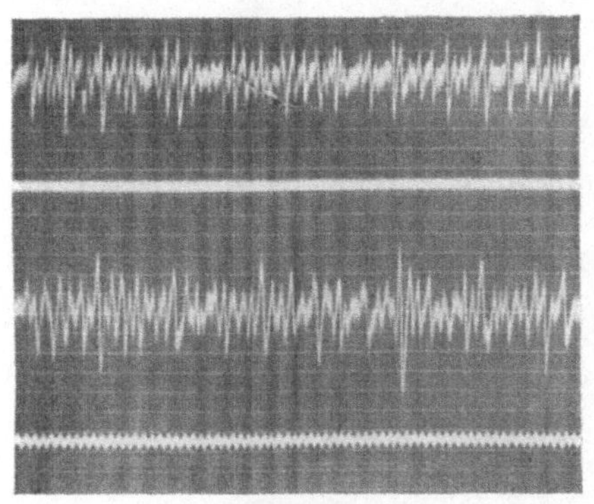 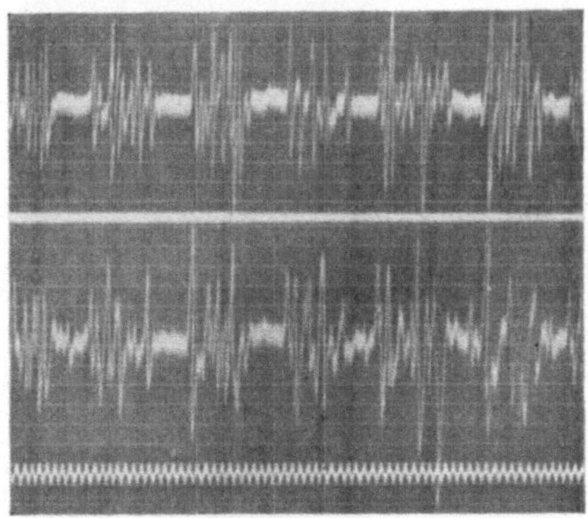

Abb. 6a.Abb. 6b.

Abb. 6 a und b. Zweifachableitung vom Biceps (Abstand 1,8 cm) bei maximaler Versteifung des Ellbogengelenkes. a) Gewöhnliche Versteifung schlechte Übereinstimmung. b) Versteifungstremor gute Übereinstimmung.

und im Gegensatze zur Haltungsinnervation, zeigt sich auch mit steigender Versteifung keine Zunahme der Übereinstimmung. Selbst bei maximaler Versteifung ist auf weiten Strecken keine Übereinstimmung der Gruppen und damit natürlich auch nicht der Einzelschwankungen erkennbar (Abb. 6a). Eine Ausnahme bilden nur die meist ganz kurzen Strecken mit den grossen, scharf getrennten Perioden von der Frequenz 8—12 pro Sekunde. Diese sind ebenso wie bei der Haltungsinnervation stets im ganzen Muskel synchron. Und auch die Einzelschwankungen innerhalb derselben stimmen häufig überein (Abb. 6b). Ganz dasselbe gilt nun auch für den Vergleich der Aktionsstrombilder verschiedener Muskeln, so für die Bilder verschiedener Agonisten, z. B. Biceps und Brachialis. Im allgemeinen besteht keine Übereinstimmung; dagegen synchrone Periodenbildung, wobei höchstens die Perioden in dem einen Muskel etwas länger und die Pausen dementsprechend kürzer sind als in dem anderen. Auch die Untergruppierung innerhalb der Perioden stimmt meistens überein. Vergleicht man die Aktionsstrombilder eines Agonisten und seines Antagonisten, z. B. des Biceps und Triceps oder des Brachialis und des Triceps, so findet man von ganz leichter bis zu maximaler Versteifung

im allgemeinen keine festen Beziehungen (Abb. 7a), vielmehr oft in denselben
Kurven dicht nebeneinander ganz verschiedene Verhältnisse. An zahlreichen
Stellen findet man die Frequenz der Aktionsstromgruppierungen in den beiden
Antagonisten ganz verschieden, z. B. in einem Muskel 20 und in seinem Antagonisten nur 10 pro Sekunde, so dass die Gruppen teils zusammenfallen,
teils alternieren. An anderen Stellen sind in einem Muskel deutliche Gruppen
vorhanden, während der andere Muskel eine derartige Rhythmenbildung
vermissen lässt und eine gleichmässige Folge von Strömen zeigt. Eine Ausnahme machen wiederum nur die kurzen Strecken, in denen die Frequenz

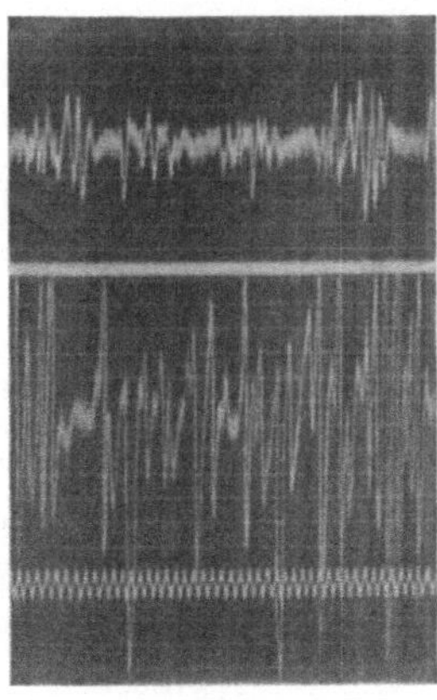 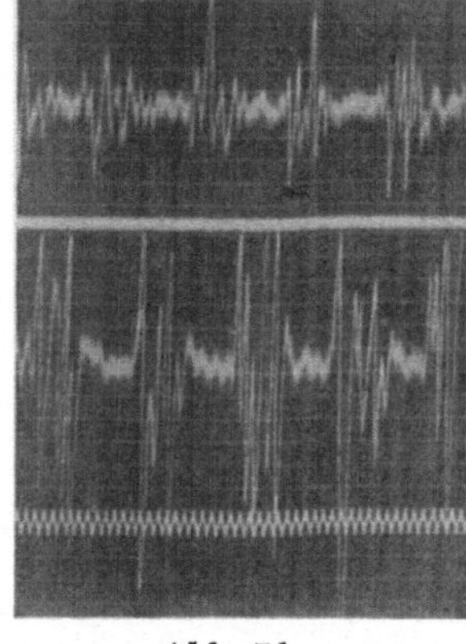

Abb. 7 a.   Abb. 7 b.

Abb. 7 a und b. Maximale Versteifung des Ellbogengelenkes. Oben Triceps, unten Biceps.
a) Gewöhnliche Versteifung, keine festen Beziehungen. b) Versteifungstremor, geregeltes
Alternieren.

der Aktionsstromgruppen eine plötzliche Verlangsamung auf etwa 10 pro
Sekunde erfährt, während gleichzeitig die einzelnen Gruppen durch Vergrösserung der Amplitude der Ströme sich als grosse Perioden wesentlich schärfer
voneinander abheben (Abb. 7b). Hier ist dann ein streng reziprokes Alternieren zwischen den Perioden der antagonistischen Muskeln, also des Biceps
und Brachialis einerseits und des Triceps andererseits zu beobachten. Diese,
Strecken übereinstimmenden Verhaltens aller Agonisten und reziproken Verhaltens der Antagonisten dauern aber bei schwacher und mässiger starker
Versteifung immer nur Bruchteile einer Sekunde, worauf unter Frequenzzunahme und gleichzeitig auch Schwächerwerden der einzelnen Gruppen
die alte Regellosigkeit wieder auftritt. Nur bei maximaler Versteifung kann,
wie R. Wagner (344) feststellte, dieses geordnete Bild längere Zeit erhalten
bleiben, wobei es zu einem starken Tremor des Gliedes im Rhythmus der Perioden
kommt. Nach meinen eigenen gemeinsam mit Altenburger gewonnenen
Erfahrungen (334) möchte ich gegenüber Wagner betonen, dass dieser Tremor
selbst bei stärkster Versteifung nicht immer auftritt, einmal scheinen grosse
Unterschiede von Gelenk zu Gelenk zu bestehen. So kommt es im Ellbogen-

gelenk, an dem Wagner allein untersuchte, zwar vielfach zur tremorartigen Periodenbildung, nicht dagegen z. B. an den Hand- und Fingergelenken. Weiter scheint uns zu der Versteifung noch eine besondere psychische Einstellung hinzutreten zu müssen, wenn es zum Tremor kommen soll, den wir übrigens auch willkürlich hervorrufen konnten. Schliesslich zeigten manche unserer Vp. den Tremor überhaupt nicht, auch nicht bei maximaler Versteifung und konnten ihn auch nicht auslösen, nachdem er ihnen vorgemacht worden war.

Aus den vorstehenden Aktionsstrombefunden ist für die Art der Tätigkeit bei der Versteifung zu schliessen, dass die Tätigkeit des einzelnen Muskelfaserbündels mit zunehmender Versteifung etwa dieselben Veränderungen von einer periodischen zu einer andauernden Tätigkeit durchmacht wie bei zunehmender Belastung. Die Versteifungsinnervation unterscheidet sich aber von der Haltungsinnervation dadurch, dass bei ihr nicht nur die verschiedenen Muskeln, sondern auch die verschiedenen Teile desselben Muskels, ganz gleichgültig wie stark die Innervation ist, stets unabhängig voneinander in verschiedenem Rhythmus tätig sind. Ferner unterscheidet sie sich von der Haltungsinnervation dadurch, dass gleichzeitig mit dem Agonisten auch die Antagonisten in eine starke Tätigkeit von derselben Art versetzt werden. Mithin ist die Versteifungsinnervation charakterisiert durch eine gleichzeitige ungeordnete krampfhafte Contraction aller das betreffende Gelenk umgebenden Muskeln bzw. Muskelfasern.

Daneben tritt allerdings stellenweise, besonders häufig bei maximaler Versteifung, eine geordnete synchrone, rhythmische Tätigkeit aller synergischen und dabei eine reziproke rhythmische Tätigkeit aller antagonistischen Muskeln auf. Diese geordnete Tätigkeit macht sich bei manchen Personen bei maximaler Versteifung im Ellbogengelenk in Form eines Tremors von 8—12 Schlägen pro Sekunde bemerkbar und kann hier als Tremor auch willkürlich ausgelöst werden.

Man sieht also bei der Versteifung zwei ganz verschiedene Tätigkeitsformen auftreten, und es fragt sich, ob beide, oder welche von den beiden Formen als die für die Versteifung typische anzusehen ist. Hier ist nun R. Wagner der Ansicht, dass der Tremor bzw. die ihm zugrunde liegende geordnete rhythmische Tätigkeit der Muskeln die für die Versteifung charakteristische Form sei. Daran schliesst Wagner die weitere Vermutung an, dass die Gelenkfixierung einen Grenzfall der Bewegung darstelle, bei dem nur die Frequenz des Alternierens zwischen Agonisten- und Antagonistentätigkeit im Verhältnis zur Trägheit unserer Glieder zu hoch sei. Dieser Auffassung vermag ich auf Grund der eben angegebenen Beobachtungen über das unregelmässige und nur stellenweise erfolgende Auftreten des Tremors nicht beizutreten. Vielmehr scheint mir die Tatsache, dass der Tremor bzw. die ihm zugrunde liegende Tätigkeit nicht bei allen Personen auftritt, und wenn, dann nicht in allen Gelenken und auch nur streckenweise, offenbar zu zeigen, dass hierin lediglich etwas zur Versteifung akzessorisch Hinzutretendes zu erblicken ist und nicht die für die Versteifung charakteristische Tätigkeitsform. Diese muss im Gegenteil allein in der bei allen Personen, in allen Gelenken und bei allen Innervationsstärken immer wiederkehrenden krampfhaft ungeordneten gleichzeitigen Tätigkeit aller das betreffende Gelenk umgebenden Muskeln bzw. Muskelfasern gesehen werden. Wie kommt es dann aber, zu dieser tremorartigen Tätigkeitsform? Wie wir sehen werden, ist die ihr zugrunde liegende Ordnung (gleichzeitige Tätigkeit aller synergischen, alternierende Tätigkeit aller antagonistischen Muskeln) diejenige Ordnung, welche für die reine Bewgungsinnervation typisch ist. Da nun die mit Tremor einhergehende Versteifung gerade bei stärkster Innervation einzutreten pflegt, und wie man sich leicht überzeugen kann, ausserordentlich anstrengend ist, so liegt es auf der Hand, anzunehmen, dass der Tremor auf einer Irradiation, auf einer Mitbetätigung der Bewegungsinnervation beruht. Eine derartige Überlagerung zweier verschiedener Tätigkeits- bzw. Innervationsformen ist nichts aus der Luft Gegriffenes, vielmehr — wie wir sehen werden, und wie auch R. Wagner (343) selbst betont, — umgekehrt bei der Bewegungsabsicht etwas ausserordentlich Häufiges, indem die Bewegungsausführung häufig von einer Versteifung begleitet zu sein pflegt, d. h. keine lockeren, sondern versteifte Bewegungen ausgeführt werden.

Wir kommen demnach zu der Auffassung, dass nicht, wie Wagner meint, die geordnete tremorartige Tätigkeitsform, die für die Versteifung typische ist, sondern, dass dies die ungeordnete andauernde ist und dass nicht die Versteifung einen Grenzfall der Bewegung darstellt, sondern, dass Versteifung und Bewegung — die eine von ungeordnetem, die andere von geordnetem Charakter — zwei prinzipiell verschiedene Tätigkeitsformen darstellen. Genau so sind doch auch Gelenkfixierung und Gelenkbewegung keine Grenzfälle derselben Aufgabe, sondern zwei ganz verschiedene, sich gegenseitig geradezu ausschliessende biologische Aufgaben. Immerhin bestehen aber trotz aller Verschiedenheit doch offenbar Beziehungen zwischen beiden, indem es bei der Betätigung der einen leicht zur Mitbetätigung der anderen Tätigkeitsform kommt, wodurch dann Überlagerungen der beiden entstehen.

Andererseits sind augenscheinlich aber auch Haltung und Versteifung zwei ganz verschiedene Tätigkeitsformen, wie das Fehlen der Antagonistentätigkeit bei der einen, und deren Mitinnervation bei der anderen, so wie die Neigung zur synchronen Tätigkeit der Einzelfasern bei der einen und deren Fehlen bei der anderen anzeigen. Es gibt also keine einheitliche willkürliche Haltung im Sinne einer einheitlichen Kompensation von Aussenkräften, sondern ganz ebenso wie Aufrechterhaltung einer Gliedstellung unter Kompensierung dauernd einwirkender Aussenkräfte, z. B. der Schwere, also Haltung im engeren Sinne, und Gelenkfixierung, um plötzlich einwirkende Aussenkräfte kompensieren zu können, zwei ganz verschiedene biologische

Aufgaben darstellen und wie wir auch subjektiv ein anderes Erlebnis haben, je nachdem, ob wir unsere Muskeln in der einen oder in der anderen Richtung innervieren, genau so ist auch objektiv die ausgeführte Tätigkeit bzw. Innervation unserer Muskeln in beiden Fällen eine ganz verschiedene.

Es bleibt uns jetzt noch übrig,

3. Die Koordination der Haltungs- und Versteifungsinnervation an die ihr gestellten Aufgaben

zu besprechen. Prüft man, ob und wie weit in diesen beiden Fällen die Art der Tätigkeit der entsprechenden Aufgabe angepasst, koordiniert ist, so ergibt sich, dass dies abgesehen von übermässig starker, an die Grenzen der Leistungsfähigkeit gehender Beanspruchung vorzüglich der Fall ist. Werden doch bei der Haltung im engeren Sinne zweckentsprechend nur diejenigen Muskeln innerviert, welche der Aussenkraft entgegenzuwirken vermögen, nicht dagegen die Antagonisten, während umgekehrt bei der Versteifung durch die gleichzeitige Anspannung aller Muskeln das Gelenk wirksam allseitig gegen möglicherweise oder tatsächlich einwirkende Störungen geschützt wird, wobei im letzteren Falle zahlreiche Schutzmechanismen ineinander greifen, welche durch die Versteifung erst gebahnt worden sind. Des weiteren zeigt sich, dass eine gute Koordination sowohl der Haltungs- als auch der Versteifungsinnervation an ihre Aufgabe in der überwiegend pelotonfeuerartigen Tätigkeit der Einzelfasern zu erblicken ist; denn dadurch, dass die Tätigkeit nicht salvenmässig erfolgt, braucht, ohne die stetige Haltung zu gefährden, die einzelne Faser offenbar nur in grösseren Abständen tätig zu sein, was seinerseits für das möglichste Hinausschieben der Ermüdungserscheinungen von ausschlaggebender Bedeutung sein dürfte. Diese Vorteile der pelotonfeuerartigen vor der salvenmässigen Tätigkeitsart für die Sicherung der Aufrechterhaltung einer möglichst lang dauernden stetigen Haltung sind so augenscheinlich, dass man mehrfach a priori gefordert hat, dass bei der willkürlichen Haltung die Tätigkeit der Muskeln eine pelotonfeuerartige sein müsse [Grützner (149)]. Ganz neuerdings noch hat Fulton (135, S. 25) nachdrücklichst betont, dass die Produktion vollständig asynchroner Tätigkeit der einzelnen Muskelelemente um stetige Dauerwirkungen zu erzielen, eine der grossen Funktionen des Zentralnervensystems sei. In der Tat zeigt sich denn auch, dass, wenn zwar keine wirklich vollkommen ruhige Innehaltung der Lage möglich ist, doch die bei dem tetanischen Charakter der willkürlichen Innervation unvermeidlichen Schwankungen infolge der pelotonfeuerartigen Tätigkeit normalerweise so ausgeglichen werden, dass sie keine biologische Bedeutung haben, also keine Koordinationsstörung darstellen. Anders dagegen sowie bei starker Beanspruchung die Innervation eine salvenmässige wird. Dann treten sofort gröbere tremorartige Schwankungen auf. Mithin dürfte die Grenze der Koordinationstätigkeit sowohl für die Haltungs- als auch für die Versteifungsinnervation dadurch bestimmt sein, bei welcher Innervationsstärke bzw. -dauer (Ermüdungstremor) das Auftreten stärkerer salvenmässiger periodischer Tätigkeit unvermeidlich wird. Was übrigens wiederum ein Beweis dafür ist, dass die tremorartige Form nicht, wie R. Wagner meint, als die für die Versteifung typische angesehen werden darf.

Für die Haltungsinnervation im engeren Sinne ist dann eine Grenze der Koordinationsfähigkeit noch dadurch gegeben, dass hier von einem gewissen Grade der Anstrengung an, auch die Antagonisten angespannt werden und dadurch die Beanspruchung der Agonisten noch stark in die Höhe getrieben wird. Gewiss ist dann die Arbeitsleistung nicht mehr als koordiniert zu bezeichnen, wenn man als Masstab hierfür mit O. Foerster den geringst-möglichen Energieaufwand heranzieht. Es ist aber zu überlegen, ob diese zu baldiger Aufgabe der Haltungscontraction zwingende Belastungssteigerung nicht nach einer anderen, in diesem Falle wichtigeren Seite hin eine zweck-mässige, koordinierte Einrichtung darstellt, nämlich zum Schutze gegen zu lange und dadurch erschöpfende Anstrengung.

B. Willkürliche Anpassung an einen Wechsel der Gliedstellung (Adaptation).

Ein Wechsel der Stellung unserer Glieder kann einmal von einer Ver-änderung der aktiven inneren Kräfte, d. h. von einer aktiven Muskelanspan-nung herrühren, also eine aktive Bewegung sein. Davon soll in diesem Abschnitte nicht die Rede sein, sondern von der zweiten Möglichkeit, dass der Wechsel der Stellung lediglich durch einen Wechsel der auf das Glied wirkenden Aussenkräfte verursacht wird. Man pflegt dann von einer passiven Bewegung zu reden. Jedoch ist auch in diesem Falle, abgesehen von ganz kurzen innerhalb der Reaktionszeit sich abspielenden Bewegungen unser Verhalten und damit das resultierende Geschehen niemals ein rein passives. Vielmehr ist es stets durch die schon erwähnten psychischen Einstellungen, sei es auf Kompensation der Aussenkräfte, sei es auf Adaption an dieselben aktiv mitbestimmt. Mit dem letzteren Falle wollen wir uns nunmehr näher beschäftigen, also mit dem Falle, dass wir uns bemühen, der durch Aussen-kräfte hervorgerufenen Veränderung der Gliedstellung möglichst nachzugeben, uns ihr möglichst anzupassen, zu adaptieren, ohne aber dabei aktiv bewegend mitzuwirken. Wir werden in diesem Falle mit v. Frey (123) statt von pas-siven besser von geführten Bewegungen reden.

War bei der Einstellung auf Kompensation die ständige Wiederherstel-lung der die Aufrechterhaltung der Gliedstellung gewährleistenden Kräfte-verteilung die Aufgabe, so ist dies bei der Einstellung auf Adaptation im Gegenteil eine ständige Änderung der Kräfteverteilung derart, dass sie den von der geführten Bewegung durchlaufenen Stellungen ständig angepasst bleibt. Es kommt letzteres auf die Angabe hinaus, die Längen- bzw. Spannungsverhält-

nisse der Muskeln ständig so zu verändern, als wenn die jeweils eben inne-
gehabte Gliedstellung aufrechterhalten werden sollte.

1. Adaptation durch Veränderung der elastischen Gleichgewichts-, der Ruhelage.

a) Adaptation bei erschlafften Muskeln.

Gehen wir von dem einfachsten Falle aus, dass keine aktiven Kräfte
an der Aufrechterhaltung der Lage beteiligt sind, das Glied sich also in der
Ruhelage befinden soll, so handelt es sich demnach um die Frage, ob die Ruhelage unserer Glieder geändert werden kann, oder nicht. Da die Ruhelage
diejenige Lage darstellt, in welcher die Elastizitätskräfte der das Gelenk
umgebenden Gewebe sich das Gleichgewicht halten, so ist eine solche Änderung
offenbar nur dann möglich, wenn sich diese Elastizitätskräfte innerhalb der
Zeitverhältnisse der geführten Bewegung ändern können. Dies ist von vornherein auszuschliessen, soweit die Elastizitätskräfte der Gelenkbänder, des
Bindegewebes, der Sehnen und der Haut in Frage kommen. Fraglich kann
nur sein, ob dies für die Elastizitätsverhältnisse unserer Gliedmuskeln möglich ist. Diese Möglichkeit liegt nahe, da bekanntlich, wie wir seit Mosso (245)
wissen, die glatten Muskeln der Hohlorgane unseres Körpers, z. B. der Blase
die Fähigkeit haben, ihre als natürliche Länge bezeichnete elastische Ruhelänge zu ändern. Es ist dies dort von grosser biologischer Bedeutung, weil
dadurch die Hohlorgane selbst die Fähigkeit erlangen, sich dem Wechsel ihres
Inhaltes so anzupassen, dass der Binnendruck bei ganz verschiedener Füllung
null bzw. gleich bleibt. Die Frage ist also die, ob auch unsere quergestreiften
Skelettmuskeln ebenso wie die glatten die Fähigkeit haben, ihre elastische
Ruhelänge zu ändern und damit unsere Glieder die Fähigkeit gewinnen, sich
dem Wechsel der Aussenkräfte durch eine Veränderung der Ruhelage des
Gliedes anzupassen. Diese Frage hat als erster Grützner (148) in seinem
grundlegenden Essay über die glatten Muskeln aufgeworfen.

Von dem, was sich für diese Möglichkeit anführen lässt, ist zunächst
zu nennen die bekannte von Sherrington (298) gemachte Beobachtung,
dass im Zustande der Enthirnungsstarre der passiv verlängerte oder verkürzte
Kniestrecker die ihm erteilten Längen beibehält. Dies spricht um so mehr
dafür, als Noyons und v. Uexküll (251) feststellten, dass der Muskel hierbei
seine Härte nicht ändert. Aus diesen Beobachtungen ist mit Recht der Schluss
gezogen worden, dass die Muskeln in der Enthirnungsstarre die Fähigkeit
besitzen, ihre Länge unabhängig von ihrer Spannung zu verändern. Man hat
nun verschiedentlich eingewandt, dass das für die Enthirnungsstarre Zutref-
fende nicht ohne weiteres auf die normalen Verhältnisse übertragen werden
dürfe. Dies scheint aber doch der Fall zu sein, wie aus der folgenden Beobachtung von Springer (304) hervorgeht. Dieser untersuchte beim normalen
Menschen mit dem Gildemeisterschen Sklerometer die Härte oder besser
Resistenz des Biceps, während der der Schwerkraft entzogene Unterarm verschiedene Beugestellungen einnahm. Er fand, dass die Resistenz zwischen

80⁰ und 150⁰ gleichblieb, und erst bei stärkerer Beugung oder Streckung zunahm. Hosiosky (184) erhielt dann beim Gastrocnemius ähnliche Ergebnisse. Dagegen fand Müller (247) mit dem Mangoldschen Sklerometer, also mit einer statischen, nicht ballistischen Methode ein geringes Härterwerden des Biceps mit zunehmender Streckstellung, wobei er allerdings offenlässt, ob das Härterwerden nicht vielleicht auf einer Spannung der Fascie durch die Streckung beruht, während der Muskel selbst gleich weich bleibt. Die Ergebnisse der Härtemessung sind demnach zwar nicht ganz übereinstimmend, scheinen aber doch im allgemeinen dafür zu sprechen, dass unsere Skelettmuskeln verschiedene Ruhelängen und unsere Glieder verschiedene Ruhelagen einnehmen können. Als einwandfreie Beweise dafür können sie aber schon darum nicht angesprochen werden, weil es noch ganz ungeprüft ist, ob die Methoden empfindlich genug sind, um die feinen Spannungsunterschiede, um die es sich hier möglicherweise handelt, feststellen zu können. Zudem ist mit Bethe (25) fraglich, ob die Härte oder besser Querresistenz, wie es v. Uexküll meint, als Mass für ihre Längsspannung oder Zugresistenz angesehen werden darf. Auf letztere kommt es hier aber

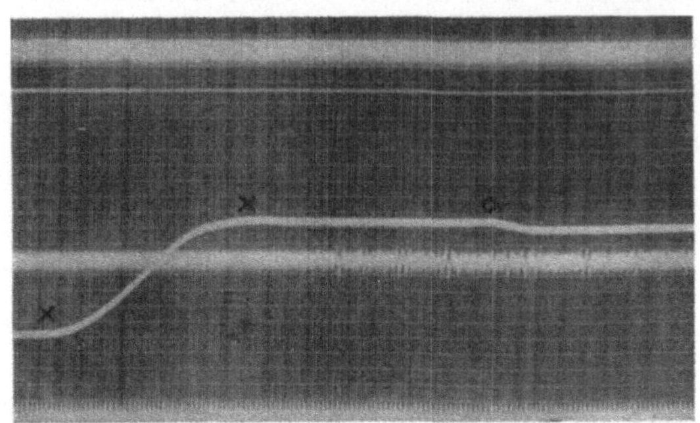

Abb. 8. Dieselbe passive Bewegung wie in Abb. 4. Aktiver Rückschlag unterdrückt durch aktive Anspannung des Extr. carp. rad.

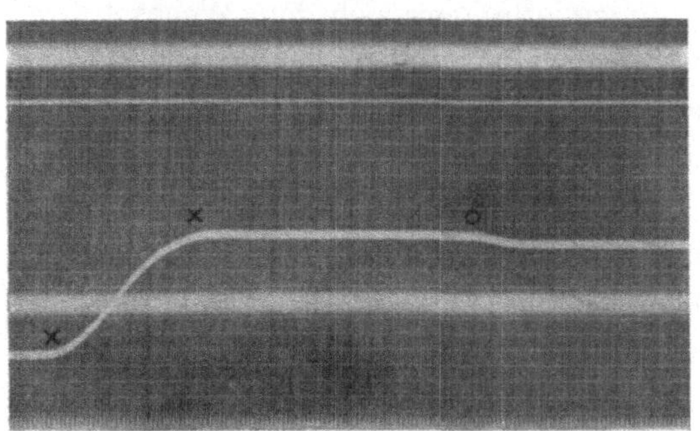

Abb. 9. Dieselbe passive Bewegung wie in Abb. 4 u. 8. Elastischer Rückschlag aufgehoben durch Adaptation an die neue Lage ohne Muskelanspannung.

allein an. Entsprechende Untersuchungen mit dem Betheschen, die Zugresistenz messenden Elastometer stehen aber leider noch ganz aus.

Altenburger und der Verf. (339) haben nun versucht die Frage auf dem Wege zu entscheiden, dass sie das Auftreten von Aktionsströmen als Mass der Muskelspannung benutzten. Auf diese Weise ist es möglich, das Auftreten schon geringer Muskelspannungen mit Sicherheit festzustellen und zwar gegenüber der Härtemessung nicht nur, wenn die verschiedenen Stellungen ruhig eingehalten werden, sondern auch schon während des Stellungswechsels selbst. Hierbei ergab sich, dass, wenn die Vp. auftragsgemäss der Bewegungsführung des Gliedes wirklich locker nachgibt, Agonisten und Antagonisten während der Bewegung selbst völlig stromlos, also untätig bleiben. Sowie dagegen mit der Bewegung innegehalten wird, und zwar noch ehe das Glied vom Versuchsleiter losgelassen wird, sieht man gewöhnlich in beiden Muskeln lebhafte Ströme auftreten. Es kommt zu einer typischen Versteifungsinnervation. Die Vp. spannt ihre Muskeln krampfhaft an in dem Gefühl, die neue Stellung unbedingt beibehalten zu müssen. Nach mehrfach wiederholter Aufforderung und Übung, sich den passiven Bewegungen ganz locker anzupassen, gelingt es den meisten Personen, diese Versteifung zu unterlassen und die Antagonisten der Bewegung völlig erschlafft zu lassen. Im Agonisten treten jedoch noch Ströme auf, nachdem die neue Lage erreicht ist; d. h. das Glied wird durch eine tetanische Contraction der Agonisten in der neuen Stellung festgehalten (Abb. 8).

Unter den gleich zu erwähnenden besonderen Voraussetzungen gelingt es nun einer relativ kleinen Anzahl von Vp. auch diese Agonistencontraction zu vermeiden und das Glied ganz ohne dass Aktionsströme auftreten, in jeder ihm vom Versuchsleiter erteilten Stellung zu belassen (Abb. 9). Dies zu erreichen ist allerdings recht schwer. Es ist dazu ein charakteristischer Zustand des Sich-Versenkens, der völligen Konzentration auf das betreffende Glied erforderlich, mit dem Willen alles mit dem Glied Geschehende zuzulassen, sich ihm anzupassen. Die Schwierigkeit liegt nun darin, trotz der Konzentration auf das Glied nicht nur jede willkürliche Bewegung desselben zu unterdrücken, sondern auch schon den Gedanken an eine solche oder an eine Anspannung der Muskeln gar nicht aufkommen zu lassen, da dieser allein schon eine alles verdeckende Überlagerung mit Strömen hervorrufen kann [Allers und Scheminzky (7)]. Auch können Unbequemlichkeiten der Lage, sei es des betreffenden Gliedes, sei es des übrigen Körpers, besonders aber irgendwelche noch so leisen schmerzhaften Empfindungen bei der Bewegung des Gliedes zu störenden Muskelanspannungen Veranlassung geben.

Weiterhin ist für das Gelingen des Versuches unbedingt erforderlich, dass der Vp. eine genügende Zeit gelassen wird, sich bzw. ihre Muskeln auf die Veränderung der Lage umzustellen. Die für diese Anpassung erforderliche Zeit beträgt bei kleineren passiven Bewegungen von 10—15° mindestens eine Sekunde, bei grösseren Bewegungen noch beträchtlich mehr. D. h. nur bei ganz langsamen geführten Bewegungen kann die aktionsstromlose Anpassung der Stellungsänderung so folgen, dass sie gleichzeitig mit dieser vollendet ist. Bei kürzer dauernden bzw. schnelleren Bewegungen muss das Glied vom Versuchsleiter noch eine Zeitlang in der neuen Lage festgehalten werden, um der Anpassung Zeit zu lassen, sich zu vollziehen. Ist die Zeit zu kurz, so bleibt das Glied nicht in der neuen Lage stehen, sondern es kommt zu einer mehr oder minder umfangreichen elastischen Rückbewegung.

Schliesslich ist die aktionsstromlose Anpassung stets nur innerhalb des mittleren Bewegungsbereiches des betreffenden Gelenkes möglich, so bei der

Hand zwischen 30° volar und 5° dorsal, beim Unterarm zwischen einem Beuge-
winkel von 70° und 160°. Die Grösse dieses Umfanges scheint jedoch indivi-
duell nicht unbeträchtlich zu schwanken. Führt die passive Bewegung über
diesen Bereich hinaus, so kann die neue Stellung stets nur durch eine aktive
Anspannung der Agonisten aufrecht erhalten werden. Und diese wächst,
den Strömen nach zu schliessen, zu erheblicher Stärke an, wenn die neue
Stellung in der Nähe der Grenzstellung des Gelenkes liegt.

Zusammenfassend ist also festzustellen, dass es unter besonderen
Umständen (Ausschaltung der Schwerkraft, auf möglichst lockeres

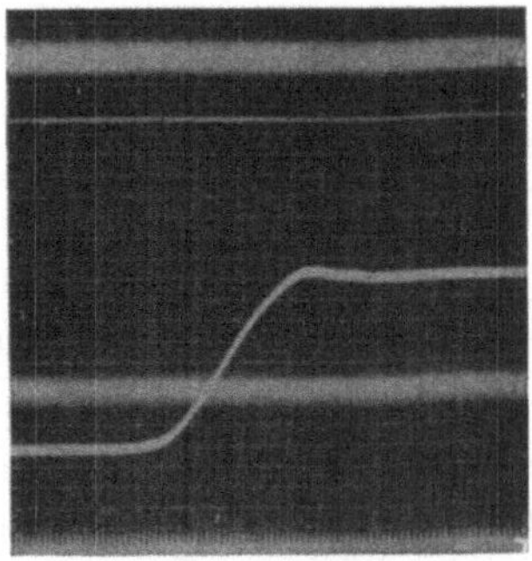

Abb. 10. Dieselbe passive Bewegung wie in Abb. 4,
8, 9. Elastischer Rückschlag durch Gegengewicht
von 250 g nahezu ganz aufgehoben.

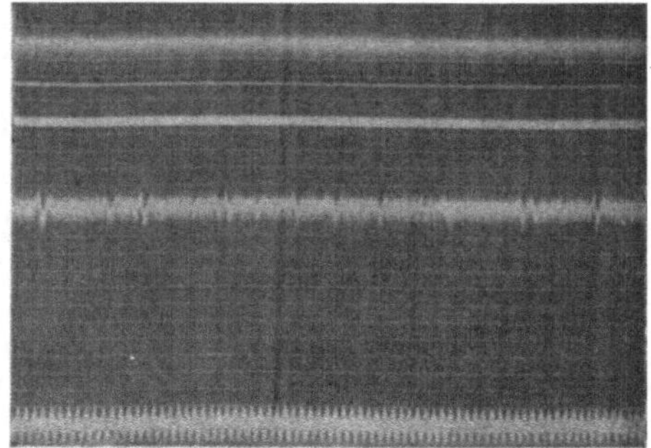

Abb. 11. Aktionsströme im Extensor carpis
radialis beim Halten des Gegengewichtes
von 250 gr.

Nachgeben gerichtete psychische Einstellung, genügende Zeit,
mittlerer Bewegungsbereich des Gelenkes), möglich ist, passiven
Bewegungen folgend derart sich anzupassen, sich führen zu lassen,
dass jede dem Gliede erteilte Stellung beibehalten werden kann,
ohne dass die Muskeln in eine mit Aktionsströmen verbundene
Anspannung geraten.

Damit ist aber noch nicht entschieden, dass die Ruhelage der Glieder
wirklich eine veränderliche ist; denn es ist durchaus möglich, dass mit Ausnahme einer einzigen etwa in der Mitte des ganzen Bewegungsbereiches gelegenen
Stellung alle anderen gegen die elastischen Kräfte der gedehnten Antagonisten
aufrecht erhalten werden müssen, die hierzu erforderlichen Muskelanspannungen innerhalb des stromlos gefundenen Bereiches jedoch zu gering sind,
um mit Hilfe der Aktionsströme nachgewiesen werden zu können. Es kommt
also darauf an, die bei der passiven Bewegung eines Gliedes aus seiner vermut-
lichen Ruhelage, also etwa der Mitte des Bewegungsbereiches heraus, auftretenden elastischen Kräfte zu messen und festzustellen, ob die zur Kompensierung dieser Kräfte erforderliche Muskelanspannung so stark ist, dass sie bei
der angewandten Methodik der Nadelelektrodenableitung ohne Verstärkerröhren Aktionsströme liefern müsste oder nicht.

Dies ist nun unter Benutzung des elastischen Bewegungsrückschlages möglich. Es ist dazu nur erforderlich, dass an dem Bewegungsregistrierapparat ein Sperrmechanismus angebracht wird, durch welchen die erste passive Hinbewegung unbeeinflusst bleibt, bei der Rückbewegung dagegen verschieden schwere Gegengewichte mitgenommen werden müssen und nun bestimmt wird, bei welchem Gegengewicht die elastische Rückbewegung eben ausbleibt.

Das Ergebnis ist, dass die bei fehlender adaptativer Einstellung auftretenden Elastizitätskräfte ganz erhebliche sind. So wurde bei verschiedenen Personen gefunden, dass der elastische Rückschlag bei einer passiven Bewegung der Hand um 10^0 im obengenannten mittleren Bewegungsbereich erst durch ein 6 cm vom Drehpunkt angreifendes Gegengewicht von 250—400 g aufgehoben wurde (Abb. 10). Daraus folgt, dass, falls das Beharren in der neuen Lage nach einer passiven Bewegung dadurch zustande käme, dass der elastische Zug in die Ruhelage zurück durch eine aktive Anspannung der Muskeln kompensiert wird, diese Anspannung von der Stärke sein müsste, um einem Gegenzuge von mindestens 250 g das Gleichgewicht zu halten. Eine Contraction von dieser Stärke liefert aber unter den angewandten Bedingungen bei Ableitung mit Nadelelektroden stets lebhafte Aktionsströme in den Handbeugern oder -streckern (Abb. 11). Ja dies ist schon bei wesentlich geringerer Beanspruchung der Fall, mindestens schon bei der Kompensierung eines Zuges von nur 100 g. Am Unterarm ist der elastische Rückschlag sogar noch wesentlich kräftiger und wird erst durch einen Gegenzug von 700 g und mehr für 10^0 Bewegung aufgehoben.

Nach diesem Ergebnis kann die Möglichkeit, verschiedene Gliedstellungen ganz ohne Aktionsströme beibehalten zu können, nicht mehr dadurch erklärt werden, dass hier die elastischen Kräfte der gedehnten Antagonisten durch eine aktive Anspannung der Agonisten kompensiert worden sind, diese nur zu schwach war, um mit Hilfe der Aktionsströme nachweisbar gewesen zu sein. Die Antagonisten müssen vielmehr nachgegeben haben, ihre Ruhelänge der neuen Lage angepasst haben, so dass gar keine Anspannung der Agonisten mehr erforderlich ist. Unsere Skelettmuskeln haben also, wenigstens unter den natürlichen Verhältnissen des Verbandes mit dem intakten Zentralnervensystem, ebenso wie die glatten Muskeln nicht nur eine einzige feste Ruhelänge, sondern die Fähigkeit diese zu verändern. Dementsprechend haben unsere Glieder nicht nur eine einzige Ruhelage, sondern wir vermögen (wenigstens innerhalb des mittleren Bewegungsbereiches der Gelenke) uns willkürlich so anzupassen, so umzustellen, dass jede beliebige Gliedstellung durch entsprechende Veränderung der Ruhelänge der Muskeln zur Ruhelage des Gliedes wird.

Eine nicht unwesentliche Bekräftigung erfährt dieser Schluss noch dann, wenn man von verschiedenen Gliedstellungen ausgehend den elastischen Rückschlag misst, und die erhaltenen Werte miteinander vergleicht.

Tabelle 1. Stärke des elastischen Rückschlags der Hand in Gramm bei passiven Bewegungen um 10⁰ aus verschiedenen Ausgangsstellungen.

Passive Bewegung von bis	Frau W.	Frau G.	Frl. Ki.	Ka.	A.	H.	Pr.	U.
30⁰—20⁰ volar	250	300	350	—	270	350	370	350
20⁰—10⁰ volar	270	270	320	250	270	350	350	350
10⁰— 0⁰ volar	270	270	400	250	350	420	370	370
0⁰—10⁰ dorsal . . .	300	400	400	270	420	520	470	370
10⁰—20⁰ dorsal . . .	400	550	450	400	450	620	500	470
20⁰—30⁰ dorsal . . .	550	—	450	500	500	800	600	500

Man sieht, dass der elastische Rückschlag (innerhalb der Fehlergrenzen der Methode) dieselbe Stärke hat, einerlei ob die Hand von 30—20⁰ volar passiv bewegt worden ist, oder von 20—10⁰ oder von 10—0⁰. Dies ist aber nicht möglich, wenn das Glied nur eine einzige feste Ruhelage hätte, etwa 20⁰ volar, denn dann müsste der elastische Rückschlag nach der Bewegung von 10 auf 0⁰ annähernd von der doppelten Kraft sein, als nach der Bewegung von 20—10⁰, da ja die Antagonisten im ersteren Falle etwa um den doppelten Betrag gedehnt worden wären. Ein Gleichbleiben des Rückschlages ist nur möglich, wenn die Dehnung der Antagonisten bei beiden Bewegungen von der gleichen elastischen Ausgangslage aus erfolgt ist, d. h. wenn diese sich von 20⁰ volar nach 10⁰ volar verschoben hat [1]. Die Ergebnisse der Elastizitätsmessungen stimmen noch in anderer Hinsicht mit denen der Aktionsstromuntersuchungen überein, zeigen sie doch von einer Dorsalflektion von 10⁰ an, ein beträchtliches Ansteigen der Kraft des elastischen Rückschlages, mithin von derselben Stellung an, von der auch die Aktionsströme auftreten.

Wodurch ist nun dieses Ansteigen des elastischen Rückschlages bestimmt, oder was dasselbe ist, warum ist ein Wechsel der Ruhelage nicht über den ganzen Bewegungsumfang des Gelenkes möglich, sondern nur auf einen mehr oder weniger grossen mittleren Bereich desselben beschränkt? Ein Grund hierfür liegt sicher darin, dass in der Nähe der Grenzstellungen des Gelenkes auch die anderen nicht muskulären Gewebe insbesondere die Gelenkbänder eine Dehnung erfahren und die dadurch entstehenden elastischen Zugkräfte natürlich nur durch eine entsprechende aktive Anspannung der Muskeln kompensiert werden können. Leider fehlen noch ergänzende Untersuchungen darüber, ob der Beginn der Beanspruchung der Gelenkbänder mit der Grenze des gefundenen aktionsstromlosen Adaptationsbereiches zusammenfällt oder

---

[1] Man beachte nebenbei, dass die Werte bei den Frauen niedriger sind als bei den Männern. Nur A. und besonders Ka., die viel Sport und zumal Gymnastik getrieben haben, haben ähnlich niedrige Werte.

nicht. Solche Untersuchungen wären darum wünschenswert, weil ja auch denkbar, ist, dass die Beanspruchung der Gelenkbänder erst sehr viel später ganz in der Nähe der Grenzstellungen einsetzt und die gefundene Grenze des Adaptationsbereiches dadurch bedingt ist, dass die Veränderung der Ruhelängen nur in einem beschränkten Umfange möglich ist. Einen gewissen Schluss, ob die letztgenannte Möglichkeit zutrifft oder nicht, lassen freilich schon die Messungen des elastischen Rückschlages zu. In diesem Falle wäre nämlich zu erwarten, dass die Stärke des Rückschlages von der Grenze des Adaptationsbereiches ab dem Hookeschen Gesetze folgend, dem Umfange der passiven Bewegung entsprechend linear ansteigt, also bei 20° Dorsalflexion etwa doppelt soviel beträgt, als bei 10°. Die Zunahme ist aber, wie die Tabelle 1 zeigt, eine wesentlich langsamere, so dass angenommen werden muss, dass auch hier noch ein wesentlicher Teil der Elastizitätskräfte durch Anpassung ausgeglichen werden kann. Es scheint demnach so, als wenn eine Adaptation der Ruhelänge der Muskeln über den ganzen praktisch in Frage kommenden Bewegungsumfang möglich ist, und als wenn der Bereich innerhalb dessen eine Veränderung der Ruhelage der Glieder nur möglich gefunden wurde, lediglich dadurch bestimmt wird, von welcher Stellung ab auch die Gelenkbänder gedehnt werden.

b) Adaptation bei kontrahierten Muskeln. Veränderung der Muskellänge bei gleichbleibender Spannung.

Nun ist aber zu bedenken, dass im allgemeinen, abgesehen vom Schlafe, eine solch vollkommene Erschlaffung aller auf das Glied wirkenden Muskeln, wie sie eben vorausgesetzt wurde, unter den Verhältnissen des täglichen Lebens nur selten vorkommen dürfte. Vielmehr dürften der Schwerkraft entgegenwirkend stets einige der Muskeln sich in mehr oder minder starkem Anspannungszustande befinden. Welche Art von Adaptation ist aber unter diesen Umständen erforderlich? Hier ist offenbar der einfachste Fall der, dass die Aussenkräfte, also das Drehmoment der Schwere zwar nicht fehlt, aber doch wenigstens konstant bleibt. Dies dürfte bei kleinem Umfange der geführten Bewegung mit genügender Annäherung der Fall sein. Unter diesen Umständen muss auch die Gegenspannung der kontrahierten Muskeln dieselbe bleiben, und nur deren Länge muss sich dem Stellungswechsel entsprechend verändern. Wir kommen demnach zu dem Schlusse, dass es nicht nur bei erschlafften, sondern auch bei angespannten Muskeln möglich sein muss, deren Länge unabhängig von der Spannung zu verändern.

Untersuchungen über die Adaptationsfähigkeit unter solchen Umständen — und zwar bei senkrechtem Zug am horizontal gehaltenen Unterarm — sind bisher allein von v. Weizsäcker und seinem Schüler Leibowitz (219) angestellt worden. Sie haben also die Adaptationsfähigkeit der gespannten Unterarmbeuger geprüft. Da die ausgeführten Bewegungen nur gering waren,

nehmen sie wohl mit Recht an, dass die zur Aufrechterhaltung der Anfangs-
und Endstellung erforderliche Muskelspannung dieselbe war, es sich also um
eine Adaptation lediglich durch Veränderung der Länge der Muskeln handelt.
Als Mass der Adaptation diente ihnen die äussere Kraft, welche notwendig
war, um die geführte Bewegung hervorzurufen. Diese Kraft registrierten sie
gleichzeitig mit der Bewegungskurve mittels eines nach dem Blixschen
Indikatorverfahrens konstruierten Tonometers. Leibowitz fand, dass die
Adaptationsfähigkeit mit steigender Bewegungsgeschwindigkeit stark abnimmt,
und ebenso bei Ausschaltung des Hautsinnes am Orte der Führung. Das
Ergebnis zeigt also, dass zur Adaptation der Muskellänge bei gespannten
Muskeln ebenso wie zur Adaptation der Länge bei ruhenden Muskeln eine
erhebliche Zeit erforderlich ist. Leider ist ein unmittelbarer Vergleich der
beiden Verhältnisse nicht möglich, da die von Leibowitz angewandte
Bewegungsregistrierung keine exakte Bestimmung des Winkels der ausgeführten
Bewegungen bzw. der Winkelgeschwindigkeit gestattet. Erst nach einer dieser
Anforderung genügenden Umgestaltung der Methodik, wird die volle Aus-
wertung der vielversprechenden Untersuchungen möglich sein.

2. Adaptation durch Veränderung der aktiven Muskelspannung.

Ist die geführte Bewegung dagegen umfangreich, so ändert sich die
Wirkung der Schwerkraft auf das Glied. Damit genügt zur Adaptation nicht
mehr lediglich eine Veränderung der Muskellänge, sondern es muss auch eine
entsprechende Anpassung der aktiven Spannung der Muskeln stattfinden.
Wenn v. Weizsäcker (355) neuerdings die Adaptation bei Bewegung des
vorgestreckten Armes durch Zug und Druck an der Hand untersucht hat,
so hat er damit diese zweite Art der Adaptation durch Veränderung der Spannung untersucht. Aus den wenigen, bisher veröffentlichten Ergebnissen geht
lediglich hervor, dass die Adaptation unter diesen Umständen unter einem
etwas unregelmässigen und stossweisen Eingreifen von Innervationen stattfindet, und zwar besonders an den Umkehrpunkten und bei Beschleunigungen
oder Verlangsamungen der Bewegung. Mehr lässt sich über die Adaptationsfähigkeit unter diesen kompliziertesten, aber den Verhältnissen des täglichen
Lebens am meisten entsprechenden Bedingungen bisher leider nicht sagen.
Stellen wir zum Schlusse wieder die Frage, wie es

3. Mit der Koordination der Muskeltätigkeit bei der Aufgabe der Adaptation an einen Stellungswechsel der Glieder

bestellt ist, so ergibt sich aus dem vorhergehenden, dass diese dadurch, dass
Länge und Spannung der Muskeln unabhängig voneinander weitgehend verändert werden können, unter den verschiedensten Umständen innerhalb eines
weiten Stellungsbereiches in vorzüglicher, kräftesparender Weise möglich ist.
Eine, allerdings sehr wesentliche, Beschränkung erfährt dies dadurch, dass

die spannungslose Veränderung der Muskellänge eine erhebliche, mindestens 1 Sekunde betragende Zeit erfordert. Es ist hier also nach der Seite der Schnelligkeit hin eine ziemlich enge Grenze der Koordinationsfähigkeit gesteckt; eine Grenze, die wesentlich enger ist, als diejenige der Veränderungsmöglichkeit der Spannung der Muskeln. Dieses muss natürlich auch für die auf Spannungsveränderungen beruhende Ausführung aktiver Bewegungen von grösster Bedeutung sein, worauf wir noch ausgiebig einzugehen haben werden.

Wenn schliesslich der Adaptationsmöglichkeit in mehr oder minder grosser, teilweise nicht unerheblicher Entfernung von der Endstellung der Gelenke durch ein Eingreifen der Gelenkbänder eine Grenze gesetzt ist, so wird man auch hierin eine vor allem praktisch wichtige Koordinationsgrenze zu erblicken haben. Ist doch die Aufrechterhaltung solcher Grenzstellungen, wie die starken Aktionsströme anzeigen, nur unter erheblichem Energieaufwand möglich. Natürlich kann diese Begrenzung andererseits im Sinne des Schutzes des ganzen Bewegungsapparates von wesentlicher zweckmässiger Bedeutung sein.

C. Tonusprobleme.

Bei der Besprechung der willkürlichen Haltung lässt es sich nicht umgehen, auch das in letzter Zeit so viel erörterte sog. Tonusproblem anzuschneiden. Ist doch das Tonusproblem und das Problem der willkürlichen Haltung, wie wir gleich sehen werden, vielfach geradezu identifiziert worden. Auf diese schematisierende Gleichsetzung sind sicherlich manche der Widersprüche und Verwirrungen zurückzuführen, welche heute das Tonusproblem so sehr trüben und welche eine kritische Reinigung der ihm zugrunde liegenden Begriffe und Fragestellungen dringend erforderlich machen [siehe auch den neuerdings von Bard (18) unternommenen Versuch einer Reinigung des Tonusbegriffes].

Die unbesehene Gleichsetzung von Tonus- und Haltungsproblem muss deshalb so verwirrend wirken, weil es sich, wie wir gesehen haben, bei der willkürlichen Haltung gar nicht um ein einheitliches Problem handelt, sondern um zwei sich zwar ergänzende, im einzelnen sich aber ausschliessende biologische Aufgaben, von denen streng genommen, dem ursprünglichen Begriff $\tau\acute{o}\nu o\varsigma$ = Spannung gemäss, das Tonusproblem überhaupt nur mit dem einen, der Aufgabe der Aufrechterhaltung der Gliedstellung etwas zu tun hat. Hier läuft das Tonusproblem auf die Frage hinaus, ob die mit Hilfe der Aktionsströme festgestellten und als Haltungs- bzw. Versteifungsinnervation bezeichneten tetanischen Muskeltätigkeiten unter allen Umständen genügen, um die Aufrechterhaltung der Gliedstellung zu erklären, oder ob daneben nicht noch andersartige Spannungszustände der Muskeln angenommen werden müssen, welche nicht die Kennzeichen der tetanischen, also keine Aktionsströme, keinen Energieverbrauch und keine Ermüdung aufweisen. Diese wären dann nach dem jetzt üblichen Sprachgebrauch im Gegensatze zu den diese Kennzeichen besitzenden tetanischen Contractionen als „tonische" zu bezeichnen.

Schon diese Frage allein macht eine Auseinandersetzung mit dem Tonusproblem an der vorliegenden Stelle unvermeidlich. Dazu kommt noch, dass gewisse Beziehungen des Tonusproblems auch zu der adaptativen Seite der willkürlichen Haltung nicht abzuleugnen sind. Einmal wird es sich nicht umgehen lassen, sich mit dem neuerdings mehrfach gebrauchten Begriffe des „plastischen Tonus" kritisch auseinanderzusetzen. Dann bleibt aber auch rein sachlich genommen die Frage, ob nicht die Fähigkeit sich rasch einem Stellungswechsel anzupassen, also die Fähigkeit zur Adaptation, dadurch erschwert wird, dass das Glied durch „tonische" Dauercontractionen stark fixiert ist.

Doch ehe wir alle diese Fragen anzugreifen imstande sind, müssen wir zuvor versuchen, uns über die vielfach widerspruchsvolle Anwendung des Tonusbegriffes Klarheit zu verschaffen. Hier werden wir für den vorliegenden Zweck am besten von den Untersuchungen Sherringtons ausgehen, da hiervon die meisten neueren Tonusuntersuchungen und Tonusdefinitionen massgebend beeinflusst worden sind. Sherrington (299, 300) betont, dass eine solch leichte Dauercontraction, wie sie schon Johannes Müller als tonische bezeichnet hat, normalerweise stets in denjenigen Muskeln nachweisbar ist, welche der Schwere entgegenwirken, so beim Frosche in den Beugern (Brondgeestsches Phänomen), bei der Katze in den Streckern. Dies weist nach Sherrington darauf hin, dass die biologische Bedeutung des Tonus in der Aufrechterhaltung der Gliedstellung gegen die Schwere liegt. Er sagt darum: Tonus is postural contraction, identifiziert also Tonus und Haltungsfähigkeit. Auf Sherrington fussend, sprechen Piéron (259), Walshe (345), Gordon Holmes (182) geradezu von einem Haltungstonus und auch Rieger (280), v. Uexküll (317, 318), Langelaan (205—210), Hunter und Royle (185—188) und viele andere betonen in ihren Tonusdefinitionen dessen Bedeutung für die Aufrechterhaltung der Gliedstellung.

Sherrington hebt weiter noch hervor, dass diese Haltungscontraction bei jeder Länge des Muskels, in jeder Stellung des Gliedes die gleiche sein kann, und es auch sein muss, wenn man die verschiedenen Stellungen betrachtet, welche das Tier biologisch einnimmt. Er sagt daher, die Haltungscontraction sei plastisch und spricht vom plastischen Tonus und von Verkürzungs- und Verlängerungsreaktionen, welche es dem Muskel ermöglichen, seine Länge unabhängig von der Spannung zu wechseln. Diese Plastizität ist also für Sherrington eine Anpassungserscheinung an die Anforderung, die Gliedstellung zu wechseln. Dies geht auch daraus hervor, dass er sie vergleicht mit der Fähigkeit der Hohlorgane (Magen, Blase), ihre Kapazität dem wechselnden Füllungszustande anzupassen. Entgegen der von ihm selbst

ursprünglich geprägten Bezeichnung des plastischen Tonus erscheint es ihm
neuerdings unzweckmässig — und hierin hat man ihm sicherlich recht zu
geben — für einen solchen Anpassungsvorgang das Wort Tonus zu gebrauchen;
denn Tonus bedeutet Spannung und diese bleibt ja unverändert. Völlig abzulehnen ist sicherlich wenn Langelaan den Sprachsinn geradezu umkehrt
und die Längenzunahme pro Gewichtseinheit als Tonusmass bezeichnet.

Sherrington unterscheidet also, von seinen Tierversuchen ausgehend,
schon dieselben zwei verschiedenen Grundeinstellungen des Lebewesens gegenüber der Umwelt, welche wir oben unserer Besprechung der willkürlichen
Haltung zugrunde gelegt haben, nämlich Aufrechterhaltung der Gliedstellung
unter Kompensation der Aussenkräfte (maintenance of posture) und Wechsel
der Gliedstellung durch Adaptation an die Aussenkräfte (adjustment of posture).
Diese zwei biologischen Grundanforderungen sind von den neueren Bearbeitern
des Tonusproblems nicht mit der genügenden Schärfe auseinander gehalten
worden, wozu anscheinend die ursprüngliche Sherringtonsche Bezeichnung
plastischer Tonus beigetragen hat. Man hat zwar verschiedentlich versucht,
den Tonusbegriff so unterzuteilen, dass ein contractiler von einem plastischen
Tonus unterschieden wird, doch deckt sich das gemeinhin darunter Verstandene
nicht mit den obigen zwei biologischen Grundanforderungen.

Unter contractilem Tonus versteht Riesser (282) die Fähigkeit
des Muskels, unter langsamer Verkürzung in Dauerspannung zu geraten.
Langelaan (210) fasst ihn als einen Adaptationsreflex auf, durch welchen
sich die Länge des Muskels an die Spannung anpasst und der zur Einnahme
einer Stellung führt. Hunter (188) definiert kurz: Der contractile Tonus
führt ein Glied in Stellung, während er vom plastischen Tonus sagt, dass
er es dort festhält. Langelaan (210) sagt vom plastischen Tonus er diene
der Aufrechterhaltung der Stellung durch Widerstand gegen Deformation
durch äussere Kräfte. Riesser (282) redet vom plastischen oder Sperrtonus
und versteht darunter die Fähigkeit, unabhängig von der Länge die innere
Spannung, den Grad der Sperrung zu wechseln.

Wie man sieht, wäre eine Reinigung der Begriffe unter klarer Auseinander-
haltung der beiden doch so scharf umrissenen biologischen Grundaufgaben
der Kompensation und Adaptation dringend wünschenswert. Zumal dürfte
es kaum richtig sein, von einem plastischen Tonus zu reden und dabei an eine
besondere Art der Daueranspannung der Muskeln zur Kompensation der Aussenkräfte zu denken. Dies ergibt sich klarer aus folgendem: Für eine solche Art
der Anspannung ist von v. Uexküll (317) der Name Sperrung geprägt worden,
der seitdem vielfach angewandt worden ist. Noyons und Uexküll (251)
definieren das, was unter Sperrung zu verstehen ist, näher, in dem sie sagen:
es ist „kein Zweifel, dass Riegers Bremsung derselbe Zustand wie Sherringtons plastischer Tonus ist, nämlich ein Zustand, der den Muskel befähigt,
einem Zuge Widerstand zu leisten und der trotzdem keine Verkürzung ver-

ursacht". Unter Sperrung wird also Spannungsentwicklung zur Kompensation von Gegenkräften ohne Längenänderung des Muskels verstanden. Dass man, wenn man plastischen Tonus und Sperrung gleichsetzt, einseitig an die Forderung der Aufrechterhaltung der Gliedstellung denkt, ergibt sich auch aus den vielen Versuchen, in denen man ausgehend von der Vorstellung, dass der plastische Tonus sympathisch innerviert wird, versucht hat, eine schlechtere Entwicklung der Enthirnungsstarre, einen geringeren Widerstand gegen Dehnung usw. nach Sympathicusdurchschneidung nachzuweisen [Hunter und Royle (188), Kuntz und Kerper (202, 203) u. a. Andererseits soll nach denselben Forschern auch die Verkürzungs- und Verlängerungsreaktion, also die Plastizität im Sherringtonschen Sinne nach Sympathicusdurchschneidung verloren gehen. Und auf Grund dessen glaubt man nun anscheinend, Sperrung und Plastizität miteinander identifizieren zu dürfen. Zu welchen Verwirrungen das führt, zeigt sich deutlich, wenn Kuntz und Kerper (202) den plastischen Tonus definieren als einen „Haltungsmechanismus, d. h. diejenige Tonuskomponente, welche den Muskel befähigt, eine neue Länge einzunehmen ohne merkbare Änderung der Spannung." Damit werden Haltung durch Spannungsentwicklung ohne Längenänderung und deren Gegenteil nämlich, Haltungswechsel durch Längenänderung ohne Spannungsentwicklung glatt durcheinandergeworfen. Gewiss ergänzen sich beide Erscheinungen und geben zusammen erst die Möglichkeit, allen an die Körperhaltung gestellten Anforderungen gerecht zu werden. Innerhalb dieser Gesamtfunktion ist aber jede der Ausdruck einer besonderen, die andere ausschliessenden biologischen Teilfunktion.

Man wird hier vielleicht einwenden, dass zwar die biologische Bedeutung eine verschiedene sei, dass aber beides im Grunde doch auf demselben Prinzip beruhe, nämlich auf einem Fehlen eindeutiger Beziehungen zwischen Spannung und Länge des Muskels. Genauer besehen ist aber auch dies durchaus nicht der Fall. Zwar beruht beides auf der Fähigkeit bei verschiedener Länge die gleiche Spannung besitzen zu können. Aber diese Fähigkeit hat in beiden Fällen ganz verschiedene Ursachen; denn Spannungsentwicklung ohne Verkürzung, also Sperrung im von Uexküllschen Sinne, setzt voraus, dass Spannung und Verkürzung zwei gänzlich voneinander unabhängige Dinge sind. Längenänderung ohne Spannungsentwicklung, also Veränderung der Ruhelänge im Sinne der Plastizität Sherringtons ist dagegen sehr wohl vereinbar mit der Fickschen Hypothese, dass Spannung und Verkürzung beim Übergange des Muskels vom unerregten in den erregten Zustand in eindeutigem Zusammenhang steht. Sie setzt nur voraus, dass dieser Zusammenhang dem Wechsel der Ruhelängen entsprechend, sich gewissermassen auf einem verschiedenen Niveau abspielen kann. Mit anderen Worten, die Fähigkeit, bei gleichbleibender Spannung die Länge des Muskels zu ändern, wie sie uns durch die Möglichkeit die elastische Gleichgewichtslage zu ändern, nachgewiesen zu sein scheint, ist kein Beweis für die Existenz einer Sperrung im von Uexküllschen Sinne. Umgekehrt ist natürlich auch die Sperrfähigkeit durchaus vereinbar mit dem Vorhandensein einer festen Ruhelänge. Sperrfähigkeit und Fähigkeit zur Veränderung der Ruhelänge sind getrennte Dinge, die getrennt untersucht und bewiesen werden müssen.

Nach alledem scheint es, als wenn das viele Unklare, ja Widerspruchsvolle, das in dem sog. Tonusproblem, so wie dieses heute von verschiedenen Seiten gestellt wird, liegt, zum grössten Teile dadurch entstanden ist, dass folgende Fragen nicht mit genügender Schärfe auseinandergehalten worden sind:

1. Kann die Aufrechterhaltung einer Gliedstellung gegen Aussenkräfte noch durch eine andere Art der Muskeltätigkeit bewirkt werden, als durch die bekannte tetanische Muskelanspannung, nämlich durch eine besondere von der Verkürzung unabhängige Sperrung? Gibt es einen Sperrtonus im Sinne von v. Uexküll?

2. Ist ein Wechsel der Gliedstellung noch auf eine andere Art möglich, als durch eine Veränderung der Stärke der tetanischen Daueranspannung der Muskeln und zwar

a) durch eine andersartige Spannungsentwicklung mit langsamer tonischer Verkürzung der Muskeln? Gibt es einen contractilen Tonus? Oder

b) durch eine Längenänderung ohne Spannungsveränderung der Muskeln? Gibt es einen plastischen Tonus oder besser eine Plastizität der Muskeln?

Streng auseinander zu halten von diesen Fragen nach der Existenz nicht tetanischer, tonischer Erscheinungen ist dann noch

3. die Frage, ob und welche von diesen tonischen Fähigkeiten derart stark ausgebildet ist, dass sie für die normale willkürliche Haltung und Bewegung eine funktionelle Bedeutung hat. Denn sehr wohl können unsere Muskeln im Prinzip die Fähigkeit zu einer dieser tonischen Erscheinungen z. B. zur Sperrung besitzen, diese könnte aber normalerweise nur so schwach sein, dass sie funktionell bedeutungslos ist. So meint natürlich der Kliniker, wenn er von atonischen Muskeln redet, niemals atonisch gleich spannungslos, sondern stets nur, dass den Muskeln eine tonische Funktion fehlt, nämlich die Funktion passiven Bewegungen einen nennenswerten Widerstand entgegen zu setzen. Gerade das schlechte Auseinanderhalten von Tonus und Tonusfunktion hat zu vielen Missverständnissen geführt.

Betrachten wir zunächst die unter 2b genannte Frage nach der Plastizität, dem plastischen Tonus, so dürfte in dem Abschnitt über die Veränderungsmöglichkeit der Ruhelage unserer Glieder der Beweis dafür erbracht sein, dass unsere quergestreiften Skelettmuskeln ebenso wie die glatten Muskeln diese Fähigkeit besitzen; auch dürfte der Beweis dafür erbracht sein, dass diese Fähigkeit von grosser funktioneller Bedeutung für die willkürliche Haltung ist.

Was weiterhin den unter den 2a genannten contractilen Tonus anbetrifft, also die Fähigkeit auf eine Erregung hin mit einer nicht tetanischen Spannungsentwicklung unter langsamer tonischer Verkürzung zu reagieren, so scheint es nach den neueren Untersuchungen über die sog. Erregungscontracturen wie die Acetylcholincontractur, als wenn der Skelettmuskel unter besonderen Umständen diese Fähigkeit besitzt. Wenigstens sollen nach Riesser und Steinhausen (281) sowie nach Schäffer und Licht (290) die elektrischen Begleiterscheinungen hier lediglich in einer langsamen Saitenabweichung bestehen. Anscheinend gehört auch die die gleichen elektrischen Erscheinungen aufweisende, als Vulpian-Heidenhainsches Zungenphänomen bekannte langsame Contraction nach Durchschneidung der motorischen Nerven hierher, vielleicht auch das allerdings umstrittene Verhalten bei der Atmungstetanie [Dittler und Freudenberg (85,86), siehe dagegen Flick und Hansen (111)]. Natürlich können möglicherweise auch unter physiologischen Verhältnissen unsere Muskeln eine solche Fähigkeit zu tonischer Contraction besitzen, funktionell tritt diese aber jedenfalls nicht zutage. Einzig und allein die Umklammerungshaltung der brünstigen Froschmännchen schien ein Beispiel hierfür zu sein; doch dürfte diese durch die Arbeiten von Wachholder (329), Lullies (252, 253) und Wagner (341, 342) soweit geklärt sein, dass jede noch so geringe Verstärkung des Umklammerungsdruckes nur durch tetanische Muskelcontractionen zustande kommt, ein contractiler Tonus also sicher nicht vorliegt. Wenn Kahn (195) gegenüber den Befunden der eben genannten Autoren daran festhält, dass hier neben der tetanischen noch eine tonische Komponente vorliegen soll, so kann diese jedenfalls nur eine Sperrung d. h. eine Spannungsentwicklung ohne Contraction im Sinne von v. Uexküll sein, aber keine tonische Contraction. Was schliesslich das Wesen solcher tonischer Contractionen anbetrifft, so fand v. Neergard (249), dass die Acetylcholincontractur von einer beträchtlichen verzögerten Wärmeentwicklung begleitet ist. Wenn die Acetylcholincontractur wirklich eine Äusserung des contractilen Tonus ist, so handelt es sich demnach beim contractilen Tonus keinesfalls um eine Sperrung im Sinne einer Spannungsentwicklung ohne Energieverbrauch. Ausserdem ergibt sich daraus allgemein methodisch, dass aus dem Fehlen von oscillatorischen Aktionsströmen nicht auf das Vorhandensein einer ohne Energieverbrauch ablaufenden Contractionsform geschlossen werden darf. Dasselbe ergibt sich auch aus der von A. V. Hill gefundenen starken Wärmebildung bei der Veratrincontractur.

Nicht so leicht zu beantworten ist die unter 1 genannte Frage nach der Sperrung, der Tonusform par excellence, bzw. die Frage nach ihrer Bedeutung für die Haltung unserer Glieder. Um diese Frage zu klären, sei zunächst kurz dargelegt, was alles unter dem Begriffe der Sperrung verstanden wird, wobei wir den Gedankengängen v. Uexkülls (251, 317) als des konsequensten Vertreters des Sperrungsgedankens folgen wollen.

Bekanntlich hat Fick Spannung und Verkürzung als Teile einer einzigen Funktion angesehen, indem er der Meinung war, dass jede Spannung zur Verkürzung führen müsse, wenn eine Gegenspannung dies nicht verhindert. Wie eben schon hervorgehoben, betrachtet es v. Uexküll als Charakteristikum der Sperrung, dass hier die Spannung von der Verkürzung unabhängig ist, indem die Sperrung auch bei fehlender Gegenspannung nicht zur Verkürzung führen soll. Diese Trennung von Sperrung und Verkürzung ist nach v. Uexküll bei vielen Wirbellosen eine anatomische, indem hier besondere Verkürzungs- und Sperrmuskeln vorhanden sind, bei den Wirbeltieren und dem
entsprechend auch beim Menschen dagegen nur eine funktionelle. Nun ist auffällig, dass in den von v. Uexküll angezogenen Beispielen sich die Sperrung immer gegen einen Widerstand entwickelt, so bei den Muscheln gegen das elastische Schalenband, bei den Seeigelstacheln gegen eine Last, beim Blutegel gegen ein Gewicht und bei der gleich noch näher zu besprechenden Riegerschen Bremsung gegen das den Muskel dehnende Gewicht. Ja Noyons und v. Uexküll (251) definieren die Sperrung geradezu als Spannung zur Überwindung von Widerständen. v. Uexküll beschreibt weiterhin selbst, dass es bei Abnahme der Belastung bzw. des Widerstandes zu einer Verkürzung des gesperrten Muskels kommt, was unzweifelhaft gegen seine Anschauung von der Sperrung und für den von Fick angenommenen Zusammenhang zwischen Spannung und Verkürzung zu sprechen scheint. v. Uexküll muss darum zur Hilfshypothese der Erregungssteuerung zwischen dem Sperr- und dem Verkürzungsapparate greifen. „Nimmt die Belastung ab, so fliesst die Erregung dem Bewegungsapparate zu und die Muskeln beginnen, sich zu verkürzen. Bei der Verkürzung laden sie sich die alte Last allmählich wieder auf, dann hört die Verkürzung auf und die Sperrapparate treten wieder in Tätigkeit, so wird die Erregung bald hierhin, bald dorthin gesteuert." Wegen dieser sog. Rücksteuerung seien die glatten Muskeln, wenn sie maximal gesperrt sind, stets auch maximal verkürzt. Erst bei den Wirbeltieren sei der Zusammenhang zwischen Sperrung und Verkürzung ein lockerer, weil die Rücksteuerung hier nicht mehr peripher, unmittelbar zwischen Sperrapparat und Verkürzungsapparat erfolge, sondern auf dem Umwege über das nervöse Zentrum. Daher soll der willkürlich innervierte Muskel übersperrt sein können, d. h. stärker als der Last entspricht, ohne sich zu verkürzen. Schliesslich unterscheidet v. Uexküll noch eine maximale und eine gleitende Sperrung. Die maximale Sperrung wird nach Plaut (261), welche v. Uexkülls Befunde zusammenfasst, charakterisiert durch Unabhängigkeit von der Belastung, Unabhängigkeit vom Nervensystem, Fehlen von Stoffwechselsteigerung, Aktionsströmen und Ermüdung. Sie soll vorkommen bei reinen Haltemuskeln, die sich nicht verkürzen. Demgegenüber wird die gleitende Sperrung charakterisiert

ausser durch ihre Regulierbarkeit, durch Abhängigkeit vom Nervensystem, Vorhandensein von Aktionsströmen, Stoffwechselerhöhung und Ermüdbarkeit. Die Skelettmuskeln der Wirbeltiere sollen nur eine gleitende Sperrung besitzen.

Aus alledem ergibt sich, dass auch schon die Frage nach dem Sperrtonus keine einheitliche ist, sondern dass, den verschiedenen Möglichkeiten Rechnung tragend, folgende zwei Fragen gesondert untersucht werden müssen:

a) Besitzen unsere Skelettmuskeln die Fähigkeit, eine Dauerspannung nichttetanischer Natur zu entwickeln, die sich von der tetanischen durch das Fehlen von Stoffwechselsteigerung und Aktionsströmen unterscheidet? Ist diese stets gleichstark (maximal) oder ist sie gleitend, d. h. steigt sie mit steigender Belastung?

b) Gibt es, wie v. Uexküll annimmt, eine Dauerspannung tetanischer Natur, also mit Stoffwechselsteigerung und Aktionsströmen verbunden, die sich aber von der gewöhnlichen Spannungsentwicklung dadurch unterscheidet, dass sie auch bei fehlender Gegenspannung nicht zu einer Verkürzung führt?

Prüft man näher das Für und Wider dieser verschiedenen Möglichkeiten, so ergibt sich Folgendes:

a) Nichttetanische Spannungsentwicklung.

Da bei allen normalen Haltungen unserer Gliedmassen, wenn die hierbei erforderlichen Muskelspannungen nur einigermassen nennenswert sind, sich stets eine Stoffwechselsteigerung und ein Auftreten von Aktionsströmen nachweisen lässt, so ist zunächst sicher, dass nicht alle Haltearbeit wie z. B. bei der Muschel durch einen Sperrmechanismus erspart wird, sondern allenfalls höchstens ein Teil derselben. Da die Stoffwechselsteigerung [Lehmann (218)] und die Stärke der Aktionsströme [Haas (150)] der Belastung entsprechend ansteigen, so muss der fragliche nichttetanische Spannungsanteil, wie Lehmann kürzlich hervorgehoben hat, entweder ebenfalls der Belastung proportional ansteigen, oder es muss eine stets gleichbleibende Minimalspannung sein, während der weitere Spannungszuwachs lediglich dem tetanischen Anteile zufällt.

Die erstgenannte Möglichkeit des proportionalen Ansteigens ist zur Zeit experimentell nicht zu entscheiden; doch erscheint sie Lehmann aus mehreren Gründen unwahrscheinlich. Ich möchte dieser Meinung beipflichten und zwar aus dem Grunde, weil aus den umfangreichen Untersuchungen von v. Uexküll hervorgeht, dass die nichttetanische Sperrung im ganzen Tierreiche stets nur als gleichbleibende maximale, niemals dagegen als gleitende Sperrung vorzukommen scheint.

Für die zweite Möglichkeit, dass eine stets gleichbleibende, lediglich schwacher Beanspruchung genügende tonische Spannung vorhanden ist, liesse sich einmal anführen, dass solche schwachen Beanspruchungen auffallend lange ohne Ermüdungserscheinungen aufrecht erhalten werden können. Dies lässt sich aber auch zwanglos durch das oben nachgewiesene alternierende Tätigsein der einzelnen Muskelfasern bei schwacher Haltungsinnervation erklären. Weiterhin lassen sich ganz kürzlich von Lehmann (218) mitgeteilte Ergebnisse für diese Möglichkeit anführen. Er untersuchte den Gesamtstoffwechsel während ein Bein gegen verschieden starken Zug nach oben und nach unten horizontal ausgestreckt gehalten wurde. Er ging aus von der völligen Kompensation der Schwere des Gliedes durch einen entsprechenden Gegenzug und fand dann, dass erst von einem nicht unbeträchtlichen Zusatzzuge an eine Stoffwechselsteigerung auftrat. Daraus schliesst er, dass geringe Zugkräfte durch eine tonische Sperrung kompensiert werden, und berechnet deren Stärke auf 8—10$^0/_0$ der maximalen Willküranspannung. Gegen diesen Schluss sind verschiedene Einwände möglich. Einmal machen, wie Lehmann selbst zugibt, die Stoffwechselsteigerungen, die bei der schwachen Anspannung einer einzigen Muskelgruppe zu erwarten sind, nur einen derartig geringen Anteil des Gesamtstoffwechsels aus, dass sie durch dessen Messung nicht mit Sicherheit feststellbar sind. Ferner setzt der von Lehmann gezogene Schluss voraus, dass von vorneherein, bei völliger Kompensation des Eigengewichtes des Gliedes noch keine Muskeln angespannt sind und dass auch weiterhin lediglich die dem Zuge entgegenwirkenden Muskeln angespannt werden, nicht dagegen deren Antagonisten. Wie aber schon mehrmals hervorgehoben wurde, ist es ausserordentlich schwer, manchen Vp. sogar ganz unmöglich, auch wenn gar keine Aussenkräfte einwirken, schwache krampfhafte Anspannung aller Muskeln völlig auszuschalten. Dass die Lehmannsche Vp. aber, wie bei der ungewohnten Lage nicht weiter verwunderlich, ihre Muskeln tatsächlich auch bei völliger Kompensation der Schwere nicht ganz locker gelassen hat, ergibt sich daraus, dass schon in diesem Falle der Stoffwechsel gegenüber dem Grundumsatz um den nicht unbeträchtlichen Betrag von mindestens 100 Calorien pro Minute gesteigert war. Der Lehmannsche Befund, dass erst von einer beträchtlichen Zusatzspannung an eine Stoffwechselsteigerung eintrat, lässt sich demnach zwanglos auch so erklären, dass die von vornherein vorhandene Versteifungsinnervation genügt hat, um die schwachen Zusatzbelastungen zu kompensieren und dass erst, wenn diese nicht mehr ausreichte, eine Verstärkung der tetanischen Spannungsentwicklung eintrat. Ein Beweis für das Vorhandensein einer tonischen Minimalsperrung kann auch nicht darin erblickt werden, dass die aus den Ergebnissen errechnete Sperrgrösse von 8—10$^0/_0$ der Gesamtspannung gut mit der von Bethe auf ganz anderem Wege erschlossenen Sperrgrösse übereinzustimmen scheint. Denn wenn Beck (25) am isolierten Froschmuskel und Bethe (36) am willkürlich kontrahierten menschlichen Muskel fanden, dass die bei isometrischer Contraction durch tetanische elektrische Reize bzw. durch den Willkürimpuls entwickelte Maximalspannung sich um 10—20$^0/_0$ erhöht, wenn der angespannte Muskel noch passiv gedehnt wird, so kann dies allerdings als Ausdruck einer Sperrung gedeutet werden. Dann handelt es sich aber aller Wahrscheinlichkeit nach nicht um eine tonische, sondern um eine tetanische mit Stoffwechselsteigerung verbundene Sperrung, denn wie Hansen und Hoffmann (154) zeigten, tritt bei jeder Dehnung eines kontrahierten Muskels reflektorisch eine lebhafte Steigerung der Aktionsströme ein. Da Altenburger (8) tetanische Dehnungs-ströme auch schon beim isolierten Froschmuskel nachweisen konnte, so ist mithin auf diese Weise auch der Becksche Befund erklärbar.

Aber selbst wenn trotz aller dieser Einwände zugegeben sei, dass die Lehmannschen Ergebnisse möglicherweise doch so gedeutet werden können, dass Gliedstellungen ohne Stoffwechselsteigerung aufrecht erhalten werden können, vorausgesetzt, dass die zu kompensierenden Aussenkräfte gering sind, so ist damit doch noch keinesfalls bewiesen, dass dies die Folge einer Sperr-spannung ist. Ist es doch durchaus denkbar, dass hierzu lediglich die Elasti-zitätskräfte der ruhenden ungespannten Muskeln genügen, zumal wir ja schon sahen, dass sich durch Messung des sog. elastischen Rückschlages ergeben hat, dass die bei passiven Bewegungen auftretenden Elastizitätskräfte ganz beträchtliche sind.

Eine genauere Betrachtung der Ergebnisse solcher Elastizitätsmessungen spricht aber wiederum doch stark dafür, dass tatsächlich die fragliche tonische Sperrung vorhanden zu sein scheint. Wie zuerst Mosso (246) am Gastrocnemius und später Rieger (279) an den Streckern und Beugern des Kniegelenkes zeigte, wird die Gelenkstellung bei stufenweisem Zusetzen gleichschwerer Gewichte zunächst weniger, dann stärker verändert. D. h. die Dehnungskurve des unter normalen Verhältnissen befindlichen menschlichen Muskels verläuft zunächst wesentlich flacher als die des isolierten Muskels. Diese sog. Riegersche Bremsung ist schon mehrfach — und zwar, wie wir sehen werden mit Recht — als Ausdruck des Sperrtonus betrachtet worden. Sie fällt nämlich fort nach vollständiger Durchschneidung der zum Muskel führenden Nerven [Spiegel (303)] und fehlt nach demselben Autor bei Tabikern. Letzteres betrachtet er als Beweis dafür, dass sie reflektorisch ausgelöst wird, doch ver-mag ich solche Schlüsse aus Beobachtungen an pathologischen Fällen prinzipiell nicht ohne weiteres anzuerkennen, da man nicht weiss, was hier alles gegenüber der Norm verändert ist. Leider fehlen noch die allein beweisenden Unter-suchungen über das Verhalten der Riegerschen Bremsung nach Durch-schneidung der hinteren Wurzeln. Schliesslich soll die Bremsung nach Kuntz und Kerper (202, 203) fortfallen, wenn der Sympathicus durchschnitten wird. Daraus würde hervorgehen, dass die Riegersche Bremsung, wenn wirklich reflektorisch durch Muskeldehnung ausgelöst, doch keinesfalls ein Dehnungs-reflex motorisch-tetanischer Natur, wie etwa die Muskelspannungsreflexe (myostatic reflexes) Sherringtons sein kann. Dies ergibt sich nach eigenen, bisher unveröffentlichten Versuchen auch daraus, dass die Erscheinung der initialen Bremsung auftritt, ohne dass die geringsten Aktionsströme abzuleiten sind, während es sich hier um genügend starke Kräfte handelt, dass sie, wenn sie tetanischer Natur wären, bei der angewandten Aktionsstromableitung unbedingt nachweisbar gewesen sein müssten. Alles spricht dafür, dass es sich bei der Riegerschen Bremsung tatsächlich um den Ausdruck einer echten tonischen Sperrung handelt. Hierfür lässt sich schliesslich noch als besonders beweisend anführen, dass sie nach der Angabe Grützners (148, S. 81) auch bei glatten Muskeln vorkommt, aber nur beim tonisch-kontrahierten, nicht dagegen beim erschlafften Muskel.

Nun ist aber gegen die Riegersche Bremsung einzuwenden, dass die Methode ihres Nachweises beim normalen Menschen, bei dem alle möglichen willkürlichen Momente hineinspielen können, wenig zuverlässig sei, vor allem, dass die ganze Erscheinung lediglich durch ein Nachgeben bei stärkerer Belastung vorgetäuscht sein kann. In der Tat ergab sich in eigenen, ebenfalls noch unveröffentlichten Versuchen über die Grösse des elastischen Rückschlages bei verschieden grossen passiven Bewegungen, dass der relativ stärkere Widerstand bei kleinen Bewegungen wirklich zum guten Teil durch das der ganzen Untersuchungsmethode nach nicht vermeidbare willkürliche Moment des Nachgebens bedingt zu sein scheint. Es wäre jedoch sicherlich falsch, die ganze Riegersche Bremsung auf diese Fehlerquelle zurückzuführen, dies geht, ganz abgesehen von der Nachweisbarkeit schon bei dem ausgeschnittenen glatten Muskel, daraus hervor, dass Mosso sie auch im Schlafe nachweisen konnte, und Spiegel in der Narkose und in der Hypnose, also unter Umständen, unter denen anzunehmen ist, dass das Willkürmoment völlig ausgeschaltet war. Auch die von Spiegel und neuerdings von Kuntz und Kerper gemachte Beobachtung, dass die Gesamtdehnung des Muskels nach Nervendurchschneidung grösser ist als vorher, zeigt, dass es sich in der Tat um eine echte Bremsung zu Beginn der Dehnung handelt.

Wenn somit die Erscheinung der Riegerschen Bremsung einwandsfrei festzustehen scheint, so dürfte nach allem eben über die Art und Weise ihres Entstehens Ausgeführten, doch Schwerwiegendes dafür sprechen, dass unsere Skelettmuskeln tatsächlich die Fähigkeit zur echten tonischen Sperrung besitzen.

Dies legt den Gedanken nahe, dass die von Lehmann aus seinen Ergebnissen erschlossene Kompensation geringer Zugkräfte durch stoffwechsellose Sperrung trotz aller obengenannter Einwände, welche gegen seine Schlüsse zu machen sind, möglicherweise doch zu recht besteht und dass sie vielleicht mit der Riegerschen Bremsung identisch ist. Eine andere Frage ist es aber, ob sie wirklich die Stärke von 8—$10\,^0/_0$ der maximalen Kraft unserer Muskeln besitzt, welche Lehmann berechnet. Ich möchte glauben, dass dies nicht der Fall ist, sondern, dass ein nicht unbeträchtlicher Teil hiervon der ja augenscheinlich vorhanden gewesenen unwillkürlichen Versteifung zuzuschreiben ist. Jedenfalls ist dieser Prozentsatz bei anderen Muskeln unseres Körpers bei weitem nicht derart hoch. Wie schon erwähnt, sieht man nämlich in den Handstreckern schon Ströme auftreten, wenn diese einem Zuge von nur 100 g das Gleichgewicht zu halten haben, während von diesen Muskeln unter den gleichen Bedingungen maximal gut 10 kg gehalten werden können. Die tonische Sperrung macht also hier höchstens $1^0/_0$ der Maximalkraft aus. Bei den Oberarmhebern sind nach den Versuchen von Haas die entsprechenden Werte 250 g und 16 kg also jedenfalls weniger als $2^0/_0$. Leider fehlen noch entsprechende genaue Aktionsstromuntersuchungen bei den Beinmuskeln. Auffällig ist, dass hier nach den Erfahrungen aller Untersucher bei schwacher Beanspruchung Ströme sehr viel schlechter ableitbar sind, als bei den Armmuskeln. Dies scheint zusammen mit der Lehmannschen Berechnung dahin zu deuten, dass die Sperrung bei unseren Beinmuskeln eine relativ weit höhere Stärke aufweist als bei den Armmuskeln. Trotzdem erreicht auch hier nach den übereinstimmenden Ergebnissen der Stoffwechsel- und der Aktionsstromuntersuchungen die Sperrung bei weitem nicht die Stärke, um die ganze Schwere des unbelasteten Gliedes zu kompensieren. Hierzu ist vielmehr stets eine erhebliche tetanische Muskeltätigkeit erforderlich. Aus den Lehmannschen Angaben ergibt sich, dass er 5,35 kg brauchte, um das Gewicht des Beines zu kompensieren. Da die Sperrung unter den gleichen Verhältnissen höchstens 2,1 kg ausmachte, so können also durch sie höchstens $40^0/_0$ der Gliedschwere kompensiert worden sein. Bei Hand und Arm treten unseren Erfahrungen nach die ersten Aktionsströme schon auf, wenn die Belastung erst etwa $20^0/_0$ der Gliedschwere ausmacht, also schon etwa bei der Hälfte des beim Bein gefundenen Wertes. Darin zeigt sich wiederum, dass die Sperrung in den Armmuskeln wesentlich schwächer zu sein scheint als in den Beinmuskeln.

Mit diesen Prozentzahlen sind wir schon bei der oben unter 3 angeführten Frage angelangt, und haben sie zugleich auch schon beantwortet, nämlich bei der Frage, ob die tonische Sperrung immer angenommen, dass sie wirklich besteht, auch derartig stark ist, dass ihr im Rahmen der willkürlichen Haltung eine wesentliche funktionelle Bedeutung zukommt. Das Ergebnis ist, dass sie in keinem Falle weiterreicht, als um einen Bruchteil der Schwere der Glieder zu kompensieren, geschweige denn so stark ist, ausser der Eigenschwere noch irgendeine nennenswerte äussere Last zu tragen. Dies alles fällt sicherlich der tetanischen mit Stoffwechselsteigerung und Aktionsströmen verbundenen Spannungsentwicklung zu. Demnach dürfte wohl kein Zweifel sein, dass eine tonische Sperrung unserer Skelettmuskeln zwar vorhanden sein mag, dass sie aber normalerweise jedenfalls zu gering ist, um eine wesentliche funktionelle Bedeutung im Rahmen der Aufgaben der willkürlichen Haltung zu besitzen, und dass sie darum bei deren Betrachtung wie oben geschehen, unbeschadet vernachlässigt werden darf. Damit ist natürlich nicht gesagt, dass sie, wenn sie überhaupt einmal vorhanden ist, nicht unter pathologischen

Verhältnissen stärker werden und grosse funktionelle Bedeutung gewinnen kann. Doch das gehört nicht mehr in den Rahmen der vorliegenden Abhandlung.

b) Tetanische Sperrung.

Ist somit das bei der Betrachtung der willkürlichen Haltung zu berücksichtigende Geschehen lediglich auf die tetanischen Spannungsentwicklungen eingeschränkt, so bleibt doch noch die letzte Frage zu erörtern, ob nicht ein Teil derselben als Sperrung im v. Uexküllschen Sinne anzuprechen ist, d. h. als Spannungsentwicklung ohne Verkürzung, selbst wenn keine Gegenspannung vorhanden ist. Sehen wir uns die für das Vorhandensein einer solchen Sperrung bei unseren Skelettmuskeln von v. Uexküll angeführten Beweise näher an, so betont dieser besonders, dass wir die Fähigkeit haben, den Biceps allein ohne den Triceps anzuspannen und ohne dass es zu einer Beugebewegung kommt. Dies soll aus folgendem hervorgehen: Lässt man eine Vp. den Unterarm wagerecht vorgestreckt halten und suggeriert ihr, dass sie in der Hand ein schweres Gewicht zu tragen habe, so kann man feststellen, dass der Arm einem Stosse nach unten einen starken Widerstand entgegensetzt, einem Stosse nach oben jedoch so gut wie gar keinen. Eine genauere Untersuchung des hierbei sich Abspielenden mit Hilfe der Aktionsströme (bisher unveröffentlichte Versuche) ergab jedoch, dass in allen Fällen nicht nur der Biceps sondern auch der Triceps nach Art der typischen Versteifungsinnervation angespannt wurde. Der Unterschied des Widerstandes nach unten und nach oben erklärt sich zwanglos aus der gegebenen psychischen Einstellung dem Drucke eines schweren Gewichtes, also einer nur nach unten wirkenden Kraft Widerstand leisten zu müssen. Es ergab sich nämlich, dass beim Drucke nach unten, dieser Einstellung entsprechend, die Muskeln stärker versteift wurden, beim Drucke nach oben dagegen die Versteifung ausgesetzt und einfach nachgegeben wurde. Ganz ebenso erklärt sich ohne Zuhilfenahme einer besonderen Sperrung der Uexküllsche Scherenversuch (Vorstellung dicke Pappe zu schneiden, grosser Widerstand gegen Öffnen, geringer gegen Schliessen der Schere).

Gewiss können manche Menschen tatsächlich ihren Biceps ohne den Triceps innervieren, die hierbei entwickelten Spannungen sind aber, der Stärke der auftretenden Ströme nach zu schliessen, nur von mässiger Stärke. Wenn sie wirklich stärker sind, so kommt es, wie sich bei feinerer Registrierung ergibt, stets auch zu kleinen Bewegungen des Gliedes. Sieht man sich dazu noch die von den „Muskelmenschen“ zur Ausführung isolierter Muskelcontractionen z. B. des Biceps eingenommene Stellung näher an, so ist diese allemal derart, dass bei einer Beugung die Schwere des Unterarmes überwunden werden müsste. Dies ist übrigens auch bei dem eben erwähnten Uexküllschen Versuch der Fall. Das Ausbleiben der Beugebewegung trotz alleiniger Bicepsanspannung erklärt sich demnach zwanglos daraus, dass diese nicht stark genug ist, um die Schwere des Armes zu überwinden.

Ebenso sind auch die anderen Argumente v. Uexkülls nicht stichhaltig. Die Berufung auf die Riegersche Bremsung muss abgelehnt werden, da es sich hier, wie wir sahen, um einen nicht tetanischen Vorgang handelt; und die Berufung auf die Enthirnungsstarre muss abgelehnt werden, da deren Stärke geradezu durch das Vorhandensein einer entsprechenden Gegenspannung ausgelöst wird und erlischt, wenn diese völlig fortfällt [Fulton (136)]. Lediglich eine Beobachtung von Plaut (261) scheint mir nicht anders als durch die Annahme einer Sperrung im v. Uexküllschen Sinne erklärt werden zu können. Diese beschreibt, dass bei einem Oberarmamputierten auf die Aufforderung der „Unterarmbeugung" hin der Biceps kurz wurde und dabei weich blieb, auf die Aufforderung hin die Muskeln anzuspannen, dagegen die Stümpfe gleich lang blieben und nur hart wurden. Dieser, soweit ich entnehme, anscheinend nur auf subjektive Beobachtungen gestützten Angabe von Plaut stehen aber die objektiven graphischen Registrierungen von Bethe und Kast (34) gegenüber, aus denen unter denselben Verhältnissen einwandfrei eine Verkürzung der Muskeln hervorgeht. Somit erscheint auch diese Stütze der v. Uexküllschen Ansicht zum mindesten unbewiesen und damit die ganze Annahme einer von der Verkürzung unabhängigen tetanischen Sperrung und der funktionellen Bedeutung für unsere willkürliche Haltung.

Fassen wir das Resultat der vorliegenden kritischen Betrachtungen zum Tonusproblem zusammen, so ergibt sich, dass zwar die eine Seite desselben, oder besser die nicht immer mit genügender Schärfe davon getrennte Behauptung der Plastizität, d. h. der Fähigkeit die Ruhelänge der Muskeln verändern zu können, sich als zutreffend erwiesen hat. Was dagegen das eigentliche Tonusproblem, d. h. die Frage nach der Möglichkeit einer sich von der gewöhnlichen motorischen unterscheidenden Spannungsentwicklung zwecks Aufrechterhaltung der Gliedstellung anbetrifft, so ist zwar zur Zeit nicht von der Hand zu weisen, dass der normale Skelettmuskel in geringer Stärke auch diese Fähigkeit besitzen mag. Insbesondere scheint dies für die „tonische" nicht mit Stoffwechselsteigerung und Aktionsströmen verbundene Spannungsentwicklung zu gelten. Diese ist aber jedenfalls zu gering, um funktionell eine nennenswerte Bedeutung zu besitzen, vor allem genügt sie bei weitem nicht, um die Stellung unserer Glieder der Schwere gegenüber aufrecht zu erhalten. In dieser Beziehung scheinen unsere quergestreiften Skelettmuskeln zwar einen besonderen Tonus zu besitzen, nicht aber eine besondere Tonusfunktion. Vielmehr sind die sämtlichen für die willkürliche Haltung in Frage kommenden aktiven Kräfte auf dieselbe Art der tetanischen Spannungsentwicklung zurückzuführen, die, wenn die entsprechende Gegenspannung fehlt, durch Muskelverkürzung zur Haltungsänderung, zur Bewegung führt. Dadurch wird die einheitliche

Behandlung von willkürlicher Haltung und willkürlicher Bewegung nicht nur möglich, sondern sogar erforderlich.

IV. Willkürliche Bewegung.

A. Übersicht über die Grundformen willkürlicher Bewegungen.

Wie im vorigen Kapitel ausführlich begründet wurde, sind willkürliche Haltung und Bewegung insofern als ein einheitliches Geschehen zu betrachten, als sie auf derselben tetanischen Form der Spannungsentwicklung unserer Muskeln beruhen. Man hat dies auch verschiedentlich so ausgedrückt, dass man gesagt hat, bei der Haltung handle es sich um eine Bewegung mit der Geschwindigkeit Null. Dies scheint aber auch das Einzige zu sein, was beiden gemeinsam ist. Ja fasst man das subjektive Geschehen ins Auge, so scheint dies einer vereinheitlichenden Zusammenfassung von Haltung und Bewegung geradezu unrecht zu geben. Haben wir doch nicht nur bei beiden ein ganz verschiedenes subjektives Erleben, sondern scheint es doch sogar, als wenn beide Erlebnisvorgänge sich direkt ausschliessen, indem wir die psychische Einstellung auf Haltung aufgeben müssen, wenn wir den Entschluss zur Bewegung fassen und umgekehrt. Bei eingehenderer Betrachtung zeigt sich jedoch, dass dies durchaus falsch ist, dass sich vielmehr die beiden Einstellungen auf Haltung und auf Bewegung in der verschiedenartigsten Weise überlagern können. Genau betrachtet ist dies tatsächlich immer der Fall und die Überlagerung geht sogar so weit, dass man geradezu je nach der Art der Mitbeteiligung der Haltungsinnervation die willkürliche Bewegung in ihre Grundformen einteilen kann. Überblickt man von diesem Gesichtspunkte der Überlagerung mit Haltungsinnervationen aus die Möglichkeit der Ausführung willkürlicher Bewegungen, so ergeben sich folgende Grundformen derselben:

Wie oben näher begründet wurde, ist die Ruhelage unserer Glieder keine ein für alle Mal gegebene, sondern kann unter Veränderung der psychischen Einstellung gewechselt werden. Dementsprechend kann unterschieden werden, ob die willkürliche Bewegung unter einem Wechsel der Ruhelage erfolgt oder nicht, ob sie eine Bewegung aus einer Ruhelage heraus und wieder in dieselbe zurück ist, also eine Hin- und Herbewegung um dieselbe Ruhelage, oder ob sie eine Einzelbewegung aus einer alten in eine neue Ruhelage ist. Die erste Bewegungsform entspricht der bei der Haltung besprochenen Einstellung auf Kompensation und die zweite Bewegungsform derjenigen auf Adaptation. Diese beiden psychischen Einstellungen liegen demnach nicht nur der willkürlichen Haltung, sondern auch der willkürlichen Bewegung zugrunde und ihnen entsprechend sind 1. Hin- und Herbewegungen und 2. Einzelbewegungen als die beiden Grundformen der willkürlichen Bewegung anzusehen.

Ganz dieselbe Unterscheidung hat übrigens schon Rieger (280 II, S. 384) getroffen, wenn er sagt, dass es „zweierlei Bewegungen im Körper gibt und zwar 1. solche Bewegungen, welche von selbst und ohne weiteres endigen in dem vorigen Zustand der Verteilung der Kräfte . . . . . . und 2. solche Bewegungen, welche durch eine dauernde Änderung in der Verteilung der Kräfte sofort einen neuen Zustand und eine neue Haltung herbeiführen . . . . Die Art und Weise hängt ganz ab von der Absicht, von der Bewegungsintention, mit der man die Bewegung beginnt. Je nach dem, was man intendiert, macht man es so oder so. Dieses Intendieren geschieht auch bei uns Menschen in der Regel gerade so ohne Bewusstsein, wie überhaupt die grosse Majorität unserer Bewegungen ohne Bewusstsein geschieht. . . . . Aber die Möglichkeit besteht, dass wir mit Bewusstsein diese verschiedenen Intentionen machen."

Die Notwendigkeit, die Hin- und Herbewegung und die Einzelbewegung als die beiden Grundformen der willkürlichen Bewegung zu unterscheiden, wird durch die folgende Betrachtung noch erhärtet. Die Aufrechterhaltung irgendeiner Gliedstellung dürfte in Wirklichkeit nur selten rein passiv als Ruhelage, vielmehr fast stets durch eine mehr oder minder starke Haltungsinnervation möglich sein. Die Einzelbewegung beginnt demnach stets aus einer Haltung und endet in einer solchen. Die Ausführung von Einzelbewegungen geschieht demnach durch einen Übergang von der Haltungsinnervation zur Bewegungsinnervation und wieder zurück zur Haltungsinnervation. Sie stellt demnach ein kompliziertes Zusammenwirken der beiden Innervationsarten dar, das zudem noch durch einen Wechsel der Ruhelage verwickelt wird. Anders bei der Hin- und Herbewegung, zumal wenn diese, wie dies in Wirklichkeit der Fall zu sein pflegt, nicht nur einmal ausgeführt wird, sondern in ununterbrochener Folge rhythmisch wiederholt wird. Hier ist das Glied in ständiger, von keiner Haltung unterbrochener Bewegung. Haltungsinnervationen sind demnach, wenigstens unter der gleich noch zu erörternden Voraussetzung des Fehlens äusserer Kräfte, völlig überflüssig und das ganze Geschehen entwickelt sich lediglich als Folge von Bewegungsinnervationen. Mit anderen Worten, bei der rhythmischen Hin- und Herbewegung liegt eine reine Bewegungsinnervation vor, bei der Einzelbewegung dagegen ein Gemisch von Bewegungs- und Haltungsinnervation. Dementsprechend müssen die für die Bewegungsinnervation charakteristischen Verhältnisse am reinsten bei der Hin- und Herbewegung anzutreffen sein und nicht bei der Einzelbewegung. Nach dieser Auffassung stellt also die Hin- und Herbewegung und nicht die Einzelbewegung die einfachste Form der Willkürbewegung dar. Da alles dieses sich in der experimentellen Analyse als zutreffend erwiesen hat, gliedert sich die folgende Darstellung der willkürlichen Bewegung in die beiden Grundformen der Hin- und Herbewegung und der Einzelbewegung und beginnt mit der Hin- und Herbewegung als der einfachsten von beiden.

Vorerst sind jedoch noch einige andere Überlagerungsmöglichkeiten von Haltungs- und Bewegungsinnervation zu erörtern, die bei jeder willkürlichen Bewegung, einerlei ob Hin- und Herbewegung oder Einzelbewegung vorhanden sein können. Dies ist in erster Linie die Überlagerung von Bewegungs- und Versteifungsinnervation, also die Möglichkeit, dass Bewegungen in einem Gelenke ausgeführt werden, während dieses Gelenk gleichzeitig mehr oder minder stark versteift wird, sog. versteifte Bewegungen. R. Wagner (344) zählt als Bedingungen, welche eine versteifte Bewegungsausführung nach sich ziehen, auf:

a) dass die antagonistischen Muskeln eine Nebenrolle als Synergisten haben, z. B. Biceps und Triceps bei unter Faustschluss ausgeführten Bewegungen im Ellenbogengelenk;

b) willkürlich, um Bewegungen unter erhöhter Reflexbereitschaft auszuführen;

c) um Bewegungen mit gleichförmiger Geschwindigkeit auszuführen;

d) mangelnde Übung und plötzliche schmerzhafte oder ungewohnte Einwirkungen.

Solche Versteifungen spielen eine besondere Rolle bei Einzelbewegungen, bei denen, wie die Erfahrung gezeigt hat, eine ganz lockere Ausführung von den meisten Menschen erst besonders geübt werden muss. Bei Einzelbewegungen ist demnach zu unterscheiden, ob sie locker oder versteift ausgeführt werden. Demgegenüber müssen Hin- und Herbewegungen, wenn sie wirklich fliessend ohne Haltepunkte als einheitliches Ganzes durchgeführt werden sollen, ganz locker sein. Wir werden dementsprechend die Versteifung hier vernachlässigen können, was nebenbei gesagt, wiederum ein Punkt ist, der die fliessende Hin- und Herbewegung zur einfacheren Bewegungsform stempelt.

Schliesslich findet, wie von den Ergebnissen vorweggenommen sei, noch dann eine Überlagerung der Bewegungs- durch die Haltungsinnervation statt, wenn während der Bewegung erhebliche äussere Drehmomente auf das zu bewegende Glied einwirken, wie z. B. beim Heben und Senken von Gewichten. Dies geht soweit, dass die typischen Kennzeichen der Bewegungsinnervation erst dann ganz rein hervortreten, wenn solche äusseren Drehmomente, vor allem auch die Wirkungen der eigenen Gliedschwere völlig ausgeschaltet sind.

Unter Berücksichtigung aller eben genannten Umstände ergibt sich folgende Einteilung der willkürlichen Bewegungen:

I. Von Aussenkräften möglichst unbeeinflusste Bewegungen.

    1. Hin- und Herbewegungen.

    2. Einzelbewegungen.

       a) Locker.

       b) Versteift.

II. Bewegungen unter dem Einflusse von Aussenkräften.

Diese Einteilung ist auch dem folgenden Darstellungsversuche zugrunde gelegt, wobei noch dem grossen Einflusse, den die Schnelligkeit der Bewegungsausführung hat, dadurch Rechnung getragen ist, dass in jedem Falle die Veränderungen des Geschehens von ausgesprochen langsamer Ausführung der betreffenden Bewegungsart bis zur schnellstmöglichen beschrieben werden.

B. Das Verhalten der verschiedenen synergisch arbeitenden Muskeln und Muskelteile zu einander.

Bevor wir uns jedoch damit beschäftigen, wie bei den verschiedenen Bewegungsarten die Agonisten- und Antagonistentätigkeiten aussehen und von welcher Art deren Beziehungen zueinander und zu den einzelnen Phasen der Bewegungskurve sind, dürfte es angebracht erscheinen, zuvor kurz zu erörtern, welche Beziehungen zwischen den Tätigkeiten der verschiedenen Agonisten einerseits und Antagonisten andererseits untereinander bestehen. Dies ist vom Standpunkte der Methodik aus schon im zweiten Kapitel kurz geschehen und soll darum von diesem Standpunkte aus hier nicht wiederholt werden, wenn auch die folgenden Ausführungen und Abbildungen für die Gültigkeit des dort Gesagten erst die Beweise bringen. Was uns hier an den Beziehungen interessiert, welche zwischen den Tätigkeiten der verschiedenen synergisch arbeitenden Muskeln und Muskelteile bestehen, ist die Frage, ob hier bei der Ausführung willkürlicher Bewegungen bestimmte Ordnungsbeziehungen festzustellen sind und welcher Art diese gegebenenfalls sind. Die zwischen der Tätigkeit der Agonisten und Antagonisten bestehenden Ordnungsbeziehungen ergeben sich bei der zur Analyse des Zustandekommens der Bewegungen angewandten Methode der gleichzeitigen Ableitung der Aktionsströme von je einem Antagonisten und Agonisten von selbst. Für das Verhältnis der verschiedenen Agonisten und Antagonisten untereinander muss dies aber noch besonders festgestellt werden. Erst beides zusammen kann uns dann ein vollständiges Bild von der für die Bewegungsinnervation typischen Tätigkeitsform unserer Muskeln geben, sowie davon, worin sich diese von den Tätigkeitsformen bei der Haltungs- und Versteifungsinnervation unterscheidet.

1. Lockere unbelastete Bewegungen.

Bei lockeren Bewegungen, einerlei ob Hin- und Herbewegungen oder Einzelbewegungen, die unter möglichster Ausschaltung von Aussenkräften, also ohne wesentliche Anstrengung ausgeführt werden, sind von den in Frage kommenden Agonisten in ganz verschiedener Weise teils sämtliche, teils nur der eine oder der andere tätig. Dies hängt einmal von der Stärke der Beanspruchung ab, indem von einer gewissen Stärke derselben an, sämtliche Muskeln einspringen.

Zweitens hängt dies in erster Linie von der Stellung der Nachbarglieder ab. Ist diese Stellung eine extreme, so ist nur einer der Muskeln tätig und zwar bei bestimmten Stellungen jeweils stets derselbe. Lediglich bei Mittelstellungen sind alle Agonisten einigermassen gleichstark tätig. So ist bei Bewegungen im Ellbogengelenk, wenn die Hand gleichzeitig extrem supiniert ist, allein der Biceps, wenn sie extrem proniert ist, allein der Brachialis tätig, in Mittelstellung zwischen Supination und Pronation dagegen beide Muskeln annähernd gleich stark. Ebenso sind bei Dorsalflexionen der Hand, wenn die Finger stark gebeugt sind, lediglich Ext. Carpi rad. und uln. tätig, wenn die Finger extrem gestreckt sind, wenigstens im ersten Teile der Bewegung lediglich die Ext. digitorum und bei Mittelstellung der Finger sämtliche Muskeln.

Sucht man diese eigentümlichen Schaltungen der Muskeltätigkeiten näher zu verstehen, so bietet sich wohl ein erster Weg dazu, wenn man berücksichtigt, dass in allen ebengenannten Beispielen stets derjenige Muskel als der Hauptagonist bzw. -antagonist befunden wird, der die massgebende Stellung des Nachbargelenkes als Agonist herbeigeführt (Biceps bei Supination der Hand) oder wenigstens als Synergist unterstützt hat. (Ext. carpi bei Faustschlusssynergie.)

So wichtig dieser Gesichtspunkt auch sicherlich ist, so scheint er doch nicht der einzige zu sein, wie folgende Aktionsstrombeobachtung zeigt. Die Streckung des Kniegelenks erfolgt im Sitzen, also bei gebeugtem Hüftgelenk zunächst durch eine kräftige, aber kurzdauernde Contraction lediglich des Rectus femoris. Bei weiterer Streckung tritt in dem Masse, wie die Tätigkeit des Rectus verschwindet, dann eine solche der beiden Vasti ein. Zur Erklärung dieses Tätigkeitswechsels zwischen den Agonisten kann der obige Gesichtspunkt nicht herangezogen werden. Vielleicht liegt die Deutung darin, dass der Rectus unter diesen Umständen mit fortschreitender Gliedstreckung aktiv insuffizient wird. D. h. bei dem über das Hüftgelenk hinwegziehenden Rectus ist durch die Hüftbeugung der obere Ansatz dem unteren schon so weit genähert, dass bei fortschreitender Kniestreckung die Entfernung der beiden Ansatzpunkte kleiner wird, als die stärkste Verkürzungsmöglichkeit des Muskels ist, so dass er darum keine Spannung mehr zu entwickeln vermag. Bei den Vasti dagegen fällt dies fort, da sie nicht über das Hüftgelenk hinwegziehen. Als Grund für den hier gemutmassten Zusammenhang zwischen dem Aufhören der Tätigkeit eines Muskels und seinem „aktiv Insuffizientwerden" kann man sich vorstellen, dass mit dem Fortfall der inneren Spannung die Spannungsreflexe fortfallen, die nach P. Hoffmann einen wesentlichen Teil der Muskeltätigkeit ausmachen. Siehe dagegen die Ausführungen über deren Bedeutung in Kapitel V B 1. Es ist aber auch denkbar, dass rein zentral die Tätigkeit des Muskels irgendwie zum Aufhören gebracht wird, wenn der Punkt der aktiven Insuffizienz erreicht ist. Wie dem aber auch sein mag, das Aufhören

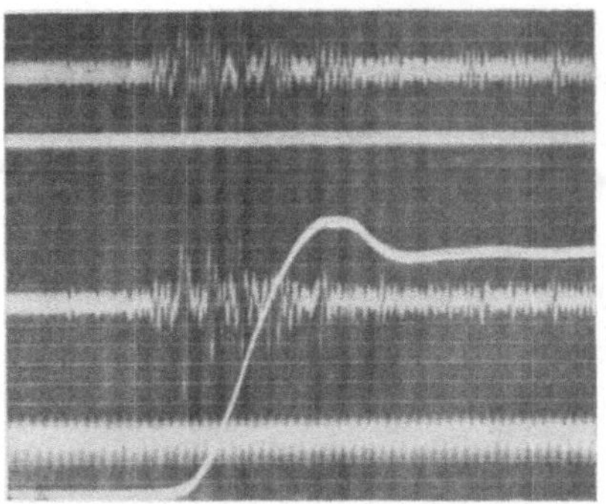

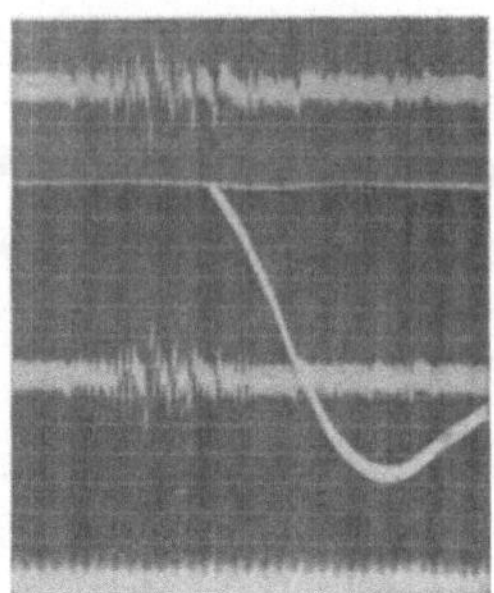

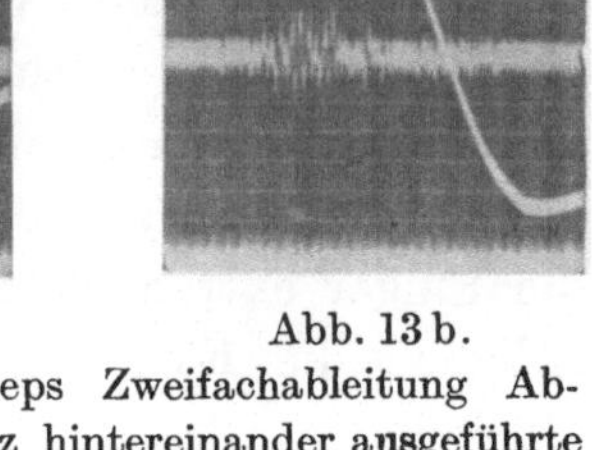

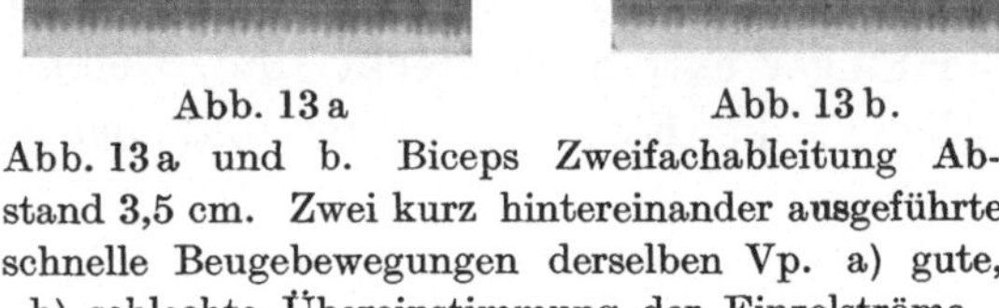

Abb. 12. Ext. carp. rad. Zweifachableitung, Abstand 1 cm. Gute Übereinstimmung bei Dorsalflexion der Hand.

Abb. 13 a   Abb. 13 b.

Abb. 13 a und b. Biceps Zweifachableitung Abstand 3,5 cm. Zwei kurz hintereinander ausgeführte
schnelle Beugebewegungen derselben Vp. a) gute,
b) schlechte Übereinstimmung der Einzelströme.

der Tätigkeit eines Muskels, so wie er aktiv insuffizient wird, bedeutet auf
alle Fälle, wenn es sich tatsächlich bewahrheiten sollte, ein im Sinn der Erspa-
rung unnützer Arbeit äusserst zweckmässiges Geschehen, und damit ein
merkwürdiges Beispiel von dem koordinierten Ineinandergreifen der Einzel-
funktionen bei der Ausführung willkürlicher Bewegungen. Zum mindesten
dürfte es sich darum verlohnen, diesen Zusammenhang als Arbeitshypothese
anzunehmen und auch auf dem sich hier eröffnenden zweiten Wege den eigentümlichen Schaltungen zwischen der Tätigkeit der verschiedenen Agonisten
bei der Ausführung willkürlicher Bewegung nachzugehen.

Alle diese Schaltungen waren übrigens schon Beevor (26, 27) bekannt; und
man kann sich auch selbst z. B. bei Biceps und Brachialis durch blosses Betasten
der Muskeln sehr leicht davon überzeugen. Die weitere Untersuchung mit
Hilfe der Aktionsströme ergänzt unsere Kenntnisse hierüber nach den ver-

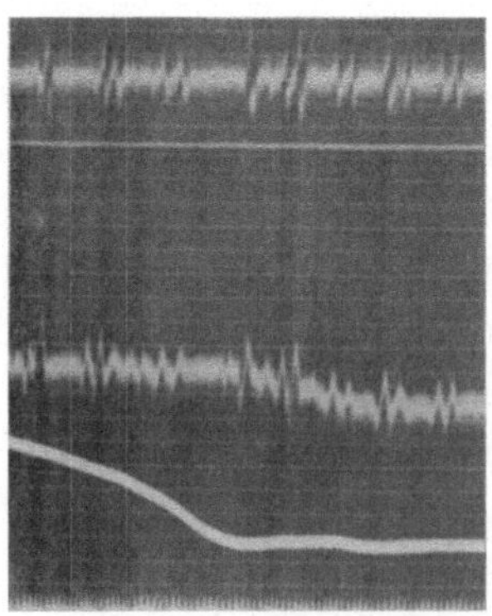

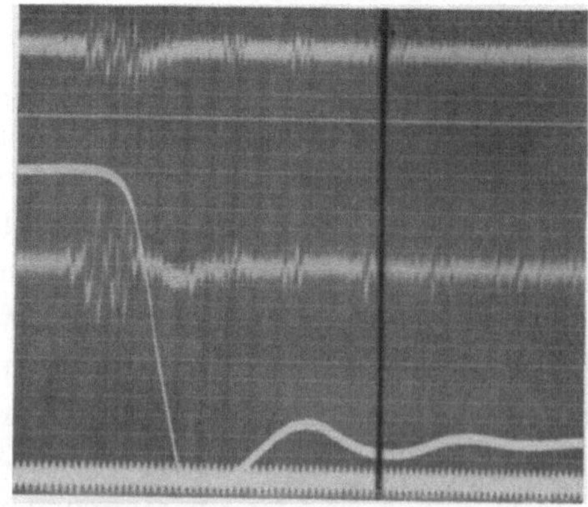

Abb. 14. Lockere Beugebewegung.
Oben Brachialis, unten Biceps. Gute
Übereinstimmung.

Abb. 15. Schnelle Handstreckung. Oben Ext. carp.
uln., unten Ext. carp. rad. Gute Übereinstimmung
der Perioden.

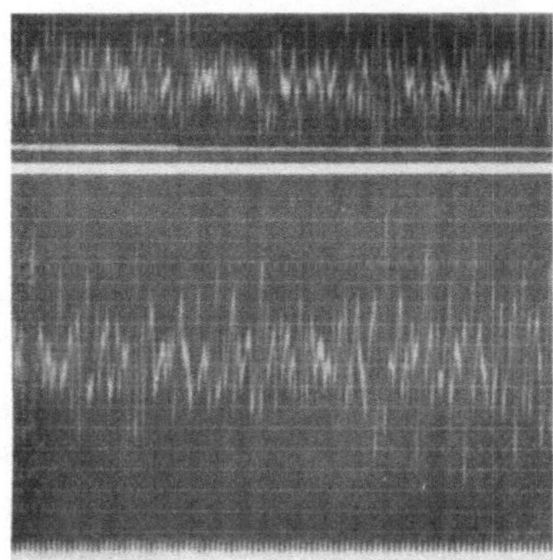

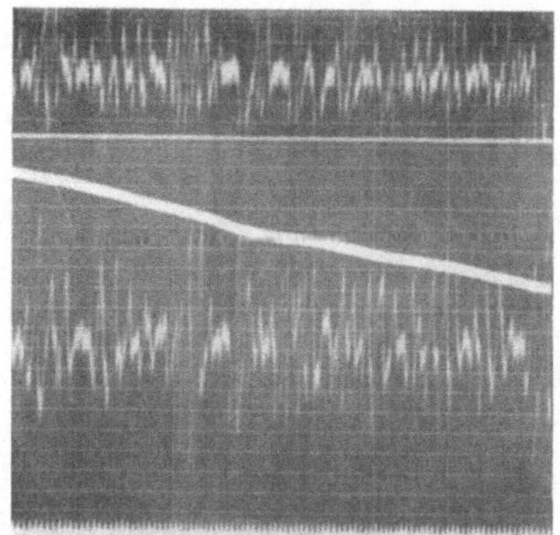

Abb. 16 a.   Abb. 16 b.

Abb. 16 a und b. Biceps Zweifachableitung Abstand 2 cm. a) Versteifte Haltung,
keine Übereinstimmung. b) Versteifte Bewegung gute Übereinstimmung.

schiedensten Richtungen hin. Einmal ergab sich mit Hilfe der Aktionsströme,
dass ein Muskel unter denselben Bedingungen, unter welchen er bei Bewegungen
in der einen Richtung der alleinige Agonist oder wenigstens der Hauptagonist
ist, er bei Bewegungen in der umgekehrten Richtung auch der alleinige oder
wenigstens der Hauptantagonist ist [Wachholder (328)].

Insbesondere aber erlaubt die Aktionsstromuntersuchung tiefer ein-
zudringen in das Verhalten der verschiedenen Teile desselben Muskels
zueinander sowie auch in die feineren Beziehungen zwischen den Tätigkeiten
der verschiedenen Agonisten, wenn diese gemeinsam tätig sind. Hiervon gewinnt
man auf diese Weise folgendes Bild [Wachholder und Altenburger 332,
335)]. Wenn wir soeben sahen, dass bei lockeren widerstandslosen Bewegungen
nicht immer sämtliche als Agonisten in Frage kommenden Muskeln tätig
sind, so scheint dies demgegenüber bei den
verschiedenen Teilen desselben Muskels
stets der Fall zu sein. Vergleicht man
letztere miteinander, so ergibt sich, dass
die Aktionsstrombilder selbst mehrere Zentimeter voneinander entfernter Faserbündel,
sofern sie demselben Kopfe, derselben
Partie des Muskels angehören, meist auffallend gut übereinstimmen. Jedoch ist der
Grad der Übereinstimmung bei verschiedenen Personen verschieden. Bei manchen
Personen findet man stets eine bis ins
Kleinste gehende ausgezeichnete Übereinstimmung (Abb. 12). Bei anderen ist die
einzelne Anordnung der Ströme zu kleineren
Gruppen u. dgl. streckenweise eine ver-

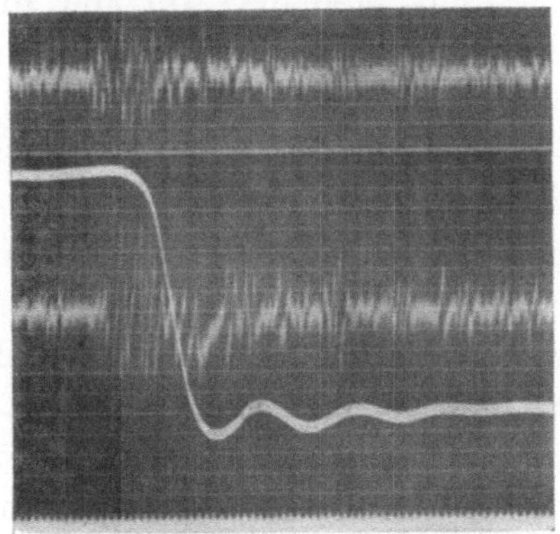

Abb. 17. Oben Ext. carp., unten Ext.
carp. rad. Schnelle Handstreckung.
Derselbe Versuch wie Abb. 15, nur
willkürliche Versteifung, schlechtere
Übereinstimmung.

schiedene; doch pflegen diese Stellen abweichenden Verhaltens in der Minderzahl zu sein. Auch sind sie nur bei grösserem Elektrodenabstande zu beobachten. Nicht selten sieht man, zumal bei weiterem Elektrodenabstande den Grad der Übereinstimmung innerhalb der kürzesten Zeit, ja innerhalb derselben Bewegung, ohne ersichtlichen Grund wechseln (Abb. 13a und b). In allen Fällen sieht man jedoch die grossen für die Agonisten- bzw. Antagonistentätigkeit bei lockeren willkürlichen Bewegungen charakteristischen periodischen Gruppierungen der Ströme vorzüglich übereinstimmen. Im allgemeinen dürfte demnach die bis in die Einzelheiten gehende Übereinstimmung der Aktionsstrom- bzw. Tätigkeitsbilder der verschiedenen Faserbündel eines Muskels als das für die lockere willkürliche Bewegung charakteristische Verhalten bezeichnet werden.

Vergleicht man das Verhalten verschiedener Köpfe eines Muskels oder dasjenige verschiedener Muskeln, die beide als Agonisten bzw. Antagonisten der untersuchten Bewegung in Frage kommen, miteinander, so ergibt sich fast stets eine weit geringere Übereinstimmung. Zumal die einzelnen Aktionsstromzacken sind nach Stärke und Zahl meist ganz verschieden und auch die kleineren Untergruppen derselben stimmen nur gelegentlich überein. Ein solches Verhalten findet man z. B. bei den verschiedenen Tricepsköpfen und bei den verschiedenen Handstreckern. Andererseits beobachtet man bei manchen Personen eine ebenso gute Übereinstimmung der Aktionsstrombilder des Biceps und Brachialis bis zu den einzelnen Aktionsstromzacken, wie zwischen den Bildern verschiedener Faserbündel des Biceps (Abb. 14).

Was dagegen die groben Umrisse der Aktionsstrombilder, besonders die grossen periodischen Schwankungen anbetrifft, so pflegen diese mit einer gleich noch hervorzuhebenden Ausnahme fast stets gut übereinzustimmen. Dies gilt besonders für die für schnelle Einzelbewegungen typischen sich wiederholenden Perioden und zwar nicht nur während der Bewegung selbst, sondern auch während der ihr folgenden wellenförmigen Nachschwankungen (Abb. 15); doch wird dies gegen deren Ende im Übergange zu der folgenden Haltungsinnervation vielfach deutlich schlechter. Die eben erwähnte Ausnahme machen unserer Erfahrung nach schnelle Streckbewegungen im Ellbogengelenk. Hier stimmen nicht selten, jedoch durchaus nicht immer, die Periodenbildungen sowohl zwischen den verschiedenen Tricepsköpfen als auch besonders zwischen Biceps und Brachialis schlecht überein. Nach den bisher gewonnenen Ergebnissen scheint es so, als wenn dies damit zusammenhängt, dass die Muskeln des Oberarmes in zwei verschiedene Antagonistenpaare bei dieser speziellen Bewegung zerfallen und zwar, dass hier das Caput longum des Triceps und der Biceps einerseits und das Caput laterale des Triceps und der Brachialis andererseits funktionell als je ein Antagonistenpaar zusammengehören.

2. Versteifte Bewegungen.

Wird ein Gelenk durch gleichzeitige krampfhafte Anspannung der es umgebenden Muskeln festgestellt, versteift, so sind, wie S. 45 gezeigt worden, die von den einzelnen Muskelfaserbündeln ableitbaren Aktionsstrombilder durchaus verschieden. Die Tätigkeit der einzelnen Muskeln bzw. Muskelteile ist eine völlig ungeordnete, voneinander unabhängige. Wird aus einer derartigen versteiften Haltung heraus eine Bewegung ausgeführt, während gleichzeitig die Versteifung möglichst beibehalten wird, so zeigt sich bei einem Vergleich der Aktionsstrombilder der verschiedenen Faserbündel desselben Muskels, dass bei langsamen versteiften Bewegungen bei einem Teil der Personen nicht nur die Untergruppen der Ströme, sondern vielfach auch die einzelnen Stromschwankungen recht gut übereinzustimmen beginnen (Abb. 16a und b). In anderen Kurven derselben Person können die Übereinstimmungen wesentlich geringer sein, und dies ist bei manchen Vp. die Regel. Die Abweichungen gehen dann so weit, dass nicht nur die einzelnen Stromschwankungen verschieden aussehen, sondern auch die Aktionsstromgruppen nur an Stellen ausgesprochenen Zehnerrhythmus zusammenfallen. Bei weitem Abstande der Ableitungen ist vielfach selbst dies nicht einmal der Fall. Auch bei schnellen versteiften Bewegungen stimmt die hier besonders deutliche Periodenbildung gewöhnlich nur ganz zu Anfang überein. (Abb. 17) In manchen Fällen sieht man freilich mehrere Perioden nacheinander zeitlich gut zusammenfallen. Wenn man die Bilder verschiedener Agonisten oder Antagonisten miteinander vergleicht, so sind die Übereinstimmungen noch geringer. Bei langsamen Bewegungen ist eine solche der einzelnen Stromschwankungen niemals zu beobachten und auch die Aktionsstromgruppen fallen nicht immer zeitlich zusammen, am besten wiederum bei ausgesprochenem Zehnerrhythmus, z. B. wenn die Muskeln bei langsamen mässig versteiften Bewegungen als Antagonisten tätig sind. Bei schnellen Bewegungen stimmen die Periodenbildungen ebenso wie beim Vergleich der Tätigkeit verschiedener Teile desselben Muskels anfänglich gewöhnlich gut und in den späteren Perioden zum Teil ebenfalls, meist jedoch gar nicht überein.

Im Gegensatze zur reinen Versteifungsinnervation treten also unter dem Einflusse eines hinzukommenden Bewegungsimpulses deutliche Zeichen von Übereinstimmung in den Aktionsstrombildern auf. Im allgemeinen sind jedoch die Übereinstimmungen wesentlich geringer als bei lockeren Bewegungen und in keinem Falle durchgehend vorhanden. Eine Ausnahme machen nur Bewegungen, die unter einem starken Versteifungstremor ausgeführt werden. Hier stimmen die Aktionsstromgruppen der verschiedenen Agonisten bzw. Antagonisten zeitlich stets gut überein.

3. Bewegungen mit Heben und Sinkenlassen eines Gewichtes.

Wählt man die Gewichte so schwer, dass bei reiner Haltungsinnervation gar keine Übereinstimmung der Aktionsstrombilder zu beobachten ist, so sieht man, sowie eine Bewegung ausgeführt wird, ebenso wie bei der Versteifung deutliche Zeichen einer Neigung zu Übereinstimmungen hervortreten. Im allgemeinen geht dies sogar wesentlich weiter als dort, wenn auch nicht so weit wie bei lockeren der Schwerkraft entzogenen Bewegungen. So sind bei

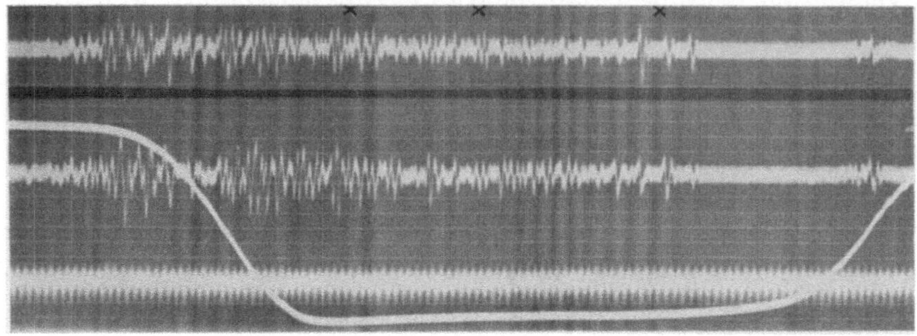

Abb. 18. Deltoideus, pars acromialis Zweifachableitung Abstand 2,5 cm, Arm heben und senken.

einem Vergleich der Aktionsstrombilder verschiedener Faserbündel desselben Muskels bei langsamen Bewegungen die einzelnen Stromschwankungen und Gruppen von Strömen durchweg verschieden. Nur bei ausgesprochenem periodischem Auftreten der Ströme, z. B. beim Sinkenlassen des Gewichtes, stimmen die Perioden zeitlich gut überein. Bei schneller ruckartiger Bewegungsausführung wird die Übereinstimmung sowohl beim Heben als auch beim Sinkenlassen eine weit bessere als bei langsamen Bewegungen und umfasst jetzt nicht nur die grossen Aktionsstromperioden, sondern meist auch die einzelnen Schwankungen und kleinen Gruppen von solchen (Abb. 18). Die Aktionsstrombilder der verschiedenen Agonisten und Antagonisten einer Bewegung zeigen niemals eine Übereinstimmung der einzelnen Stromschwankungen. Nur wenn ausgesprochene Periodenbildungen vorhanden sind, fallen diese zeitlich gut zusammen, was sowohl für Perioden in Zehnerrhythmus wie z. B. beim langsamen Sinkenlassen gilt als auch für die längeren Periodenbildungen schneller Bewegungen. Erwähnenswert wäre noch, dass häufig auch noch nach der Beendigung der Bewegung während des folgenden Haltens des Gewichtes eine Zeitlang eine in den verschiedenen Muskeln übereinstimmende periodische Gliederung der Ströme von etwa zehn Perioden pro Sekunde sichtbar bleibt.

Übersehen wir die vorliegenden Befunde, so ergibt sich, dass bei der willkürlichen Bewegung unter den verschiedensten Umständen immer wieder eine starke Neigung zu übereinstimmender Tätigkeit nicht nur zwischen den verschiedenen Faserbündeln desselben Muskels, sondern auch zwischen denjenigen verschiedener Muskeln hervortritt. Dies zeigt sich ganz besonders deutlich, sowie zur Haltungs- oder Versteifungsinnervation noch eine Bewegungsinnervation hinzutritt. Gewiss gibt es selbst zwischen nahegelegenen Teilen desselben Muskels immer wieder Strecken, in denen die Einzelheiten der Tätigkeit nicht übereinstimmen und bei entfernteren Teilen oder gar verschiedenen Muskeln ist dies sogar recht häufig. Aber die grosse Gliederung der Tätigkeit (Beginn und Ende, periodische Schwankungen) stimmt doch in der Regel ausserordentlich gut überein. Darnach kann kein Zweifel sein, dass eine feste Ordnungsbeziehung im Sinne einer von der schwächsten bis zur stärksten Contraction durchgehenden Tendenz zur Übereinstimmung zwischen den verschiedenen synergisch arbeitenden Teilen die für die willkürliche Bewegung typische Tätigkeitsform ist. Damit unterscheidet sie sich grundsätzlich von der Versteifungsinnervation mit ihrem gänzlich ungeordneten Tätigkeitscharakter und von der Haltungsinnervation, bei der diese Tendenz zur Übereinstimmung nur bei stärkster Contraction hervortritt. Infolgedessen ist es verständlich, dass diese Tendenz sich dann am vollkommensten auswirken kann, wenn keine Überlagerungen mit Haltungs- oder Versteifungsinnervationen vorliegen, also bei möglichst reiner Bewegungsinnervation, d. h. bei fliessend durchgeführten lockeren Bewegungen, die Aussenkräften möglichst entzogen sind. Wir werden darum dort auch das reinste Bild von den für die Bewegungsinnervation typischen Beziehungen der Agonisten zu den Antagonisten zu erwarten haben und darum mit der Besprechung dieser Bewegungen beginnen.

Was nun den Weg auf dem diese Übereinstimmung erreicht wird und damit auch deren Wesen anbetrifft, so geht aus dem ständigen Wechsel des Grades ihrer Vollkommenheit und zumal aus dem teilweise völligen Fehlen eindeutig hervor, dass eine feste anatomische Koppelung nicht die Ursache sein kann, sondern dass diese eine rein funktionelle sein muss.

4. Synergisten und Agonisten.

Diese Tendenz zur Übereinstimmung der Tätigkeiten beschränkt sich nun aber nicht nur auf die verschiedenen Agonisten der Bewegung, sondern greift auch auf die Tätigkeit der sog. Synergisten über. Hierunter versteht man bekanntlich diejenigen Muskeln, deren Tätigkeit zur Sicherung der koordinierten Ausführung der Bewegung irgendwie unbedingt erforderlich ist, ohne dass sie jedoch wie die Agonisten oder Antagonisten an der eigentlichen Gelenkdrehung beschleunigend bzw. bremsend beteiligt sind. Beispiele solcher Synergistentätigkeit sind Fixierung des proximalen Gliedes z. B. des Schulterblattes beim Seitwärtsheben des Armes, oder Verhinderung seitlicher Abweichung von der intendierten Bewegungsrichtung oder Schaffung der günstigsten Bedingungen zur kraftvollen Durchführung der Bewegung, wie dorsale Aufrichtung der Hand beim Faustschluss usw. Dabei kann in einem Falle die Tätigkeit des Synergisten sich lediglich in einer Gelenkfixierung äussern, im anderen Falle jedoch zu einer zweckmässigen Mitbewegung des benachbarten Gliedes führen.

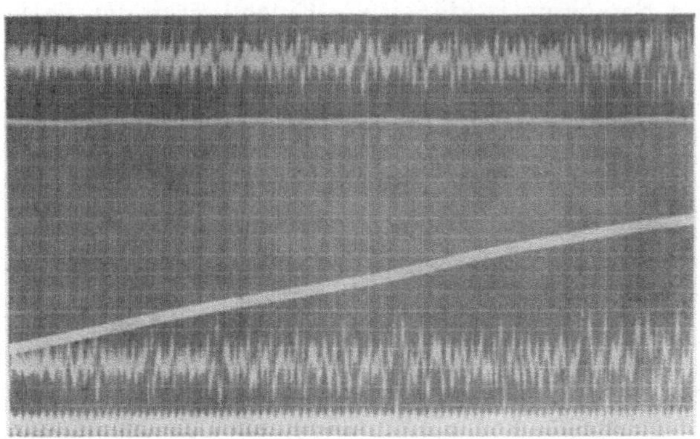

Abb. 19. Langsames Seitwärtsheben des Armes. Oben Deltoideus, unten Trapezius.

Registriert man nun gleichzeitig das Aktionsstrombild eines Agonisten und dasjenige eines Synergisten, z. B. des Deltoideus ùnd des Trapezius beim Seitwärtsheben des Armes, oder dasjenige eines Fingerbeugers und des Ext. carpi radialis beim Faustschlusse, so zeigt sich, dass die grossen Züge der Bilder der beiden Muskeln stets gut übereinstimmen. Zeigt das Bild eines Agonisten eine andauernde allmählich stärker werdende Tätigkeit an, so tut dies gleicherweise auch das Bild des Synergisten (Abb. 19). Zeigt das Bild des Agonisten Neigung zur Periodenbildung, z. B. bei einer schnellen Bewegung, so zeigt diese auch das Bild des Synergisten (Abb. 20). Wird die Bewegung rückgängig gemacht, (z. B. Sinkenlassen des Armes) und zeigt der bei der Hinbewegung als Agonist tätige Muskel jetzt das für einen Antagonisten typische Bild, so zeigt auch der Synergist dasselbe Bild. Kurzum, die grossen Linien des Aktionsstrom- bzw. Tätigkeitsbildes zeigen, wenn wir Agonisten und Synergisten vergleichen, genau dieselben Übereinstimmungen, wie wir sie bei einem Vergleich der verschiedenen Agonisten einer Bewegung gefunden haben.

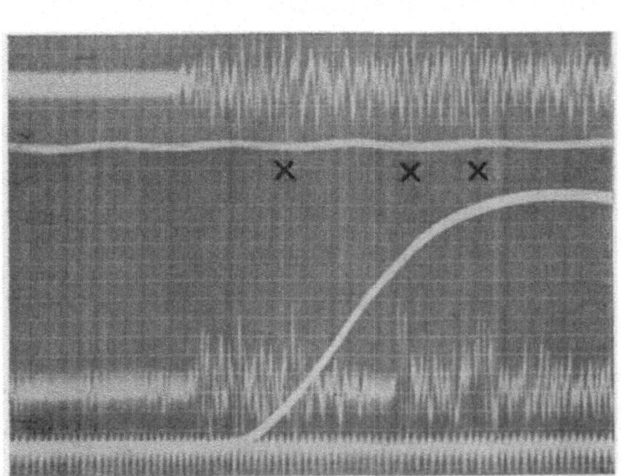

Abb. 20. Schnelles Seitwärtsheben des Armes. Oben Deltoideus, unten Trapezius.

Wenn, wie die Abb. 20 zeigt, Unterschiede derart vorkommen, dass die Pause zwischen den Tätigkeitsperioden beim schnellen Heben des Armes im Deltoideus eine kürzer und schlechter ausgebildete ist, als im Trapezius, (beim schnellen Sinkenlassen des Armes ist dies umgekehrt), so sind dies Unterschiede, die unter Umständen auch zwischen den Tätigkeiten zweier

Agonisten einer Bewegung gefunden werden. Auch wenn im Einzelnen die Folge der Agonisten- und Synergistenströme fast niemals gleich oder ähnlich ist, und auch die kleineren periodischen Untergruppierungen der Ströme nur selten übereinstimmen (am häufigsten tun sie dies noch bei schnellen Bewegungen während der eigentlichen Bewegungsphase Abb. 20[××]), so findet man ähnliche Differenzen der Einzelheiten ja auch nicht selten zwischen verschiedenen Agonisten. Dies ändert nichts daran, dass im Grossen und Ganzen genommen, die für die Bewegungsinnervation charakteristische Tendenz zur geordneten Übereinstimmung nicht nur auf die eigentlichen Agonisten beschränkt bleibt, sondern auch noch die Synergisten mit umfasst und sich damit wirklich auf sämtliche an der Bewegung beteiligten synergischen Einzeltätigkeiten erstreckt.

C. Ausführung und Zustandekommen der verschiedenen Bewegungsarten.

1. Von Aussenkräften möglichst unbeeinflusste Bewegungen.

a) Fortlaufende Hin- und Herbewegungen (336).

α) Eigentümlichkeiten der Form.

Ausgesprochen langsame Hin- und Herbewegungen haben nach der übereinstimmenden Feststellung mehrerer Untersucher die Eigentümlichkeit, dass sie nicht glatt in einem Zuge ausgeführt werden, sondern stufenförmig unter mehrfachen kleinen Beschleunigungen und Wieder - Verlangsamungen. Diese sind umso weniger stark, je lockerer die Bewegung ausgeführt wird; doch fehlen sie bei ausgesprochen langsamen Hin- und Herbewegungen, bei denen jede einzelne Bewegungsphase eine Sekunde und länger dauert, fast niemals völlig, auch nicht bei solchen Leuten, welche in der Ausführung lockerer Bewegungen geübt sind. Ein weiteres Kennzeichen solch langsamer Bewegungen ist, dass die Umkehr von der einen in die andere Richtung selten fliessend in einem Zuge vor sich geht, vielmehr hier meist ein scharfer dem übrigen langsamen Tempo gar nicht angepasster Knick oder umgekehrt ein Plateau vorhanden ist. Offenbar führt man bei ganz geringen Geschwindigkeiten keine einheitlich fortlaufenden, in sich gebundenen Hin- und Herbewegungen aus, sondern reiht einzelne Beugungen und Streckungen aneinander. Auch subjektiv hat man diesen Eindruck ganz deutlich und erst von einem mittleren Tempo an denjenigen, eine einheitliche, gebundene Hin- und Herbewegung auszuführen. Es besteht demnach anscheinend eine untere Geschwindigkeit oder besser Frequenz für die Möglichkeit, wirklich gebundene Hin- und Herbewegungen auszuführen. Es lässt sich aber keine scharfe Grenze dafür angeben, von wann ab dies der Fall ist, doch dürfte es bei Bewegungen des Unterarms etwa von $^2/_3$ Schwingungen pro Sekunde an, bei der Hand von etwa 1 und bei den Fingern von etwa $1^1/_2$ Schwingungen pro Sekunde an der

Fall sein. In diesen Zahlen zeigt sich etwas, was uns bei der Hin- und Herbewegung immer wieder begegnen wird, nämlich die Abhängigkeit von der Masse des bewegten Gliedes, indem die Frequenzen bei sonst gleichen Verhältnissen umso grösser sind, je kleiner die Masse des bewegten Gliedes ist.

Mittleres Tempo. Wird die Bewegung beschleunigt, so werden die oben genannten Unregelmässigkeiten seltener und undeutlicher und bei einem gewissen mittleren Tempo sollen die Kurven nach Pfahl (256) ganz glatt und sinusförmig sein. Dieses Tempo hält er für besonders ökonomisch, und da er glaubt, dass in ihm die Bewegung wesentlich durch Elastizitätskräfte zustande komme, nennt er es das Elastizitätstempo. Man soll dieses Tempo erhalten, wenn das zu bewegende Glied passiv angestossen wird und man es im Rhythmus der hierdurch ausgelösten Schwingungen willkürlich weiterbewegt (Abb. 21). Im Durchschnitt fand er so beim Unterarm etwa eine ganze Schwingung pro Sekunde, an der Hand 3 und an den Fingern 6 Schwingungen. Wir fanden bei solchen Anstossversuchen etwas geringere Werte, nämlich für den Unterarm knapp eine, für die Hand 2 bis $2^1/_2$ und für die Finger 3 bis höchstens 4 Schwingungen. Allerdings war die Amplitude in unseren Versuchen wesentlich grösser, als in denjenigen Pfahls, was nach bisher unveröffentlichten Versuchen von A. Horn nicht ohne Bedeutung ist. Aber auch wenn man dies berücksichtigt, so scheinen die ursprünglich von Pfahl angegebenen Werte etwas zu hoch zu sein und eine Frequenz von einer Schwingung für den Unterarm und von 2 Schwingungen für die Hand für mässig grosse Bewegungen von etwa 20—30 Grad die richtige zu sein. Wenn auch dieses oder ein ganz ähnliches Tempo mit auffallender Konstanz subjektiv immer wieder gewählt wird (Horn), so handelt es sich jedoch objektiv bei dem sog. Elastizitätstempo keinesfalls um ein besonderes zahlenmässig festes Tempo. Dies ergibt sich ja schon daraus, dass es unter sonst gleichen Bedingungen bei kleinen und bei umfangreichen Bewegungen etwas verschieden ist. Ferner fanden wir bei Ausführung von Hin- und Herbewegungen mit allmählich steigender Frequenz glatte sinusähnliche Formen innerhalb wesentlich weiterer Frequenzgrenzen, z. B. bei der Hand zwischen 1 und 3 Schwingungen pro Sekunde.

Schnelles Tempo. Bei einer wesentlichen Steigerung der Frequenz über das Elastizitätstempo hinaus, ändert sich wiederum das Bild. Die Kurven bleiben zwar glatt, aber die Sinusform verschwindet mehr und mehr und macht einer Kurve mit steilen gestreckten Schenkeln und scharfen Wendungen Platz (Abb. 24). Dies wird beim Unterarm bei 2 und bei der Hand bei 3 Schwingungen pro Sekunde deutlich. Eine genauere Ausmessung der Kurven ergibt, dass bei einer allmählichen Zunahme der Frequenz diese zunächst im wesentlichen nur durch eine Verkürzung der für die Wendungen benötigten Zeit bewirkt wird. Bei höheren Frequenzen, z. B. bei der Hand von 5 pro Sekunde an, nehmen dann unter unwillkürlichem Kleinerwerden des Bewegungsumfanges die Mittelstrecken rapide ab. Und bei den höchstmöglichen Frequenzen besteht die ganze Bewegung nur noch aus einer Reihe unmittelbar aneinander anschliessender Wendungen. Dies deutet darauf hin, dass die Maximalfrequenz, mit der wir Hin- und Herbewegungen eines Gliedes auszuführen vermögen, durch die Schnelligkeit der Wendefähigkeit bedingt ist, was ganz der schon vor Jahren von v. Kries (200) geäusserten Ansicht entspricht, dass sie durch die Schnelligkeit begrenzt wird, mit der wir zwei antagonistische Impulse aufeinander folgen zu lassen vermögen. Die erreichbare Maximalfrequenz beträgt nach v. Kries bei der Hand und bei den Fingern, bei denen sie am grössten ist, 10 höchstens 11 pro Sekunde. Diese anscheinend durch die Eigenart unseres Bewegungsmechanismus bedingte obere Grenze wird jedoch von den meisten Personen nicht erreicht, da bei ihnen schon bei 5 bis 8 Bewegungen pro Sekunde eine Dauerversteifung des Gliedes eintritt.

Betonung. Eine besondere Eigentümlichkeit der Ausführung willkürlicher Hin- und Herbewegungen, welche für deren Verständnis von massgebender Bedeutung ist, liegt darin, dass sie nicht ganz gleichmässig sind, sondern dass immer eine Richtung mehr oder weniger stark betont wird. Dies tritt vor allem subjektiv hervor. Lenken wir unsere Aufmerksamkeit auf die Bewegung, so sind uns die Impulse in der einen Richtung bewusster als in der anderen, ja scheinen überhaupt nur in dieser einen Richtung zu liegen [Isserlin (190)]. Die Richtung dieser unwillkürlichen Betonung wird nach unseren Erfahrungen innerhalb derselben Hin- und Herbewegung nicht gewechselt, d. h. die Hin- und Herbewegungen sind entweder flexionsbetont, oder extensionsbetont. Man hat bei ausgesprochen vorhandener Betonung das Gefühl, dass die Ausführung nicht etwa so erfolgt, dass die Mitte der Hin- und Herbewegung die Ausgangslage darstellt, um die herum man gleichmässig hin- und herbewegt; sondern man hat, und zwar um so mehr je ausgesprochener die Betonung ist, das Gefühl, dass die Ausgangslage sich in der einen oder wenigstens in der Nähe der einen Grenzstellung befindet und dass man das Glied immer von dieser einen Grenzstellung betont fortbewegt und dass es in dieselbe immer wieder unwillkürlich zurückschnellt.

Dem meist gut ausgeprägten Unterschiede der subjektiven Betonung der beiden Bewegungsrichtungen entsprechen nicht immer deutliche objektive Unterschiede der beiden Bewegungsphasen. Diese werden wesentlich deutlicher, wenn die Vp. die Betonung willkürlich verstärkt. In diesem Falle ist die Bewegung in der betonten Richtung kürzer und steiler als in der unbetonten (Abb. 26 und 27). Ausserdem beginnt sie nicht selten mit einem mehr oder weniger deutlichen Knick, der entweder im Wendepunkte oder kurz nach diesem gelegen ist, während der Übergang in der anderen, also von der betonten zur unbetonten Richtung fliessender erfolgt. Dieselben Unterschiede zwischen den beiden Bewegungsphasen können auch bei zwanglosen nicht betonten Bewegungen beobachtet werden, aber sehr viel weniger ausgesprochen. Willkürlich betonte Bewegungen in einem Gelenk können nun von einer Vp. meist nur in einer Richtung gleichmässig fliessend ausgeführt werden und zwar in derjenigen, in der die Vp. auch unwillkürlich zu betonen pflegt; während bei dem Versuch, in der entgegengesetzten Richtung zu betonen, abgesehen von der subjektiv empfundenen Schwierigkeit dies durchzuführen, nach einigen Wiederholungen meist gröbere Unregelmässigkeiten in der Bewegungsausführung auftreten (Abb. 27 b). Dies kann dazu dienen, die Richtung der unwillkürlichen Betonung auch in weniger ausgesprochenen Fällen deutlich zu machen.

Diese Eigentümlichkeit der subjektiven Betonung einer Richtung bei der Ausführung von Hin- und Herbewegungen ist deshalb von Bedeutung,

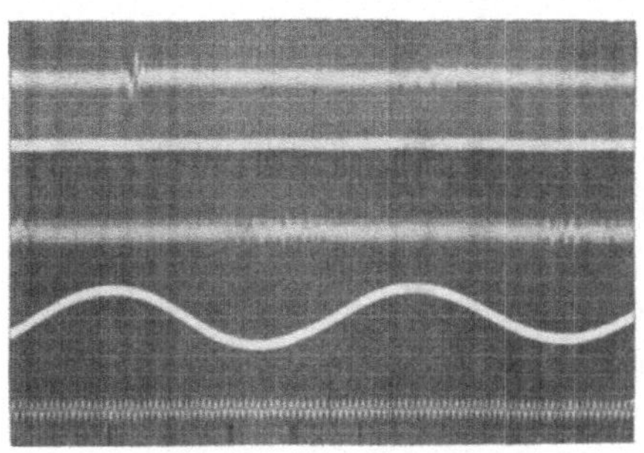

Abb. 21. Hin- und Herbewegung der Hand in dem durch passives Anstossen gegebenen Tempo (sog. Elastizitätstempo). Oben Flex., unten Exten. carp. radial. Streckung hier und in den folgenden Abbildungen nach oben.

weil sie zeigt, dass bei dieser Bewegungsart die Ruhelage nicht gewechselt wird, sondern konstant bleibt. Dabei scheint es, als wenn die Ruhelage nicht, oder wenigstens häufig nicht in der Mittelstellung der Bewegung gelegen ist, sondern in der Nähe einer der Grenzstellungen der Bewegung und dass dies um so mehr der Fall ist, je ausgesprochener betont diese Bewegung ist. Die Hin- und Herbewegung ist also zu betrachten als eine wiederholte Bewegung aus einer Ruhelage heraus und wieder in dieselbe zurück. Die objektiven Beweise für die Richtigkeit dieser Auffassung werden gleich durch die Analyse der bei dieser Bewegungsart festzustellenden Muskeltätigkeiten zu erbringen sein.

Neben der eben besprochenen Betonung ist nach Isserlin (190) noch eine zweite vorhanden, die sich in der Neigung zu einer taktmässigen Gliederung der gleichmässigen Hin- und Herbewegungsfolge äussert; doch soll hierauf ihres vorwiegend nur psychologischen Interesse halber nicht näher eingegangen werden.

β) Die aus den Aktionsstrombildern erschliessbare Art der Muskeltätigkeit.

Überblickt man die Abbildungen 21 bis 24, welche Hin- und Herbewegungen der Hand von verschiedener Frequenz zeigen, so tritt in allen hervor, dass die Muskeln genau der Zahl der Bewegungsschwingungen entsprechend periodisch abwechselnd tätig und untätig sind. Dabei ist die Tätigkeit der beiden Antagonisten — in den Abbildungen des Flexor und des Extensor carpi radialis — eine streng alternierende. Das ausgesprochen reziproke Verhalten der Antagonisten zeigt sich am reinsten bei mittleren Bewegungsfrequenzen. Hier ist bei einigermassen lockerer Bewegungsausführung der

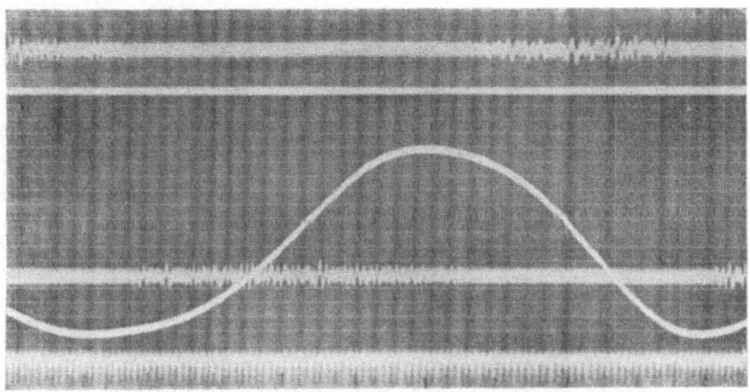

Abb. 22. Langsame Hin- und Herbewegung der Hand. Oben Flex. unten Ext. carp rad. Einsetzen der Ströme nach Bewegungsumkehr.

Antagonist während der Tätigkeit des Agonisten stets in völliger Ruhe. Überschneidungen der Aktionsstrom- bzw. Tätigkeitsperioden der antagonistischen Muskeln sind selten ùnd dann nur geringfügig. Im Gegenteil schliessen bei Bewegungen mittlerer Frequenz, etwa im Elastizitätstempo, die Aktionsstromperioden meist nicht unmittelbar aneinander an, so dass auf kurzen Strecken beide Muskeln völlig stromfrei sind. Diese meist nur wenige Hundertstel Sekunden betragenden Pausen sind um so länger, je lockerer die Bewegung ausgeführt wird, was so weit gehen kann, dass sie bei ganz lockeren Bewegungen mittlerer Geschwindigkeit etwa $1/3$ der ganzen Kurve ausmachen (Abb. 21).

Bei sehr langsamen Bewegungen, bei denen eine Hin- und Herbewegung 2 Sekunden und mehr dauert, kommt der Muskel als Antagonist nicht zu vollständiger Ruhe. Vielmehr sind von ihm auch in dieser Phase fast stets schwache Aktionsströme ableitbar und zwar meist durch Pausen getrennte Stromgruppen oder Einzelströme, denen dann jedesmal in kurzem Abstande eine der für solch langsame Bewegungen charakteristischen kleinen Unregelmässigkeiten (Verzögerungen) nachfolgt. Für das Verständnis des Zustandekommens langsamer Bewegungen ist es von Bedeutung, dass man, wenn auch selten Bewegungen

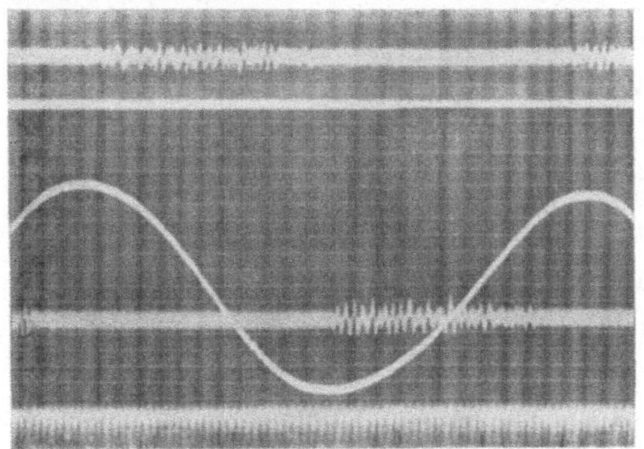

Abb. 23. Mässig schnelle Bewegung der Ströme mit Bewegungsumkehr.

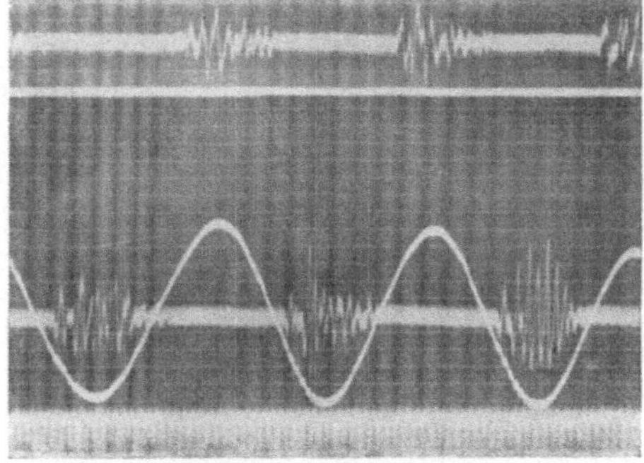

Abb. 24. Schnelle Bewegung. Einsetzen der Ströme vor Bewegungsumkehr.

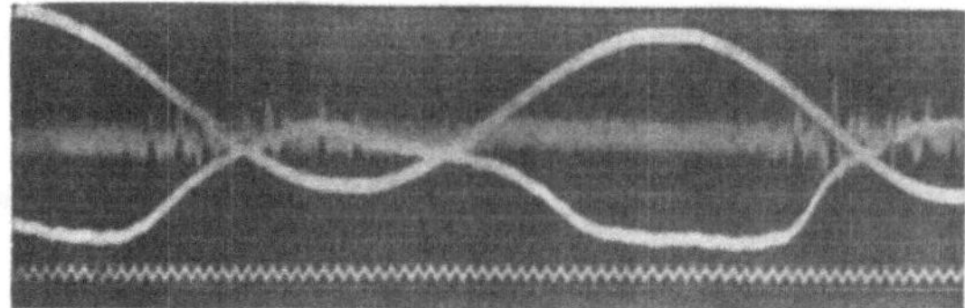 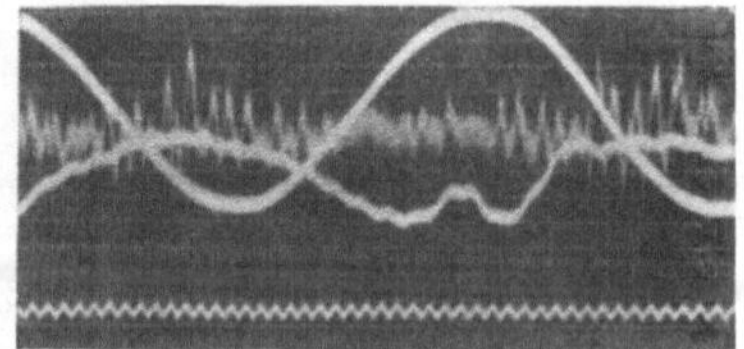

Abb. 25 a und b. Hin- und Herbewegung im Ellbogengelenk. a) Mässig schnell, b) schnell.
Von oben nach unten Bewegungskurve, Aktionsstromkurve, Dickenkurve, Zeit in $^1/_{100}$ Sek.

mit deutlichen Stufen findet, ohne dass im Antagonisten Ströme nachzuweisen
sind. In diesem Falle sind dann die Ströme im Agonisten nicht von gleichmässiger Stärke, sondern man sieht sie kurz vor jeder Verzögerung der Bewegung
schwächer werden und kurz vor jeder Beschleunigung derselben wieder
anschwellen. Derartige Kurven in denen die Muskeln als Antagonisten völlig
untätig sind, erhält man aber nur dann, wenn die Vp. imstande ist, ganz
lockere Bewegungen auszuführen. Überhaupt sind die bei langsamen
Bewegungen im Antagonisten auftretenden Ströme um so stärker, je weniger
locker die Bewegung ist. Dieses gleichzeitige Tätigsein von Agonist
und Antagonist dürfte demnach wohl einer unwillkürlichen Gelenkversteifung
zuzuschreiben sein, die beim Bemühen ganz langsame Bewegungen auszuführen,
nur sehr schwer vermeidbar ist.

Ebenso wie bei ganz langsamen, kommt es auch bei ganz schnellen
Hin- und Herbewegungen nicht mehr zu vollständiger Saitenruhe im Antagonisten. Bei allmählicher Steigerung der Frequenz sieht man zunächst in
dem einen Muskel und zwar typischerweise in demjenigen der unwillkürlich
oder willkürlich betonten Bewegungsrichtung zwischen den starken Aktionsstromperioden, welche die Tätigkeit des Muskels als Agonisten charakterisieren,
eben sichtbare Schwankungen auftreten (Abb. 24 unten). Diese werden bei
weiterer Steigerung der Frequenz stärker und werden auch im anderen Muskel
sichtbar, so dass die antagonistischen Muskel jetzt nicht mehr abwechselnd
tätig und ruhig, sondern abwechselnd stärker und schwächer tätig sind. Dies

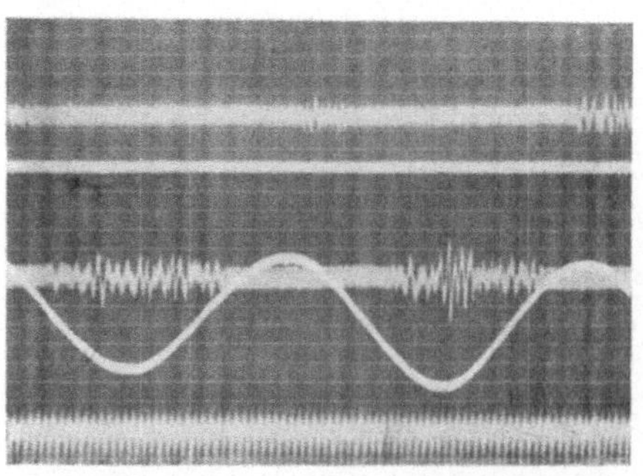

Abb. 26. Absichtlich extensionsbetonte (nach
oben) Bewegung der Hand. Oben Flex.,
unten Ext. carp. rad.

tritt deutlich hervor in der Abb. 25 a
und b, welche das Verhalten des Biceps
sowohl im Aktionsstrombild, als auch
in der Dickenkurve bei 2 und bei 3
Hin- und Herbewegungen des Unterarms pro Sekunde zeigt. Bei der langsameren Bewegung ist eine längere
aktionsstromfreie Strecke vorhanden,
während welcher die Dickenkurve stark
absinkt. In der schnellen Bewegung dagegen ist zwischen den zwei starken
Tätigkeitsperioden als Agonist keine

Aktionsstromlosigkeit, und dementsprechend nur ein unvollkommenes Absinken der Dickenkurve zu sehen. Bei der Annäherung an die maximale Bewegungsfrequenz macht demnach die rhythmisch alternierende Tätigkeitsform mehr und mehr einer andauernden krampfartigen Contraction beider Antagonisten Platz, wie man sie sonst im Zustande starker willkürlicher Gelenkversteifung beobachtet. Also auch hier ist wohl ebenso wie bei langsamen Hin- und Herbewegungen die gleichzeitige Tätigkeit der Antagonisten dem Hinzutreten einer unwillkürlichen Versteifung zuzuschreiben und demnach nicht als eine Durchbrechung des Prinzips der Reziprozität der Antagonisten bei willkürlichen Bewegungen [H. E. Hering (162, 164)] zu betrachten. In der Tat setzt der Krampfzustand um so später ein und die erreichbare Frequenz nähert sich um so mehr dem oben angegebenen Maximum von 10—12 pro Sekunde, je lockerer die Bewegung ausgeführt wird. Übrigens ist diese die Ausführung schnellster Bewegungen störende Daueranspannung schon v. Kries bekannt gewesen, der sie durch blosses Betasten der Muskeln feststellte. Hinzuzufügen wäre nur noch, dass die Versteifung im Ellbogengelenk bei geringeren Frequenzen zu beginnen pflegt als im Hand- oder Fingergelenk und in allen Gelenken bei umfangreichen Bewegungen früher als bei kleinen.

In vielen Fällen sieht man, dass grössere Unterschiede in der Dauer und Stärke der Ströme beider Muskeln bestehen. Dann pflegt zwischen dem Ende der grossen und dem Beginn der kleinen Aktionsstromperiode ein grösserer Zwischenraum zu liegen als umgekehrt, bzw. letzterer fehlt überhaupt oder die Perioden überschneiden sich hier sogar etwas. Dieses Verhalten ist einmal charakteristisch für ausgesprochen betonte Bewegungen, einerlei ob die Betonung willkürlich oder unwillkürlich erfolgt. Dabei kann man in Versuchen mit willkürlicher Betonung einwandfrei feststellen, dass die längere und stärkere Aktionsstromperiode dem Muskel der betonten Seite angehört (Abb. 26 und 27a) und die Pause dementsprechend vor der unbetonten Muskeltätigkeit liegt, was für die Theorie der zentral nervösen Koppelung der Antagonisten nicht ohne Bedeutung sein dürfte. Ferner findet man dasselbe Verhalten ganz unabhängig von der Betonung auch, wenn die Hin- und Herbewegung nicht um die Mittellage des betreffenden Gelenkes ausgeführt wird, wie es in den Abb. 21—24 der Fall war, sondern in der Nähe einer der Endstellungen des Gelenkes. In diesem Falle findet man stets, dass der Muskel, welcher das Glied von der Endstellung fortbewegt, wesentlich schwächer tätig ist, als derjenige, welcher das Glied in diese Endstellung zurückbewegt. Hier sowohl, als auch bei ganz ausgesprochener Betonung kann der Unterschied so stark sein, dass von dem einen der beiden Muskeln gar keine oder fast gar keine Aktionsströme abzuleiten sind, also nur der andere Muskel tätig zu sein scheint (Abb. 27a). Trotzdem erfolgt in diesen Fällen die Bewegung in beiden Richtungen annähernd gleich schnell und ausgiebig. Wenn vorhin hervorgehoben wurde, dass eine willkürliche Betonung nur in der einen Richtung, in welcher die betreffende Vp. die Bewegung gewöhnlich auch unwillkürlich zu betonen pflegte, glatt möglich ist, in der anderen Richtung dagegen zu Störungen des glatten Bewegungsablaufes führt, so wird dies verständlich, wenn man dabei derartige Störungen in der gewöhnlichen Tätigkeitsfolge der Muskeln sieht, wie in Abb. 27b. Man sieht hier, dass die ungewohnter Weise betonte Tätigkeit des oberen Muskels nicht wie üblich ungestört während der ganzen entsprechenden Bewegungsphase anhält, sondern in der Mitte durch eine Con-

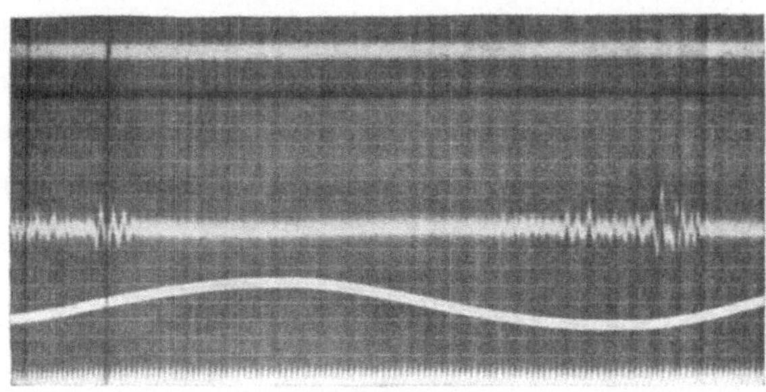

Abb. 27 a.

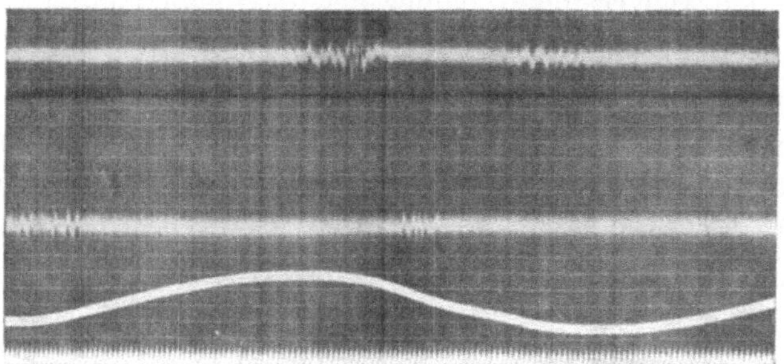

Abb. 27 b.
Abb. 27 a und b. Vor- und Rückpendeln des herabhängenden Armes. Deltoideus. Zweifachableitung. Oben Pars acromialis, unten Pars spinalis.
a) Nach hinten (in der Kurve oben) betont, b) nach vorn betont.

traction des Antagonisten, des gewöhnlich betonten Muskels, unterbrochen wird, was auch eine entsprechende Abbremsung der Bewegungskurve zur Folge hat. D. h. die gewohnte Betonung sucht sich wieder durchzudrücken, und daher die beschriebenen Unregelmässigkeiten bei solchen ungewohnt betonten Bewegungen.

Prüft man die zeitlichen Beziehungen zwischen den Aktions-stromperioden der beiden Antagonisten und den Phasen der Bewegungskurve, so findet man, dass diese von der Frequenz der Hin- und Herbewegungen abhängen. Wenn man von äusserst langsamen, eigentlich ja auch gar nicht fliessend ausgeführten Bewegungen absieht, bei denen die Muskeln andauernd tätig sind, so findet man als ein für langsame Bewegungen typisches Verhalten, dass die Aktionsströme des jeweiligen Agonisten nicht gleichzeitig mit dem Beginn der entsprechenden Bewegungsphase einsetzen, sondern erst mehrere Hundertstel Sekunden nach dem Beginne derselben. Die Ströme halten dann, allmählich an Frequenz und Stärke zu- und wieder abnehmend, während der ganzen Dauer der Bewegungsphase an und reichen, wenn auch schwach, über die Bewegungsumkehr hinaus bis in den Beginn der entgegengesetzten Phase hinein (Abb. 22). Ganz demgemäss ist auch das Verhalten des Antagonisten zu der seiner Zugrichtung entsprechenden entgegengesetzten Bewegungsphase. Bei langsamen Hin- und Herbewegungen sind also die einzelnen Beuge- und Streckphasen und die Tätigkeiten der entsprechenden Agonisten zeitlich so gegeneinander verschoben, dass letztere den ersteren um einige Hundertstel Sekunden nachhinken.

Mit steigender Bewegungsfrequenz rücken nun die Aktionsstrom- bzw. Tätigkeitsperioden den entsprechenden Bewegungsphasen gegenüber immer mehr nach vorn. Für mittlere Frequenzen ist typisch, dass der Einsatz der Ströme nicht mehr nach der Bewegungsumkehr erfolgt, sondern zeitlich mit ihr zusammenfällt (Abb. 23). Ebenso rückt auch das Ende der Stromperiode vor, und reicht nicht mehr bis in die folgende Bewegungsphase hinein. Ja dieses Vorrücken ist noch beträchtlicher, d. h. die Dauer der Aktionsstromperiode verkürzt sich mit zunehmender Frequenz stärker als diejenige der Bewegung selbst. Infolgedessen enden, wenn Bewegungsbeginn und Aktionstromeinsatz zusammenfallen, die Ströme schon nicht unbeträchtlich vor der Bewegungsphase. Auf diese Weise kommt es zu den oben beschriebenen Pausen, in denen beide Muskeln untätig sind.

Je frequenter die Bewegung weiterhin wird, desto mehr rücken die Aktionsstromperioden nach vorn und eilen den entsprechenden Bewegungsphasen voraus, so dass für schnelle Bewegungen typisch ist, dass die Ströme im Strecker schon während der zweiten Hälfte der Beugung beginnen, die Bewegungsumkehr und die erste Hälfte der Streckung ausfüllen und dann von den sich entsprechend verhaltenden Beugerströmen abgelöst werden (Abb. 24). Bei maximaler Bewegungsfrequenz und kleiner Amplitude kommt es sogar vor, dass die Aktionsstromperioden ganz in die vorangehende entgegengesetzt gerichtete Bewegungsphase fallen.

Schliesslich ist noch für die verschiedenen Geschwindigkeiten typisch, dass die Ströme bei langsamen und mittleren Geschwindigkeiten im Verhältnis zu denjenigen bei schnellen Bewegungen auffallend schwach sind. Lässt man eine fortlaufend schneller werdende Hin- und Herbewegung ausführen, so findet man, dass die Ströme ungefähr bei derjenigen Geschwindigkeit plötzlich wesentlich stärker zu werden beginnen, bei welcher sie den Bewegungsphasen voranzueilen anfangen. Langsame und mässig schnelle Hin- und Herbewegungen kommen also, den Aktionsströmen nach zu schliessen, durch relativ schwache aber länger dauernde Muskelcontractionen zustande, schnelle Bewegungen demgegenüber durch kurze aber sehr kräftige.

Die für langsame, mässig schnelle und schnelle Hin- und Herbewegungen typischen Beziehungen zwischen den Aktionsstrom- bzw. Tätigkeitsperioden der Muskeln und den Phasen der Bewegungskurve, sind in der schematischen Abb. 28 zusammengefasst. Dazu gibt Tabelle 2 noch zahlenmässige Angaben darüber, bei welcher mittleren Dauer einer Hin- und Herbewegung in den Gelenken der oberen Extremität die Ströme nach, mit oder vor Beginn der entsprechenden Bewegungsphase einsetzen. Man ersieht daraus, dass der Beginn der Aktionsströme im Ellbogengelenk bei knapp 1, im Handgelenk

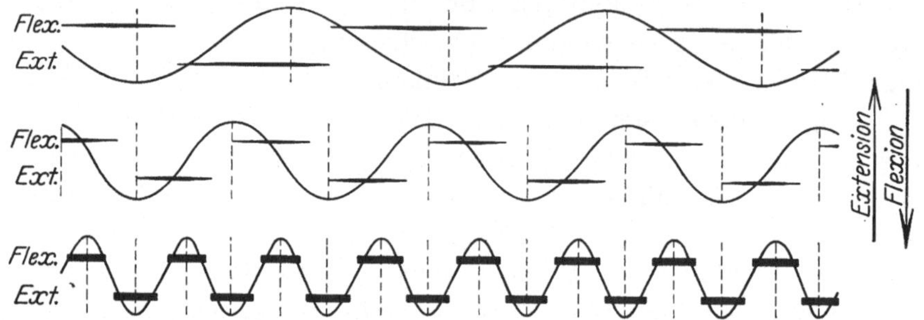

Abb. 28. Schema der Ausführung a) langsamer, b) mässigschneller und c) schneller Hin- und Herbewegungen. In jeder Kurve Extensionsbewegung nach oben; Aktionsströme des Extensor unten, des Flexor oben. Einsetzen der Ströme a) nach, b) mit und c) vor Bewegungsumkehr.

Tabelle 2. Mittlere Dauer einer Hin- und Herbewegung, bei welcher die Aktionsströme nach, mit oder vor Beginn der betreffenden Bewegungsphase einsetzen.

Einsetzen der Ströme im Verhältnis zum Bewegungsbeginn	Dauer der Hin- und Herbewegung in Sekunden		
	Finger	Hand	Unterarm
Nach	—	über 0,6	über 1,5
Gleichzeitig	0,3—0,4	0,5—0,6	1,3—1,5
Mit	0,25 und weniger	0,5 und weniger	unter 1,2

bei knapp 2 und im Fingergrundgelenk bei $2^{1}/_{2}$—3 Hin- und Herbewegungen pro Sekunde mit dem Beginn der betreffenden Bewegungsphase zusammenfällt und schon bei wenig höheren Frequenzen deutlich vor diese rückt. Das Vorrücken beginnt also um so eher, je proximaler das Gelenk gelegen und je grösser dementsprechend die Masse des bewegten Gliedes ist. Dagegen findet man das Vorrücken vom Umfange der Bewegung weitgehend unabhängig. Da der Beginn der Spannungsentwicklung im Muskel nach Fulton (129) nicht länger als 5 σ nach dem Beginn des Aktionsstromes einsetzt, gelten die eben betonten zeitlichen Verhältnisse praktisch auch für die Beziehungen zwischen der Spannungsentwicklung der Muskeln und den Phasen der Bewegungskurve.

Eine nicht unwesentliche Verschiebung erfahren die angegebenen Werte noch dann, wenn die Bewegung, sei es willkürlich oder unwillkürlich, nach einer Richtung stark betont ist. Hier setzt dann der Muskel der betonten Seite stets wesentlich früher ein, als derjenige der unbetonten Seite. Diese Verschiebung kann so stark sein, dass z. B. die Ströme im einen Muskel im Moment der Bewegungsumkehr einsetzen, im anderen Muskel dagegen schon $1/_{10}$ Sekunde vorher. Ist bei langsamen Bewegungen die Betonung ausgesprochen, so pflegen die Ströme des Muskels der unbetonten Richtung nach Bewegungsbeginn einzusetzen, die Ströme des Muskels der betonten Richtung dagegen schon gleichzeitig mit demselben. Das gleiche gilt für Hin- und Herbewegungen in der Nähe der Grenzstellungen des betreffenden Gelenkes.

γ) Zurückführung der Bewegung auf die sie veranlassenden Kräfte.

Versuchen wir nunmehr auf Grund der eben geschilderten Befunde ein Bild von dem Zusammenspiel der Kräfte bei der Ausführung willkürlicher Hin- und Herbewegungen zu gewinnen, so ist zu berücksichtigen, dass bei dem eben Beschriebenen die Bedingungen stets so gewählt waren, dass die auf ihre Aktionsströme untersuchten beiden Muskeln der Hauptagonist und -antagonist der betreffenden Bewegung waren. Da ferner, wie wir sahen, bei solchen lockeren, widerstandslosen willkürlichen Bewegungen die von den verschiedenen Teilen desselben Muskels abzuleitenden Aktionsstrombilder übereinstimmen, so sind mithin, wie schon im zweiten Kapitel erörtert, die für einen solchen Versuch erforderlichen methodischen Voraussetzungen gegeben. D. h. es kann mit Sicherheit gesagt werden, dass keine anderen Muskeltätigkeiten vorhanden waren als die aus den Aktionsstrombildern erschliessbaren. Vor allem kann gesagt werden, dass an den aktionsstromfreien Stellen sicher jede Muskeltätigkeit fehlte, mithin unter den ebenfalls schon im 2. Kapitel erörterten Umständen passive Faktoren wie Trägheit und Elastizitätskräfte mitgewirkt haben müssen. Welche Bedeutung nun diese passiven Kräfte bei den verschiedenen Bewegungsgeschwindigkeiten haben und wie hier aktive und passive Kräfte zusammenwirken, darüber kann man sich nach den obigen Ergebnissen wohl folgendes Bild machen:

Langsame Hin- und Herbewegungen entstehen durch eine schwache andauernde Tätigkeit der Agonisten während der betreffenden Bewegungsphase. Da jede vorübergehende Abschwächung der Aktionsströme sogleich eine Verlangsamung der Bewegung nach sich zieht, so ist anzunehmen, dass die Tätigkeit der Agonisten eben stark genug ist, um die Bewegung in Gang zu halten und dass keine nennenswerten Trägheitskräfte entwickelt werden. Da es weiterhin ohne Eingreifen der Antagonisten, ja trotz fortdauernder, wenn auch allmählich abnehmender Agonistentätigkeit, nicht nur zum allmählichen Stillstand der Bewegung, sondern sogar zur Umkehr in die entgegengesetzte Bewegungsrichtung kommt, so müssen also Abbremsung und Umkehr bei solchen langsamen Bewegungen rein passiv dadurch erfolgen, dass in den durch die Bewegung gedehnten Muskeln beträchtliche Elastizitätskräfte entwickelt werden.

Dieses Auftreten eines elastischen Bewegungsrückschlages beweist die oben aufgestellte Behauptung, dass die elastische Gleichgewichtslage des Gliedes bei solchen Hin- und Herbewegungen nicht der Bewegung folgend verändert wird, sondern dass es sich bei dieser Bewegungsart um ein Hin- und Herpendeln um eine unverändert bleibende elastische Ruhelage handelt. Da bei subjektiv nicht als besonders einseitig betont empfundenen Bewegungen der elastische Rückschlag gleichmässig nach beiden Seiten hin eintritt, so scheint hier die elastische Ruhelage annähernd in der Mitte der ausgeführten Hin- und Herbewegung zu liegen. Anders bei stark einseitig betonten Bewegungen. Hier sieht man ja, wie eben schon ausgeführt, nur die Umkehr von der betonten zur unbetonten Richtung passiv erfolgen. Dies zeigt, dass hier, ganz dem subjektiven Empfinden entsprechend, die elastische Ruhelage sich an dem einen Ende der Bewegung befindet. Dadurch erklärt es sich auch, warum die Muskeltätigkeit in der betonten Richtung so viel stärker ist als in der umgekehrten bzw. in der letzteren sogar ganz fehlen kann.

Mit anderen Worten, es ist für die Ausführung fortlaufender Hin- und Herbewegungen typisch, dass hierbei die elastische Ruhelage des Gliedes nicht mitgewechselt wird. Bei unbetonten Bewegungen handelt es sich um ein elastisches Hin- und Herpendeln um die Mittellage der Bewegung, bei betonten um ein fortgesetztes Bewegen aus einer Endlage heraus und wieder in dieselbe zurück. Dass aber die Bewegung nicht, wie es unter alleinigem Einflusse der Elastizitätskräfte sein würde, allmählich erlischt, ist Wirkung der aktiven Muskeltätigkeiten, welche, die Elastizitätskräfte unterstützend, die Bewegung in vollem Umfange aufrecht erhalten.

Offenbar ist das geschilderte Verhalten in bezug auf die elastische Ruhelage auch für frequente Hin- und Herbewegungen zutreffend, was schon daraus hervorgeht, dass hier ein Wechsel der Ruhelage der viel zu langen dafür erforderlichen Zeit wegen gar nicht möglich sein dürfte. Nur tritt dies hier nicht mehr so klar hervor, da die Elastizitätswirkungen mit zunehmender Geschwindigkeit mehr und mehr von aktiven Kräften überlagert und verdeckt werden.

Bei mittelschnellen Hin- und Herbewegungen hört die Tätigkeit des Agonisten schon wesentlich vor der Bewegungsumkehr auf. Es müssen hier demnach nicht unbedeutende Trägheitskräfte entstanden sein, welche den Rest der Bewegungsdurchführung besorgen. Diese dürften durch die Elastizitätskräfte der gedehnten Antagonisten aufgezehrt werden, wodurch es zur Abbremsung der Bewegung kommt. Auch am Zustandekommen der Rückbewegung dürften ebenso wie bei den langsamen Bewegungen die Elastizitätskräfte noch wesentlich mitwirken; doch wird die Grösse dieser Mitwirkung dadurch verdeckt, dass die Gegenmuskeln sich gleich zu Beginn der Rückbewegung kontrahieren.

Bei schnellen Hin- und Herbewegungen ist der jeweilige Agonist zu Beginn einer Bewegungsphase bereits in starker Contraction. Die Tätigkeit der Muskeln ist aber schon etwa in der Mitte der zugehörigen Bewegungsphase wieder zu Ende, so dass deren zweite Hälfte allein durch die entwickelten Trägheitskräfte durchgeführt wird. Diese können jedoch nicht voll ausgenutzt werden, da sonst die Bewegung länger dauern würde, als das gewünschte Tempo es erfordert. Um dieses zu wahren, kommt es dann in der zweiten Bewegungshälfte zu einer kräftigen, schnell einsetzenden Contraction der Antagonisten, wodurch zunächst die ganzen Trägheitskräfte abgebremst werden und darauf die Bewegung in der umgekehrten Richtung fortgesetzt wird. Auch hier werden an der Abbremsung und Umkehr der Bewegung Elastizitätskräfte beteiligt sein. Diese dürften sogar recht stark sein, da hier im Gegensatz zu langsamen und mittelschnellen Bewegungen nicht die erschlafften, sondern die stark angespannten Antagonisten gedehnt werden.

Wenn eine langsame Hin- und Herbewegung allmählich bis zur Maximalfrequenz beschleunigt wird, so geschieht dies, wie oben beschrieben, im wesentlichen durch eine Beschleunigung der Wendungen. Das wird beim Übergang von langsamen zu mässig schnellen Bewegungen dadurch möglich, dass die die Abbremsung bewirkenden Elastizitätskräfte nicht mehr gegen eine andauernde Agonistencontraction anzukämpfen haben, sondern nur noch gegen verhältnismässig geringe Trägheitskräfte und sich gegen diese rasch und voll auswirken können. Weiter wird die Wendung dadurch beschleunigt, dass die Gegenbewegung nicht allein der Elastizitätswirkung überlassen bleibt, sondern durch Muskelcontraction unterstützt wird. Die weitere Verkürzung der Wendung beim Übergang zu schnellen Bewegungen geschieht dadurch, dass statt der relativ langsam wirkenden Elastizitätskräfte mehr und mehr starke plötzliche Contractionen der Antagonisten zur Abbremsung herangezogen werden. Da die abzubremsenden Trägheitskräfte mit dem Quadrat der Geschwindigkeit wachsen und ausserdem noch der Rückbewegung die entsprechende Beschleunigung erteilt werden muss, so sind ganz erhebliche Muskelkräfte erforderlich, was das auffallend rasche Anwachsen der Stärke der Aktionsströme beim Übergang von mässig schnellen zu schnellen Hin- und Herbewegungen durchaus verständlich macht. Welche Maximalfrequenz ein Individuum erreichen kann, dürfte demnach davon abhängen, wieweit es fähig ist, seine antagonistischen Muskeln möglichst schnell hintereinander momentan maximal zu kontrahieren und momentan wieder vollständig erschlaffen zu lassen. Hierbei ist, wie wir gesehen haben, wesentlich, nicht in eine allgemeine Dauerverkrampfung der Muskeln zu geraten.

Überblickt man das Zusammenwirken der Kräfte bei den verschiedenen Geschwindigkeiten, so ergibt sich, dass bei langsamen Bewegungen aktive Kräfte dadurch verbraucht werden, dass die Bewegung durch sie bis zur vollen Amplitude, ja noch über die Bewegungsumkehr hinaus, gegen die bremsende

Elastizität der gedehnten Antagonisten durchgeführt werden muss. Bei schnellen Bewegungen werden aktive Kräfte dadurch verbraucht, dass hier starke Trägheitskräfte durch eine Contraction der Antagonisten abgebremst werden müssen. Bei einer gewissen mittleren Geschwindigkeit dagegen werden Trägheits- bzw. Elastizitätskräfte voll zur Durchführung bzw. Abbremsung der Bewegung ausgenutzt und den aktiven Kräften fällt nur die Aufgabe zu, die Bewegung durch immer erneuten Anstoss in gleichem Umfange in Gang zu halten. Dies dürfte dann voll der Fall sein, wenn die Aktionsströme bzw. Tätigkeiten der Muskeln gerade gleichzeitig mit dem Beginn der entsprechenden Bewegungsphase einsetzen und kurz vor deren Abbremsung wieder erlöschen. Im Ellbogengelenk trifft dies, wie Tabelle 2, S. 94 zeigt, zu, wenn eine volle Hin- und Herbewegung etwa 1,3 bis 1,5 Sekunden dauert, im Handgelenk bei 0,5 bis 0,6 Sekunden und im Fingergrundgelenk bei 0,3 bis 0,4 Sekunden, also bei einer Frequenz von knapp 1, bzw. knapp 2 bzw. 3 Hin- und Herbewegungen pro Sekunde.

Diese Unterschiede werden verständlich, wenn man bedenkt, dass die abzubremsenden Trägheitskräfte eine Funktion der bewegten Masse, mithin bei gleichen Geschwindigkeiten im Ellbogengelenk am grössten sind, so dass hier schon bei geringeren Geschwindigkeiten eine Contraction der Antagonisten zur Abbremsung herangezogen werden muss als im Handgelenk und hier bei geringeren als im Fingergrundgelenk.

Die Analyse des Zusammenspiels der Kräfte führt uns also zu dem Ergebnis, dass die Ausführung von Hin- und Herbewegungen in einem gewissen mittleren Tempo, das durch die eben angegebenen Frequenzen charakterisiert wird, am ökonomischsten ist, weil hier den Muskeln ein grosser Teil der Arbeit von passiven Kräften abgenommen wird. Dass dies nicht nur für die besonderen Verhältnisse des physiologischen Experiments gilt, sondern auch für die Bewegungen unseres täglichen Lebens von grosser praktischer Bedeutung ist, wird im 6. Kapitel näher erörtert werden.

Es ist das Verdienst von Pfahl (256, 257), als erster darauf aufmerksam gemacht zu haben, dass bei einer gewissen mittleren Geschwindigkeit die mechanischen Verhältnisse für die Ausführung von Hin- und Herbewegungen am günstigsten liegen dürften. Er hat dies rein deduktiv aus der Form der Bewegungskurve erschlossen. Auch stimmt dasjenige Tempo in dem unserer Analyse nach die günstigsten Bedingungen für ein Zusammenwirken von aktiven und passiven Kräften gegeben sind, im grossen und ganzen recht gut mit dem von Pfahl für besonders ökonomisch erachteten Tempo, welches man, wie schon S. 86 angegeben, durch passives Anstossen des betreffenden Gliedes erhalten soll, überein. Letzeres ist allerdings ein wenig schneller, auch wenn man die von uns und von Horn gefundenen niedrigeren Frequenzen nimmt. Jedenfalls fanden wir bei solchen Anstossbewegungen die Aktionsströme in den meisten Fällen nicht mit, sondern schon etwas vor der Bewegungsumkehr einsetzen (Abb. 21), so dass hier nicht nur der zweite Teil der Bewegungsumkehr, die Rückbewegung, von ihrem Beginne an unter Mitwirkung von Muskeltätigkeiten stattfindet, sondern auch schon deren erster Teil, die Abbremsung der Hinbewegung, wenigstens ganz gegen Ende unter Zuhilfenahme von Muskelkräften erfolgt. In keinem Falle sahen wir ein Einsetzen der Ströme erst nach Bewegungsumkehr, so dass die Pfahlsche Annahme, dass sie in diesem Falle allein durch Elastizitätskräfte bewirkt wird — daher seine Bezeichnung Elastizitätstempo — nicht zutrifft. Ob aber nun wirklich das mit Pfahl durch Anstossen des Gliedes erhaltene Tempo oder ein ein klein wenig langsameres, in welchem die Ströme gerade mit Bewegungsbeginn einsetzen, oder noch ein anderes das ökonomischste ist, scheint mir doch noch dahingestellt bleiben zu müssen. Denn wenn auch das gute oder schlechte Zusammenwirken von aktiven und passiven Kräften für die Ökonomie einer Bewegung von massgebender Bedeutung sein dürfte, so darf darüber jedoch die Bedeutung anderer hierfür auch noch in Frage kommender Faktoren, wie guter Wirkungsgrad der Muskeln infolge geeigneter Contractionsgeschwindigkeit, günstiges Verhältnis von Contractions- und Erschlaffungszeit u. a. nicht ausser acht gelassen werden. Es ist z. B. durchaus möglich, dass ein anderes Tempo noch ökonomischer ist als das oben als optimal angesehene, in welchem zwar das Zusammenspiel von aktiven und passiven Kräften kein ganz optimales ist, dafür aber das Verhältnis von Contraction und Erschlaffung der Muskeln, bzw. Erregung und Ruhe der nervösen Zentren. Allerdings erscheint ein solches Nichtübereinstimmen dieser beiden Faktoren von vornherein sehr unwahrscheinlich. Im Gegenteil ist zu erwarten, dass sich die optimale Ausnutzung der passiven Kräfte darin zeigt, dass die aktiven für längere Bewegungsstrecken überflüssig sind und gespart werden. Dass dem wirklich so ist, zeigt sich darin, dass, wie die Abb. 21 zeigt, gerade bei Bewegungen im sog. Elastizitätstempo die Zeit der Contractionen sehr kurz und die Pause zwischen ihnen sehr lang ist. Eine Entscheidung in dieser Frage könnte natürlich nur durch Stoffwechselversuche erreicht werden; doch erscheint es mir sehr fraglich, ob die bei solchen wenig anstrengenden Bewegungen zu erwartenden geringen Steigerungen im Gesamtstoffwechsel genügend hervortreten würden. Aber wenn auch noch einige Änderungen möglich sein dürften, so können wir jedenfalls doch schon so viel sagen, dass aller Wahrscheinlichkeit nach eine mittlere Bewegungsfrequenz von der oben angegebenen oder einer ähnlichen Grösse für die einzelnen Glieder als die optimale anzusehen ist. Eine nicht unwesentliche Stütze erfährt dies nach noch unveröffentlichten Versuchen von Horn aus dem Breslauer Institut dadurch, dass wenn man unbeeinflusste Vp. auffordert, solche Hin- und Herbewegungen in einem ihnen möglichst bequemen Tempo auszuführen, sie regelmässig ein mittleres Tempo wählen, dessen Frequenz der oben angegebenen ganz ähnlich ist. Gewiss haben Atzler und Mitarbeiter (15) bei anderen willkürlichen Bewegungen mehrmals feststellen müssen, dass man sich in der subjektiven Beurteilung, ob eine Bewegung ökonomischer ist als eine andere oder nicht, leicht täuscht. Immerhin ist hier aber doch die Übereinstimmung zwischen subjektivem Urteil und dem Ergebnis der objektiven Analyse, so weit es die Aktionsstrommethode zu liefern im Stande ist, eine recht auffallende. Im übrigen zeigen die im 6. Kapitel näher zu besprechenden Stoffwechseluntersuchungen bei der so ähnlichen Bewegung des Kurbeldrehens, dass hier tatsächlich ein mittleres Tempo das optimale ist. Auch zeigt sich dort, dass nicht ein ganz scharf umrissenes Tempo das ökonomischste ist, sondern dass es eine ziemlich breite Optimalzone gibt. Dementsprechend dürfte vielleicht auch die obige Streitfrage sich erübrigen, ob wirklich gerade das sog. Elastizitätstempo das optimale ist, oder ein ein wenig langsameres oder schnelleres.

b) Einzelne Beuge- oder Streckbewegungen (337).

α) Eigentümlichkeiten der Form.

Langsame Bewegungen. Führt man eine langsame Beuge- oder Streckbewegung aus, ohne dabei besondere Absichten zu verfolgen, besonders ohne die Absicht einer festen Begrenzung der Bewegung, nur mit der allgemeinen Absicht, eine grosse bzw. kleine Bewegung auszuführen, so haben derartige Bewegungen wie seit Loeb und Koranyi (229) bekannt, im allgemeinen eine S-förmig gekrümmte Gestalt. Im allgemeinen vollziehen sich nach Isserlin (190) Beginn und Beendigung um so allmählicher, je kleiner die Höchst- bzw. Durchschnittsgeschwindigkeit der betreffenden Bewegung ist. Doch sind, zumal bei der Beendigung Abweichungen hiervon nicht selten, in dem Sinne, dass die Bewegung nicht allmählich ausläuft, sondern mit einem Knick plötzlich abbricht. Die alte Camerersche Angabe (67) einer annähernd gleichförmigen Beschleunigung bis zur Erreichung der Höchstgeschwindigkeit kann man zwar bei völlig zwanglos ausgeführten Bewegungen, wenn diese mässig schnell sind, nicht selten bestätigt finden, aber durchaus nicht regelmässig und niemals bei ausgesprochen schnellen Bewegungen.

Auf diesen S-förmigen Gesamtverlauf sind nun wie ebenfalls schon seit Loeb und Koranyi bekannt und später mehrfach bestätigt (Goldscheider, Isserlin u. a.) in den meisten Fällen kleinere wellenförmige Beschleunigungen und Verlangsamungen aufgesetzt. Hier sind zu unterscheiden: 1. grobe, in unregelmässigen Abständen von $^2/_5$ Sekunde und mehr auftretende Stufen. Die Gesamtbewegung scheint, wenn diese stark ausgeprägt sind, gleichsam aus mehreren Teilbewegungen stufenförmig zusammengesetzt zu sein. Besonders häufig sind einmal eine kleine Vorstufe ganz zu Beginn der Bewegung, die so aussieht, als wenn erst eine viel zu klein und langsam geratene Bewegung ausgeführt würde, die dann mit einem plötzlichen Knick durch die eigentliche Hauptbewegung von der gewünschten Schnelligkeit und Grösse ergänzt wird.

Die zweite noch viel häufigere, ja für die Bewegung mancher Individuen anscheinend geradezu typische Erscheinung ist, dass die Bewegung, kurz bevor sie unter allmählicher Verlangsamung völlig zum Stillstand zu kommen scheint, noch einmal ein kleines Stück mit grösserer Geschwindigkeit fortgesetzt wird und erst dann ihr Ende findet. Diese Endstufe, wie überhaupt die ganze Stufenbildung, ist stets besonders stark ausgeprägt, wenn es sich um Zielbewegungen handelt, z. B. wenn man die Bewegung, wie es Pfahl (254, 255) empfohlen hat, unter optischer Kontrolle der Vp. zwischen zwei auf dem Kymographion vorgezeichneten parallelen Linien ausführen lässt (Abb. 29). Diese zeigt, dass es sich bei der ganzen stufenförmigen Bewegungsausführung offenbar

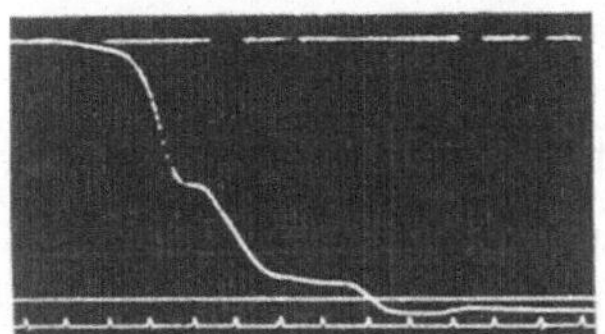 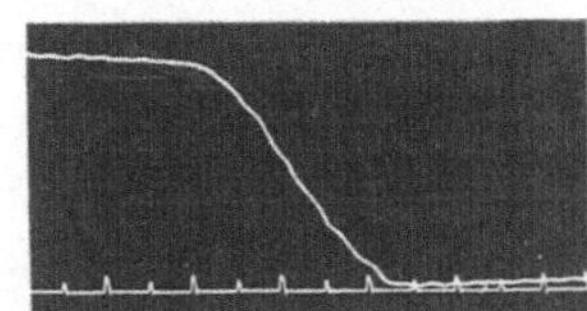 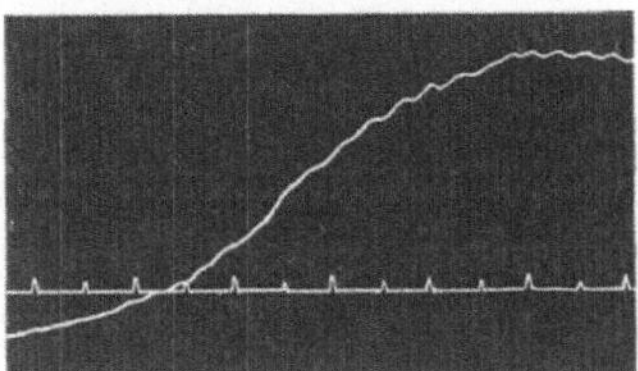

Abb. 29. Langsame Zielbewegung. Beugung im Handgelenk. Starke Stufenbildung.

Abb. 30. Beugung im Fingergrundgelenk. Deutliche wellenförmige Schwankungen.

Abb. 31. Langsame Dorsalflexion der Hand bei möglichst versteiftem Gelenk.

darum handelt, dass solche langsame Bewegungen nicht infolge eines einzigen Innervationsimpulses vollkommen durchgeführt werden, sondern dass weitere Impulse, den ersten nachkorrigierend, eingreifen. Auf diese Nachkorrektion hat schon Woodworth (360 S. 359) aufmerksam gemacht.

Von der Stufenbildung streng auseinander zu halten sind 2. viel feinere kleine Hin- und Herbewegungen von einer Frequenz von 8—10 pro Sekunde, die entweder den grösseren Stufen aufgesetzt, oder auch allein vorhanden sein können (Abb. 30). Sie entsprechen nach Form und Frequenz den kleinen Zitterbewegungen, welche die völlig ruhige Haltung unserer Glieder unmöglich machen. Die Bewegungen in den grossen Gelenken lassen meistens nur die gröberen Stufen erkennen, während bei Bewegungen in den kleineren Gelenken umgekehrt überwiegend die kleineren Wellen hervortreten. Die Stärke dieser kleinen Zitterbewegungen hängt ferner wesentlich davon ab, ob während der Bewegung das Gelenk locker oder versteift gelassen wird. Bei kräftiger Versteifung, einerlei ob absichtlich oder unabsichtlich, sieht man sie sehr stark als in regelmässigen Abständen erfolgende Verringerungen der Geschwindigkeit, teilweise sogar als kurz dauernde vollkommene Stillstände, ja Rückläufigkeiten der Bewegung hervortreten (Abb. 31). Dadurch gleicht dann die Bewegungskurve ganz derjenigen eines starken Zitterers. Auch tritt dieses Zittern dann bei Bewegungen in den grossen Gelenken z. B. im Ellbogengelenk hervor, wo es bei zwanglosen Bewegungen gewöhnlich vermisst wird. Die Frequenz dieser Zitterbewegungen wird jedoch durch die Versteifung nicht geändert, sondern beträgt ebenso wie bei zwanglosen Bewegungen 7—10 pro Sekunde. Umgekehrt wird die Bewegungsausführung um so gleichmässiger, je lockerer sie erfolgt, bis die fraglichen Zitterbewegungen bei möglichst lockerer Ausführung schliesslich überhaupt nicht mehr zu erkennen sind, wenigstens nicht ohne Vergrösserung der Bewegung durch die Registrierung. Zum Unterschiede davon werden die Stufenbildungen bei versteifter Bewegungsausführung nicht stärker, im Gegenteil eher weniger deutlich; auch sind sie durch eine weitgehende Lockerheit der Bewegungsausführung nicht zum Verschwinden zu bringen. Die Stufenbildung ist demnach im Gegensatze zu den Zittererscheinungen von der Versteifung unabhängig, was nicht verwunderlich ist, wenn sie, wie oben ausgeführt, auf einer Wiederholung bzw. Korrektur des Innervationsimpulses selbst beruht.

Schnelle Bewegungen. Je schneller die Bewegungen ausgeführt werden, desto undeutlicher werden die beschriebenen Unregelmässigkeiten der Geschwindigkeit und von einer gewissen mittleren Durchschnittsgeschwindigkeit an pflegen die Bewegungen ganz glatt ohne aufgesetzte Stufen oder Wellen zu sein. Dies ist etwa dann der Fall, wenn, den Durchschnitt der ganzen Bewegung genommen, im Ellbogengelenk 0,5—0,6 Grad pro $^1/_{50}$ Sekunde erreicht werden, im Handgelenk bei 0,6—0,8 Grad und im Fingergrundgelenk erst von etwa 0,8 Grad an. Auszunehmen sind lediglich die Stufen zu Beginn und am Ende der Bewegung, welche auch bei schnellen Bewegungen, besonders wenn diese Zielbewegungen darstellen, nicht selten sind.

Etwa von derselben Durchschnittsgeschwindigkeit ab, bei welcher die Stufen und Wellen während der Bewegung verschwinden, verändert sich das Ende der Bewegung in ganz charakteristischer Weise. Die Bewegung kann jetzt nicht mehr, wie bei langsamerer Geschwindigkeit an jeder gewünschten Stelle glatt zum Stillstand gebracht werden, sondern erst nachdem eine mehr oder minder ausgiebige Rückbewegung stattgefunden hat, der sog. Rückschlag oder Rückstoss [Rieger (280, II)]. Mässig schnelle Bewegungen kommen nach einer einfachen Rückbewegung zur Ruhe (Abb. 38a, 39a). Bei schnelleren Bewegungen schliesst sich noch eine erneute kleine Hinbewegung an (doppelter Rückschlag Isserlins) oder noch eine ganze aus Hin- und Rückbewegung bestehende zweite schwache Bewegungswelle. Bei schnellsten Bewegungen wird schliesslich die neue Ruhelage erst erreicht, nachdem der eigentlich intendierten Bewegung noch mehrere kleiner und kürzer werdende wellenförmige Hin- und Rückbewegungen gefolgt sind (Abb. 32, 38b, 39b).

Ausser diesen regelmässigen pendelartigen Nachbewegungen gibt es noch eine Fülle von mehr oder weniger unregelmässigen Variationen, die aber im folgenden alle unberücksichtigt bleiben sollen, da es sich hierbei allem Anschein nach um Störungen des freien Ausklingens der primären Bewegung durch sekundäre Intentionen handelt.

Im einzelnen hängen die Grössen- und Zeitverhältnisse des Rückschlages und der Nachbewegungen von folgenden Faktoren ab: Mit zunehmender Geschwindigkeit der Hauptbewegung wächst die Grösse und die Geschwindigkeit der Rückbewegung und zwar die letztere wesentlich stärker als die erstere, so dass infolgedessen die ganze Rückbewegung trotz des grösser werdenden Umfanges immer kürzere Zeit beansprucht. Ferner nimmt unter den gleichen Umständen auch die Dauer der Nachbewegungen ab, aber viel geringer,

Tabelle 3. Beugebewegungen im Ellbogengelenk.

Hauptbewegung			Rückbewegung			Nachbewegungen Dauer in $^1/_{50}$ Sek.		
Amplitude in Grad	Dauer in $^1/_{50}$ Sek.	Durchschnittsgeschwindigkeit in Grad pro $^1/_{50}$ Sek.	Amplitude in Grad	Dauer in $^1/_{50}$ Sek.	Durchschnittsgeschwindigkeit in Grad pro $^1/_{50}$ Sek.			
15	22	0,88	2	12	0,16	16	—	—
20	20	1,0	3	8	0,38	14	—	—
16	14	1,14	4,5	8	0,56	13	11	—
17	12	1,4	4	7	0,56	11	11	—
23	8	2,88	5	4	1,24	11	10	11

Tabelle 4. Streckbewegungen im Handgelenk.

Hauptbewegung			Rückbewegung			Nachbewegungen Dauer in $^1/_{50}$ Sek.				
Amplitude in Grad	Dauer in $^1/_{50}$ Sek.	Durchschnittsgeschwindigkeit in Grad pro $^1/_{50}$ Sek.	Amplitude in Grad	Dauer in $^1/_{50}$ Sek.	Durchschnittsgeschwindigkeit in Grad pro $^1/_{50}$ Sek.					
13,5	20	0,68	1	8	0,12	—	—	—	—	—
14,5	10	1,44	5,5	6	0,9	8	7	6	—	—
17	9	1,9	5	4	1,24	8	7	6	—	—
20	9	4	6,5	3	2,2	7	6	5	5	5

Tabelle 5. Streckbewegungen im Fingergelenk.

Hauptbewegung			Rückbewegung			Nachbewegungen Dauer in $^1/_{50}$ Sek.		
Amplitude in Grad	Dauer in $^1/_{50}$ Sek.	Durchschnittsgeschwindigkeit in Grad pro $^1/_{50}$ Sek.	Amplitude in Grad	Dauer in $^1/_{50}$ Sek.	Durchschnittsgeschwindigkeit in Grad pro $^1/_{50}$ Sek.			
24	22	1,1	4	6	0,66	8	7	—
23	10	2,3	10,5	6	1,74	8	7	—
23	8	2,88	7,5	4	1,88	7	6	6
27	7	3,86	12	3	4	6	6	—

als diejenige der Rückbewegung. Die genaueren Verhältnisse sind aus den Tabellen 3—5 ersichtlich. Aus diesen ergibt sich ferner, dass die Dauer der Rückbewegung sowie der Nachbewegungen bei Bewegungen im Ellbogengelenk ganz wesentlich grösser ist als bei Bewegungen entsprechender Geschwindigkeit im Hand- bzw. Fingergrundgelenk, dass dagegen die entsprechenden Zeiten bei Hand- und Fingerbewegungen annähernd die gleichen sind. Ein solcher Vergleich der zeitlichen Verhältnisse der Bewegungen verschiedener Gelenke wird aber dadurch erschwert, dass schon zwischen gleichschnellen Bewegungen desselben Gelenkes beträchtliche Unterschiede vor-

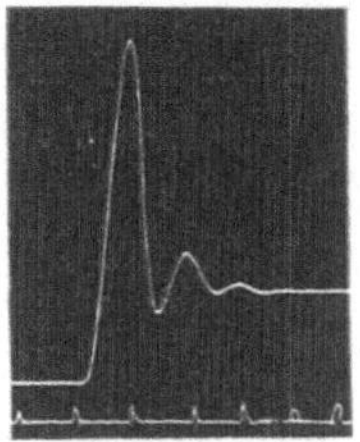 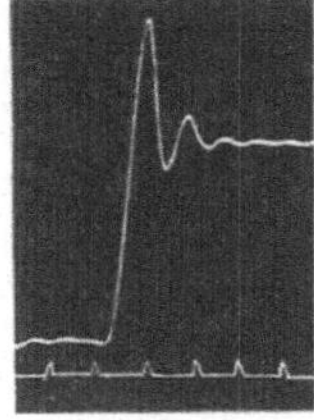 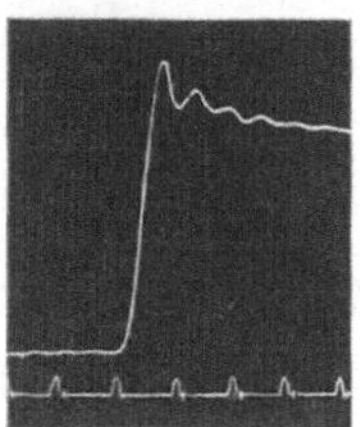

Abb. 32 a.   Abb. 32 b.   Abb. 32 c.

Abb. 32 a—c. Streckbewegungen im Handgelenk von gleicher Geschwindigkeit und Amplitude, aber verschiedener Gelenkversteifung. a) Möglichst lockere, b) normale zwanglose, c) starkversteifte Bewegung.

kommen. Hieraus geht hervor, dass die Dauer des Rückschlags und der wellenförmigen Nachbewegungen zwar eine Funktion der Schnelligkeit der Hauptbewegung zu sein scheint, dass diese aber sicher nicht der einzige bestimmende Faktor sein kann. Es ergab sich nun, dass auch hier wiederum die Stärke der gleichzeitigen Gelenkversteifung von ausschlaggebender Bedeutung ist. Abb. 32a bis c zeigt nebeneinander drei von derselben Versuchsperson ausgeführte schnelle Streckbewegungen im Handgelenk von annähernd gleicher Geschwindigkeit und Amplitude, nur mit dem Unterschiede, dass a bei möglichst lockerem Gelenk, b zwanglos ohne auf die Gelenkfestigkeit zu achten, und c bei willkürlich stark versteiftem Gelenk ausgeführt worden ist.

Tabelle 6. Mit verschiedener Gelenkversteifung ausgeführte Streckbewegungen der Hand.

Art der Bewegung	Hauptbewegung			Rückbewegung			Nachbewegungen Dauer in $^1/_{50}$ Sek.		
	Amplitude in Grad	Dauer in $^1/_{50}$ Sek.	Durchschnittsgeschwindigkeit in Grad pro $^1/_{50}$ Sek.	Amplitude in Grad	Dauer in $^1/_{50}$ Sek.	Durchschnittsgeschwindigkeit in Grad pro $^1/_{50}$ Sek.			
Locker .	28	8	3,5	22,5	5	4,5	9	8	6
Zwanglos	27	6	3,8	12,5	3	4,1	7	6	6
Versteift	23	8	2,9	4	2,5	3,2	6,5	5	5

Tabelle 6 enthält die zugehörigen Ausmessungen. Der Vergleich zeigt, dass die Amplitude des Rückschlages mit zunehmender Versteifung stark abnimmt. Auch die weiteren wellenförmigen Nachbewegungen sind bei der lockeren Bewegung viel grösser, wiederholen sich aber weniger oft als bei der versteiften Bewegung. Vor allem aber ändert sich die Dauer der Nachbewegungen mit der Gelenkversteifung sehr stark. So fanden wir, dass die grösste Dauer der ersten Nachbewegung, wenn die Vp. das Gelenk möglichst gelockert hat, bei Bewegungen im Ellbogengelenk etwa eine halbe Sekunde, im Handgelenk etwa $^1/_3$—$^1/_4$ Sekunde und im Fingergelenk etwa $^1/_5$ Sekunde beträgt. Die folgenden Nachbewegungen werden dann von Welle zu Welle etwas kürzer. Umgekehrt beträgt die kürzeste Dauer der ersten Nachbewegung bei möglichster Gelenkversteifung im Ellbogengelenk $^8/_{50}$ Sekunden im Hand- und Fingergelenk $^{5-6}/_{50}$ Sekunden. Diese Dauer wird im Gegensatze zu den lockeren Bewegungen auch in den folgenden Nachbewegungen mit grosser Konstanz eingehalten und ausserdem ist hier auch die Dauer des Rückschlages stets halb so gross, wie die Dauer der Nachbewegungen, während sie bei den lockeren Bewegungen grösser ist als diese. D. h. die Frequenz der Nachbewegungen beträgt bei möglichster Gelenkversteifung im Ellbogengelenk 6 pro Sekunde, in den beiden anderen Gelenken 8—10 pro Sekunde, also genau so viel wie die Frequenz der aufgesetzten Wellen bei langsamen Bewegungen und auch genau so viel wie die Frequenz des unwillkürlichen Tremors bei stärkster Versteifung. Dieser Frequenz scheint demnach eine besondere Bedeutung zuzukommen. Auch die grössere Dauer der Nachschwankungen bei zwanglosen und lockeren Bewegungen strebt ja mit zunehmender Schnelligkeit der Hauptbewegung demselben charakteristischen Werte zu. Dies legt aber die Vermutung nahe, dass die Abnahme der Dauer des Rückschlages und der Nachschwankungen bei normalen zwanglosen Bewegungen mit zunehmender Geschwindigkeit derselben darauf beruht, dass wir derartige Bewegungen je schneller, um so weniger locker ausführen und dass damit alle beobachteten Variationen der Dauer des Rückschlages und der Nachbewegungen einheitlich auf Veränderungen der Stärke der Gelenkversteifung zurückzuführen sind. Den exakten Beweis für die Richtigkeit dieser Vermutung werden wir nachher bei der Analyse der Muskeltätigkeiten mit Hilfe der Aktionsströme erbringen können. Hier sei aber noch folgendes zugunsten dieser Anschauung angeführt. Wenn man, ohne auf die Gelenkversteifung zu achten, eine recht schnelle ruckartige Bewegung ausgeführt hat, so hat man nachher noch das subjektive Gefühl einer starken, die Bewegung überdauernden Gelenkversteifung, so dass man, um das Gelenk wieder locker zu machen, den Muskeln einen besonderen Erschlaffungsimpuls erteilen muss. Sucht man bei der nächsten Bewegung die Versteifung zu vermeiden und trotzdem eine gleichschnelle Bewegung auszuführen, so fällt diese sicher wesentlich langsamer aus. Je mehr man das

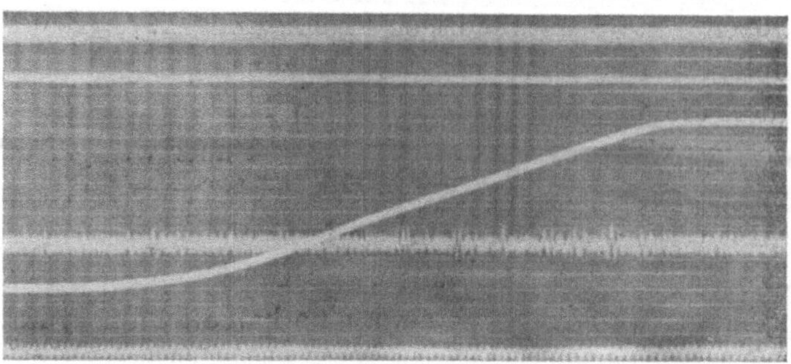

Abb. 33. Langsame lockere Dorsalflexion im Handgelenk. Oben Flex. carp. rad. (Antagonist),
unten Ext. carp. rad. (Agonist). Zeit in $^1/_{100}$ Sek.

Gelenk vorher gelockert hat und locker hält, desto schwerer ist es, eine schnelle
Bewegung auszuführen.

Neben dieser soeben ausführlich besprochenen Neigung zur Fortsetzung
der Bewegung in Form von rhythmisch wiederholten wellenförmigen Hin-
und Herbewegungen macht sich bei schnellen Bewegungen noch diejenige
bemerkbar, die Bewegung nicht unmittelbar in der gewünschten Richtung
zu beginnen, sondern ihr eine kurze unwillkürliche Vorschlagsbewegung in
umgekehrter Richtung voraus gehen zu lassen [F. H. Lewy, Isserlin (190)].
Ein derartiger Vorschlag ist aber durchaus nicht so regelmässig vorhanden,
wie der Rückschlag.

Schliesslich sei noch erwähnt, dass gegenüber dem sich auf alle Einzelheiten der Bewegungskurve erstreckenden Einflusse der Schnelligkeit und
der Versteifung derjenige der Amplitude der Bewegung nur wenig ins Gewicht
fällt. Dies gilt selbst für derartig grosse Unterschiede wie Amplituden von
20 und 90 Grad.

β) Die aus den Aktionsstrombildern erschliessbaren Muskeltätigkeiten.

Langsame Bewegungen. Bei langsamen, eine Sekunde und länger
dauernden Bewegungen sind im Agonisten während der ganzen Dauer der
Bewegung Ströme vorhanden. Bei langsamen Bewegungen ist demnach der

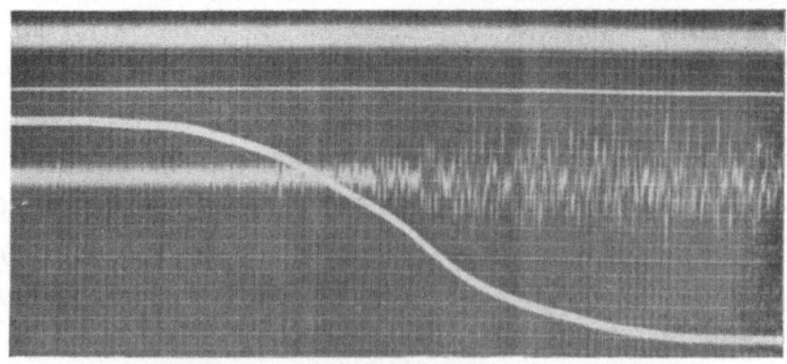

Abb. 34. Volarbewegung der Hand bis zur Endstellung des Gelenks. Oben Ext. unten Flex.
carp. rad. Filmgeschwindigkeit wie Abb. 33.

Agonist vom Anfang bis zum Ende tätig. Die Ströme treten kurz vor Bewegungsbeginn auf, oder werden, wenn sie schon vorher da waren, mit Beginn der Bewegung wesentlich stärker und zum Teil auch frequenter. Nützt die Bewegung nicht die ganze durch die anatomischen Verhältnisse des Gelenkes gegebene Exkursionsmöglichkeit aus, sondern endet schon in der Nähe der Mittelstellung, so sind die Ströme, abgesehen von den gleich noch zu erwähnenden den Stufen entsprechenden Schwankungen, während der ganzen Bewegung von ziemlich gleichmässiger Stärke und werden langsam wieder schwächer wenn die Bewegung allmählich wieder zum Stillstand kommt. Nach Erreichung der Endstellung bleiben sie jedoch, wenn auch sehr schwach,

noch eine Zeit lang bestehen, um dann, wenn die Stellung ganz ohne Muskeltätigkeit innegehalten werden kann, allmählich vollständig zu verschwinden. Dieses völlige Verschwinden bleibt jedoch auch längere Zeit nach der Bewegung nicht selten aus, und es bedarf dazu erst einer besonderen Aufforderung und Bemühung, das Glied ganz locker liegen zu lassen. Liegt die Endstellung in der Nähe der Exkursionsgrenze des Gelenkes, so werden die Ströme bei gleichbleibender, ja sogar geringer werdender Bewegungsgeschwindigkeit um so stärker, je mehr das Glied der Grenzstellung genähert

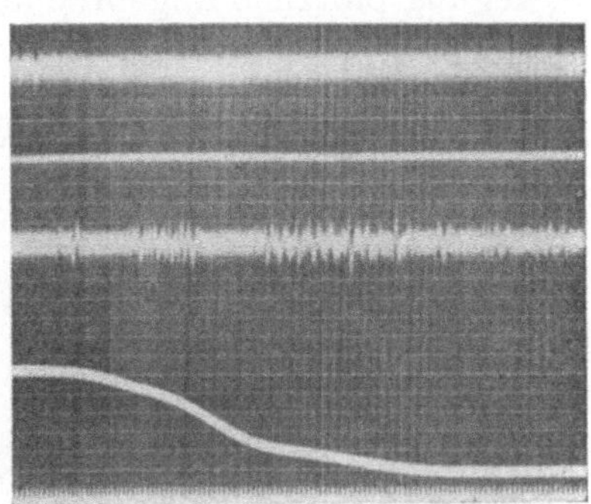

Abb. 35. Stufenförmige lockere Volarbewegung der Hand. Oben Ext., unten Flex. carp. rad. Agonist allein tätig.

wird. Die gleiche Stärke behalten dann die Ströme noch nach der Beendigung der Bewegung. Ein Vergleich der Abb. 33 und 34 zeigt, wie auffallend gross der Unterschied der Stromstärke in beiden Fällen ist.

Währenddessen verhält sich der Antagonist ganz verschieden und zwar hängt dies davon ab, ob die Bewegung locker, oder mehr oder minder versteift ausgeführt wird. Bemüht sich die Vp. die Bewegung möglichst locker auszuführen, so sieht man in vielen Fällen den Antagonisten völlig stromlos bleiben. Waren im Antagonisten vor der Bewegung Ströme vorhanden, so verschwinden diese kurz vor deren Beginn und zwar charakteristischerweise mehrere Hundertstel Sekunden bevor die Ströme im Agonisten auftreten. Dieses Fehlen von Strömen ist auch festzustellen, wenn die Bedingungen so gewählt sind, dass der untersuchte Muskel als der Hauptantagonist zu gelten hat, mithin sicherlich kein anderer Muskel statt seiner als Antagonist tätig war. Lockere langsame Bewegungen können demnach vollständig ohne Antagonistentätigkeit ausgeführt werden. Dabei kann die Bewegungskurve eine ganz verschiedene Form besitzen, entweder sogleich nach Erreichung der Höchstgeschwindigkeit wieder langsamer werden, also etwa sinusförmig gekrümmt sein, oder ein längeres Mittelstück von annähernd gleichförmiger Geschwindig-

keit aufweisen (Abb. 33) oder schliesslich in mehreren Stufen ablaufen.
Im letzteren Falle sieht man die Aktionsströme des Agonisten kurz vor
jeder Beschleunigung der Bewegung stärker und kurz vor jeder Verlangsamung schwächer werden. Die Form derartiger langsamer stufenweiser
Bewegungen folgt also genau den Schwankungen der Stärke der Agonistentätigkeit (Abb. 35).

Bei anderen Bewegungen, bei denen ebenfalls die Aufgabe möglichst
lockerer Bewegungsführung gestellt wurde, findet man die mit dem Antagonisten verbundene Saite nicht während der ganzen Bewegung ruhig, sondern
sieht gegen deren Ende wieder Ströme auftauchen. Entweder, wenn die
Bewegung plötzlich abgebrochen wird, in Form einer einzelnen kurzen Gruppe
von Schwankungen, oder wenn die Bewegung langsam zum Stillstand kommt

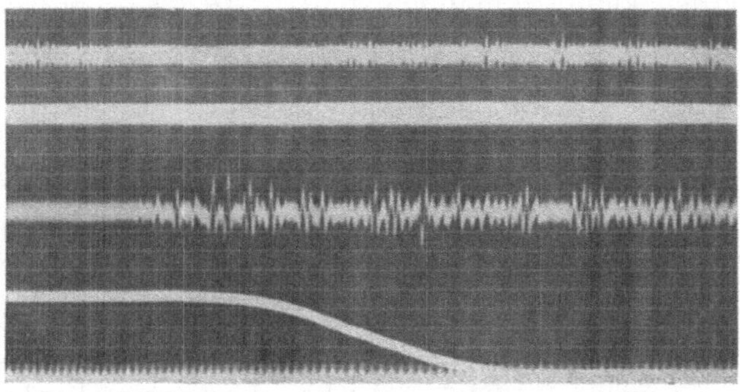

Abb. 36. Zwanglose Beugung im Ellbogengelenk. Oben Triceps (Antagonist), unten Biceps (Agonist.)

in Form von mehreren schwachen, durch Pausen getrennten Einzelströmen
bzw. kleinen Stromgruppen. Das Auftreten dieser Ströme fällt zeitlich zusammen mit dem erwähnten Schwächerwerden der Ströme im Agonisten. Die
Ströme des Antagonisten bleiben ebenfalls noch nach Beendigung der
Bewegung sichtbar.

Ein derartiges Einsetzen der Antagonistentätigkeit gegen Ende der
Bewegung sieht man auch bei zwanglosen Bewegungen, bei welchen
nicht auf Vermeidung von Gelenkversteifung geachtet wurde. Meistens treten
aber bei solchen zwanglosen Bewegungen die Ströme im Antagonisten nicht
erst gegen Bewegungsende, sondern schon viel früher auf, so dass nach einer
initialen Erschlaffung des Antagonisten der grösste Teil der Bewegung unter
einer schwachen periodischen Antagonistentätigkeit ausgeführt wird (Abb. 36).

Da man das letztgenannte Bild auch erhält, wenn die Vp. die Bewegung
absichtlich leicht versteift ausführt, so darf man wohl annehmen, dass
es sich bei allen denjenigen zwanglosen Bewegungen, in welchen während des
grösseren Teiles des Verlaufes im Antagonisten in periodischen Abständen
einzelne Ströme oder Stromgruppen auftreten, nicht um lockere, sondern
um leicht versteifte Bewegungen handelt. Ausserdem zeigt aber der Antagonist

bei solchen absichtlich leicht versteiften Bewegungen statt der periodischen nicht selten eine andauernde Folge von schwachen Strömen.

Bei stark versteiften Bewegungen sind im Antagonisten während der ganzen Dauer der Bewegung starke Ströme vorhanden, z. T. als annähernd gleich stark bleibende Folge, meist aber rhythmisch an- und wieder abschwellend. Charakteristisch ist fernerhin, dass das bei lockeren Bewegungen stets vorhandene initiale Verschwinden der Antagonistenströme fehlt, oder wenig deutlich ist. Bei sehr starker Versteifung sieht man sogar zu Bewegungsbeginn im Agonisten und Antagonisten gleichzeitig eine Verstärkung der Ströme bzw. Tätigkeit auftreten.

Vergleicht man bei leicht und stark versteiften Bewegungen die genauen zeitlichen Verhältnisse der Agonisten und Antagonistenströme, so ergibt sich folgendes: bei einer periodenweisen Gruppierung der Antagonistenströme fällt deren Auftreten vielfach mit einer deutlichen Abschwächung der Agonistenströme zusammen, so dass dann im Agonisten und Antagonisten Verstärkung und Abschwächung der Ströme periodisch alternieren (Abb. 36, 37 rechts). In anderen Fällen ist dagegen nichts von derartigen Beziehungen festzustellen, sondern die Agonisten zeigen währenddessen eine andauernde Folge von Strömen oder seltener einer periodische von anderer Frequenz. Schliesslich kann in beiden Muskeln eine andauernde Folge

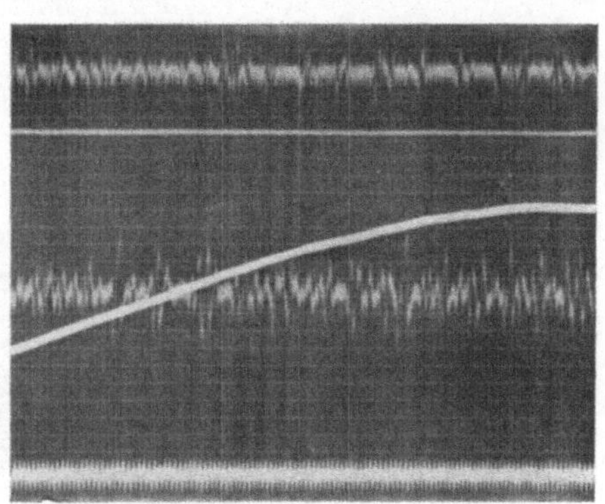

Abb. 37. Willkürlich versteifte langsame Beugung im Ellbogengelenk. Oben Triceps (Antagonist), unten Biceps (Agonist).

von Strömen vorhanden sein, wobei die Untergruppierung im Einzelnen eine ganz verschiedene ist (Abb. 37 links). Bei versteiften Bewegungen sind demnach Agonist und Antagonist entweder regelmässig periodisch alternierend oder unabhängig von einander teils in periodischer, teils in andauernder Form tätig, wobei man die Beziehungen zumal bei starker Versteifung, häufig sogar während einer einzigen Bewegung mehrfach wechseln sieht.

Bei versteiften Bewegungen zeigt sich mithin ganz dasselbe wechselnde Verhalten zwischen der Tätigkeit eines Agonisten und derjenigen seines Antagonisten, welche wir im 3. Kapitel als für die reine Gelenkversteifung ohne Bewegung typisch kennen gelernt haben. Immerhin ist jedoch, entsprechend dem oben bei der Besprechung des gegenseitigen Verhaltens der verschiedenen Teile desselben Muskels und desjenigen der verschiedenen Agonisten bzw. Antagonisten Festgestellten im Falle der versteiften Bewegung ein regelmässig alternierendes Stärker- und Schwächerwerden von Agonisten und Antagonistentätigkeit häufiger als bei reiner Versteifung.

Mässig schnelle Bewegungen. Bei etwas grösseren Geschwindigkeiten sieht man, dass die im Anfangsteile der Bewegung starken Aktionsströme des Agonisten schon um die Bewegungsmitte herum wesentlich schwächer werden oder gar fortbleiben. D. h. die bei langsamen Bewegungen während deren ganzer Dauer anhaltende Agonistentätigkeit konzentriert sich mit zunehmender Bewegungsgeschwindigkeit auf den Bewegungsbeginn. Bei gleich schnellen Bewegungen sieht man bei annähernd gleicher Stärke die Agonistenströme um so länger andauern, je umfangreicher die Bewegung ist. In den meisten Fällen hat es mit dem Schwächerwerden der Ströme um die Bewegungsmitte sein Bewenden. In anderen Fällen sieht man gegen Ende der Bewegung wieder von neuem stärkere Ströme auftreten, die noch eine Zeitlang nach der Bewegung anhalten und dann allmählich schwächer werden und unter Umständen verschwinden. Diese zweite Periode der Agonistentätigkeit fehlt niemals, wenn die Geschwindigkeit der Bewegung so gross ist, dass sie erst nach einem Rückschlage zum Stillstand kommt. Die Ströme werden dann im Verlaufe der Rückbewegung wieder schwächer, bleiben aber in der endgültigen neuen Gliedstellung noch eine Zeitlang wesentlich stärker, als vor der Bewegung.

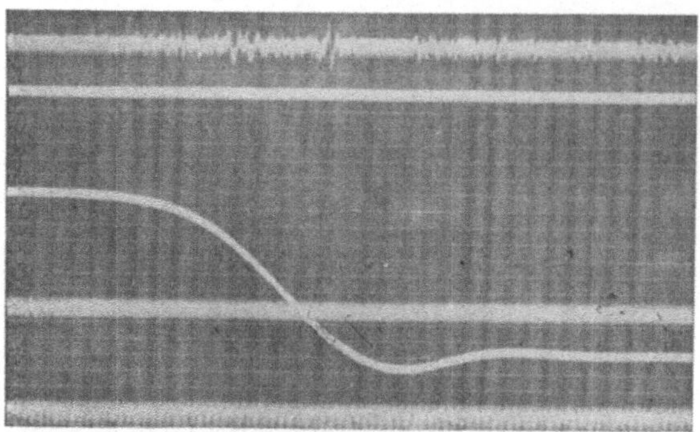

Abb. 38a.

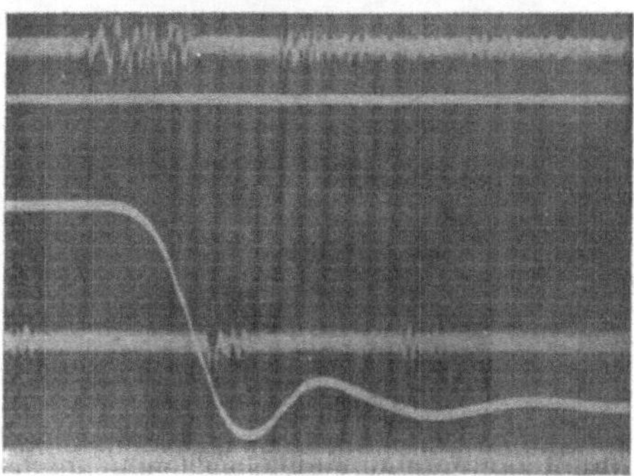

Abb. 38 b.

Abb. 38 a und b. Lockere Volarbewegungen der Hand. Oben Flex. carp. rad. (Agonist), unten Ext. carp. rad. (Antagonist). a) Mässig schnelle Bewegung. Bewegungsrückschlag ohne Antagonistentätigkeit. b) Schnelle Bewegung. Periodisches Alternieren von Agonisten- und Antagonistentätigkeit.

Auch bei solchen mässig schnellen Bewegungen, einerlei ob mit oder ohne Rückschlag, können, wenn sie nur locker genug ausgeführt werden, die Antagonisten völlig stromlos, untätig bleiben. Es kommt also unter diesen Umständen ohne jede Antagonistentätigkeit nicht nur zum Bewegungsstillstand, sondern sogar zum Bewegungsrückschlag (Abb. 38a). Das Auftreten eines Bewegungsrückschlages ohne Antagonistentätigkeit ist jedoch nur bei einigermassen umfangreichen nicht zu schnellen Bewegungen zu beobachten. Von einer gewissen Geschwindigkeit ab sieht man stets im Antagonisten gegen Ende der eigentlichen Hinbewegung bzw. kurz vor der Bewegungsumkehr eine kurze Periode von Strömen auftreten (Abb. 38b). Sie ist bei gleichen Geschwindigkeiten um so stärker, je kleiner die Bewegung ist. Eine solche „Rückschlagsperiode" im Antagonisten findet man bei Bewegungen im Ellbogengelenk regelmässig von einer Durchschnittsgeschwindigkeit von 2 Grad pro $^1/_{50}$ Sekunde ab, im Handgelenk dagegen erst von 4 Grad und im Fingergrundgelenk erst von 5 Grad ab. Es kommt demnach bei Bewegungen in proximalen Gelenken schon bei geringeren Geschwindigkeiten zu einer Rückschlagstätigkeit im Antagonisten als in distalen Gelenken. Auszunehmen sind Bewegungen, bis an die Grenzstellung des Gelenkes. Hier ist Bewegungsrückschlag ohne Antagonistentätigkeit noch bei wesentlich grösseren Geschwindigkeiten zu beobachten. Diese Rückschlagsperiode des Antagonisten fällt bei lockeren Bewegungen zeitlich mit dem Verschwinden der Ströme im Agonisten zusammen (Abb. 38b). Agonist und Antagonist sind also bei lockeren mässig schnellen Bewegungen periodisch alternierend tätig und untätig. In selteneren Fällen sieht man dieses periodische Alternieren weniger ausgeprägt, indem im Antagonisten nur eine einzelne stärkere Stromschwankung oder nur eine kleine Gruppe von schwächeren Strömen auftritt und währenddessen die Ströme im Agonisten nicht völlig verschwinden, sondern nur zeitweise schwächer werden. Mehrfach, wenn auch im ganzen selten, konnte völlig abweichend hiervon im Antagonisten eine einzige starke Aktionsstromschwankung (wie sie für einen Sehnenreflex typisch ist) beobachtet werden, und gleichzeitig damit kein Verschwinden oder Schwächerwerden der Ströme im Agonisten, sondern in der sonst unveränderten Stromfolge desselben ebenfalls eine einzige starke Stromschwankung.

Bei leicht versteiften Bewegungen ist der Agonist nur während kurzer Strecken oder gar nicht völlig stromlos. Die Rückschlagsperiode des Antagonisten ist stets vorhanden und stärker- und längerdauernd, als bei entsprechenden lockeren Bewegungen. Infolgedessen überdecken sich die Aktionsstromperioden der beiden antagonistischen Muskeln etwas. Die übrigen, durch leichte oder starke Versteifung eintretenden Veränderungen, entsprechen ganz den gleich bei schnellsten Bewegungen zu beschreibenden.

Schnellste ruckartige Bewegungen. Werden sehr schnelle Bewegungen möglichst locker ausgeführt, so wiederholt sich, während die Bewegung unter den oben beschriebenen wellenförmigen Nachschwankungen allmählich zum Stillstand kommt, das periodisch alternierende Auftreten und Verschwinden von Strömen im Agonisten und Antagonisten noch mehrmals (Abb. 38b, 39, 40). Dabei sind bei kleinen und mässig umfangreichen Bewegungen, die nicht bis in die Nähe der Endstellung des Gelenkes reichen, die Aktionsstromperioden kurz und durch längere Strecken völliger Saitenruhe getrennt. Infolgedessen schliessen die Aktionsstromperioden bzw. Tätigkeiten der beiden antagonistischen Muskeln nicht unmittelbar aneinander an, sondern sind durch Strecken getrennt, in denen beide Muskeln stromlos, untätig sind. Diese Strecken können, bei möglichst lockeren Bewegungen $^{4-5}/_{100}$ Sekunden und noch mehr betragen (Abb. 40b).

Dieses periodische Tätig- und Untätigsein der antagonistischen Muskeln ist um so ungleichmässiger, je mehr die Bewegung bis an die Endstellung des Gelenkes geführt wird. Die Perioden des Agonisten werden dann immer länger und diejenigen des Antagonisten immer kürzer und schwächer, so dass schliesslich eine langdauernde Stromfolge im Agonisten vorhanden ist, die nur auf kurze Strecken aussetzt, in denen dann der Antagonist eine kleine Gruppe von Strömen zeigt. In manchen Fällen verschwinden in den späteren Periodenbildungen die Ströme im Agonisten gar nicht vollständig, sondern werden nur periodisch schwächer, so dass dann im Agonisten und Antagonisten gleichzeitig Aktionsströme vorhanden sind. In einigen anderen Fällen

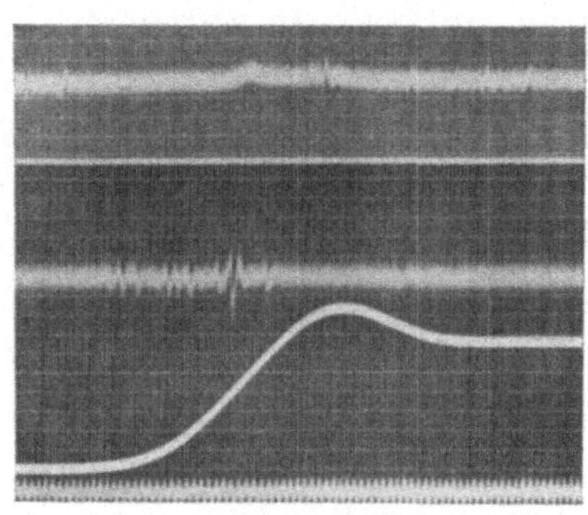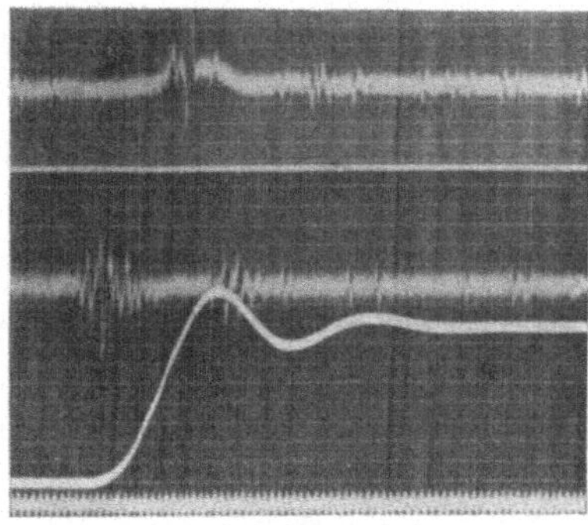

Abb. 39a.   Abb. 39b.

Abb. 39 a und b. Gleich grosse, verschieden schnelle Volarbewegungen der Hand. Früheres Einsetzen der Antagonistentätigkeit bei der schnelleren Bewegung. Oben Ext. carp. rad. (Antagonist), unten Flex. carp. rad. (Agonist).

schliesslich sieht man auch trotz schnellster Bewegung den Antagonisten völlig stromlos bleiben und nur im Agonisten periodisch Ströme auftreten und wieder verschwinden.

In allen Fällen jedoch, einerlei ob die Bewegung bis an die Grenzstellung des Gelenkes reicht oder nicht, stimmen bei lockeren Bewegungen die Aktionsstrom- bzw. Tätigkeitsperioden der Muskeln mit der Zahl der wellenförmigen Nachschwankungen der Bewegungskurve genau überein, indem jeder Periode im Agonisten eine Schwankung im Sinne der Hinbewegung und jeder Periode im Antagonisten eine Schwankung im Sinne der Rückbewegung entspricht. Folgt demnach auf jede Aktionsstrom- bzw. Tätigkeitsperiode der Muskeln sicher eine entsprechend gerichtete Nachschwankung der Bewegung, so können andererseits, wie eben schon hervorgehoben, die letzteren ohne die ersteren beobachtet werden. So können einmal bei Bewegungen bis an die Endstellung des Gelenkes periodische Rückbewegungen ohne entsprechende Antagonistentätigkeiten auftreten. Ferner sieht man manchmal bei möglichst lockeren Bewegungen in der Nähe der Mittelstellung beide Muskeln sowohl den Agonisten als auch den Antagonisten nach den ersten Aktionsstromperioden völlig stromlos bleiben und trotzdem noch einige allmählich erlöschende wellenförmige Bewegungsnachschwankungen ablaufen.

Vergleicht man möglichst gleich grosse, aber verschieden schnelle Bewegungen miteinander, so sieht man, dass die initiale Aktionsstromperiode im Agonisten um so kürzer ist, die einzelnen Ströme aber um so grösser sind, je schneller die Bewegung ist. So halten bei der langsameren Bewegung (Abb. 39a) mässig starke Ströme während eines grossen Teiles der Bewegung an, während bei der unmittelbar hinterher aufgenommenen schnelleren Bewegung (Abb. 39b) eine kurze Periode sehr grosser Ströme fast ganz vor den Bewegungsbeginn zusammengedrängt ist. Dementsprechend ist das initiale Verschwinden der Ströme im Antagonisten um so kürzer, je schneller die Bewegung ist. Bei der langsamen Bewegung (Abb. 39a) setzen die Ströme im Antagonisten erst $^{26}/_{100}$ Sekunden nach Bewegungsbeginn ein, bei der schnelleren Bewegung (Abb. 39b) dagegen schon $^{9}/_{100}$ Sekunden nachher.

Vergleicht man gleich schnelle, aber verschieden grosse Bewegungen miteinander, so findet man hier weniger grosse Unterschiede in der Stärke und der Dauer der Ströme des Agonisten. Dagegen sind die Ströme im Antagonisten um so stärker und setzen vor allem um so früher ein, je kleiner die Bewegung ist; so bei der grösseren Bewegung Abb. 40a $^{9}/_{100}$ Sekunde und bei der kleineren Bewegung Abb. 40b $^{4}/_{100}$ Sekunde nach Bewegungsbeginn. Während bei umfangreichen Bewegungen zwischen dem Verschwinden der Ströme im Agonisten und ihrem Auftreten im Antagonisten eine deutliche Pause liegt, schliessen die beiden Aktionsstromperioden bei kleinen Bewegungen unmittelbar aneinander an, ja überschneiden sich bei ganz kleinen sogar etwas.

Nach alledem setzt die Antagonistentätigkeit nicht immer im gleichen Abstande nach dem Beginne der Bewegung ein, sondern um so eher, je weniger lang die Bewegung dauert, einerlei ob infolge ihrer grösseren Geschwindigkeit oder ihres kleineren Umfanges. Die grössten Unterschiede sind zu beobachten, wenn Umfang und Geschwindigkeit in demselben Sinne wirken. So fanden wir bei umfangreichen, 70 Grad und mehr betragenden und zugleich nur mässig schnellen Bewegungen die Antagonistenströme $^{25}/_{100}$ Sekunden und mehr nach Bewegungsbeginn auftreten, bei kleinen nur wenige Grade betragenden und zugleich sehr schnellen Bewegungen dagegen stets ganz kurz, durchschnittlich $^{2-4}/_{100}$ Sekunden nachher. Teilweise war dies sogar noch früher der Fall, unmittelbar nach, ja selbst schon im Bewegungsbeginn. Wir werden hierauf später bei der Frage nach der Genese der Antagonistentätigkeit noch zurückzukommen haben.

Geht der beabsichtigten Bewegung eine kurze unwillkürliche Vorschlagsbewegung in umgekehrter Richtung voraus, so sieht man vor dem eben

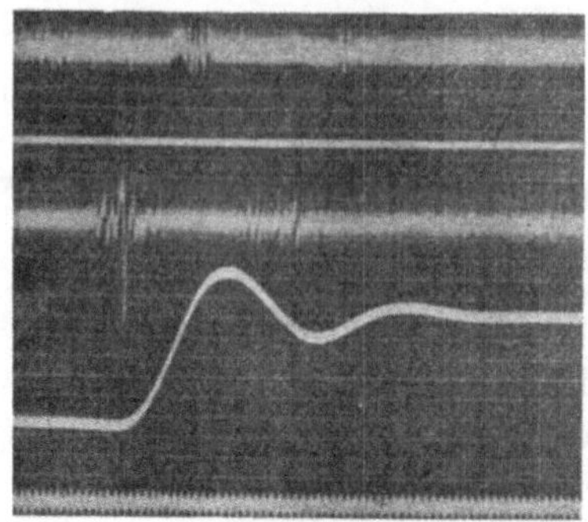 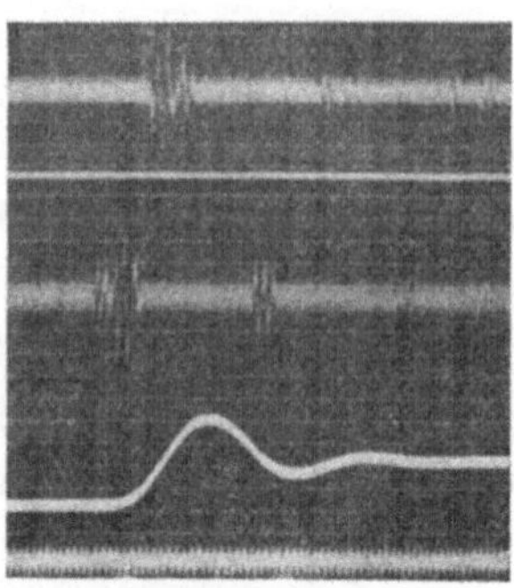

Abb. 40a.   Abb.40b.

Abb. 40 a und b. Verschieden grosse schnellste Volarbewegungen der Hand. Früheres Einsetzen der Antagonistentätigkeit bei der kleinen Bewegung. Oben Ext. carp. rad. (Antagonist), unten Flex. Carp. rad. (Agonist).

besprochenen gewöhnlichen Aktionsstrombilde meist noch eine kurze initiale Verstärkung der Ströme im Antagonisten und gleichzeitig damit ein kurzes Verschwinden der Ströme im Agonisten. Beim Vorhandensein eines derartigen Vorschlages ist demnach die Kette der periodisch alternierenden Tätigkeiten von Agonist und Antagonist nur um ein der intendierten Bewegung vorangehendes Glied verlängert. In manchen Fällen, und zwar wenn der Agonist vor der Bewegung schon lebhaft tätig war, sieht man die Verstärkung der Ströme im Antagonisten ausbleiben, und lediglich die Agonistenströme verschwinden.

Ganz anders als diese Vorschlagscontraction ist eine gleichzeitig mit derjenigen des Agonisten auftretende initiale Verstärkung der Antagonistentätigkeit zu bewerten, welche häufig, bei manchen Vp. sogar regelmässig zu beobachten ist, wenn aus einer möglichst lockeren Haltung heraus plötzlich eine schnelle Bewegung ausgeführt werden soll, während im weiteren Verlaufe der Bewegung Agonist und Antagonist wieder wie gewöhnlich periodisch alternierend tätig sind. Diese Durchbrechung des reziproken Verhaltens zu Beginn der Bewegung dürfte ebenso wie die häufig zu beobachtende während

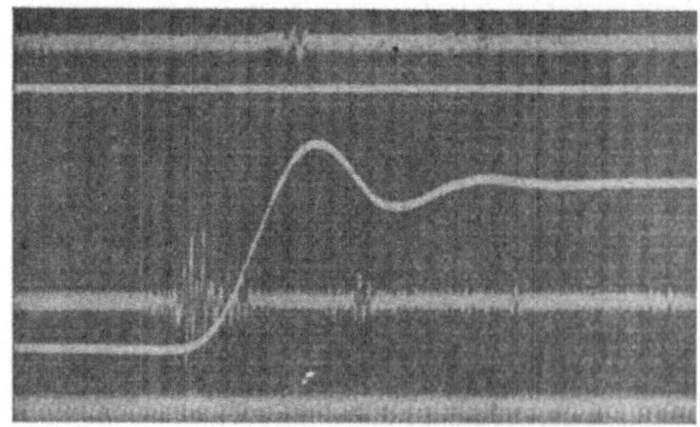

Abb. 41 a.   Abb. 41 b.

Abb. 41 a und b. Schnelle Dorsalbewegungen der Hand. a) locker, b) willkürlich stark versteift.
Oben Flex. carp. rad. (Antagonist), unten Ext. carp. rad. (Agonist).

der Nachbewegungen wohl mit Recht darauf zurückzuführen sein, dass bei der plötzlichen Ausführung einer schnellen Bewegung unwillkürliche Versteifungen nur schwer vermeidbar sind.

Versteifte schnelle Bewegungen. Werden schnelle Bewegungen absichtlich nicht möglichst locker, sondern mehr oder weniger stark versteift ausgeführt, so sieht man gegenüber lockeren folgende Veränderungen (Abb. 41a und b). Zunächst fällt auf, dass die Amplituden der Aktionsströme bei versteiften Bewegungen ganz bedeutend grösser sind als bei sonst ganz entsprechenden lockeren Bewegungen. Zugleich sieht man, wie mit zunehmender Versteifung die für lockere schnelle Bewegungen typischen aktionsstromfreien Strecken immer kürzer und durch schwächere Ströme ausgefüllt werden. Dieses Verschwinden der stromfreien Strecken geht zunächst in den späteren, die wellenförmigen Nachbewegungen begleitenden Perioden vor sich und erst bei starker Versteifung während der Bewegung selbst. Am längsten bleibt der initiale Stromausfall im Antagonisten deutlich. Agonist und Antagonist sind demnach bei versteiften Bewegungen nicht mehr periodisch tätig und untätig, sondern periodisch stärker und schwächer tätig. Gleichzeitig damit geht unter dem Einflusse der Versteifung die Regelmässigkeit des periodischen Alternierens der antagonistischen Muskeltätigkeiten mehr und mehr verloren. Die längeren Stromperioden lockerer Bewegungen machen häufiger kleinen Gruppen stärkerer

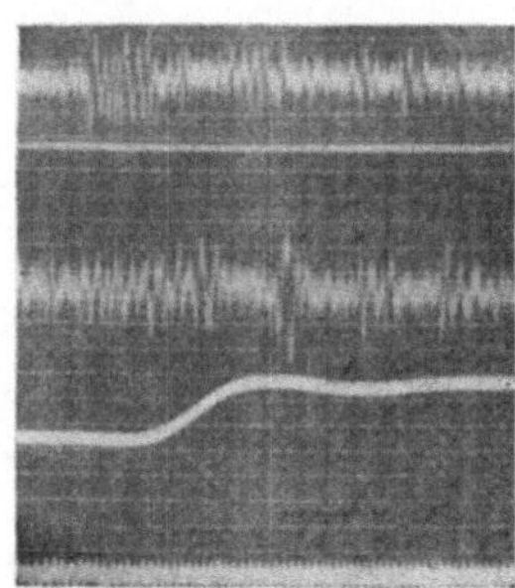

Abb. 42. Stark versteifte schnelle Streckbewegung im Ellbogengelenk. Oben Triceps, unten Biceps.

Ströme Platz, welche zwar teils ebenfalls regelmässig alternieren, teils jedoch unregelmässig gegeneinander verschoben sind und bald zusammenfallen, bald wieder nicht, kurzum genau so keine festen Beziehungen zueinander aufweisen, wie bei langsamen versteiften Bewegungen. Dies zeigt sich ebenfalls zunächst nur während der Nachbewegungen und erst bei starker Versteifung schon während der Hauptbewegung selbst. Schliesslich kann bei sehr starker Versteifung auch die initiale Abschwächung der Ströme im Antagonisten völlig ausbleiben, ja sogar gleichzeitig mit derjenigen im Agonisten eine Verstärkung der Antagonistenströme auftreten (Abb. 42). Im Zusammenhange mit diesem Verschwinden des reziproken Verhaltens der Antagonistenströme sieht man auch die bei lockeren Bewegungen so festen Beziehungen zwischen den Aktionsstromperioden der Muskeln und den Phasen der Bewegungskurve verloren gehen. Auch dies ist bei geringer Versteifung wiederum nur während der Nachbewegungen der Fall und erst bei stärkerer Versteifung schon während der Hauptbewegung selbst. Dabei können an der Form der Bewegung und ihrer wellenförmigen Nachschwankungen keine Einwirkungen der den Aktionsstromgruppen entsprechenden Tätigkeitsstösse der Muskeln sichtbar sein, oder es können den grösseren Bewegungsschwankungen noch den Aktionsstromgruppen entsprechende kleinere Schwankungen aufgelagert sein.

Die Abb. 43 bringt schematisch zusammenfassend noch einmal die einzelnen Bilder, welche man bei der Ausführung lockerer, leicht und stark versteifter Einzelbewegungen verschiedener Schnelligkeit erhält.

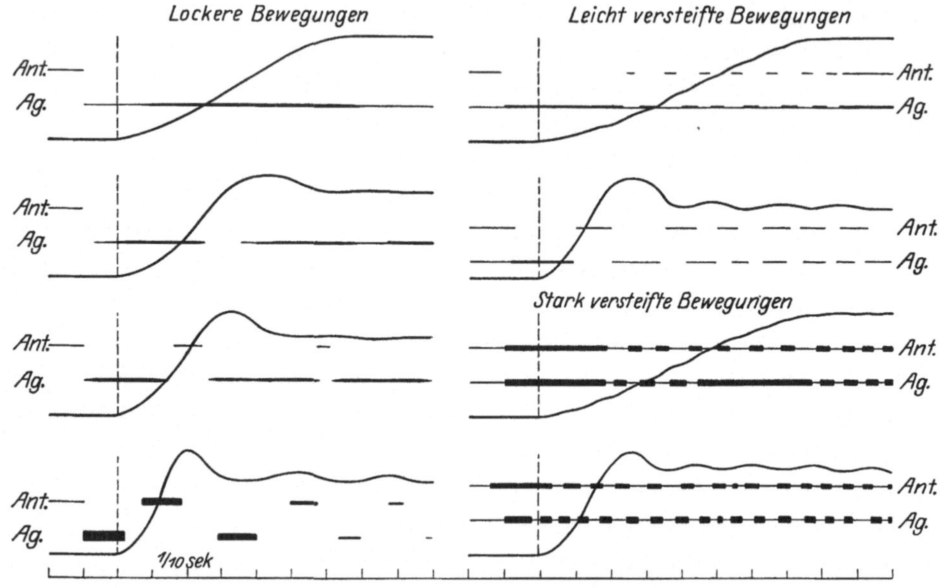

Abb. 43. Schema der Ausführung lockerer, leicht und stark versteifter willkürlicher Einzelbewegungen (Beugung oder Streckung).

γ) Zurückführung der verschiedenen Bewegungsformen auf die sie veranlassenden Kräfte.

Unter Zugrundelegung der schon mehrfach erörterten Prinzipien und Voraussetzungen kann man sich nach den oben beschriebenen Ergebnissen folgendes Bild von dem Zustandekommen der verschiedenen Formen einzelner Beuge- und Streckbewegungen machen:

Lockere Bewegungen. Die Ausführung langsamer Bewegungen erfolgt ohne Eingreifen der Antagonisten nur durch eine andauernde Tätigkeit der Agonisten und die Form der Bewegung, ob S förmig gekrümmt oder mit einer längeren Mittelstrecke von annähernd gleichförmiger Geschwindigkeit, ob glatt in einem Zuge oder in mehreren Absätzen ausgeführt, hängt lediglich von der Form der Agonistentätigkeit ab. Da jede Abschwächung der Agonistentätigkeit unmittelbar eine zunehmende Verlangsamung der Bewegung nach sich zieht, so ist diese anscheinend zu schwach, um nennenswerte Trägheitskräfte zu entwickeln. Deshalb muss sie auch während der ganzen Bewegung andauern. Dies ist, wie aus dem starken Anwachsen der Agonistenströme bzw. Tätigkeit, wenn die Bewegung sich der Grenzstellung des Gelenkes nähert, hervorgeht, auch schon darum erforderlich, weil bei umfangreichen Bewegungen nicht unerhebliche Elastizitätskräfte zu überwinden sind. Wenn man demgegenüber bei nicht bis in die Nähe der Gelenkendstellung führenden Bewegungen sieht, dass die Stärke der Agonistentätigkeit während der Bewegung nicht anwächst, sondern während der ganzen Dauer derselben annähernd gleichbleibt, so muss man hieraus wohl schliessen, dass in diesem Falle mit der Weiterbewegung anwachsende Elastizitätskräfte nicht zu überwinden waren. Dies ist auch durchaus möglich, da, wie wir ja gesehen haben, die elastische Ruhelage eines Gliedes um dessen Mittelstellung herum willkürlich gewechselt werden kann. Wir kommen demnach zu der Auffassung, dass bei langsamen Beuge- oder Streckbewegungen in der Gegend der Mittelstellung des Gelenkes Elastizitätskräfte keine Rolle spielen, weil die elastische Ruhelage des Gliedes der Bewegung folgend entsprechend geändert wird. Es werden auch keine nennenswerten Trägheitskräfte entwickelt, bzw. die die Bewegung bewirkenden Muskeltätigkeiten sind unter diesen Umständen eben stark genug, um die bremsenden Reibungskräfte kompensierend die Bewegung in Gang zu halten. Diese Auffassung, dass bei solchen langsamen Bewegungen von passiven Kräften allein die Reibungskräfte eine wesentliche Rolle spielen, steht in guter Übereinstimmung damit, dass, wie R. Wagner (343) kürzlich zeigt, bei einer solchen Kräfteverteilung die Agonistentätigkeit während der ganzen Bewegung annähernd gleich stark ist. Wenn aber die Bewegung bis in die Nähe der Endstellung des Gelenkes fortgeführt wird, so sind, wie wir sahen, erhebliche nicht kompensierbare elastische Gegenkräfte zu überwinden. Dementsprechend muss hier die Agonistentätigkeit, um die Bewegung in Gang zu halten, kräftig verstärkt werden.

Das Abbremsen und zum Stillstandbringen ist bei langsamen Bewegungen wegen des Fehlens erheblicher Trägheitskräfte an jeder gewünschten Stelle lediglich durch eine Abschwächung der Agonistentätigkeit möglich. Ein aktives Abbremsen durch Eingreifen der Antagonisten ist nur bei einem plötzlichen Abbrechen der Bewegung erforderlich. Die Abschwächung der Agonistentätigkeit gegen Ende der Bewegung ist aber relativ gering, wenn die Bewegung bis in die Nähe der Endstellung des Gliedes fortgeführt worden war, da dann die neue Stellung gegen die Elastizitätskräfte nur durch andauernde Muskelanspannung aufrecht erhalten werden kann. Dies ist, wenn die Bewegung das Glied nicht weit von seiner Mittelstellung entfernt hat, nicht der Fall, da hier durch die Bewegung gewonnene neue Stellung zur neuen Ruhelage des Gliedes geworden ist. Dementsprechend sieht man in diesem Falle die Ströme nach Beendigung der Bewegung immer schwächer werden und schliesslich völlig verschwinden.

Mässig schnelle Bewegungen. Auch bei mässig schnellen lockeren Bewegungen pflegt jede Antagonistentätigkeit zu fehlen. Das Ausmass der Bewegung wird ebenso wie bei langsamen lockeren Bewegungen lediglich durch die Dauer der Agonistentätigkeit bestimmt, aber die Bewegung kommt nach dem Aufhören der Agonistentätigkeit nicht gleich zum Stillstand, sondern wird, wenn auch allmählich langsamer werdend, noch eine mehr oder minder grosse Strecke fortgesetzt. Gegenüber ausgesprochen langsamen Bewegungen müssen mithin nicht unerhebliche Trägheitskräfte entwickelt worden sein, die die Bewegung eine Zeitlang allein fortführen konnten, bis sie durch die entgegenwirkenden Kräfte aufgezehrt waren. Diese sind, da Antagonistentätigkeiten fehlen, rein passiver Natur. An dieser bremsenden Wirkung sind nun nicht nur die Reibungskräfte, sondern auch die Elastizitätskräfte der durch die Bewegung gedehnten Gewebe beteiligt. Dies zeigt sich darin, dass es bei einer gewissen Geschwindigkeit der Bewegung ganz ohne Antagonistentätigkeit nicht nur zum Stillstand, sondern sogar zur Rückbewegung, zu dem seit Rieger bekannten Rückschlage kommt. Wenn Isserlin und F. H. Lewy gegenüber der schon von Rieger geäusserten Anschauung von der Elastizitätsnatur des Rückschlages betonen, dass dieser durch eine Contraction der Antagonisten zustande komme, so haben auch sie recht, denn eine solche tritt bei grösseren Bewegungsgeschwindigkeiten, abgesehen von Bewegungen bis an die Endstellung tatsächlich stets ein. Es sind eben elastische und aktive Kräfte am Zustandekommen des Rückschlages beteiligt und die jeweilige Bedeutung der beiden hängt ab von der Bewegungsgeschwindigkeit. Bis zu einer bestimmten, für die einzelnen Gelenke verschiedenen Geschwindigkeitsgrenze pflegt der Rückschlag rein elastischer Natur zu sein, während bei zunehmender Geschwindigkeit eine Antagonistentätigkeit hinzutritt. Jedenfalls kann das Ausbleiben des Bewegungsrückschlages bei langsamen Bewegungen jetzt nicht mehr als Argument gegen seine Entstehung durch elastische Kräfte angeführt werden. Lässt es sich doch jetzt, nachdem es sich als möglich erwiesen hat, die elastische Ruhelage unserer Glieder zu wechseln, aus der hierfür erforderlichen erheblichen Zeit von etwa 1 Sekunde zwanglos erklären, dass nur bei langsamen Bewegungen Zeit genug vorhanden ist, gleichzeitig mit der Bewegung den entsprechenden Wechsel der elastischen Ruhelage vorzunehmen, wodurch natürlich ein elastischer Rückschlag hinfällig wird. Bei bis an die Endstellung des Gelenkes reichenden Bewegungen, bei denen Elastizitätskräfte stets vorhanden bleiben, lässt sich das Ausbleiben des Rückschlages so erklären, dass er hier durch die die Bewegung überdauernde fortgesetzte kräftige Tätigkeit der Agonisten unterdrückt wird. Von einer gewissen Schnelligkeit an wird dagegen die Dauer der Bewegung zu kurz, um währenddessen die elastische Ruhelage vollständig wechseln zu können. Da zudem die Agonisten hier gegen Ende der Bewegung untätig sind und das Glied nicht in der neuen Stellung festhalten, so muss es zum elastischen Rückschlage kommen. Dadurch wird es auch verständlich, dass der Rückschlag bei Bewegungen gleichen Umfanges um so grösser ist, je schneller die Bewegung ist. Ferner wird auch die von Rieger (280, II) gefundene und Isserlin mit der Elastizitätsnatur des

Rückschlages unvereinbar dünkende Erscheinung verständlich, dass der Rückschlag bei gleichen Schnelligkeiten um so grösser ist, je kleiner die Bewegung ist. In beiden Fällen sind es eben die kürzer dauernden Bewegungen, welche den grösseren Rückschlag aufweisen.

Sehr schnelle Bewegungen. Wird die Bewegung noch schneller ausgeführt, so sieht man im Verhältnis zu mässig schnellen und langsamen Bewegungen ausserordentlich kräftige Agonistentätigkeiten, die sich zugleich auf oder sogar vor den Beginn der Bewegung in einer kurzen Periode heftigster Tätigkeit zusammendrängen. Während des ganzen Ablaufes der Bewegung bleiben die Agonisten dann völlig untätig. Bei schnellen Bewegungen werden demnach zu deren Beginn durch heftige Agonistentätigkeit erhebliche Trägheitskräfte entwickelt, durch welche die Bewegung dann allein durchgeführt wird. Im Gegensatz zu mässig schnellen Bewegungen wird das Abbremsen nicht allein den passiven Kräften (Reibungs- und Elastizitätskräften) überlassen, sondern durch ein je nach dem beabsichtigten Umfange der Bewegung früheres oder späteres kräftiges Eingreifen der Antagonisten bewirkt. Ein derartiges aktives Abbremsen erscheint für schnelle Bewegungen unumgänglich; denn, da die Trägheitskräfte eines bewegten Systems mit dem Quadrate der ihm erteilten Geschwindigkeit wachsen, würde bei alleiniger Abbremsung durch Elastizitätskräfte eine Bewegung um so grösser sein müssen, je schneller sie ist. Schnelle Bewegungen von kleinem Umfange könnten demnach gar nicht ausgeführt werden. Ein je nachdem frühes oder spätes Eingreifen der Antagonisten erlaubt dagegen selbst bei grösstmöglichster Geschwindigkeit Bewegungen jeden gewünschten Umfanges auszuführen. Allerdings sind derartig ausgeführte schnelle Bewegungen gegenüber nur mässig schnellen insofern unökonomisch, als nicht, wie bei den letzteren von den Agonisten nur so viel Trägheitskräfte entwickelt werden, wie zur Erreichung des gewünschten Umfanges erforderlich ist, sondern, um die genügende Schnelligkeit zu erreichen, weit mehr. Diese können dann gar nicht voll ausgenützt werden, da sonst der gewünschte Bewegungsumfang überschritten würde. Sie müssen darum durch Antagonistentätigkeit wieder vernichtet werden. Da auch dieses vor allem schnell vor sich gehen soll, werden auch hier mehr Kräfte entwickelt, als zur blossen Abbremsung erforderlich wären. Diese wirken dann, die Elastizitätskräfte verstärkend, am Bewegungsrückschlage mit. Dass es tatsächlich so ist, ergibt sich daraus, dass die Dauer des Rückschlages um so kürzer ist, je schneller die Hauptbewegung ist. Wie man aber bei lockeren passiven Bewegungen, bei denen keine Reflexe auftreten, feststellen kann, ist die Dauer der hier rein auf Elastizitätswirkung beruhenden Rückbewegung von der Schnelligkeit der passiven Bewegung weitgehend unabhängig. Die Verkürzung des Rückschlages bei Steigerung der Geschwindigkeit willkürlicher Bewegungen muss demnach der hierbei zu beobachtenden Verstärkung der Antagonistentätigkeit zugeschrieben werden.

Was schliesslich die weiteren wellenförmigen Nachschwankungen solch schneller Bewegungen anbetrifft, so kann unter Umständen auch von diesen ebenso wie vom Rückschlag beobachtet werden, dass sie auftreten, ohne dass Anzeichen entsprechender Muskeltätigkeiten vorhanden sind. Demnach müssen auch hier ebenso wie beim Rückschlag, Elastizitätswirkungen im Spiele sein. D. h. unsere Glieder werden, wie dies als erster Pfahl (256, 257) vermutet hat, durch den Willküranstoss in Elastizitätsschwingungen versetzt. Aber auch bei den weiteren Nachbewegungen tritt ebenso wie beim ersten Rückschlage in der die eigentliche Bewegung überdauernden periodisch alternierenden Tätigkeit der Agonisten und Antagonisten noch eine aktive, die Elastizitätswirkung überlagernde Komponente hinzu.

Leicht versteifte Bewegungen und dazu gehört anscheinend die Mehrzahl aller normalen zwanglos ausgeführten Bewegungen, unterscheiden sich von ganz lockeren Bewegungen dadurch, dass sie stets von der kleinsten bis zur grössten Geschwindigkeit unter aktiver Mitwirkung der Antagonisten ausgeführt werden. Diese bremsende Tätigkeit der Antagonisten ist bei langsamen Bewegungen meist eine regelmässig 8—10 mal pro Sekunde periodisch wiederkehrende. Da ausserdem auch die Agonisten vielfach in denselben Abständen periodisch stärker und schwächer tätig sind, so zeigen solche langsamen leicht versteiften Bewegungen den Tätigkeitsstössen entsprechend regelmässig wiederkehrende kleine Abnahmen und Wiederzunahmen der Geschwindigkeit. In anderen Fällen, in denen Agonisten und Antagonisten ebenso wie bei der reinen Versteifung ohne Bewegung nicht streng alternieren, sondern gleichzeitig, teils unregelmässig stossweise, teils mehr gleichmässig tätig sind, sind auch die Schwankungen der Bewegungsgeschwindigkeit unregelmässig. Bei grossen Geschwindigkeiten entspricht die Ausführung während der Bewegung selbst und während des Rückschlages meist ganz derjenigen lockerer Bewegungen, nur dass die periodische Erschlaffung der Muskeln nicht so vollständig ist wie bei diesen.

Da, wie wir im vorangehenden Abschnitte IV B sahen, bei allen stärker versteiften Bewegungen schon von deren Beginn an, die einzelnen Muskelfasern der Agonisten und Antagonisten nicht synchron, sondern unabhängig voneinander in verschiedenem Rhythmus arbeiten, so lassen sich für diese Bewegungen die Einzelheiten ihres Zustandekommens mit der hier angewandten Methode nicht feststellen. Bemerkenswert ist nur, dass hier trotz der vollkommen unregelmässigen, zu den Bewegungsphasen keine Beziehungen aufweisenden Muskeltätigkeiten die Nachschwankungen der Bewegung in den meisten Fällen doch einen ganz glatten wellenförmigen Ablauf zeigen (Abb. 41). Das ist nur so zu erklären, dass auch hier die Nachschwankungen wesentlich als Elastizitätsschwingungen aufzufassen sind.

2. Veränderungen der Bewegungsausführung unter der Einwirkung von Aussenkräften.

Eine so gut wie vollständig den Einwirkungen von Aussenkräften speziell der Schwerkraft entzogene Bewegungsausführung, wie sie zum Zwecke der Untersuchung einer möglichst reinen Bewegungsinnervation im vorangehenden Abschnitte näher analysiert wurde, dürfte unter den Verhältnissen des täglichen Lebens wohl nur sehr selten vorkommen. Versucht man nun diesen Verhältnissen Rechnung zu tragen und die Veränderung der Bewegungsausführung bzw. -innervation durch das Hinzutreten von Aussenkräften zu studieren, so wird man bei der Fülle der Möglichkeiten nicht umhin können, sich vorläufig auf einige besonders wichtige Fälle zu beschränken. Man wird dabei zweckmässigerweise, wie es R. Wagner (343) empfohlen hat, zunächst mechanisch eindeutige Grenzfälle herausgreifen, in denen die Bewegung durch eine der drei möglichen Arten von Aussenkräften (Reibungskräfte, Trägheitskräfte und elastische Kräfte) allein beherrscht wird. Nun muss aber, um diese drei Grenzfälle rein zu erhalten, ebenso wie in den vorbeschriebenen Fällen auch hier die Wirkung der Schwerkraft völlig ausgeschaltet werden. Dies scheint mir eine besondere Besprechung der Art der Bewegungsausführung unter dem Einflusse der Schwerkraft erforderlich zu machen. Hierfür ist nicht allein massgebend, dass dies der praktisch weitaus bedeutungsvollste Fall ist, sondern auch der Gedanke, dass zur Kompensierung der Schwerkraft eine Haltungsinnervation unserer Muskeln erforderlich ist und darum auf diese Weise die Möglichkeit der Überlagerung von Bewegungs- und Haltungsinnervation studiert werden kann.

a) Reibungskräfte.

Eine Anordnung, bei welcher praktisch nur Reibungskräfte in Frage kommen, lässt sich nach R. Wagner (343) durch Rühren in einem dickflüssigen Brei bewerkstelligen. Wagner liess auf diese Weise fortlaufende Beuge- und Streckbewegungen im Ellbogengelenk ausführen, deren Umfang etwa 90 Grad war und bei denen die einzelne Beugung oder Streckung etwa 1 Sekunde dauerte. Es handelt sich also um langsame Bewegungen. Er fand, dass unter diesen Umständen Beuger und Strecker alternierend tätig und untätig sind. Die Tätigkeit der Muskeln beginnt ganz unvermittelt an den Grenzstellungen der Bewegung, dauert während der ganzen Bewegung solange diese in der Richtung des Agonisten verläuft, mit annähernd gleicher Stärke an und erlischt plötzlich an der anderen Grenzstellung. Abb. 44 stellt schematisch diese Verhältnisse dar.

Die genauere Betrachtung solcher allein durch Reibungskräfte beherrschter Bewegungen und die Art ihrer Ausführung ist geeignet, uns einige wichtige Gesichtspunkte für das Verständnis der von Aussenkräften unbeeinflussten Bewegungen zu liefern, an denen wir nicht vorübergehen wollen.

Da die von einem bewegten System entwickelten Trägheitskräfte mit dem Quadrate der ihm erteilten Geschwindigkeit wachsen, so muss demnach, wenn man Bewegungen verschiedener Geschwindigkeit untersuchen will, die allein durch Reibungskräfte bestimmt sein sollen, auch der die Trägheitskräfte aufzehrende Reibungswiderstand mit dem Quadrate der Geschwindigkeit anwachsen. D. h. durch Reibungskräfte bestimmten Bewegungen ist eine niedrige obere Geschwindigkeitsgrenze gesetzt. Umgekehrt kann man dann offenbar auch daraus, bei welcher Bewegungsgeschwindigkeit das für allein durch Reibungskräfte bestimmte Bewegungen typische Bild zu verschwinden und dem durch Trägheitskräfte bestimmten Platz zu machen beginnt, schliessen, wie gross die Reibungskräfte eines Systems sein müssen.

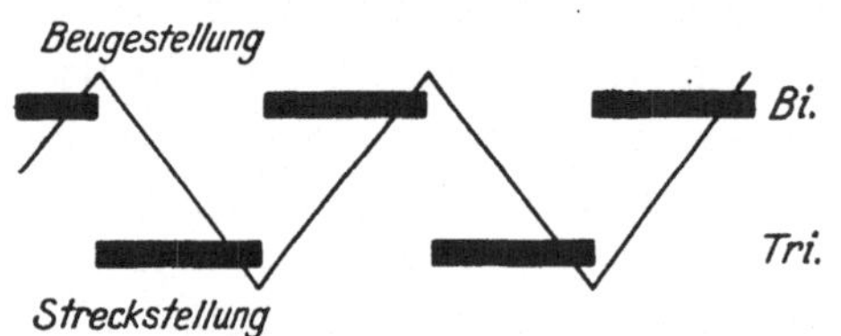

Abb. 44. Schema der Bewegungsausführung bei Vorherrschen von Reibungskräften. (Nach R. Wagner.)

Sieht man sich daraufhin die oben besprochenen von Aussenkräften möglichst unbeeinflussten Bewegungen an, so zeigt sich, dass nur bei ausgesprochen langsamen Bewegungen ein Aktionsstrom- bzw. Kräftebild der Muskeln zu finden ist, wie es für ein alleiniges Wirksamsein von Reibungskräften typisch ist. Zudem ist dies nur dann der Fall, wenn Elastizitätskräfte durch Adaptation der elastischen Ruhelage vermieden wurden, also nur bei Einzelbewegungen und auch hier nur bei Bewegungen in der Gegend der Mittelstellung. Bei langsamen Hin- und Herbewegungen, bei welchen die elastischen Kräfte nicht durch Adaptation ausgeschaltet sind, überwinden diese ja, wie wir sahen, die Reibungskräfte und führen zur elastischen Bewegungsumkehr. Alles dieses zeigt, dass die bei unseren Bewegungen im Körper selbst entstehenden Reibungskräfte nur ganz gering sind und dementsprechend, wie dies auch die Meinung von Wagner zu sein scheint, im allgemeinen vernachlässigt werden können.

Die Untersuchung des Grenzfalles, dass vorwiegend Reibungskräfte die Bewegungsausführung beherrschen, lehrt aber noch etwas anderes, nämlich dass die Ausführung einer einheitlichen fliessenden Hin- und Herbewegung unter diesen Umständen ganz unmöglich ist. Ja bei näherem Zusehen erweisen sich die beiden Bewegungsarten als das gerade Gegenteil voneinander: die fortlaufende Hin- und Herbewegung als einheitliches Ganzes empfunden und auch durchgeführt, mit allmählich ansteigender und wieder abnehmender Geschwindigkeit, fliessend von der einen Richtung in die andere übergehend; demgegenüber die durch Reibungskräfte beherrschte Bewegungen als eine Aneinanderreihung von einzelnen Beuge- und Streckbewegung empfunden und durchgeführt, plötzlich begonnen, gradlinig mit annähernd gleichförmiger

Geschwindigkeit fortgesetzt, plötzlich abgebrochen und mit einem scharfen Knick in entgegengesetzter Richtung fortgeführt.

b) Trägheitskräfte.

Da die Trägheitskräfte eines bewegten Systems proportional seiner Masse und proportional dem Quadrate seiner Geschwindigkeit anwachsen, so wird man, um die Verhältnisse von Bewegungen, die allein durch Trägheitskräfte beherrscht werden, studieren zu können, entweder schnell ausgeführte Bewegungen untersuchen müssen, oder aber Bewegungen, bei denen die Masse des Gliedes durch ein Zusatzgewicht erhöht worden ist. Der erstgenannte Fall ist eingehend im vorigen Abschnitte besprochen worden, den letzteren Weg hat R. Wagner (343) gewählt. Vergleicht man die beiderseitigen Resultate, ob sie, wie es zu fordern ist, übereinstimmen, so ergibt sich folgendes:

Wagner untersuchte wiederum horizontale Hin- und Herbewegungen im Ellbogengelenk, nur war zur Vergrösserung der Masse ein Gewicht von 10 kg frei angehängt.

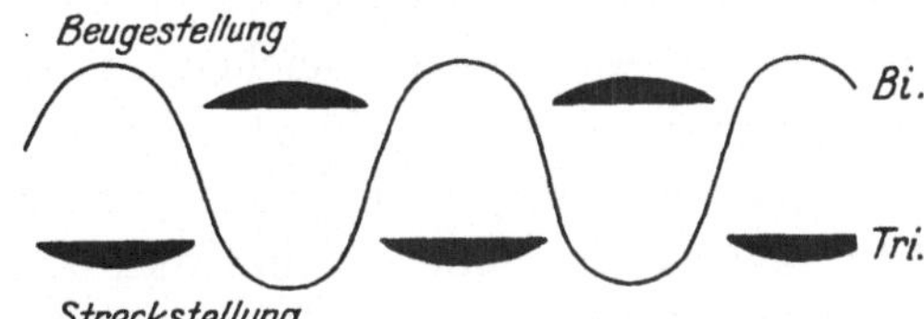

Abb. 45. Schema der Bewegungsausführung bei Vorherrschen von Trägheitskräften. (Nach R. Wagner.)

Die Amplitude war 90 Grad und die Schnelligkeit derart, dass eine ganze Hin- und Herbewegung in etwa $1^1/_4$ Sekunde ausgeführt wurde. Es handelte sich also um eine mässig schnelle Hin- und Herbewegung, bei der, wenn sie ohne Zusatzbelastung ausgeführt worden wäre, unserer Erfahrung nach die Aktionsströme der Muskeln ungefähr gleichzeitig mit dem Beginne der betreffenden Bewegungsphase auftreten und zu Anfang des letzten Drittels dieser Phase wieder verschwinden würden. Mithin handelt es sich um Bewegungen, bei denen ohne Zusatzbelastung ausgeführt, die Wirkung von Trägheitskräften zwar schon nachweisbar, aber sicher nicht von ausschlaggebender Bedeutung ist.

Unter dem Einflusse der die Trägheitswirkung steigernden Zusatzbelastung sieht man die Tätigkeit der Beuger und Strecker der Bewegung gegenüber um eine halbe Phase nach vorn verschoben, in der Mitte der vorangehenden entgegengesetzten Bewegungsphase allmählich beginnen, an der Bewegungsumkehr in die gleiche Phase ihr Maximum erreichen und schon in der Mitte dieser Phase allmählich enden (Abb. 45). Es sind also unter dem Einflusse der Zusatzbelastung forderungsgemäss genau dieselben Veränderungen in den Aktionsstrom- bzw. Tätigkeitsbildern der Muskeln eingetreten, wie wenn die Geschwindigkeit der Bewegung auf das 2—3 fache gesteigert worden wäre. Die Muskeln müssen erst als Antagonisten die in der entgegengesetzten Richtung wirkenden Trägheitskräfte abbremsen, um dann als Agonisten in ihrer eigenen Verkürzungsrichtung wiederum neue starke Trägheitskräfte zu entwickeln. Diese Übereinstimmung liefert eine ausgezeichnete Stütze für die Richtigkeit der oben gegebenen Deutung von dem Zustandekommen schneller Hin- und Herbewegungen. Zugleich ergibt sich, dass, wenn das Vorrücken der Muskeltätigkeiten vor die Bewegungsphasen bei Bewegungen des Unterarmes schon bei geringeren Geschwindigkeiten gefunden wurde als bei Bewegungen der Hand und hier wiederum bei geringeren als bei Bewegungen der Finger, die Erklärung hierfür mit Recht in der verschiedenen Grösse der Masse der Glieder gesehen wurde.

Was ferner die Möglichkeit anbetrifft, überhaupt fortlaufende Hin- und Herbewegungen auszuführen, so zeigen die unter vorherrschendem Einflusse von Trägheitskräften ausgeführten Bewegungen, einerlei ob dies durch Zusatzbelastung oder durch Erhöhung der Schnelligkeit erreicht wurde, mit ihrer einer Sinuskurve gleichenden Form alle Kennzeichen einer wirklich einheitlich fliessend ausgeführten Hin- und Herbewegung. Dies ist verständlich, wenn man bedenkt, dass einerseits starke Trägheitskräfte stets nur allmählich entwickelt werden können und dass andererseits beim Vorhandensein starker Trägheitskräfte auch das Einsetzen erheblicher Bremskräfte nur allmählich eine Änderung des Ablaufes der Bewegung hervorbringen kann. Dazu kommt aber noch, dass bei solchen einseitig durch Trägheitskräfte bestimmten Bewegungen die Muskelkräfte gar nicht plötzlich einsetzen, sondern in höchst ökonomischer Anpassung ganz allmählich zunehmend und wieder abnehmend. Umgekehrt muss natürlich eine solche Bewegungsart für die Ausführung einzelner präzis beginnender und endender Beuge- oder Streckbewegungen höchst unangepasst sein. So sind denn Reibungskräfte und Trägheitskräfte nicht nur physikalische Antipoden, sondern es auch für die Physiologie der Bewegung, was sich nicht nur darin zeigt, dass Vorherrschen der einen Kräfte nur bis zu einer gewissen Schnelligkeit möglich ist, ein Vorherrschen der anderen Kräfte dagegen erst von einer gewissen Schnelligkeit ab, sondern auch darin sich zeigt, dass in dem einen Falle fliessende Hin- und Herbewegungen und in dem anderen Falle präzise Einzelbewegungen erschwert, wenn nicht gar unmöglich gemacht werden.

Was schliesslich die Bedeutung von Trägheitskräften für unsere gewöhnlichen Bewegungen angeht, so wird man Wagner wohl darin beipflichten können, dass diese in sehr vielen Fällen eine recht beträchtliche, bei allen schnellen Bewegungen und vor allem bei allen Hin- und Herbewegungen, die wie wir ja sahen, eine gewisse Schnelligkeit besitzen müssen, um wirklich fliessend ausgeführt werden zu können — sogar eine überwiegende ist. Dazu trägt sicherlich bei, dass Luft- und Gelenkreibung bei unseren Gliedbewegungen so gering sind. Sicherlich dürften auch, wie Wagner interessanterweise diskutiert, bei Wassertieren, bei welchen die Reibungskräfte wesentlich grössere sind, die Trägheitskräfte dementsprechend eine weit geringere Rolle spielen. Es scheint mit jedoch zu weit gegangen zu sein, für alle unsere Bewegungen zu postulieren, dass sie überwiegend nur durch Trägheitskräfte bestimmt sind. Dies hiesse einerseits alle ausgesprochen langsamen Bewegungen vernachlässigen und andererseits dies auch zu tun mit den, wie wir gesehen haben, sicherlich eine beträchtliche Rolle spielenden elastischen Kräften.

c) Elastische Kräfte.

Um das Verhalten der Muskeln bei Bewegungen, die allein durch Elastizitätskräfte beherrscht werden, festzustellen, hat R. Wagner (343) an jeder Seite eine starke Schraubfeder angebracht, so dass bei Bewegungen stets eine der Federn gedehnt wurde. Die Federn waren so stark, dass Reibungskräfte demgegenüber nicht in Frage kamen und nennenswerte Trägheitskräfte wurden nicht entwickelt, da die Bewegungen (eine Hin- und Herbewegung in mehr als 2 Sekunden) sehr langsam ausgeführt wurden. Unter diesen Umständen hinken, wie die Abb. 46 zeigt, die Muskeltätigkeiten um etwa eine halbe Bewegungsphase nach. Die Aktionsströme des Beugers beginnen erst in der Mitte der Beugebewegung,

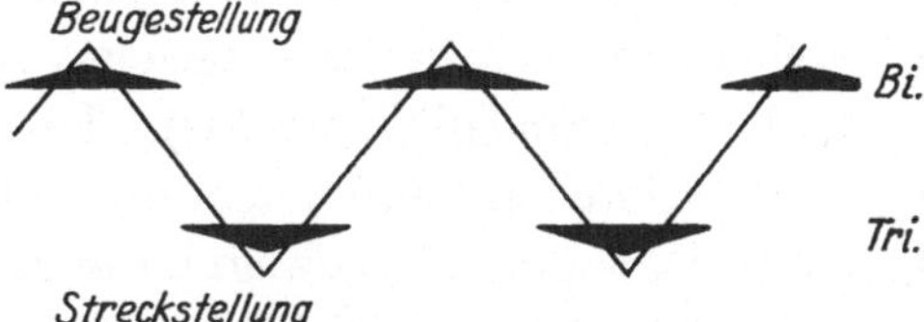

Abb. 46. Schema der Bewegungsausführung bei Vorherrschen von Elastizitätskräften. (Nach R. Wagner.)

erreichen ihr Maximum an der Grenzstellung und dauern allmählich schwächer werdend bis zur Mitte der Streckbewegung. Dieses Verhalten ist mechanisch leicht verständlich. Von der Mittelstellung bis zur Grenzstellung müssen die Muskeln als Agonisten die Bewegung gegen die zunehmende Federspannung durchführen, und von der Grenzstellung zur Mittelstellung zurück müssen sie, um die gleiche langsame Bewegungsausführung beizubehalten, die in dieser Richtung treibenden Elastizitätskräfte abbremsend als Antagonisten tätig bleiben.

Sehen wir genauer zu, so sind unter diesen von Wagner gewählten Bedingungen von passiven Kräften allerdings lediglich elastische Kräfte wirksam und zwar sind sie es ebenso wie im Falle der Reibungskräfte lediglich als bremsende, vermehrte aktive Anspannung verursachende Widerstände. Dies ist aber zum mindesten nicht der einzige, ja wie mir scheint, auch nicht der typische Fall für das Bestimmtsein einer Bewegung durch Elastizitätskräfte. Kein Mensch wird praktisch beim Vorhandensein starker Elastizitätskräfte eine Bewegung so ausführen, dass er stets gegen dieselben anzukämpfen hat, sondern so, dass er sie möglichst voll ausnutzt und dadurch aktive Kräfte spart. Wir haben also als zweiten und wie es mir scheint, nicht nur weit wichtigeren sondern auch einzig typischen Fall des Vorherrschens von Elastizitätskräften noch den zu erörtern, dass diese als treibende, aktive Tätigkeiten sparende Kräfte in das Bewegungsgeschehen eingreifen. Dieser Fall liegt offenbar dann rein vor, wenn man ein System durch einen Stoss in Bewegung versetzt und die Elastizitätsschwingungen, in die es dadurch gerät, frei sich auswirken lässt und aktiv nur soweit unterstützend eingreift, dass die durch die Reibung aufgezehrten Elastizitätskräfte immer wieder erneuert werden. Freilich kann man einwenden, dass in diesem Falle auch Trägheitskräfte mit im Spiele sind. Diese werden aber durch Elastizitätskräfte entwickelt und durch Elastizitätskräfte wieder abgebremst, so dass letzten Endes doch allein die Elastizitätskräfte für das Zustandekommen der Bewegung massgebend sind. Mithin liegt hier wirklich der von Wagner geforderte Grenzfall vor.

Wie man sieht, ist die in diesem Falle des Vorherrschens von Elastizitätskräften zustande gekommene Bewegung eine typische Hin- und Herbewegung. Es liegt in dem ganzen rücktreibenden Charakter der Elastizitätswirkungen, dass sie der Bewegung eine Tendenz zum Hin und Her verleihen und isolierten Einzelbewegungen direkt entgegenwirken, ja diese, wenn sie genügend stark sind, direkt unmöglich machen. Ferner muss, da Elastizitätskräfte nur allmählich entstehen, und auch nur allmählich sich auswirken, die durch sie bedingte Hin- und Herbewegung eine fliessende mit allmählichen Übergängen sein. Vorherrschen von Elastizitätskräften bzw. von durch sie ausgelösten Trägheitskräften ist demnach als die günstigste Bedingung für die Ausführung wirklich einheitlicher fliessender Hin- und Herbewegungen zu betrachten und zugleich als eine Bedingung, welche die Ausführung isolierter Einzelbewegungen erschwert, ja unmöglich macht.

Bei der Ausführung von Hin- und Herbewegungen sind diese Bedingungen aber nicht für jede Frequenz derselben günstig, sondern maximal nur für eine ganz bestimmte Frequenz, eben für die durch die Elastizitätsschwingungen bestimmte, für das „Elastizitätstempo" Pfahls. Bei langsameren Bewegungen muss ein Teil der Elastizitätskräfte abgebremst werden, und dieser wird um so grösser, je langsamer die Bewegung ist, bis schliesslich die gesamten Elastizitätskräfte nur bremsend wirken, worauf dann der andere von Wagner behandelte Grenzfall vorliegt. In der Tat hat ja Wagner ganz langsame Hin- und Herbewegungen von 2 Sekunden und mehr ausgeführt. Bei schnellerer Bewegung als dem Elastizitätstempo entspricht, tritt zwar eine solche Umkehr von treibender zu bremsender Wirkung nicht ein. Aber die ihre Zeit erfordernden Elastizitätskräfte können nicht mehr voll ausgenützt werden und dies um so weniger, je schneller die Bewegung wird. Dies kann nur dadurch verhindert werden, dass eine Verstärkung der Elastizitätskräfte eintritt, und dementsprechend auch das Elastizitätstempo ein frequenteres wird.

Sehen wir uns daraufhin noch einmal die oben besprochenen Aussenkräften möglichst entzogenen Bewegungen näher an, bei denen die Elastizitätskräfte der durch die Bewegung gedehnten Gewebe eine Rolle spielen, so ist hier einmal der von Wagner analysierte Grenzfall tatsächlich bis zu einem gewissen Grade rein verwirklicht. Fanden wir doch bei ganz langsamen Hin- und Herbewegungen die Muskeltätigkeiten den Bewegungsphasen nachhinkend, wie dies nach Wagner der Fall ist, wenn die Bremswirkung von Elastizitätskräften vorherrschend ist. Weiterhin sahen wir, dass in dem anderen Grenzfalle, der Bewegung im Elastizitätstempo, wirklich wie zu fordern, ein Minimum von aktiven Muskeltätigkeiten vorhanden ist, die lediglich in dem Momente unterstützend eingreifen, in welchem die treibende Wirkung der Elastizitätskräfte beginnt. Was schliesslich noch schnellere Bewegungen anbetrifft, so dürften auch hier die Elastizitätskräfte trotz der Kürze der Zeit in erheblichem Umfange mitbeteiligt sein, da hier die oben skizzierte Möglichkeit einer Verstärkung der Elastizitätskräfte und einer dementsprechenden Erhöhung des Elastizitätstempos, bis zu einem gewissen Grade dadurch verwirklicht zu sein scheint, dass durch die Verschiebung der Muskeltätigkeiten vor die Bewegungsphase nicht mehr erschlaffte, sondern aktiv gespannte Muskeln gedehnt werden.

Betrachten wir schliesslich die Ausführung von Einzelbewegungen, so zeigt sich auch hier in Übereinstimmung mit dem zu fordernden tatsächlich, dass von einer gewissen Geschwindigkeit an Elastizitätswirkungen unvermeidlich werden, Elastizitätsschwingungen des Gliedes auftreten, die eine ganz glatte Einzelbewegung unmöglich machen.

d) Einfluss der Schwerkraft.

In allen bisher beschriebenen Fällen war der grösste Wert darauf gelegt worden, das zu bewegende Glied möglichst vollständig dem Einflusse der Schwerkraft zu entziehen, um so die reine, durch keinerlei Haltungsaufgaben gestörte Bewegungsinnervation untersuchen zu können. Die unter der Einwirkung der Schwerkraft eintretenden Veränderungen lassen sich nun in folgende zwei Fälle gegliedert studieren.

α) Horizontale Bewegungen ohne Unterstützung.

bei denen Agonist und Antagonist nach wie vor nicht gegen die Schwerkraft anzukämpfen, dagegen nebenher noch eine Rolle als Synergist zu spielen haben. Diese kann unter Umständen so gering sein, dass sie vernachlässigt werden kann. Wie z. B. für den Bizeps und Trizeps bei horizontalen Bewegungen im Ellbogengelenk, wenn diese mit völlig pronierter Hand ausgeführt werden, nicht dagegen im Falle der Supination der Hand, weil diese durch eine dauernde Contraction des Bizeps aufrecht erhalten werden muss. Betrachtet man Bewegungen der Hand bei Mittelstellung zwischen Pronation und Supination, d. h. wenn der Daumen nach oben sieht, so fällt dem oberen, radialen Antagonistenpaar gleichzeitig noch eine synergistische Haltungsaufgabe zu, nicht dagegen dem unteren ulnaren. Man wird also in diesem Falle das obere Muskelpaar untersuchen müssen.

Untersucht man die Aktionsströme solcher gleichzeitig noch synergisch tätiger Muskeln, so findet man, dass sie gegenüber dem Verhalten bei unterstützt ausgeführten Bewegungen dieser dauernden Aufgabe entsprechend fast niemals völlig stromlos sind. Bei langsamen, noch so locker ausgeführten Bewegungen verschwinden die Aktionsströme im Antagonisten nicht völlig, sondern bleiben, wenn auch wesentlich schwächer, noch vorhanden und zwar häufig in Form der schon mehrfach besprochenen kleinen Gruppen von Strömen. Dieser stossweisen Antagonistentätigkeit entsprechend kann man ohne weitere Registrierung feststellen, dass solche langsamen nicht unterstützt ausgeführten Horizontalbewegungen nicht ganz glatt in einem Zuge, sondern in kleinen Absätzen erfolgen. Bei schnellen Bewegungen sind die rhythmisch auftretenden Strom- bzw. Tätigkeitsperioden auch noch deutlich, aber sie sind nicht mehr, wie bei guter Unterstützung durch längere Pausen völliger Stromlosigkeit getrennt. Die Ströme werden nur streckenweise wesentlich schwächer. D. h. unter dem Einflusse der Nebenaufgabe als Synergisten gegen die Schwerkraft verschwindet in den Agonisten und Antagonisten das periodische Tätig- und völlig Untätigsein und macht einem periodischen Stärker- und Schwächertätigsein Platz. Eine Ausnahme macht lediglich das initiale Schwächerwerden der Ströme im Antagonisten bei schnellen Bewegungen. Hier sieht man, wenn die Bewegung nur genügend schnell ausgeführt wird, ebenso wie wenn das Glied unterstützt gewesen wäre, eine längere völlig stromfreie Strecke. Das ist teleologisch betrachtet verständlich, da in diesem Falle die in der horizontalen Richtung wirkenden Trägheitskräfte derart stark sind, dass ein Sinken des Gliedes der Schwere folgend nicht zu befürchten und dementsprechend eine dauernde Haltungsinnervation überflüssig ist.

β) Vertikale Bewegungen. Heben und Senken.

Ein Heben des unbelasteten oder nicht zu stark belasteten Gliedes gegen die Schwerkraft erfolgt, wenn es langsam geschieht, unter ausschliesslicher Tätigkeit der Agonisten. Die Antagonisten bleiben während der ganzen Bewegung vollkommen stromlos, d. h. untätig (Abb. 47). Infolgedessen pflegt der Bewegungsablauf bei Bewegungen nach oben wesentlich glatter zu sein als bei entsprechenden horizontalen Bewegungen. Nur beim unter starker Anstrengung erfolgenden Heben sehr schwerer Gewichte sieht man im Antagonisten Ströme auftreten.

Was die Tätigkeit der Agonisten anbetrifft, so erstreckt sich diese, wie schon Beevor (26) bekannt, bei schwacher Belastung nur auf den Hauptagonisten, z. B. den Bizeps beim Heben des supiniert gehaltenen Unterarmes. Erst bei stärkerer Belastung springen dann auch die anderen Agonisten ein, im genannten Falle der Brachialis. Über die Beziehungen zwischen den Aktionsstrom- bzw. Tätigkeitsbildern der einzelnen Teile desselben Muskels bzw. der verschiedenen Muskeln siehe Abschnitt IV B 3.

Wird das Heben schnell ausgeführt, so sieht man in den Agonisten dieselben Periodenbildungen auftreten, wie bei horizontalen gut unterstützten Bewegungen. Es kommt aber nicht oder nur während ganz kurzer Strecken zu einem vollständigen Verschwinden der Ströme, sondern nur zu einem zeitweiligen Schwächerwerden derselben. Diese periodische Verstärkung und Wiederabschwächung der Tätigkeit bleibt auch nach Vollendung der Bewegung noch eine Zeitlang sichtbar, bis sich allmählich mehr und mehr die der neuen Haltung entsprechende gleichmässige Tätigkeit herausbildet. Auch bei solch schnellen Bewegungen bleiben, wenn die Wirkung der Schwerkraft nur einigermassen beträchtlich ist, und dazu genügt z. B. das Gewicht des unbelasteten Unterarmes, die Antagonisten meist völlig stromlos. Wir haben also hier, worauf wir noch später zurückzukommen haben werden, den interessanten Fall vor uns, dass lediglich der eine der Muskeln eines Antagonistenpaares in eine starke periodische Tätigkeit geraten und der andere dabei völlig untätig bleiben kann. Erst bei schnellsten Bewegungen sieht man mit den Abschwächungen der Agonistenströme zusammenfallend kurze Perioden schwacher Ströme im Antagonisten auftreten.

Beim langsamen Sinkenlassen des Gliedes sieht man die andauernde Folge von Strömen in denjenigen Muskeln, welche das Glied in der Ausgangsstellung behalten haben, sich allmählich in das schon wiederholt geschilderte, etwa alle Zehntel Sekunden erfolgende periodenweise Auftreten

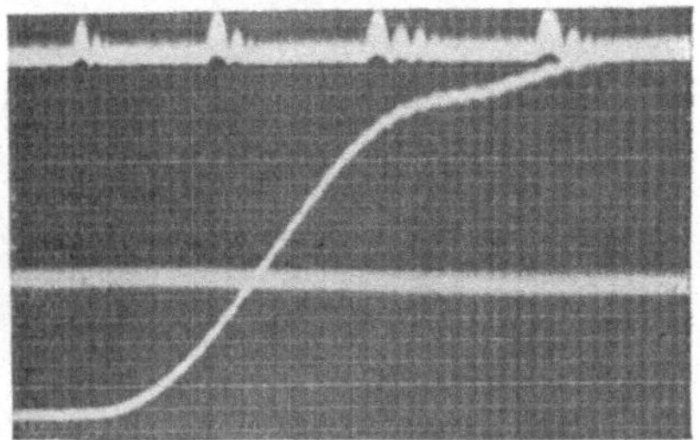

Abb. 47. Untätigkeit des Ext. carp. rad. bei Beugen der supinierten Hand gegen die Schwere. Zeit in $^1/_5$ Sek.

auflösen. In diesen Abständen sieht man streckenweise die Ströme immer schwächer und schwächer werden, bis schliesslich nur einzelne durch Pausen getrennte Ströme übrig bleiben. Deren Amplitude pflegt nicht deutlich grösser zu sein, als diejenige der Ströme in der Ausgangsstellung. Diesen charakteristischen Übergang, auf den wir noch zurückzukommen haben werden, veranschaulicht Abb. 48, die eine Aufnahme vom Deltoideus bei langsamem Sinkenlassen des seitwärts ausgestreckten Armes darstellt. Kommt die Bewegung wieder zum Stillstand, so sieht man die genannten Veränderungen des Aktionsstrombildes im umgekehrten Sinne ablaufen. Entsprechend der periodischen Abbremsung der Bewegung durch die Antagonisten ist das Sinkenlassen fast stets leicht stossweise und deutlich ungleichmässiger als das Heben eines Gliedes. Während des ganzen Sinkenlassens bleiben die in der Richtung der Schwerkraft ziehenden Muskeln, also die Agonisten im Sinne der Bewegungsrichtung völlig stromlos, untätig. D. h. ein langsames Sinkenlassen unserer Glieder wird unter Ausnutzung der Schwerkraft allein durch eine zeitweise Abschwächung der Haltungsinnervation der Antagonisten der Schwerkraft bewirkt.

Dasselbe gilt auch für ein mässig schnelles und schnelles Sinkenlassen. Hier kommt es lediglich in dem Antagonisten der Schwerkraft zu einem periodisch gegliederten Aktionsstrom- bzw. Tätigkeitsbild. Auf ein initiales

Verschwinden der Ströme vor oder ganz im Beginn der Bewegung folgt eine längere Periode sehr starker Ströme, die bis in die Rückbewegung hineinreicht und dann noch ein mehrfaches Ab- und Anschwellen der Ströme, bis sich allmählich das der Endstellung entsprechende gleichmässigere Bild der Haltungsinnervation eingestellt hat. Nur bei möglichst schnellem Sinkenlassen wird die Wirkung der Schwerkraft noch durch ein aktives Eingreifen der Agonisten unterstützt.

Im einzelnen ist noch bemerkenswert, dass das Wiedereinsetzen der Antagonistentätigkeit ganz ausserordentlich früh erfolgt, spätestens kurz nach dem Beginn der Bewegung, meist jedoch schon gleichzeitig mit, ja sogar schon kurz vor demselben. Ferner pflegt dem kräftigen Einsetzen der Antagonistentätigkeit entsprechend der Rückschlag beim Sinkenlassen recht beträchtlich zu sein und zwar, wie schon Isserlin bekannt, wesentlich beträchtlicher als bei Aufwärtsbewegung. Letzteres ist nicht verwunderlich, da hier, wie wir sahen, eine Antagonistenrückschlagscontraction zu fehlen pflegt und der Agonist auch nur unvollkommen erschlafft.

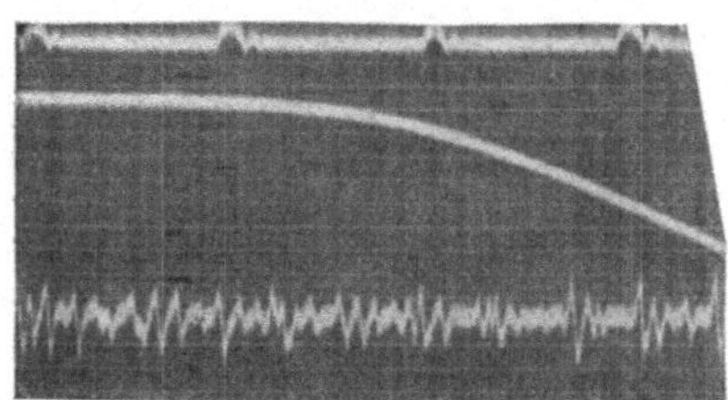

Abb. 48. Deltoideus bei beginnendem langsamem Sinkenlassen des seitwärts ausgestreckten Armes. Allmählicher Übergang von kontinuierlicher zu periodischer Aktionsstromfolge. Zeit in ¹/₅ Sek.

Übersieht man die Befunde bei solchen unter dem Einflusse der Schwerkraft stehenden Auf- und Abwärtsbewegungen unserer Glieder, so ergibt sich, dass sie im allgemeinen lediglich durch ein Stärkerwerden bzw. Nachlassen der Tätigkeit der der Schwerkraft antagonistischen Muskel zustande kommen. Von horizontalen Bewegungen unterscheiden sie sich demnach dadurch, dass die Wirkung der Gegenspieler dieser Muskeln durch die Schwerkraft ersetzt ist. Nur bei möglichst schnellen Bewegungen sind auch die in der Richtung der Schwerkraft wirkenden Muskeln die Aufwärtsbewegung abbremsend, bzw. die Abwärtsbewegung unterstützend, aktiv mitbeteiligt.

D. Diskussion der Ergebnisse über die Bewegungsausführung unter verschiedenen Umständen.

1. Das Grundprinzip der Bewegungsausführung und seine Wandlungsfähigkeit.

Wie in der Einleitung betont, lässt schon der Gedanke an die grosse Mannigfaltigkeit der Anforderungen, welche an die Ausführung willkürlicher Bewegungen gestellt werden, es von vornherein durchaus unwahrscheinlich erscheinen, dass diese nach einem bestimmten, ein für allemal festgelegten Schema erfolgt. Er lässt vielmehr erwarten, dass dem Wechsel der Anforderungen auch ein Wechsel des der Ausführung· zugrunde liegenden

Geschehens entspricht. Überblickt man die vorstehenden Analysen verschiedener Bewegungsformen, so ergibt sich, dass letzteres in der Tat schon für die allereinfachsten Formen willkürlicher Bewegungen zutrifft. Je nachdem sind hier an der Bewegungsausführung Agonisten und Antagonisten beteiligt, oder nur die einen, oder die anderen; je nachdem ist die Tätigkeit der Muskeln eine langandauernde von gleichmässiger Stärke, oder eine kurze aber periodisch sich wiederholende; je nachdem stimmt sie in den einzelnen Teilen desselben Muskels bzw. in den verschiedenen synergisch arbeitenden Muskeln überein oder nicht usw. Von **der** willkürlichen Bewegung und **dem** Schema ihrer Ausführung kann demnach schon in ihrer allereinfachsten Form absolut nicht die Rede sein. Nicht das Schema, sondern der Wechsel, die Wandlungsfähigkeit ist die Norm.

Es fragt sich aber, ob bei allem Wechsel nicht doch ein allen Bewegungen Gemeinsames festzustellen ist, gewissermassen eine Urform der Bewegungsausführung, des Zusammenwirkens der Muskeln, die nur je nach den Umständen vielfältig und weitgehend abgewandelt wird. In der Tat scheint dies wirklich der Fall zu sein, sehen wir doch, wenn Versteifungen fehlen, und nur die reine Bewegungsinnervation vorhanden ist, unter allen Umständen stets das schon von H. E. Hering (162, 164) als Grundprinzip der Bewegungsausführung betonte reziproke Verhalten der antagonistischen Muskeln auftreten. Sahen wir doch bei lockeren Bewegungen mit ganz verschwindenden Ausnahmen (s. S. 111), in allen Fällen, wenn Ströme in dem einen Muskel auftreten, sie in dem anderen verschwinden; und wenn die Ströme im Agonisten und Antagonisten gleichzeitig eine Verstärkung erfuhren, so war dies jedesmal auf die Wirkung einer hinzutretenden Versteifung zurückzuführen [siehe auch Wagner (344)]. Auch das aktive Eingreifen der Antagonisten zur Abbremsung der Bewegung ist nicht, wie früher vielfach gemeint und darum abgelehnt wurde, mit dem Prinzip der Reziprozität der Antagonisten unvereinbar. Im Gegenteil durch den Wechsel von Tätigkeit und Ruhe zwischen Agonist und Antagonist enthüllt sich das Prinzip erst recht deutlich und zeigt zugleich, dass es mit der einfachen einmaligen Reziprozität allein nicht getan ist, sondern dass dazu noch die Tendenz zum Alternieren zwischen Agonisten- und Antagonistentätigkeit gehört. Es kann wohl kaum ein Zweifel sein, dass das immer wieder sich durchdrückende periodische Alternieren zwischen Agonisten- und Antagonistentätigkeit als das Grundprinzip der Ausführung willkürlicher Bewegungen zu betrachten ist. Es kann aber auch kein Zweifel sein, dass dies keinesfalls als ein starres unwandelbares Prinzip betrachtet werden darf, sondern nur als eine Grundtendenz, welche durch die verschiedensten Umstände ausserordentlich weitgehend, wenn auch niemals vollständig bis ins Gegenteil in eine völlig gleichmässige Dauercontraction abgewandelt werden kann.

Fragt man sich nun, durch welche Faktoren denn diese Wandlungen bedingt sind, so ergibt sich aus allen Einzelergebnissen als erstes eine

a) Abhängigkeit von den passiven Kräften,

welche in das Bewegungsgeschehen eingreifen. Man denke an das Ausbleiben der Antagonistentätigkeit, wenn die Bewegung gegen einen Widerstand ausgeführt wird, oder an ihr verspätetes Einsetzen beim Vorhandensein starker Elastizitätskräfte und demgegenüber an das frühzeitige Auftreten kräftiger Antagonistencontractionen, wenn starke Trägheitskräfte vorhanden sind usw. Es zeigt sich also eine weitgehende Anpassung der aktiven an die passiven Kräfte. Diese erfolgt nun, wie Clauss und v. Weizsäcker (73) zeigten, auch dann noch, wenn die passiven Kräfte erst während der Bewegung einzuwirken beginnen. Ferner wird den passiven Kräften nicht nur dann durch entsprechende Veränderungen der Muskeltätigkeit Rechnung getragen, wenn sie als Aussenkräfte an das Glied herantreten, sondern ebenso gut auch dann, wenn sie erst durch die Bewegung selbst als Innenkräfte entwickelt werden. Zweitens besteht unzweifelhaft eine

b) Abhängigkeit von der Absicht, mit der die Bewegung ausgeführt wird.

Man denke nur an die ganz verschiedene Ausführung, je nachdem beabsichtigt wird, eine langsame oder eine schnelle Bewegung auszuführen.

In manchen Fällen stimmen die beiden Abhängigkeiten in ihrer Wirkung überein, wie z. B. die Absicht eine mässig schnelle Hin- und Herbewegung auszuführen mit der Wirkung der Elastizitätskräfte der durch die Bewegung gedehnten antagonistischen Gewebe. Es sind dies die Fälle besonders ökonomischer Bewegungsausführung, während im entgegengesetzten Falle unökonomischerweise starke aktive Kräfte zur Vernichtung der der Bewegungsabsicht entgegenstehenden passiven Kräfte verbraucht werden müssen, wie z. B. bei sehr schnellen Hin- und Herbewegungen.

In allen Fällen aber ist in allererster Linie die Bewegungsabsicht und nicht die Verteilung der passiven Kräfte derjenige Faktor, der das für die betreffende Bewegung typische Einsetzen der Muskeltätigkeiten bestimmt. Dies geht u. a. daraus hervor, dass die Antagonistentätigkeit bei gleich schnellen Einzelbewegungen unabhängig von den stets gleichgrossen Trägheitskräften einmal früher, einmal später, einmal stärker, einmal schwächer einsetzt, je nach der Absicht, die Bewegung klein oder gross auszuführen. Noch deutlicher zeigt sich dies, wenn bei möglichst schnellen Bewegungen oder beim Sinkenlassen der Glieder die Antagonistentätigkeit schon ganz zu Beginn der Bewegung einsetzt, oder gar vor derselben, also zu einer Zeit, in der die Trägheitskräfte noch gar nicht entwickelt sind. Die aktiven Kräfte passen sich hier wohl den passiven Kräften an, aber nicht daran, wie diese sind, sondern daran, wie diese werden können. Es besteht demnach wohl eine Anpassung der aktiven an die passiven Kräfte, nicht dagegen, oder wenigstens nicht in erster Linie, eine Auslösung der ersteren durch die letzteren. Dies kann nur das Werk der Bewegungsabsicht sein, allerdings unter Berücksichtigung der starken Trägheitskräfte, die sich früheren Erfahrungen nach bei der Verwirklichung dieser Absicht vermutlich einstellen werden. Die Abhängigkeit von Bewegungsabsicht und passiven Kräften ist demnach keine ganz einfache, im allgemeinen verdankt zwar die ganze Anlage der Bewegungsausführung lediglich der Bewegungsabsicht ihre Entstehung und die passiven Kräfte wirken nur modifizierend ein, gewinnen aber auf dem Wege der Berücksichtigung früherer Erfahrungen auch auf die ursprüngliche Anlage der Ausführung Einfluss.

2. Die Koordination willkürlicher Bewegungen.

Bei dieser mannigfachen Abhängigkeit der Bewegungsausführung wird es verständlich, dass diese selbst bei einfachsten Bewegungsformen nicht unter allen Umständen vollkommen koordiniert, d. h. der Bewegungsabsicht entsprechend sein kann. Forschen wir nach den Gründen der schon normalerweise nachweisbaren kleinen Inkoordinationen, so sind diese nach dem eben über die Abhängigkeit der Bewegungsausführung Erörterten zu suchen durch die

a) Grenzen der Koordinationsfähigkeit auf der psychischen Seite des Geschehens.

Dies tritt besonders hervor, wenn die Bewegung gleichzeitig mehreren Anforderungen entsprechen soll. In diesem Falle könnte man denken, dass von der Vp. eine Form der Ausführung gewählt würde, bei der alle Anforderungen möglichst gleichmässig berücksichtigt werden und sämtlich, wenn auch nicht vollkommen, so doch wenigstens annähernd erfüllt werden können. Das ist aber nicht der Fall, sondern erhält z. B. eine Vp. den Auftrag, eine lockere, zugleich aber auch schnelle Bewegung auszuführen, so macht sie entweder eine wirklich lockere Bewegung, die aber dann relativ langsam ausfällt, oder sie macht eine wirklich schnelle Bewegung, die aber dann nicht locker ist. Dasselbe gilt für Zielbewegungen, welche zugleich schnell sein sollen; auch diese sind entweder Zielbewegungen, oder schnelle Bewegungen. Oder soll, bzw. will die Vp. eine Zielbewegung zugleich locker und gleichmässig ausführen, so ist die resultierende Bewegung entweder ganz locker und ruhig ausgeführt, oder sie ist — und dies ist die Regel — eine gute Zielbewegung aber ungleichmässig in Absätzen ausgeführt usw. Das Resultat ist immer, dass die Koordination der ausgeführten Bewegung in bezug auf eine der Anforderungen gut, in bezug auf alle anderen Anforderungen jedoch völlig unzulänglich ist. D. h. es wird aus dem Komplex von Anforderungen von der Vp. stets eine einzige herausgegriffen und diese restlos erfüllt; die anderen Anforderungen werden dagegen vollkommen vernachlässigt. Dabei sind es zwei Anforderungen, welche von allen Vp. in erster Linie befriedigt werden, nämlich die Erreichung einer bestimmten Geschwindigkeit und die Erreichung und Einhaltung eines bestimmten Umfanges, Zieles. Demgegenüber treten Lockerheit und Gleichmässigkeit der Bewegung für gewöhnlich vollständig zurück, und es bedarf besonderen Hinweises und besonderer Übung, wenn die Bewegung vornehmlich in Hinsicht auf diese beiden Anforderungen koordiniert sein soll.

Diese Beschränkung der Koordination dadurch, dass wir bei mehreren Anforderungen stets nur eine einzige berücksichtigen, ist verständlich aus dem psychologischen Moment der Enge des Bewusstseins heraus, demzufolge wir uns stets nur auf eine einzige Anforderung zu konzentrieren vermögen, und zwar um so einseitiger, je ausgesprochener, je hochgespannter die betreffende Anforderung ist [siehe darüber Binet (38, 39)]. Damit, dass wir in Wirklichkeit stets nur durch eine einzige Anforderung bestimmte Bewegungen ausführen, also auch nur in bezug auf diese vollkommene Koordination erwarten können, reduziert sich die ganze Koordinationsfrage auf die Betrachtung der einfacheren Verhältnisse der Ausführung einer einzigen Bewegungsabsicht.

Wenn wir sehen, dass auch hier bei Befolgung nur einer einzigen Bewegungsabsicht schon eine starke Beschränkung der Koordinationsfähigkeit vorhanden ist, derart, dass jede einzelne Anforderung nur unter ganz bestimmten Bedingungen erfüllt werden kann, so mag auch dies teilweise psychisch bedingt sein, besonders weitgehend zumal in pathologischen Fällen. Normalerweise ist dies jedoch sicherlich nur zum kleinsten Teile der Fall. Vielmehr dürften sich hier ganz überwiegend wiederspiegeln,

b) die Grenzen der Koordinationsfähigkeit durch die Eigenart des physiologischen Bewegungsmechanismus.

Hier liegen nun nach dem eben über die Abhängigkeit des Auftretens aktiver Muskeltätigkeiten Erörterten wieder zwei Möglichkeiten zu Inkoordinationen vor. Einmal können die vorhandenen passiven Kräfte für die Ausführung der beabsichtigten Bewegungsform so ungünstig sein, dass hierdurch trotz bester Anpassung der aktiven Muskeltätigkeiten eine restlose Ausführung des Beabsichtigten verhindert wird. Oder zweitens kann die Anpassung der aktiven Muskeltätigkeiten an die Bewegungsabsicht unvollkommen sein, weil der aktive Bewegungsmechanismus von sich aus auf eine andere als die geforderte Bewegungsart eingestellt ist und darum nur mit Mühe dem Geforderten angepasst werden kann. Prüft man unter Berücksichtigung dieser beiden Gesichtspunkte, wie sich die Möglichkeit koordinierter Bewegungsausführung bei den beiden Grundformen willkürlicher Bewegungen gestaltet, so ergibt sich folgendes:

Eine fortlaufende Hin- und Herbewegung wirklich fliessend als einheitliches Ganzes auszuführen, erweist sich innerhalb eines weiten Geschwindigkeitsbereiches von mässig langsamer bis zu sehr schneller Ausführung als durchaus möglich, ja sogar als spielend leicht, sofern die Bewegung nur locker ist.

Prüft man die Gründe hierfür, so zeigt sich einmal, dass die passiven auf das Glied einwirkenden Kräfte für die Ausführung dieser Bewegungsart günstig sind. Dies rührt daher, dass von einigermassen nennenswerten Geschwindigkeiten an so erhebliche Trägheitskräfte entstehen, dass nur ganz allmähliche fliessende Änderungen des Bewegungsablaufes möglich sind. Ganz besonders sind es aber die Elastizitätskräfte der durch die Bewegung gedehnten Gewebe, welche mit ihrer rücktreibenden Kraft die Tendenz zum Hin und Her in die Bewegung hineintragen. Dementsprechend sieht man auch, wenn von aussen überwiegend Trägheits- oder Elastizitätskräfte die Bewegung beeinflussen, vollkommen koordinierte, wie regelmässige Pendelschwingungen ablaufende fliessende Hin- und Herbewegungen. Nur wenn überwiegend Reibungskräfte wirksam sind, seien es äussere, seien es die Reibungskräfte des Körpers selbst wie bei ganz langsamen oder bei stark versteiften Bewegungen ist es unmöglich, eine fliessende Hin- und Herbewegung auszuführen. Hier macht die Reibung immer wieder einen neuen Bewegungsanstoss erforderlich und dadurch zerfällt die einheitliche fliessende Bewegung in eine Aneinanderreihung von Einzelbewegungen.

Diese Möglichkeit, innerhalb eines weiten Bereiches Hin- und Herbewegungen mit Leichtigkeit koordiniert auszuführen, erscheint ferner dadurch gegeben, dass die — wie wir gesehen haben, allerdings vielfach abgewandelte — Grundtendenz unserer Bewegungsinnervation unzweifelhaft die zu rhythmisch alternierender Tätigkeit von Agonist und Antagonist ist. Unter diesen Umständen ist es nicht überraschend, dass das aktive Geschehen bei solchen fortlaufenden Hin- und Herbewegungen mit seinem regelmässigen Alternieren zwischen Agonisten- und Antagonistentätigkeit und seinem allmählichen An- und Wiederabschwellen der einzelnen Tätigkeiten sich der Absicht vollkommen angepasst erweist. Bei der Ausführung fortlaufender Hin- und Herbewegungen spielt demnach, wenn wir von Grenzfällen absehen, keiner der beiden Faktoren, welche wir als mögliche Ursachen von Inkoordinationen kennen gelernt haben, eine Rolle. Im Gegenteil, beide Faktoren, sowohl das in unserem Bewegungsmechanismus begründete Auftreten von passiven Kräften, besonders von Elastizitätskräften, ebenso wie die Eigenart unseres aktiven Bewegungsmechanismus, treiben geradezu zur Ausführung willkürlicher Bewegungen in Form von fliessenden Hin- und Herbewegungen.

Dafür liegen bei Einzelbewegungen die Verhältnisse für eine vollkommen koordinierte Ausführung wesentlich ungünstiger. Dies liegt sicherlich zum Teil daran, dass die an Einzelbewegungen gestellten Anforderungen zahlreicher, mannigfaltiger sind, als die an Hin- und Herbewegungen gestellten; tritt doch vor allem noch die schwierige Anforderung eines glatten Überganges von Ruhe zur Bewegung und wiederum zur Ruhe hinzu. Trotzdem liegt die Hauptschwierigkeit nicht auf psychologischem Gebiete, sondern auf physiologischem.

Betrachten wir zuerst die Beeinflussung der koordinierten Ausführung dieser Bewegungsart durch passive Kräfte, so sahen wir, dass Trägheitskräfte sie erschweren, weil es, wenn diese erheblich sind, schwer und schliesslich unmöglich wird, die Bewegung so abzubremsen, dass sie an einem bestimmten Punkte zum endgültigen Stillstand kommt. Andererseits haben auch Elastizitätskräfte dieselbe koordinationserschwerende Wirkung, weil, wenn sie erheblich sind, das bewegte Glied in nur sehr schwer ganz zu unterdrückende Elastizitätsschwingungen gerät. Infolgedessen ist es, wenn starke Trägheits- und vor allem Elastizitätskräfte von aussen her auf das Glied einwirken, vollkommen unmöglich, eine glatt zum Stillstand kommende Einzelbewegung auszuführen. Stets sieht man erst eine oder mehrere Nachschwankungen auftreten, bevor die Bewegung endgültig zur Ruhe kommt. Ganz ebenso sieht man dieselbe Inkoordination von mässigen Geschwindigkeiten an auch bei von Aussenkräften unbeeinflussten Bewegungen auftreten, da es auch hier, wie wir sahen, zur Entwicklung erheblicher Trägheitskräfte und zumal zu Elastizitätsschwingungen des Gliedes kommt. Freilich ist es möglich, diese Elastizitätsschwingungen durch einen der Bewegung folgenden Wechsel der elastischen Ruhelage zu vermeiden. Da aber hierzu annähernd 1 Sekunde gebraucht wird, so können nur langsame, 1 Sekunde und länger dauernde Bewegungen glatt ohne elastische Nachschwankungen zum Stillstand gebracht werden. Alle schnelleren, bzw. kürzer dauernden Bewegungen müssen unter elastischen Nachschwankungen, also mehr oder weniger inkoordiniert ausgeführt werden.

Dieselben in unserem Bewegungsmechanismus begründeten passiven Faktoren, welche über einen grossen Geschwindigkeitsbereich die koordinierte Ausführung fliessender Hin- und Herbewegungen erleichtern bzw. ermöglichen, verhindern damit gleichzeitig die koordinierte Ausführung isolierter Einzelbewegungen.

Ganz entsprechend ist es mit der aktiven Seite unseres Bewegungsmechanismus, da die der Bewegungsinnervation eigentümliche Neigung zu periodischem Alternieren zwischen Agonisten- und Antagonistentätigkeit, so vollkommen sie fliessenden Hin- und Herbewegungen angepasst ist, ebenso sehr der Ausführung isolierter Einzelbewegungen von Grund aus entgegengesetzt sein muss. Infolgedessen sehen wir überall da, wo dieses periodische Alternieren besonders stark ausgeprägt ist, entsprechende kleine Inkoordinationen auftreten. Hierzu gehört im einzelnen folgendes:

a) Die Bewegung wird nicht prompt in der gewünschten Richtung begonnen, sondern erst nach einer Vorbewegung in umgekehrter Richtung;

b) Die Bewegung wird ungleichmässig, von kleinen Verlangsamungen, Stillständen, ja Rückläufigkeiten (Zitterbewegungen) überlagert durchgeführt;

c) Die Bewegung kann nicht glatt zum Stillstand gebracht werden, sondern erst nach mehrfachen wellenförmigen Nachschwankungen.

Wir besitzen nun mehrere Mittel um diese die Ausführung von Einzelbewegungen störende Tendenz auszuschalten, bzw. zu unterdrücken. Das eine Mittel ist die Bewegung so langsam auszuführen, dass die elastische Ruhelage entsprechend gewechselt werden kann und dabei zugleich so locker auszuführen, dass es nicht zur alternierenden Antagonistentätigkeit kommt. Das andere für schnelle Bewegungen, bei denen das Alternieren der Muskeltätigkeiten nicht vermieden werden kann, zweckmässige Mittel ist, dessen Wirkung durch eine gleichzeitige andauernde Anspannung aller Muskeln, also durch eine gleichzeitige Versteifung des Gliedes abzuschwächen (Abb. 32a, b und c). Daraus ergibt sich weiterhin, dass die krampfhafte Versteifung unserer Glieder nicht, wie von gewissen Kreisen angenommen wird (siehe Kapitel VI A) und wie ich selbst auch ursprünglich glaubte, als eine auf alle Fälle unzweckmässige Mitinnervation, als eine Inkoordination der normalen Bewegung angesehen werden darf. Sie ist im Gegenteil unter bestimmten Bedingungen, nämlich für die Ausführung schneller Einzelbewegungen ein durchaus zweckmässiger, koordinationsfördernder Faktor. Unzweckmässig, zu Koordinationsstörungen führend ist sie nur dann, wenn sie auch unter anderen Bedingungen angewandt wird, nämlich um langsame Einzelbewegungen oder gar um Hin- und Herbewegungen auszuführen.

Fassen wir zusammen: In der Eigenart unseres Bewegungsmechanismus liegen passive und aktive Faktoren begründet, nämlich die Neigung unserer Glieder in Elastizitätsschwingungen zu geraten und die Neigung zu periodischem Alternieren von Agonisten- und Antagonistentätigkeit, welche dahin zusammenwirken, der Ausführung unserer Bewegungen die Tendenz zur rhythmisch wiederholten Hin- und Herbewegung zu verleihen. Führt man die Bewegung willkürlich in dieser Form, also als Hin- und Herbewegung aus, so kann diese Tendenz voll ausgenützt werden. Die Bewegung ist dann der Eigenart des physiologischen Bewegungsmechanismus vollkommen angepasst und erweist sich darum als leicht vollkommen koordiniert ausführbar. Werden dagegen isolierte Einzelbewegungen ausgeführt, so zeigen sich eine Reihe von kleinen Inkoordinationen im Sinne von übergelagerten Hin- und Herbewegungen, die sich dadurch erklären, dass diese Art der Bewegungsausführung nicht den obigen Eigenarten des Bewegungsmechanismus entspricht. Diese Eigenarten müssen darum erst durch hinzutretende weitere Innervationen, wie Verlagerung der elastischen Ruhelage und Versteifung ausgeschaltet bzw. unterdrückt werden. Daraus muss gefolgert werden, dass nicht die isolierte Einzelbewegung als die unserem Bewegungsmechanismus entsprechende Elementarform der willkürlichen Bewegung betrachtet werden muss und die Hin- und Herbewegung als eine Summe von solchen elementaren Einzelbewegungen, sondern dass umgekehrt die Hin- und Herbewegung die Elementarform sein muss und die Einzelbewegung eine kompliziertere sekundäre Modifikation derselben.

Fragen wir weiter, worin denn diese für die koordinierte Ausführung unserer Bewegungen so massgebenden Eigenarten ihrerseits begründet sind, so haben wir dies, so weit die passiven Faktoren in Frage kommen, schon eingehend dargelegt. Es bleibt uns nur noch zu klären, woher die Neigung unseres aktiven Bewegungsapparates stammt, unseren Muskeln eine periodische alternierende Tätigkeitsform aufzuzwingen, ob dies durch eine Verkettung von entgegengesetzten Reflexen geschieht, oder durch eine rhythmische Funktionsweise der Zentren selbst. Um diese Frage zu erörtern, wollen wir uns im nächsten Abschnitte damit beschäftigen, welche Rückschlüsse aus den vorliegenden Aktionsstrombefunden auf die Funktionsweise unseres Zentralnervensystems bei der Willkürinnervation möglich sind.

V. Die Art der Innervation unserer Muskeln bei ihrer willkürlichen Betätigung.

Wenn wir über die Art der Innervation unserer Muskeln d. h. letzten Endes über die Funktionsweise unseres Zentralnervensystems bei der normalen willkürlichen Betätigung Aufschluss erhalten wollen, so scheint, wenn die Aktionsströme der Ausdruck des Erregungszustandes eines Gewebes sind, der gegebene direkte Weg der zu sein, die Aktionsströme des Zentralnervensystems selbst abzuleiten. Dieser sicher zukunftsreiche Weg ist auch schon mehrfach beschritten worden [Prawdicz-Neminsky, (267) daselbst die ältere Literatur]. Der grossen technischen Schwierigkeiten halber ist aber das auf diesem Wege bisher erreichte noch so gering, dass damit so gut wie nichts anzufangen ist. Wir sind darum leider fast ganz allein auf den indirekten Weg angewiesen, aus dem aus dem Aktionsstrombilde der Muskeln sich ergebenden Erregungszustande derselben auf die sie veranlassende Tätigkeit des Zentralnervensystems Rückschlüsse zu machen. Wenn wir im folgenden diesen Weg beschreiten, so wird sich die Darstellung sachgemäss in folgende grosse Fragenkomplexe gliedern lassen:

1. Es ist festzustellen, wie weit der Aktionsstromrhythmus eines Muskels den Rhythmus seiner zentralen Innervation wiedergibt, wie weit das Aktionsstrombild eines Muskels angesehen werden darf als das Abbild der Erregung

des letzten diesen Muskel innervierenden motorischen Zentrums, der „letzten gemeinsamen Strecke" Sherringtons (296).

2. Es fragt sich, woher denn dieses letzte motorische Zentrum seine Erregung erhält. Natürlich kann nicht erwartet werden, auf diesem Wege etwas über die vielen Innervationsanteile im Einzelnen aussagen zu können. Wir müssen vielmehr und können auch damit zufrieden sein, wenn es uns gelingt, auf diesem Wege die beiden Hauptanteile der Innervation, den rein zentralen und den peripheren (reflektorischen) Anteil voneinander abzugrenzen und die Bedeutung jedes dieser beiden Anteile für die Tätigkeit des letzten motorischen Zentrums in etwa festzustellen. Mit anderen Worten, es ist zu versuchen, aus dem Aktionsstrombild zu schliessen, wie weit die Tätigkeit unserer Muskeln bei der normalen Willkürcontraction dem primären zentralen Impuls ihre Entstehung verdankt und wieweit sekundären reflektorischen Erregungen.

Erst wenn wir wissen, dass das Aktionsstrombild auf diese beiden Fragen wenigstens in einem gewissen Umfange getreu Antwort zu geben vermag, können wir es versuchen, ein Bild von der Funktionsweise des Zentralnervensystems bei der Willkürinnervation zu entwerfen.

A. Aktionsstromrhythmus und Innervationsrhythmus.

Betrachtet man die Aktionsstromfolge unserer Muskeln bei willkürlichen Haltungen und Bewegungen, so zeigt sich, dass diese durchaus keine gleichförmige ist, sondern mehr oder minder deutlich folgende Gliederungen erkennen lässt:

Zunächst ist während der ganzen Bewegung oder Haltung entweder nur eine einzige lange Aktionsstromperiode vorhanden oder statt dessen sind es mehrere durch vollständiges oder nahezu vollständiges Verschwinden der Ströme scharf getrennte kürzere Perioden. Als Maximalfrequenz dieser Perioden dürfte im allgemeinen 10 in der Sekunde gelten und diese Zahl nur selten und dann nur wenig überschritten werden.

Weiterhin sind sich alle Forscher auf diesem Gebiete einig, dass auch innerhalb einer solchen Periode die Aktionsstromfolge, abgesehen von einigen gleich noch zu erörternden Ausnahmen, niemals eine ganz gleichmässige zu sein pflegt, sondern eine auf den ersten Blick durchaus unregelmässig erscheinende. Bei näherem Zusehen gewinnt man jedoch nicht den Eindruck von etwas völlig Regellosem, nicht näher Analysierbarem. Vielmehr ist zahlreichen Forschern aufgefallen, dass sich vielfach, vielleicht sogar regelmässig mehr oder minder deutlich noch folgende Gliederungen erkennen lassen.

Einmal sind die stärkeren Stromschwankungen meist zu einzelnen kleinen Untergruppen zusammengefasst, zwischen denen die Ströme wesentlich schwächer sind [Aktionsstromgruppen Wachholders (327), periodische An- und Abschwellungen von Henriques und Lindhard (157, 158), Wellen

3. Ordnung von Prawdicz-Neminsky (266)]. Diese Untergruppen scheinen nun auf der einen Seite fliessend überzugehen in die eben besprochenen Periodenbildungen. Die Frequenz dieser Gruppen beträgt nämlich unter den verschiedensten Umständen (schwache Contraction als Agonist, Tätigkeit als Antagonist, starke Versteifung usw.) in auffallender Übereinstimmung gegen 10 pro Sekunde, also eben so viel wie die Maximalfrequenz der grösseren Perioden. Hierher gehört auch das statt der Gruppen in denselben Abständen erfolgende Auftreten von Einzelströmen bei ganz schwachen Contractionen. Andererseits, zumal bei einer längeren Folge von stärkeren Strömen kann die Frequenz der Untergruppen 30—40 pro Sekunde erreichen und sich schliesslich nicht mehr von der Folge der gleich zu besprechenden grossen Einzelschwankungen des Piperschen Rhythmus unterscheiden.

Was schliesslich die Einzelströme selbst anbetrifft, so hat schon Piper (260) grössere Hauptwellen von der Frequenz 50 pro Sekunde und kleine frequentere Nebenwellen, die teils zwischen die ersteren eingestreut, teils diesen superponiert sind, unterschieden. Ganz entsprechend unterschied Wachholder (327) später als A-Rhythmus Schwankungen grosser Amplitude von einer Frequenz von meist 50 höchstens 75 pro Sekunde und als B-Rhythmus kleine Schwankungen von der Frequenz 150 bis 180 pro Sekunde. Gleicherweise will auch Prawdicz-Neminsky (266) Wellen erster und zweiter Ordnung auseinandergehalten wissen und trennt Athanasiu (11) grosse und kleine Schwankungen im Aktionsstrombild. Nur gibt letzterer mit 70—150 bzw. 330—530 Schwankungen pro Sekunde wesentlich höhere Frequenzen an.

Die Unterscheidbarkeit von diesen zwei Aktionsstromtypen ist mehrfach angezweifelt worden, indem hervorgehoben wurde, dass alle möglichen Übergänge zwischen grossen und kleinen Strömen existieren und es daher willkürlich sei, was man zu den grossen und zu den kleinen Schwankungen rechnen wolle. Gewiss ist unbedingt zuzugeben, dass in einer beträchtlichen Anzahl von Fällen das Auseinanderhalten schwierig, ja geradezu unmöglich ist. In anderen Kurven dagegen wie z. B. in den Abb. 3c, 13a, 18 oben bei ×, ebenso 41 oben sind die Unterschiede von grossen und kleinen Schwankungen so augenscheinlich, dass mir persönlich kein Zweifel an der Zusammensetzung des ganzen Aktionsstrombildes aus den genannten 2 Stromtypen möglich erscheint. Von grosser Bedeutung ist hier, wie ich Piper bestätigen kann, der grosse individuelle Unterschied. Es gibt Personen, bei denen die A-Schwankungen fast stets aufs Deutlichste hervortreten und andere Personen, bei denen sie so gut wie gar nicht erkennbar zu sein pflegen.

Das Aktionsstrombild willkürlich kontrahierter Muskeln lässt demnach eine mehrfache Gliederung erkennen und zwar einmal eine Gliederung der ganzen Stromfolge in grössere Perioden und dieser wiederum in kleinere Untergruppen und 2. eine Unterscheidung der einzelnen Ströme selbst in 2 Typen von grossen relativ seltenen und kleinen frequenten Schwankungen.

Von Bedeutung ist, dass diese verschiedenen Gliederungen auch bei nicht willkürlichen Contractionen beobachtet worden sind. So sah Rivière (283) bei Reflexcontractionen des Frosches bis zu 30 grosse Schwankungen pro Sekunde und diesen superponiert kleinere von einer Frequenz von 200 pro Sekunde. Buytendyk (66) und Dusser de Barenne (96) beobachteten sie bei der Enthirnungsstarre und auch bei der Strychninvergiftung des Frosches sind, wie kürzlich noch Lorenz (230) feststellte, sowohl die beiden Aktionsstromtypen als auch die Gruppenbildungen zu unterscheiden.

Gehen wir nunmehr zu der Frage über, wie weit sich in dem Aktionsstrombild die zentrale Innervation des Muskels wiederspiegelt, so ist hier streng zwischen der gröberen Gliederung der Perioden- und Gruppenbildungen und dem eigentlichen Aktionsstromrhythmus zu unterscheiden.

Was die erstere anbetrifft, so ist ihre zentrale Genese eigentlich nie angezweifelt worden. Die Beweise hat man allerdings nicht aus der Willkürinnervation selbst, sondern aus der ähnlich periodischen Innervation des strychninvergifteten Frosches entnommen. Hier zeigte schon Fl. Buchanan (64), dass die Frequenz der grossen Gruppen von der Temperatur des Rückenmarks und nicht von derjenigen des Muskels abhängt. Vészi (325) konnte das gruppenweise Auftreten der Ströme schon im Nerven nachweisen und schliesslich konnte Prawdicz-Neminsky (267) ähnliche Periodenbildungen vom Gehirn des normalen Hundes ableiten.

Fraglich kann lediglich sein, ob die Perioden- bzw. Gruppenbildung eine entsprechende periodisch-salvenmässige Entladung eines und desselben motorischen Zentrums anzeigt, oder ob sie nach Art eines Pelotonfeuers auf einem Alternieren in der Entladung verschiedener Zentralteile bzw. damit einem Alternieren verschiedener Teile des Muskels beruht. Für die Strychninvergiftung scheint letzteres dadurch ausgeschlossen, dass Vészi ferner zeigte, dass in den Abständen zwischen den einzelnen Gruppen das ganze Rückenmark in ein mehr oder minder tiefes Refraktärstadium gerät. Für die Willkürinnervation ist die Frage durch die gleichzeitige Ableitung von verschiedenen Teilen desselben Muskels gelöst. Hier ergab sich ja, dass die grossen Periodenbildungen z. B. bei schnellen willkürlichen Bewegungen in allen Teilen des Muskels gleichzeitig auftreten, dass also nur eine salvenmässige synchrone Entladung des ganzen motorischen Zentrums des betreffenden Muskels vorliegen kann. Ganz dasselbe gilt auch für die kleineren Untergruppen, soweit sie übereinstimmend in verschiedenen Teilen desselben Muskels auftreten, wie dies ja besonders dann der Fall zu sein pflegt, wenn sie einen ausgesprochenen 10er Rhythmus besitzen, bei lockeren Bewegungen aber auch, wenn sie frequenter sind. Soweit sie dagegen nicht übereinstimmen, wie besonders bei der Versteifung, müssen wir dagegen mit Henriques und Lindhard und mit Prawdicz-Neminsky annehmen, dass sie nur ein stärkeres Tätigsein einzelner Muskelteile bzw.

einzelner Teile der letzten gemeinsamen Innervationsstrecke anzeigen und dass diese einzelnen Teile asynchron, in unregelmässiger Folge tätig sind.

In ein vom Beginn der Aktionsstromuntersuchungen an und auch jetzt noch lebhaft umstrittenes Gebiet begeben wir uns, wenn wir nunmehr zu der Frage nach dem eigentlichen Aktionsstrom- bzw. Innervationsrhythmus übergehen. Hier sind alle Meinungen vertreten worden von derjenigen an, dass der Aktionsstromrhythmus ein getreues Abbild des Entladungsrhythmus des motorischen Zentrums gebe, bis zu derjenigen, dass er etwas lediglich durch die Eigenschaften des Muskels Bestimmtes darstelle und darum garnichts über dessen Innervation auszusagen erlaube.

Die letztere Anschauung von der rein muskulären Genese des Aktionsstromrhythmus erhält von zwei verschiedenen Gedankengängen aus ihre Nahrung. Der ältere, schon von Garten (139) und Fl. Buchanan (64, 65) vertretene Standpunkt ist der, dass die Aktionsstromfrequenz möglicherweise lediglich einen Eigenrhythmus des Muskels darstelle. Hierfür liess sich vor allem anführen, dass ein ganz ähnliches Bild wie bei der Willkürcontraction durch Reizung des Nerven mit starken konstanten Strömen zu erhalten ist [Garten (141), Dittler (82), siehe auch neuerdings Dittler und Müller (88)]. Dies ist nach unseren jetzigen Anschauungen nicht verwunderlich, wenn ein starker, die Refraktärperiode des erregten Gewebes lang überdauernder konstanter Reiz einwirkt. Derartiges trifft aber bei der zentralen Innervation sicher nicht zu, denn wir wissen aus den wenigen Untersuchungen über die Aktionsströme des Zentralnervensystems selbst mit aller Bestimmtheit doch so viel, dass die Entladung des Zentralnervensystems ebenso wie diejenige des peripheren Nerven keine konstante, sondern gleichfalls eine rhythmische ist. Nun zeigen aber schon die alten Untersuchungen von Bernstein u. a. über den Muskelton und deren Wiederholung mit moderner Technik durch Höber (171) sowie entsprechende Aktionsstromuntersuchungen von P. Hoffmann (172) übereinstimmend, dass bei rhythmischer Reizung des Nerven mit einer Folge von Induktionsströmen wenigstens bis zu der beträchtlichen Frequenz von 300 pro Sekunde die Tätigkeit der Muskeln getreu der Reizfrequenz zu folgen vermag und gar kein Eigenrhythmus auftritt. Allerdings ist letzteres nicht immer der Fall; vielmehr haben als erster E. T. Brücke (61) und nach ihm eine ganze Reihe von Untersuchern [P. Hoffmann (173), Dittler (82), Ishimori (189), Jolly (192), Henriques und Lindhard (157), Judin (193)] gefunden, dass wenigstens unter Umständen ein einzelner Induktionsschlag nicht nur mit einem einzelnen Aktionsstrom beantwortet wird, sondern dass auf diesen noch eine oder mehrere kleine Schwingungen von hoher Frequenz folgen.

Da, wie wir sahen, das Aktionsstrombild aus zwei verschiedenen Rhythmen, einem langsamen grosser Amplitude und einem frequenten kleiner Amplitude, zusammengesetzt erscheint, so ist es nach dem eben Gesagten durchaus erwägenswert, ob nicht die selteneren A-Ströme die vom Nerven übermittelten

Impulse darstellen und diese im Muskel die frequenteren Ströme des B-Rythmus auslösen. Daran ist noch um so mehr zu denken, als tatsächlich die Frequenz der durch Einzelinduktionströme ausgelösten kleinen Schwankungen mit derjenigen des B-Rhythmus ungefähr übereinstimmt. Es lassen sich aber eine Reihe gewichtiger Gründe anführen, dass diese Ansicht nicht richtig sein kann. Zunächst einmal scheint in einigen Fällen das beobachtete Auftreten mehrerer Aktionsstromschwankungen auf einen Einzelinduktionsschlag hin einem technischen Fehler zuzuschreiben zu sein. Z. B. spricht bei Judin (193) die völlige Unabhängigkeit dieser Schwankungen von der Temperatur des Muskels dafür. In anderen Fällen, in denen dies nicht der Fall gewesen zu sein scheint, dürften wahrscheinlich die Reize übermaximal gewesen sein, was nach Ishimori ausschlaggebend ist. Jedenfalls waren die B-Ströme in den vorliegenden Untersuchungen über die Willkürinnervation und auch in denjenigen anderer Autoren wie z. B. Dittler und Günther (85) ebenfalls dann vorhanden, wenn Reizung des Nerven mit einzelnen Induktionsschlägen oder Auslösung von Sehnenreflexen stets nur sehr grosse biphasische Einzelschwankungen ergab; während hier doch die beste Gelegenheit vorhanden gewesen wäre, die Entstehung eines frequenteren Rhythmus aus Einzelschwankungen zu beobachten. Auch sind in den Aktionsstromfolgen selbst öfter grosse glatte Einzelschwankungen zu sehen, nach welchen die Saite ruhig bleibt. Dies alles macht die Deutung des B-Rhythmus als Eigenrhythmus des Muskels schon recht unwahrscheinlich. Völlig unhaltbar wird sie vollends dadurch, dass dieselben frequenten kleinen Schwankungen von Athanasiu (12) schon im Nerven nachgewiesen wurden und hier sogar besonders deutlich sein sollen.

Dies hat dann Athanasiu zu der umgekehrten Auffassung geführt, nämlich zu der zweiten Möglichkeit, dass der frequente Rhythmus derjenige ist, der dem Muskel vom Nerven übermittelt wird, und der langsame derjenige, mit dem er nur zu antworten vermag. Tatsächlich ist auch schon bei hochfrequenter Nervenreizung über 300 pro Sekunde [P. Hoffmann (172), Athanasiu (12), Cooper und Adrian (75—77)] eine derartige Transponierung in einen weniger frequenten unregelmässigen Rhythmus beobachtet worden.

Wie steht es nun bei der natürlichen Innervation mit dem Vorhandensein eines solch hochfrequenten über 300 pro Sekunde betragenden Nervenrhythmus? So weit bisher Aufnahmen von Nerven gemacht worden sind, ist niemals etwas davon zu sehen gewesen [Dittler und Garten (84), Vészi (325), Gasser und Newcomer (142), Altenburger und Förster (noch unveröffentlichte Versuche)]. Lediglich Athanasiu (12) gibt diese hohen Frequenzen an. Sieht man sich dessen Kurven aber genauer an, so findet man, dass seine Ergebnisse auch nicht andere sind, als diejenigen der übrigen Autoren. Zählt man nämlich die Gesamtfrequenz der Ströme pro Sekunde aus, so erhält man keine wesentlich höhere Zahl als die üblich angegebene. Zu der hohen Frequenz von 400, ja 800—1200 pro Sekunde ist Athanasiu lediglich dadurch gekommen, dass er ausgemessen hat, wie schnell in den streckenweise auftretenden kleinen Gruppen von 3—5 Strömen diese aufeinanderfolgen und berechnete, wie viel dies für die ganze Sekunde ergeben würde. Von einem durchgehenden Rhythmus in dieser hohen Frequenz kann demnach gar keine Rede sein. Dieser wäre auch, wie Lapicque (215) ihm entgegengehalten hat, selbst für das kurze Refraktärstadium des Nerven zu hoch. Lapicque nimmt darum an, dass diese kleinen Gruppen hochfrequenter Ströme nichts anderes sind, als die Äusserung kleiner Interferenzen, asynchroner Entladungen. Weiter spricht sehr gegen die Athanasiusche Auffassung, dass, wie er selbst fand, diese rasch aufeinanderfolgenden kleinen Stromschwankungen auch im Aktionsstrombild des Muskels nachweisbar sind. Er muss darum zu der Hilfsannahme greifen, dass dies die Ströme der intramuskulären Nervenendigungen seien. Diese Annahme ist aber wie Forbes (118) zeigte, nicht haltbar, da der Nebenschluss der umgebenden Muskelfasern viel zu gross ist, um solch schwache Ströme, wie sie die intramuskulären Nervenendigungen liefern, ableiten zu können. Wenn schliesslich Athanasiu bei genügend empfindlicher Registrierung jeder grossen Stromschwankung eine Verstärkung der Spannungsentwicklung des Muskels folgen sah, so bestätigt dies in erfreulicher Weise den engen Zusammenhang zwischen Aktionsstrom und mechanischer Leistung des Muskels, auf dem ja die ganze vorliegende Darstellung beruht. Wenn er aber darin einen Beweis dafür erblicken will, dass diese grossen Schwankungen lediglich im Muskel selbst entstanden seien und ihnen keine entsprechende Schwankung im Nerven zugrunde liegen soll, so ist mir diese Argumentation gänzlich unverständlich. Zudem wissen wir mit aller Bestimmtheit aus Untersuchungen von Cooper und Adrian (76), dass gerade die Frequenz dieser grossen Schwankungen von der Temperatur des Zentralnervensystems abhängt, mithin sicher auf zentralnervöse Erregungen zurückgeführt werden muss.

Übrigens werden auch die Ergebnisse derartiger lokaler Temperaturveränderungen und zwar die Abnahme der Aktionsstromfrequenz bei lokaler Abkühlung des Muskels [Buchanan (64), Forbes und Rappleye (116)] als Beweis betrachtet für die hier diskutierte Möglichkeit einer hochfrequenten Nervenerregung der der Muskel nicht folgen können und die er darum in einen weniger frequenten unregelmässigen Aktionsstromrhythmus transponieren soll. Die fragliche Abnahme der Aktionsstromfrequenz bei lokaler Muskelabkühlung ist nebenbei gesagt noch umstritten. Sie wurde neuerdings ebenfalls von Bass (20), sowie von Martini und Müller (241) beobachtet, von Lieber (227) jedoch nicht bestätigt. Wie dem aber auch sein mag, so kann, wie schon Adrian (4) angedeutet hat, dieser Beweis auf keinen Fall als bindend angesehen werden. Von der Abkühlung werden ja auch die sensiblen Endorgane im Muskel betroffen und wie Dusser de Barenne (96) zeigte, zieht ein Fortfall der afferenten Erregungen eine Verringerung der Aktionsstromfrequenz nach sich. Allerdings kann man hiergegen einwenden, dass diese Verringerung selbst bei Durchschneidung der hinteren Wurzeln nicht so stark ist, wie die von Forbes und Rappleye bei der Abkühlung beobachtete. Nun scheint mir aber, wenn wirklich bei extremer Abkühlung des Muskels seine Refraktärperiode so lang werden sollte, dass er jetzt dem Rhythmus der zentralen Impulse nicht mehr zu folgen vermag, dies noch durchaus keinen Beweis dafür abzugeben, dass er auch normalerweise hierzu nicht imstande ist. Gewiss wird, wie Beritoff mit Recht betont, das Verhalten des Gewebes mit der längsten Refraktärperiode das für die Aktionsstromfrequenz ausschlaggebende sein. Dieses Gewebe ist aber, wie die Versuche von Cooper und Adrian (75—77) am Frosch und an der Katze und die Versuche von Adrian und Olmstedt (2) am Warmblüter zeigen, normalerweise im allgemeinen nicht der Muskel, sondern das Zentralnervensystem. Allerdings darf nicht unerwähnt bleiben, dass die übliche Art der Bestimmung durch Reizung mit Induktionsströmen verschiedener Frequenz und Feststellung, bis zu welcher Frequenz der Reizrhythmus im Aktionsstromrhythmus wiederkehrt, neuerdings nicht unbeanstandet geblieben ist [Forbes und Olmstedt (119)]. Die Haltlosigkeit des ganzen Abkühlungsargumentes geht weiter aus den Beobachtungen bei der Strychninvergiftung hervor. Hier ist die alte Buchanansche Beobachtung der Abnahme der Frequenz der kleinen Schwankungen bei lokaler Muskelabkühlung neuerdings von Lorenz (230) bestätigt worden. Wie falsch aber der daraus gezogene Schluss ist, dass diese Ströme also im Muskel entstanden sein müssen, zeigt sich darin, dass sie hier, wie oben bereits erwähnt, von P. Hoffmann (173a) und von Vészi (325) auch schon im Nerven nachgewiesen wurden.

Schliesslich haben Forbes und Olmstedt (2) noch auf einem ganz anderen Wege versucht, das Vorhandensein hochfrequenter Impulse im motorischen Nerven nachzuweisen. Sie gingen von der Vorstellung aus, dass solch hochfrequente in die relative refraktäre Periode fallende und daher subnormale Impulse bei einer partiellen Alkoholblockade des Nerven ausfallen würden und dementsprechend die Stärke des Reflexes mit zunehmender Blockade allmählich abnehmen müsste. Letzteres traf in der Tat zu, doch ist das Ergebnis trotzdem nicht beweisend, da wie ihre Kontrollversuche erkennen lassen, auch bei schwachen Einzelerregungen des motorischen Nerven selbst der Effekt allmählich schwächer wurde, so dass das ganze Ergebnis wohl auf eine ungleichmässige Narkotisierbarkeit der einzelnen Nervenfasern zurückzuführen sein dürfte.

Mithin scheinen mir alle Argumente, welche dafür angeführt worden sind, dass der Aktionsstromrhythmus muskulären Ursprunges sei, sei es durch einen Eigenrhythmus der Muskeln bedingt, sei es dadurch, dass der Muskel den für ihn zu frequenten Nervenimpulsen nicht zu folgen vermag, der Kritik nicht standzuhalten. Alle experimentellen Befunde weisen vielmehr darauf hin, dass wenigstens normalerweise — so auch bei der normalen Willkürcontraction — das vom Muskel abgeleitete Aktionsstrombild durchaus in der Lage sein kann, das Bild der Innervation, welche der Muskel erhält, getreu wiederzugeben.

Nun sind wir aber zum Glücke nicht mehr allein auf eine solch indirekte Argumentation angewiesen, sondern imstande, auch direkte Beweise vorzubringen, dass dies in der Tat so ist. Schon vor einer Reihe von Jahren konnten Dittler und Garten (84) in schönen Experimenten zeigen, dass bei der Atmungsinnervation das vom Zwerchfell erhaltene Aktionsstrombild mit dem vom Nervus phrenicus abgeleiteten bis in die Einzelheiten hinein ausgezeichnet übereinstimmt, was später von Gasser und Newcomer (142) vollauf bestätigt wurde. Allerdings darf man, wie schon Dittler und Garten hervorgehoben haben, das für das Zwerchfell Geltende nicht ohne weiteres auf die Innervation unserer Gliedmuskeln übertragen. Dass es in Wirklichkeit aber auch hierfür zutrifft, geht aus Versuchen von Altenburger und O. Förster (vorläufige Mitteilung in 114a) hervor, auf die ich mich mit ihrer gütigen Erlaubnis berufen darf. Diese Forscher leiteten gelegentlich einer Operation gleichzeitig vom Nervus tibialis und vom Gastrocnemius ab und sahen, wenn sie den Patienten aufforderten, willkürliche Bewegungen seines Fusses zu machen, in beiden Galvanometern gut übereinstimmende Bilder auftreten. Allerdings lässt sich dies nach ihren bisherigen, noch ohne Verwendung von Verstärkerröhren gewonnenen Kurven wegen der Kleinheit der Nervenströme, abgesehen von der Anordnung der Stromfolge im allgemeinen, im einzelnen nur von den grösseren Strömen sagen, nicht dagegen auch schon von den kleinen Schwankungen. Trotzdem dürfte danach wohl kein Zweifel mehr möglich sein, dass ebenso wie beim Zwerchfell auch bei unseren Gliedmuskeln der Aktionsstromrhythmus den Rhythmus der dem Muskel vom Nerven übermittelten Impulse mit grosser Treue wiedergibt.

Damit ist natürlich nicht gesagt, dass sich in das Aktionsstrombild unter besonderen Umständen nicht doch noch einige muskuläre Schwankungen mischen. In der Tat konnte Altenburger (8) bei heftiger Dehnung solche rein muskulären Schwankungen nachweisen. Diese Schwankungen sind aber bei normaler Erregbarkeit des Muskels so ausserordentlich schwach, dass sie in dem Gesamtbilde (so wie es der vorliegenden Besprechung zugrunde liegt) keine Rolle spielen und vernachlässigt werden können. Es bleibt also dabei, dass das Aktionsstrombild das Innervationsbild des Muskels getreu wiedergibt.

Verfolgen wir die Frage weiter, so bleibt noch zu erörtern, ob dies denn auch das Bild der Entladung der letzten motorischen Station des Zentralnervensystems darstellt, oder ob, so wie dies eben für den Muskel diskutiert und abgelehnt worden ist, nicht etwa schon der periphere Nerv diese Entladung durch einen Eigenrhythmus entstellt, wiedergibt. Prüfen wir die letztere Möglichkeit, so ist von vornherein von der Hand zu weisen, dass etwa der Nerv den Impulsen des Zentralnervensystems nicht zu folgen vermöge; ist doch seine Refraktärperiode die bei weitem kürzeste des ganzen Innervationsweges. Es bleibt also nur die andere Möglichkeit, dass der Nerv auf einen Einzelreiz hin mehrere Erregungen aussendet. Wie aus Untersuchungen von Forbes und Gregg (115) sowie von Jolly (192) hervorgeht, scheint dies für künstliche Nervenreizung in der Tat zuzutreffen, vorausgesetzt, dass der Reiz so lange dauernd ist, dass er die refraktäre Periode überdauert (starker konstanter Strom Garten) oder so stark, dass dies für die durch ihn gesetzte Erregung gilt. Wir haben jedoch keinerlei Anhaltspunkte dafür, dass die natürliche Erregung des peripheren Nerven vom Zentralnervensystem aus jemals der Stärke oder der Dauer nach supramaximal werden kann. Im Gegenteil zeigen ja, was die Dauer der Erregung anbetrifft, die Untersuchungen von Lapicque (215) und Bourguignon (47) über die Chronaxie aufs Deutlichste, dass die verschiedenen Organe hierin aufs Feinste aufeinander abgestimmt sein müssen, wenn die Erregung von dem einen auf das andere übergreifen soll. Und was supramaximal starke Erregungen anbetrifft, so wissen wir, dass hierauf das Zentralnervensystem weit eher mit einer wiederholten Entladung reagiert, als der periphere Nerv. Der Nerv empfängt dann schon wiederholte Entladungen vom Zentralnervensystem. Im übrigen zeigt ja das im Aktionsstrombild gar nicht selten zu beobachtende Auftreten grosser Einzelschwankungen mit nachfolgender vollständiger Ruhe, dass selbst beträchtlich starke Impulse ohne wiederholte Nachentladung glatt zum Muskel gelangen können. Wir haben demnach allen Grund, ebenso wie beim Muskel so auch beim Nerven die Ansicht abzulehnen, dass das Bild der zentralen Entladung durch ihn entstellt wiedergegeben wird.

Hieran ändert auch der von Erlanger und Gasser (100, 101) mit Hilfe des Kathodenstrahloszillographen erhobene Befund nichts, dass es in einem grossen Nerven, wie z. B. dem Ischiadicus Fasern mit verschiedener Leitungsgeschwindigkeit gibt; enthält doch solch ein gemischter Nervenstamm nicht nur motorische, sondern auch sensible, ja auch sympathische Fasern. Erst wenn der Beweis erbracht wäre, dass auch ein rein motorischer Nerv Fasern verschiedener Leitungsgeschwindigkeit enthielte, würden daraus Bedenken für eine getreue Übermittlung des zentral-nervösen Entladungsrhythmus entstehen. Ein solcher Beweis ist jedoch noch nicht erbracht. Nachtrag bei der Korrektur: Tatsächlich ist soeben von J. Erlanger (Amer. Journ. of Phys. **82**. 644. 1927) festgestellt worden, dass im rein motorischen Nerv. femoralis nur eine einzige Sorte von Nervenfasern mit einheitlicher Leitungsgeschwindigkeit zu finden ist.

Schliesslich sei noch der Versuche mit lokaler Abkühlung des Zentralnervensystems gedacht, die von verschiedenen Forschern an verschiedenen Objekten vorgenommen worden sind [Garten am Malapterurus (140), Dittler und Garten am Atemzentrum und Zwerchfell (84), Buchanan (64), Cooper und Adrian am Frosch (76)]. Alle diese Versuche haben übereinstimmend

eine Abnahme der Aktionsstromfrequenz des Erfolgsorganes ergeben, zeigen
mithin deutlich, dass sich der die Entladungsfrequenz bestimmende Zustand
des Zentralnervensystems im Aktionsstromrhythmus des Muskels getreu
wiederspiegelt. Dass sich hierbei vor allem die Zahl der grossen Schwankungen
ändert, wird uns weiter unten noch näher beschäftigen.

Fassen wir zusammen, so haben wir allen Grund, in dem Aktionsstrombild unserer Muskeln bei der normalen Willkürcontraction
ein so weitgehend getreues Bild von der Entladung des den Muskel
innervierenden letzten motorischen Zentrums zu sehen, dass
wir mit genügender Sicherheit aus ihm die Art der Tätigkeit bzw.
Erregung dieses Zentrums erschliessen können.

Dieses gilt aber vorläufig nur für das Gesamtbild, also für die
Gesamttätigkeit des Muskels bzw. des letzten motorischen Zentrums. Eine
andere Frage ist, ob der Aktionsstromrhythmus, welchen wir in das Galvanometer ableiten, auch im einzelnen den Rhythmus der einzelnen Muskelfasern
bzw. der sie innervierenden zentralen nervösen Einheiten wiedergibt. Dies
ist offenbar nur dann der Fall, wenn die einzelnen Teile des Muskels bzw.
des motorischen Zentrums völlig isochron, salvenmässig tätig sind, nicht
dagegen wenn dies asynchron, pelotonfeuerartig erfolgt. Wie steht es nun
nach den vorliegenden Befunden hiermit bei unserer Willkürcontraction?

Alle unsere Muskeln werden bekanntlich von mehreren Rückenmarks-
segmenten, durch mehrere motorische Wurzeln innerviert [Fulton (136) S.178].
Die Innervation des Muskels als Ganzes ist eine plurisegmentelle, diejenige
der Einzelmuskelfasern dagegen wie die neueren Untersuchungen von
Samojloff (285—287), Katz (196), de Boer (42), Boyd (49), Fulton (133),
O. Weiss (349) übereinstimmend ergeben haben, zum allergrössten Teile
eine monosegmentelle [siehe dagegen Beritoff (31, 32)]. Über die für die
uns hier beschäftigende Frage sehr wesentliche Art der Verteilung der von
den einzelnen Segmenten innervierten Fasern innerhalb des Muskels sind
wir durch Untersuchungen von Sherrington (295) gut unterrichtet. Er
zeigte in Reizungs- und Degenerationsversuchen, dass beim Affen die Durchmischung eine um so vollkommenere ist, je weiter distal der betreffende Muskel
liegt. So scheint die segmentale Trennung beim Rectus abdominalis und
beim Psoas eine praktisch vollständige zu sein. Beim Sartorius und Biceps
werden die einzelnen Teile zwar noch überwiegend von je einem besonderen
Segmente versorgt, jedoch nicht mehr ausschliesslich und bei den Metakarpal-
und Digitalmuskeln schliesslich ist die Durchmischung der Segmente eine
vollkommene [siehe auch für den Gastrocnemius des Frosches Samojloff (287),
de Boer (43)].

Da wir im Biceps, Ext. carp. rad. usw. stets Muskeln untersucht haben,
bei denen mit einer mehr oder minder grossen Durchmischung der Segmente
zu rechnen ist, werden wir mithin, auch wenn wir mittels der Nadelelektroden

nur von einem beschränkten Teile unserer Gliedmuskeln abgeleitet haben, trotzdem immer ein Aktionsstrombild erhalten haben, das mindestens die Erregung von aus zwei verschiedenen Segmenten innervierten Fasern wiedergibt. Ausser dieser Summe gibt jede noch so lokale Ableitung natürlich noch die Summe der Erregungen der verschiedenen Einheiten desselben Segmentes wieder. Dabei sind folgende durch die Schemata Abb. 49a und b veranschaulichten beiden Möglichkeiten der Innervationsverteilung scharf auseinander zu halten. Entweder geschieht die Innervation der Muskelfasern in den beiden Ableitungsbezirken A und B ganz oder wenigstens überwiegend von verschiedenen Nervenfasern bzw. verschiedenen zentralen Einheiten aus (Abb. 49a);

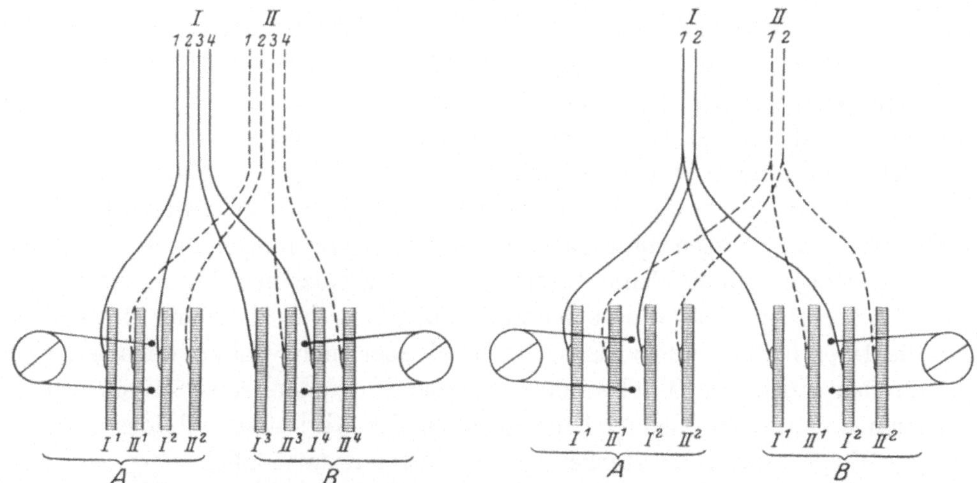

Abb. 49a und b. Schema der Möglichkeiten der Innervation der im Bereiche zweier Ableitungskreise A und B belegenen Fasern eines Muskels von den Nervenfasern der beiden vorderen Wurzeln I und II. a) Innervation durch völlig andere Nervenfasern. b) Innervation durch dieselben Nervenfasern infolge Teilung derselben.

oder sie geschieht infolge der ja häufigen Teilung der Nervenfasern [über deren Ausmass bei verschiedenen Muskeln siehe Boos (46)] ganz oder wenigstens überwiegend von denselben Nervenfasern bzw. denselben zentralen Einheiten aus (Abb. 49b). Man geht wohl nicht fehl in der Annahme, dass ersteres bei weitem Abstande der beiden Ableitungskreise hauptsächlich der Fall sein wird, letzteres, wenn überhaupt, dann nur bei ganz nahem Abstande der beiden Ableitungskreise. Eine Übereinstimmung der beiden gleichzeitig gewonnenen Aktionsstrombilder verschiedener Teile eines Muskels ist im Falle des Schemas a, d. h. in dem Falle, dass die im Bereiche der beiden Ableitungskreise gelegenen Muskelfasern überwiegend von verschiedenen Nervenfasern versorgt werden, offenbar nur dann möglich, wenn die einzelnen Fasern im gleichen Rhythmus tätig, bzw. innerviert sind; denn es ist gegen alle Regeln der Wahrscheinlichkeit, dass zwei aus zahlreichen asynchronen Einzelerregungen stammende Resultanten auf längere Zeit vollkommen oder nahezu vollkommen übereinstimmen. Das heisst die Übereinstimmung beweist in diesem Falle nicht nur, dass der Muskel (oder genauer gesagt, dass der zwischen den Ableitungskreisen gelegene Teil desselben) von den einzelnen Fasern einer motorischen Wurzel in gleichem Rhythmus erregt wird, sondern auch dass dies von den verschiedenen motorischen Wurzeln aus geschieht. Mithin müssen wir annehmen, dass in diesem Falle die verschiedenen Teile des letzten motorischen Zentrums in gemeinsamem Rhythmus als einheitliches Ganzes sich entladen. Im Falle des Schemas b dagegen, d. h. in dem Falle, dass die unter den beiden Ableitungskreisen gelegenen Muskelfasern infolge der Teilung der Nervenfasern überwiegend von denselben Nervenfasern versorgt werden, beweist eine Übereinstimmung der beiden Aktionsstrombilder natürlich gar nichts. Im Gegenteil, ein völliges Nichtübereinstimmen ist für eine solche Art der Nervenversorgung unmöglich und schliesst sie, wenn sie wirklich gefunden wird, aus. Dagegen ist ein solches Nichtübereinstimmen im Falle des Schemas a unter verschiedenen Umständen möglich. Einmal kann der Rhythmus der durch die verschiedenen motorischen Wurzeln zufliessenden Erregungen im grossen und ganzen derselbe sein, innerhalb der einzelnen Wurzeln jedoch durch kleine Interferenzen der einzelnen Fasern etwas verschieden ausfallen. Dies dürfte der Fall sein, wenn, wie vielfach zu beobachten ist, die Übereinstimmung zwar weitgehend aber nicht vollkommen ist, nicht bis zu den einzelnen B-Schwankungen reicht. Andererseits ist ein völliges Abweichen selbst der kleinen Untergruppen des Aktionsstrombildes entweder als eine Folge zahlreicher starker Einzelinterferenzen möglich, oder aber auch als eine Folge davon, dass die verschiedenen Teile des Muskels durch die verschiedenen Wurzeln von den verschiedenen Teilen des letzten motorischen Zentrums in ganz verschiedenem Rhythmus innerviert werden, dabei aber die Erregungen innerhalb der einzelnen Wurzeln nur geringe Teilinterferenzen zeigen. Eine Nichtübereinstimmung der beiden Aktionsstrombilder könnte sich dann so erklären, dass die beiden Ableitungskreise in verschieden starkem Masse von den beiden Wurzeln beeinflusst werden. Wie dem aber im einzelnen auch sein mag, so wird, überblickt man die genannten Möglichkeiten, offenbar nur in dem allerersten Falle der Rhythmus der vom Muskel ableitbaren Aktionsströme mit genügender Sicherheit den Rhythmus der Erregungen der einzelnen Muskelfasern bzw. denjenigen der letzten zentralen Einheiten wiedergeben; nicht dagegen in allen anderen Fällen, am ehesten noch in etwa im letzten Falle.

Halten wir uns dies vor Augen, so ergibt sich aus den in den Kapiteln III A und IV B geschilderten Ergebnissen der Zweifachableitung von Aktionsströmen folgendes für die Innervation unserer Muskeln bei der willkürlichen Haltung und Bewegung: Wir sahen, dass 1 cm und weiter voneinander entfernte Teile desselben Muskels bei statischer Beanspruchung völlig verschiedene Bilder liefern. Dies zeigt, dass die Innervation der Fasern eines Muskels, wenn sie 1 cm und mehr voneinander entfernt liegen, ganz überwiegend nach dem Schema a erfolgen muss. Wenn dieselben Fasern dann bei willkürlichen Bewegungen völlig übereinstimmende Bilder liefern, so kann dies, da ja das Schema b ausgeschlossen ist, nur darauf beruhen, dass unter dem Einflusse des Impulses zur willkürlichen Bewegung die verschiedenen Teile des motorischen Zentrums des Muskels sich miteinander im gleichen Rhythmus, also als einheitliches Ganzes zu entladen beginnen. In diesem Falle zeigt dann der Aktionsstromrhythmus wirklich den Innervationsrhythmus an.

Allerdings ist hier noch eine wesentliche Einschränkung zu machen, da wir ja eine solche Übereinstimmung der Aktionsstrombilder nur bei lockeren Bewegungen auftreten sahen und auch hier war sie ja nicht immer vollkommen, stellenweise sogar völlig fehlend. **Mithin darf nicht bei jeder willkürlichen Bewegung ohne weiteres aus dem Aktionsstromrhythmus auf den Innervationsrhythmus des Muskels geschlossen werden, sondern nur, wenn man sich durch gleichzeitige Ableitung von mehreren Stellen des Muskels überzeugt hat, dass die gewonnenen Aktionsstrombilder übereinstimmen, und man darf dies dann auch nur solange tun, als letzteres vollkommen der Fall ist.**

Ganz entsprechend sind die Verhältnisse bei den verschiedenen Formen der willkürlichen Haltung zu beurteilen. Da hier im allgemeinen die von verschiedenen Muskelteilen gewonnenen Aktionsstrombilder mehr oder minder völlig voneinander abweichen, so ist hier, abgesehen von den wenigen Fällen, in denen dies nicht der Fall ist, aus dem Aktionsstromrhythmus kein Rückschluss auf den Innervationsrhythmus möglich.

B. Zentraler und peripherer (reflektorischer) Innervationsanteil.

Suchen wir die Innervation unserer Muskeln bei der Ausführung willkürlicher Bewegungen über das letzte motorische Zentrum hinaus weiter zu verfolgen, so scheint die nächste, theoretisch und vor allem praktisch wichtige Frage die zu sein, den Anteil der zwei grossen letzten Quellen der Erregung zu trennen, d. h. festzustellen, wie viel von der den Muskeln zufliessenden Erregung dem primären zentralnervösen Innervationsanstoss, also dem Willensimpuls selbst schon seine Entstehung verdankt und wie viel davon den sekundär reflektorisch, den durch den Anstoss ausgelösten sensiblen Erregungen. Hierbei wird zweckmässigerweise zu unterscheiden sein, zwischen der ersten Auslösung der Muskeltätigkeit und ihrer weiteren Aufrechterhaltung, was im folgenden für die drei Arten der Funktionsweise unserer Muskeln bei der Ausführung willkürlicher Bewegungen, nämlich als Agonisten, Antagonisten oder Synergisten durchgeführt sei.

1. Agonistentätigkeit.

Es mag merkwürdig erscheinen, eine solche Frage für die Auslösung der Agonistentätigkeit bei willkürlichen Contractionen überhaupt zu stellen;

und doch ist es durchaus nicht etwa selbstverständlich, dass bei einer willkürlichen Contraction das letzte motorische Zentrum seine Erregung primär von den höheren Zentren empfängt. Für die aktive willkürliche Bewegung wird dies zwar wohl immer zutreffen. Bei der willkürlichen Haltung ist dagegen ein anderer Auslösungsmodus wenigstens denkbar, nämlich dass der primäre zentrale Impuls lediglich eine Enthemmung des letzten motorischen Zentrums herbeiführt, und dieses enthemmt nunmehr in der Lage ist, auf die immer vorhandenen afferenten Erregungen anzusprechen. Es ist dies eine Deutung, die neuerdings Fulton (137, S. 589) der von P. Hoffmann nachgewiesenen Bahnung der Eigenreflexe oder Dehnungsreflexe der Muskeln durch die Willkürinnervation gegeben hat. Bei aller Anerkennung der weiten Perspektiven, welche diese geistreiche Auffassung eröffnen würde, scheint sie mir aber doch als durch die Tatsachen in keiner Weise begründet ausser acht gelassen werden zu dürfen. Abgesehen von allen anderen möglichen Gegengründen sei nur daran erinnert, dass willkürliche Contractionen, sei es durch einen auf Bewegung, sei es durch einen auf Haltung (Versteifung) gerichteten Impuls, auch dann jederzeit hervorgerufen werden können, wenn die durch Dehnung ausgelösten afferenten Erregungen durch eine entsprechende Unterstützung des Gliedes völlig ausgeschaltet sind. Wir können darum wohl an der alten Anschauung festhalten, dass die Auslösung der Agonistentätigkeit bei der willkürlichen Haltung und Bewegung (vielleicht von einigen besonderen Fällen abgesehen) durch die primäre zentrale Erregung erfolgt.

Damit soll natürlich die Bedeutung der Sensibilität für die Auslösung der richtigen Agonistencontractionen in keiner Weise geschmälert werden. Diese ist nur nicht in der direkten Erregung des letzten motorischen Zentrums von der afferenten Bahn aus zu sehen, sondern sie greift auf der höchsten zentralen Stufe ein als Vorbedingung für die Abgabe des richtigen Willkürimpulses überhaupt. Man denke nur an den bekannten Fall Strümpells usw. Dies alles sei jedoch nur eben gestreift, da ja das grosse bedeutungsvolle Gebiet der Sensomobilität [Exner (105)] den Rahmen der vorliegenden Erörterung, die lediglich die motorische Seite der Willkürcontraction im Auge hat, überschreitet (siehe auch S. 213).

Die gleiche Beschränkung müssen wir uns auch bei der Erörterung des für die Durchführung der Agonistentätigkeit bei der willkürlichen Haltung und Bewegung Erforderlichen auferlegen. Infolgedessen müssen wir es uns versagen, auf die wertvollen Erkenntnisse einzugehen, welche uns in den letzten Jahren durch die systematischen Untersuchungen v. Freys (124) und seiner Schüler über die Lage-, Spannungs- und Bewegungsempfindungen geschenkt worden sind. Es sei nur gestattet, besonders auf die schönen Untersuchungen von Renquist (277, 278) hinzuweisen, in denen sich erfreulicherweise gezeigt hat, wie die mit der Aktionsstrommethode gewonnenen Erkenntnisse der motorischen Seite des Geschehens fruchtbringend auch für das Verständnis der sensiblen Seite herangezogen werden können.

Kehren wir zurück zu der Frage, was aus dem Aktionsstrombild des Agonisten über die Herkunft der Erregung des ihn versorgenden letzten motorischen Zentrums zu schliessen ist, so ist zunächst, was die Gesamtdauer derselben anbetrifft, wohl kein Zweifel, dass ebenso wie deren Anfang so auch deren Ende durch den primären zentralen Impuls bestimmt wird, z. B. bei verschieden lang dauernden Haltungen oder verschieden grossen Bewegungen. Was weiter die so häufig auftretenden Gliederungen der Agonistentätigkeit anbetrifft, so besteht hier entschieden die Möglichkeit, dass ein einheitlicher andauernder zentraler Impuls durch periodisch sich geltend machende reflektorische Einflüsse diese Gliederung erfahren hat. Es lässt sich jedoch aus den zeitlichen Verhältnissen des Auftretens der Aktionsstromperioden zu den Phasen der Bewegungskurve zeigen, dass die periodische Gliederung, wenn überhaupt, dann jedenfalls nicht entscheidend reflektorisch bedingt ist. Als solche reflektorischen Einflüsse kommen gemäss den Untersuchungen von Liddell und Sherrington (224, 225) die Erregungen in Frage, welche durch die bei der Bewegung gesetzten Dehnungen der Muskeln hervorgerufen werden [siehe auch Fulton (135, 136), R. Wagner (343)]. Sind diese der massgebende Faktor, so müssen die einzelnen Aktionsstromperioden stets nach Beginn der die Dehnung setzenden entsprechenden Bewegungsphasen auftreten, und zwar mindestens um die kürzeste Reflexzeit nachher. Dies trifft auch für mässig schnelle Hin- und Herbewegungen zu, einerlei ob es sich um gewollte Hin- und Herbewegungen oder um ungewollte an Einzelbewegungen sich anschliessende Hin- und Herbewegungen handelt. Bei frequenten Hin- und Herbewegungen dagegen trifft dies absolut nicht mehr zu. Hier setzen, wie wir gesehen haben, die Aktionsstromperioden viel früher ein, schon im Moment des Beginnens der betreffenden Bewegungsphase, oder sie eilen ihr gar voraus. Dies ist ganz besonders bei den frequenten unwillkürlichen Hin- und Herbewegungen (Nachschwankungen bei kleinen Einzelbewegungen, Zitterbewegungen bei starker Versteifung und intensiver Haltungsinnervation usw.) der Fall. Es ist aber gelegentlich auch bei willkürlichen, möglichst schnell ausgeführten kleinen Hin- und Herbewegungen zu sehen. Es ist darum nicht zu zweifeln, dass den Periodenbildungen schon eine entsprechende periodische Form der primären zentralen Erregung zugrunde liegt. Ob diese, einmal zentral ausgelöst, durch periodisch sich wiederholende reflektorische Erregungen noch weiter verstärkt wird oder nicht, lässt sich zur Zeit nicht sagen.

Gehen wir nunmehr zu der Art der Tätigkeit innerhalb einer solchen Periode über, wie sie sich in der Untergruppierung und in den Einzelschwankungen des Aktionsstrombildes zu erkennen gibt, so scheint Verschiedenes dafür zu sprechen, dass ein nicht unbeträchtlicher Teil hiervon reflektorisch bedingt ist. Hansen und Hoffmann (155) konnten nämlich zeigen, dass nach plötzlicher Belastung im Abstande der Reflexzeit eine wesentliche Verstärkung der Aktionsströme auftritt und umgekehrt; bei Entlastung eine Abschwächung. Wir können dies bestätigen. Abb. 50 zeigt eine solche starke Abschwächung der Aktionsströme des Ext. carpi radialis, die etwa 3,5 Hundertstel Sekunden, also im Abstande der Reflexzeit nach plötzlicher Entlastung durch Reissen des das Gewicht haltenden Seiles eingetreten ist. Man beachte nebenbei das auffällige Auftreten von 10er Perioden nachher. Hansen und Hoffmann schlossen aus solchen Beobachtungen, dass höchstwahrscheinlich auch während der dauernden Belastung bzw. Beanspruchung des Muskels ein nicht unerheblicher Teil des Aktionsstrom- bzw. Tätigkeitsbildes reflektorisch bedingt sein müsse. Dafür spricht ferner, dass es, wenn man mit Hilfe von Vibrationsapparaten Reflexreihen erzeugt, gelingt, das Aktionsstrombild tiefgehend zu beeinflussen [Preisendörfer (268), Hansen und Hoffmann (154)]. Ferner spricht dafür, dass diejenigen Muskeln, bei welchen sich keine

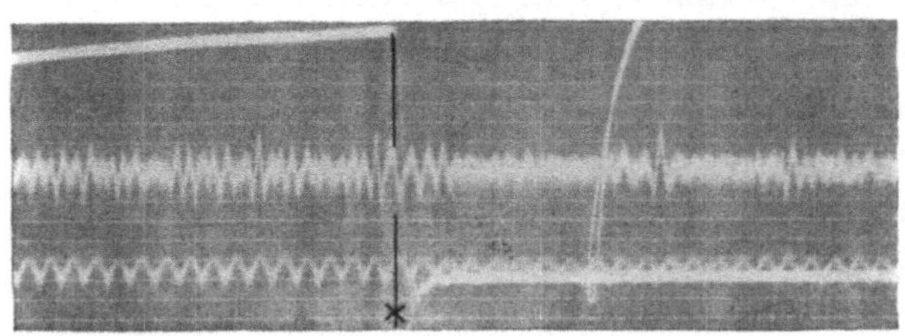

Abb. 50. Ext. carp. rad. bei langsamem Heben eines an einer Schnur hängenden Gewichtes. Plötzliche Entlastung durch Reissen der Schnur (×). Zeit in $1/_{60}$ Sek.

Eigenreflexe nachweisen lassen (Zwerchfell, Augenmuskeln, mimische Gesichtsmuskulatur) bei natürlicher Innervation gegenüber dem gewöhnlichen unregelmässigen einen sehr regelmässigen Aktionsstromrhythmus zeigen [P. Hoffmann (180)]. Damit stimmt vorzüglich überein, dass nach den Untersuchungen von Adrian und Zottermann (6) bei Dauerspannung der Muskeln in den afferenten Nerven Aktionsströme auftreten, und dass die von den verschiedenen Endorganen im Muskel ausgesandten Impulse stets miteinander interferieren. Alle diese gut zueinander passenden Befunde sprechen stark dafür, dass ein erheblicher Teil der Aktionsstromfolge bei der Willkürinnervation auf reflektorischen Erregungen (Dehnungs- und Anspannungsreflexen) beruht. Ferner spricht alles dies dafür, dass die die verschiedenen Teile des Muskels ungleichmässig erfassenden Reflexe die Nichtübereinstimmung der Aktionsstrombilder der verschiedenen Teile des Muskels bei Haltungsinnervation, ja überhaupt den typisch unregelmässigen Charakter des Aktionsstrombildes bei der Willkürinnervation bedingen. Dazu würde auch passen, dass die reflektorische Beeinflussung des Aktionsstrombildes durch eine Folge von künstlich ausgelösten starken Eigenreflexen, wie P. Hoffmann und Strughold (181) kürzlich zeigten, nur die kleinen B-Schwankungen beeinflusst, die ja wie wir sahen, ganz wesentlich die Unregelmässigkeit des Aktionsstrombildes ausmachen.

Diese ganze, anscheinend so gut fundierte Auffassung wird jedoch durch die Ergebnisse nach Durchschneidung der hinteren Wurzeln nicht oder nur zum kleinsten Teil bestätigt. Zwar konnte Dusser de Barenne (96) zeigen, dass bei in Enthirnungsstarre befindlichen Muskeln die Gesamtfrequenz der Aktionsströme nach Durchschneidung der hinteren Wurzeln, durch die ja nach den Untersuchungen von Liddell und Sherrington (224) die Muskelanspannungs- bzw. Dehnungsreflexe sicher gehen, abnimmt. Die von Dusser de Barenne gefundene Abnahme betrug aber durchschnittlich nicht mehr als 10 %. Auch die Unregelmässigkeit des Aktionsstrombildes wurde durch den Fortfall der sensiblen Erregungen sichtbar nicht merklich geändert. Dies trifft auch für die menschliche Willkürcontraction zu, wie aus jüngsten Untersuchungen von Altenburger (vorläuf. Mitteil. 9) hervorgeht. Dieser registrierte bei einem Manne, dem einige Wochen vorher, um heftige, durch ein Amputationsneurom verursachte Schmerzen auszuschalten, von Prof. Förster die hinteren Wurzeln von C_2—D_4 durchschnitten worden waren, die Aktionsströme des Deltoideus beim Seitwärtshalten des in der Mitte des Oberarmes amputierten Armstumpfes. Der Muskel war also sicher völlig deafferentiert. Trotzdem fand er ein Aktionstrombild, das mit seiner unregelmässigen Folge von grossen und kleinen Schwankungen, die zusammen eine Frequenz von etwa 130—140 pro Sekunde haben (in diesem Falle nach Altenburger eher etwas mehr als vor der Deafferentierung), völlig dem Bilde eines normalen, nicht deafferentierten Muskels entsprach. Auch fand Altenburger die Aktionsstrombilder zweier etwa 2 cm voneinander gelegener Muskelteile nicht besser übereinstimmend als vor der Deafferentierung. Daraus folgt, dass das Auftreten grosser und kleiner Schwankungen und die damit verbundene Unregelmässigkeit der ganzen Stromfolge, wie auch das Nichtübereinstimmen der Aktionsstrombilder verschiedener Muskelteile bei der Haltungsinnervation sicher allergrössten Teiles nicht reflektorisch, sondern rein zentral bedingt ist. Dies geht schliesslich noch aus folgenden jüngst gemachten Untersuchungen von Dusser de Barenne und Brevée (97) hervor. Diese sahen die Unregelmässigkeit des Aktionsstrombildes erst verschwinden, wenn sie ausser den Reflexen durch Hinterwurzeldurchschneidung auch noch die Erregungen der in den Rückenmarkshinterhörnern gelegenen Zentren durch Novokainvergiftung derselben ausgeschaltet hatten. Erst wenn dann vermutlich allein noch das letzte motorische Zentrum arbeitete, trat unter starker Frequenzabnahme ein ganz regelmässiger Rhythmus von etwa 50 Schwankungen pro Sekunde auf. Hierdurch wird auch verständlich, warum v. Weizsäcker (351) bei Friedreichscher Tabes, für die starke, besonders die Hinterhörner befallende Degenerationserscheinungen im Rückenmark typisch sind, einen langsamen regelmässigen Rhythmus grosser Schwankungen auftreten sah, während bei der gewöhnlichen Tabes, wenn sie nicht zu hochgradig ist und diese Degenerationen fehlen oder wenigstens gering sind, nach Beobachtungen von

Altenburger (9) die Aktionsstromfolge gegenüber der Norm nicht merklich verändert erscheint.

Wie sind aber nun die verschiedenen, doch ganz anders sprechenden Befunde von P. Hoffmann und Mitarbeitern hiermit in Einklang zu bringen? Unzweifelhaft geht aus diesen hervor, dass das Aktionsstrombild bei der Willkürinnervation durch starke Eigenreflexe weitgehend beeinflusst werden kann. Aber offenbar müssen diese unter gewöhnlichen Umständen doch zu schwach sein, um mehr als den relativ unerheblichen Teil von etwa $10^0/_0$ der Aktionsstromschwankungen auszumachen. Was die von Adrian und Zottermann im afferenten Nerven nachgewiesenen Aktionsströme und deren nicht unerhebliche Frequenz anbetrifft, so ist ja durchaus nicht gesagt, wie viel von diesen Erregungen wirklich zu Reflexen Veranlassung gibt, und wie viel lediglich zu sensorischen Erregungen. Schliesslich kann auch die von Hansen und Hoffmann gegebene Erklärung für die starke Abschwächung der Aktionsströme bei plötzlicher Entlastung nicht zutreffen; denn wie Altenburger (mündliche Mitteilung) ebenfalls an dem erwähnten Falle feststellte, ist diese Erscheinung noch nach Durchschneidung der hinteren Wurzeln zu beobachten. Allerdings, soweit sich bis jetzt sagen lässt, mit etwas längerer Latenzzeit. Wie sie dann freilich zu deuten ist, das bleibt noch völlig unklar.

Ziehen wir das Fazit, so dürfte nach allem doch ein kleiner Teil der Aktionsstromfolge reflektorisch bedingt sein, und diesen haben wir nach der schon erwähnten bedeutungsvollen Feststellung von P. Hoffmann und Strughold, dass nur die kleinen B-Schwankungen, nicht die grossen A-Schwankungen des Aktionsstrombildes willkürlich kontrahierter Muskeln durch Eigenreflexe verändert werden können, wohl in einem Teile der B-Schwankungen zu suchen.

Diese Feststellung zeigt gleichzeitig, dass die in den selteneren grossen Aktionsströmen und kleinen Gruppen von kleinen Strömen sich kundgebenden Innervationsstösse rein zentralen Ursprunges sein müssen. Es muss zwar andererseits zugegeben werden, dass im Zustande der Enthirnungsstarre ruckweise Dehnung des Muskels einzelne grosse Aktionsstromschwankungen oder kleine Gruppen von solchen hervorruft [Fulton und Liddell (135)]. Das gleiche tritt ja auch auf, wenn während der Willkürcontraction eine plötzliche Zusatzbelastung eintritt. Die Möglichkeit, dass unter den besonderen Bedingungen unregelmässiger plötzlicher Dehnung bzw. Anspannung des Muskels auch ein Teil der grossen Schwankungen reflektorischen Ursprunges ist, kann demnach nicht von der Hand gewiesen werden. Da aber deren Zahl unter Bedingungen, unter denen eine solche ruckweise Beanspruchung fehlt, wie z. B. bei ganz glatter Bewegungsausführung gegen leichten Widerstand nicht merklich geringer ist, so darf man füglich wohl schliessen, dass unter den normalen Bedingungen der Willkürcontraction die den grossen-A-Schwan-

kungen und kleinen Gruppen stärkerer Ströme entsprechenden Innervationsstösse rein zentralen Ursprunges sind.

Wie weit diese Aktionsstromstösse den ursprünglichen Rhythmus der
Entladungen der motorischen Grosshirnrinde wiedergeben, ist natürlich nicht
zu sagen, auch nicht für den Fall, dass sie im ganzen letzten motorischen
Zentrum synchron erfolgen und somit den wirklichen Erregungsrhythmus
desselben wiedergeben. Ist doch, selbst angenommen, dass der ursprüngliche
Rhythmus durch Zwischenstationen nicht verändert wird, nicht zu sagen,
wie viel Innervationsstösse von der Pyramidenbahn herrühren und wie viele
von den anderen auf das letzte motorische Zentrum einwirkenden Bahnen.
Stellt man die Frage dagegen anders, nämlich ob das motorische Zentrum
in der Grosshirnrinde Entladungen von solcher Frequenz auszusenden in der
Lage ist, wie sie der Frequenz der A-Schwankungen bzw. Aktionsstromgruppen entspricht, so ist, wenn die Frage so gestellt wird, die Möglichkeit
gegeben, sie auf bestimmte experimentelle Unterlagen gestützt zu diskutieren.
Die ersten Untersucher dieser Frage Franck und Pitres (121) sahen bei
elektrischer Reizung der Hirnrinde bis zu 45 Reizen pro Sekunde den Muskel
in unvollkommenen Tetanus geraten. Sie betonen, dass dessen Einzelzuckungen
nicht so vollkommen der Reizfrequenz entsprachen wie bei Reizung des
motorischen Nerven. Besonders bei länger dauernder Reizung sahen sie
langsamere Rhythmen auftreten. Immerhin zeigt Abb. 6 ihrer Arbeit einen
der Reizfrequenz getreu folgenden unvollkommenen Tetanus von 30 Schwankungen pro Sekunde. Von 45 Reizen pro Sekunde ab gerieten die Muskeln
in vollkommenen Tetanus, der die Zahl der ihn zusammensetzenden Einzelschwankungen nicht mehr erkennen liess. Demgegenüber konnten Horsley
und Schäfer (183) stets nur gegen 10 Schwankungen registrieren (genauer
zwischen 8 und 13 Schwankungen pro Sekunde), auch wenn die Frequenz
der Reizung ein Mehrfaches hiervon betrug. Die gleiche Frequenz von etwa
10 Schwankungen pro Sekunde beobachteten sie bei der willkürlichen Bewegung. Ihre Schlussfolgerungen, dass das Grosshirn 10 Innervationen pro
Sekunde aussendet, würde gut die auffallende Neigung zur Periodenbildung
in dieser Frequenz erklären, sowie auch die Unmöglichkeit, willkürliche Hin-
und Herbewegungen wesentlich höherer Frequenz auszuführen. Das Ergebnis
von Horsley und Schäfer wird jedoch durch die neueren, den feineren
Indicator der Aktionsstromschwankungen benutzenden Untersuchungen nicht
bestätigt. Diese fanden alle in Bestätigung von Franck und Pitres, dass
die Entladungen des Grosshirns wesentlich höheren Reizfrequenzen zu folgen
vermögen. Allerdings besteht hier noch ein wesentlicher, bisher nicht auf-
geklärter strittiger Punkt. P. Hoffmann (174) kam nämlich zu dem Ergebnis,
dass das Grosshirn zwischen 40 und 60 Reize pro Sekunde besonders regelmässig beantwortet, seltenere oder frequentere Reize dagegen unregelmässiger
und dass es in diesem Falle die Neigung zeigt, sich auf einen Entladungsrhyth-

mus von etwa 50 pro Sekunde einzustellen. Dies würde gut die schon von Piper betonte Frequenz der A-Schwankungen mit etwa 50 pro Sekunde erklären; eine Frequenz, die wie wir sahen, von anderen Untersuchern mehrfach bestätigt worden ist. In diesem Zusammenhange erscheint auch eine Angabe von Foà (112) bemerkenswert, der anscheinend bei Reizung der hinteren Wurzeln des Frosches mit verschiedener Frequenz von den vorderen Wurzeln stets 50—60 Aktionsströme pro Sekunde ableiten konnte. Demgegenüber konnten aber neuerdings Cooper und Brown (78) beim Affen überhaupt keine besondere Tendenz zu irgendeiner Entladungsfrequenz feststellen, sondern fanden Reizung der Grosshirnrinde von 18—68 Reizen pro Sekunde in den Aktionsströmen des M. brachialis anticus getreu wiedererkennbar. Es muss demnach als noch strittig bezeichnet werden, ob die Entladungen des Grosshirns eine besondere Frequenz von 10 oder von 50 pro Sekunde bevorzugen. Soviel dürfte aber nach den neueren Untersuchungen wohl sicherstehen, dass die Frequenz der im Aktionsstrombilde willkürlicher Contractionen erkennbaren grossen A-Schwankungen und Gruppen von grossen Strömen durchaus nicht zu hoch ist, um die Frequenz der Entladungen der Grosshirnrinde und damit des primären Willkürimpulses wiederzugeben.

Fassen wir zusammen, was sich aus dem Aktionsstrombild über die Genese der Agonistentätigkeit bzw. über die Genese der sie veranlassenden Erregung des letzten motorischen Zentrums sagen lässt, so dürfte kein Zweifel bestehen, dass die Auslösung der Agonistenerregung lediglich durch den primären zentralen Impuls verursacht ist. Auch die periodische Gliederung bei willkürlichen oder unwillkürlichen Hin- und Herbewegungen ist rein zentral bedingt, wird aber möglicherweise durch periodisch sich einstellende reflektorische Erregungen unterstützt. Was schliesslich die die Erregung zusammensetzenden Einzelimpulse anbetrifft, so werden experimentelle Befunde angeführt, die es wahrscheinlich machen, dass die den kleineren Gruppen von grösseren Schwankungen bzw. die den einzelnen grossen A-Schwankungen zugrunde liegenden Erregungen ganz überwiegend rein zentralen Ursprunges sind, während das Auftreten der kleineren B-Schwankungen und die damit in das Aktionsstrombild gebrachte Unregelmässigkeit vermutlich zum Teil, jedoch keinesfalls ganz oder nur überwiegend, durch das Hineinspielen reflektorischer, durch Dehnung bzw. Anspannung der Muskeln ausgelöster Erregungen hervorgerufen wird.

2. Antagonistentätigkeit.

Eine ihrer sowohl theoretischen als auch vor allem praktischen Wichtigkeit wegen viel diskutierte Frage ist diejenige, nach der Genese der unsere Bewegungen regulierenden Antagonistentätigkeit. Hier hat wohl in der letzten Zeit die von H. E. Hering (163) und von O. Förster (113) vertretene Ansicht von ihrer reflektorischen Auslösung durch die bei der Bewegung erfolgende

Dehnung der Antagonisten, ziemlich allgemeine Anerkennung gefunden [Hansen (153)]. Auch ganz neuerdings noch hat sich R. Wagner (343) vollkommen auf diesen Standpunkt gestellt und ihn noch dadurch erweitert, dass er den auf Dehnung bzw. Spannungszunahme der Muskeln reagierenden Eigenreflexapparat geradezu als eine im Sinne der Regulierung der Bewegungen zweckmässige Anpassung zur Abbremsung der Trägheitskräfte auffasst, die ja unsere Bewegungen, wie wir sahen, stark beeinflussen.

Sehen wir was die vorliegenden experimentellen Ergebnisse hierzu sagen und beginnen wir mit der reziproken Hemmung des Antagonisten zu Beginn der Agonistencontraction, so liegt hier nach neuesten Ergebnissen von Cooper und Creed (79) die Möglichkeit einer reflektorischen Auslösung sicher vor. Diese Forscher fanden nämlich bei dezerebrierten Tieren, dass aktive Contractionen der Beuger durch indirekte Reizung derselben reflektorisch den Extensortonus hemmen. Trotzdem sind es sicher nicht solche Reflexe, welche die initiale Hemmung des Antagonisten bei unseren Willkürbewegungen auslösen; denn einmal fand Wiersma (356) auch bei einer kompletten Radialislähmung, wenn der Impuls zur Streckung gar nicht zur Ausführung kam, die Beuger erschlaffen. Die Erschlaffung muss demnach schon durch den primären Bewegungsimpuls ausgelöst sein, was übrigens auch die Meinung von H. E. Hering (165) ist. Dies ergibt sich auch aus den Aktionsstrombildern, wenn man sieht, dass das Verschwinden der Ströme im Antagonisten meist schon vor dem Auftreten der ersten Agonistenströme erfolgt. Die für die Bewegungskoordination so wesentliche reziproke Erschlaffung des Antagonisten ist demnach zentral bedingt und wird reflektorisch durch die bei der Contraction des Agonisten auftretenden sensiblen Erregungen höchstens nur noch unterstützt. Ganz ebenso ist es auch mit dem Wiederauftreten der Antagonistentätigkeit, das, besonders bei schnellen Bewegungen, für die Abbremsung unserer Bewegungen so bedeutungsvoll ist. Hier haben Wachholder und Altenburger (338) auf einige Punkte aufmerksam gemacht, welche zeigen, dass die übliche Auffassung von einer reflektorischen Auslösung der Antagonistentätigkeit zum mindesten einer weitgehenden Korrektur bedarf.

Erstens ist es vom Standpunkte einer reflektorischen Auslösung unerklärlich, warum bei gleichschnellen Bewegungen die Antagonistentätigkeit nicht immer im gleichen Abstande vom Bewegungsbeginn einsetzt, sondern je nach der beabsichtigten Amplitude in weiten Grenzen früher oder später. Umgekehrt kann man auch sagen, dass teleologisch betrachtet eine reflektorische Bewegungsabbremsung wegen der damit verbundenen Starrheit, als den wechselnden Absichten der Bewegungsausführung nicht angepasst, unwahrscheinlich ist.

Zweitens sieht man in manchen Fällen die Aktionsströme im Antagonisten derart früh nach dem Bewegungsbeginn einsetzen, dass ein Reflex noch gar nicht abgelaufen sein kann. Besonders ist dies bei schnellen und zugleich kleinen Bewegungen der Fall. So zeigen Abb. 40b und 51 zwei schnelle Beugungen der Hand, bei denen die Aktionsströme im Antagonisten (Ext. carpi radialis) schon 3 bzw. $2^1/_2$ Hundertstel Sekunde nach dem Bewegungsbeginn einsetzen. Man müsste demnach annehmen, dass schon der allererste Beginn der Bewegung gleich Reflexe auslöst, was nicht sehr wahrscheinlich ist. Auch wird es durch das weitere Beispiel der Abb. 52, in dem die Aktionsströme schon $1^1/_2$ Hundertstel Sekunden nach Bewegungsbeginn einsetzen, ganz unmöglich. Schliesslich gibt es, zumal beim Sinkenlassen eines Gliedes Fälle, in denen die Ströme im Antagonisten sogar schon kurz vor Bewegungsbeginn auftreten. Zugleich zeigt das diesem vorangehende initiale Verschwinden der Aktionsströme, das sich in den Abb. 40b und 51 später noch wiederholt, dass es sich hier nicht etwa um versteifte Bewegungen handelt, bei denen das frühe Einsetzen der Antagonistentätigkeit etwa auf einen Versteifungsimpuls zurückzuführen wäre.

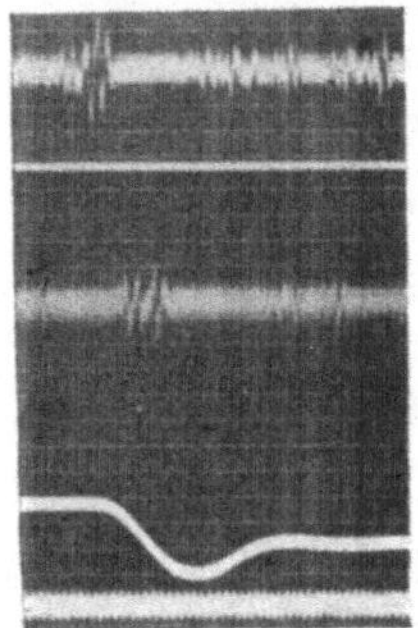

Abb. 51. Frühes Einsetzen der Antagonistentätigkeit (Ext. carp. rad.). Bei einer schnellen kleinen Volarbewegung der Hand. Zeit in $^1/_{100}$ Sek.

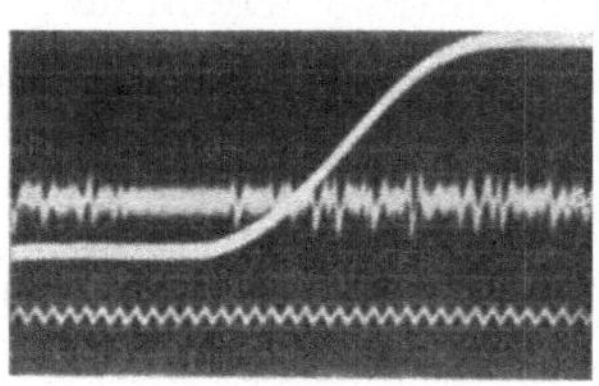

Abb. 52. Frühes Einsetzen der Antagonistentätigkeit (Flex. carp. rad.). Bei einer Dorsalbewegung der Hand. Zeit in $^1/_{100}$ Sek.

Drittens spricht gegen eine reflektorische Auslösung, dass man ganz dasselbe Bild (Verschwinden und Wiedereinsetzen der Ströme im Antagonisten) noch erhält, nachdem man die beiden Ext. carpi radialis mit 10—15 ccm einer 1 %igen Novokainlösung gründlich infiltriert und vollkommen unempfindlich gemacht hat.

Viertens hat schon Sherrington (224) bei Erörterung der Bedeutung der von ihm und Liddell studierten Muskelspannungsreflexe (myotatic reflexes) darauf aufmerksam gemacht, dass sich ja bei der Ausführung willkürlicher Bewegungen das nervöse Zentrum der Antagonisten infolge der reziproken Innervation (wenn unsere Anschauungen von dieser richtig sind) in einem Zustande der Hemmung befindet und dass darum solche Reflexe für die willkürliche Bewegung möglicherweise gar keine Rolle spielen können. In der Tat hat schon P. Hoffmann (178) gezeigt, dass die durch elektrische Reizung der zugehörigen Nerven ausgelösten Eigenreflexe der Muskeln ausfallen, wenn eine Bewegung gemacht wird, bei welcher der Muskel Antagonist ist. Das gleiche Resultat erhält man nun auch bei einer der eventuell reflektorischen Auslösung der Antagonistentätigkeit mehr entsprechenden mechanischen Auslösung der Reflexe durch Klopfen auf die Sehne, also durch Längszerrung des Muskels. Die zusammengehörende Abb. 53a und b zeigt oben die Aktionsströme des Flex. carpi radialis des Agonisten und unten diejenigen des Ext. carpi radialis des Antagonisten bei einer Beugebewegung der Hand, und sie zeigt, dass im Antagonisten bei einer Folge von gleich starken Schlägen auf seine Sehne (x, x, ...) die Reflexe vor der Bewegung vorhanden sind, während der Bewegung teils ganz verschwinden, teils nur äusserst schwach sind und nach der Bewegung wieder in alter Stärke auftreten. In anderen Fällen, zumal bei möglichst locker ausgeführten Bewegungen findet man, dass während der Bewegung überhaupt keine Reflexe auslösbar sind. Das Antagonistenzentrum ist also tatsächlich, wie es Sherrington annahm, während der Ausführung lockerer Bewegungen (und für solche gilt ja nur die reziproke Innervation) für die Auslösung von propriozeptiven Reflexen gehemmt. Trotzdem werden solche lockeren Bewegungen, wenn sie nur einigermassen schnell sind, wie wir sahen, durch ein Eingreifen der Antagonisten abgebremst, reguliert.

Fünftens hat schliesslich Altenburger (mündliche Mitteilung) ganz kürzlich bei dem eben erwähnten Manne, dem die hinteren Wurzeln von C_2 bis D_4 durchschnitten waren, bei schnellem Heben des Armstumpfes eine zwar schwache, aber deutliche Aktionsstromperiode im Pectoralis feststellen können.

Nach alledem kann wohl kein Zweifel sein, dass die Antagonistentätigkeit bei der Ausführung normaler lockerer Willkürbewegungen nicht auf reflektorischem Wege zustande kommt, sondern ebenso wie die Agonistentätigkeit schon dem primären zentralnervösen Impuls ihre Entstehung verdanken muss.

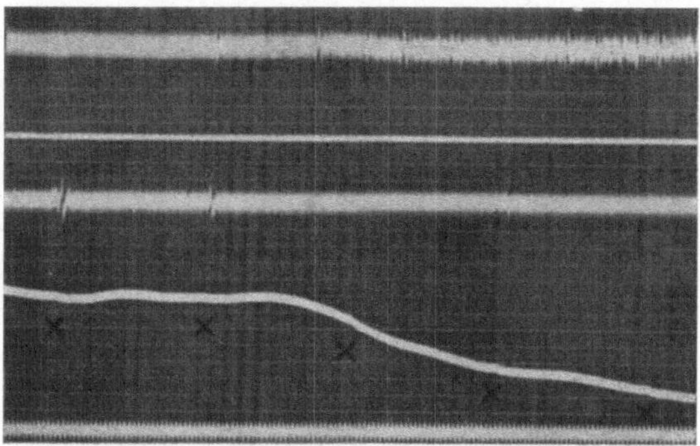

Abb. 53 a.

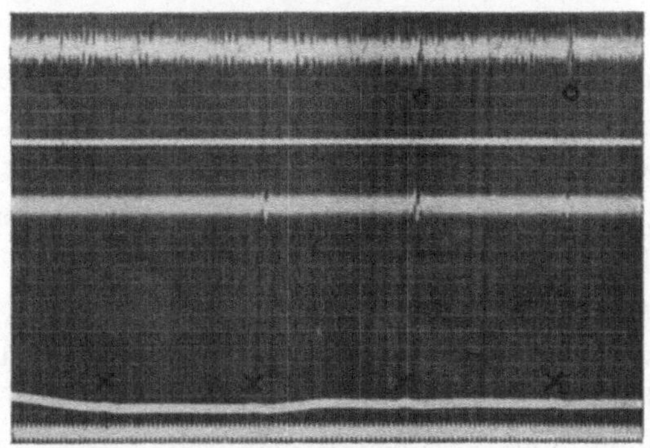

Abb. 53 b.

Abb. 53 a und b. Volarbewegung der Hand. Oben Flex. carp. rad. (Agonist), unten Ext. carp. rad. (Antagonist). Folge von gleich starken Schlägen ($\times$, $\times$, $\times$) auf die Sehne des Antagonisten. Reflexe während der Bewegung verschwindend.

Dies gilt nun nicht nur für die allererste Auslösung der Antagonistentätigkeit, sondern auch für den Fall, dass einer ersten Periode derselben noch weitere folgen, auch für deren Auslösung. Denn einmal können auch diese Perioden, z. B. in den Nachschwankungen schneller Bewegungen, viel zu früh

11

einsetzen, um reflektorisch entstanden sein zu können. Andererseits ergibt sich dies für das periodische Auftreten von Antagonistenströmen bei langsamen Bewegungen daraus, dass wie die Abb. 1 der Arbeit von P. Hoffmann und Strughold (181) zeigt, hier das Auftreten der Perioden von propriozeptiven Erregungen durchaus unbeeinflussbar ist. Ebenso wie beim Agonisten muss demnach auch beim Antagonisten die periodische Gliederung der Tätigkeit durch eine periodische Form der primären zentralen Erregung hervorgerufen sein.

Mit alledem soll natürlich keineswegs gesagt sein, dass propriozeptive Reflexe bei dem zur koordinierten Bewegungsausführung so notwendigen Mitwirken der Antagonisten keine Rolle spielen. Betont wird nur, dass die Auslösung der Antagonistentätigkeit und das typische weitere periodische Auftreten derselben, nicht reflektorisch bedingt sein kann. Die Bedeutung der Reflexe muss, wenn sie wirklich vorhanden ist, vielmehr in etwas anderem gesucht werden, nämlich darin, dass die einmal zentral ausgelöste Antagonistentätigkeit dann durch propriozeptive Reflexe verstärkt wird. Dafür, dass eine solche reflektorische Verstärkung tatsächlich stattfindet, lässt sich einmal anführen, dass dann, wenn eine Antagonistentätigkeit schon vorhanden ist, stets auch Reflexe auslösbar sind, so z. B. während der Aktionsstromperiode des Antagonisten gegen Ende lockerer schneller Bewegungen oder auch schon zu Anfang der Bewegung, wenn hier der Antagonist durch einen gleichzeitigen Versteifungsimpuls in Tätigkeit versetzt worden ist. Dafür, dass die damit gegebene Möglichkeit des Eingreifens von Reflexen, besonders bei versteiften Bewegungen, auch wirklich ausgenützt wird, scheint zu sprechen, dass die Aktionsströme des Antagonisten, wenn sie sich schon mit oder gar vor Bewegungsbeginn einstellen, zunächst relativ schwach zu sein pflegen, um häufig kurz nach Bewegungsbeginn, wenn die Reflexzeit abgelaufen ist, eine wesentliche Verstärkung zu erfahren.

Was im übrigen die Einzelheiten des Aktionsstrombildes bei der Durchführung der Antagonistentätigkeit anbetrifft, also die Untergruppierungen, grossen A-Schwankungen und kleinen B-Schwankungen, sowie die Frage, ob deren Genese eine zentrale oder periphere ist, so dürfte hier das schon beim Agonisten Erörterte ebenfalls Gültigkeit haben. Wir kommen somit zu der Auffassung, dass sowohl die Auslösung der Antagonistentätigkeit als auch deren Gesamtform, ob periodisch gegliedert, oder in lang dauerndem Zusammenhange, allein durch zentrale Impulse bestimmt wird, und dass die Wirkung reflektorischer Erregungen lediglich in einer Verstärkung der zentral ausgelösten Tätigkeit gesucht werden kann.

Mit dieser Auffassung von einer zentralen Entstehung der Antagonistentätigkeit und dementsprechend zentralen Regulation der koordinierten Ausführung unserer Willkürbewegungen scheinen mir die für eine reflektorische

Auslösung der Antagonistentätigkeit immer wieder herangezogenen Beobachtungen, dass nach Störung der zentripetalen Leitungsbahnen ataktische Erscheinungen auftreten durchaus nicht, wie man meinen sollte, in Widerspruch zu stehen. Diese Beobachtungen müssen nur anders gedeutet werden.

Einmal kann die Erklärung darin zu suchen sein — und von dem eben Erörterten spricht manches dafür —, dass die durch den zentralen Impuls zustande gekommene Antagonistentätigkeit an und für sich zu schwach ist und erst durch Reflexe noch weiterhin verstärkt werden muss, um die für eine koordinierte Bewegungsausführung nötige Stärke an Bremswirkung zu haben. In dem Falle, dass diese Möglichkeit zutrifft, würden allerdings durch Dehnung der Antagonisten hervorgerufene Reflexe für die Bewegungskoordination unentbehrlich sein, aber nicht wie bisher angenommen als auslösende, sondern nur als unterstützende Faktoren.

Nun ist aber durchaus nicht gesagt, dass Ataxie nach Fortfall der afferenten Erregungen überhaupt auf einem Fortfall der durch Dehnung des Antagonisten veranlassten Reflexe beruhen muss. Man hat dies allerdings immer für allein möglich gehalten und es wird diese Erklärung ja auch dadurch unterstützt, dass H. E. Hering (163) die gleichen ataktischen Erscheinungen (Hebephänomen des Frosches) nach alleiniger Durchschneidung der zu dem Antagonisten führenden Nerven auftreten sah. Neuerdings ist jedoch von Fulton und Liddell (134) noch auf eine andere Erklärungsmöglichkeit hingewiesen worden. Diese fanden beim gekreuzten Streckreflex, dass die Tätigkeit des Agonisten durch den Fortfall der afferenten Erregungen verändert wird, und zwar im Sinne einer stärkeren Spannungsentwicklung und eines abrupteren Spannungsanstieges und -abfalles. Sie schliessen darauf, dass die Contraction oder genauer wohl die Spannungsentwicklung bei der Contraction des Agonisten zu Erregungen Veranlassung gibt, die normalerweise das motorische Zentrum des Muskels hemmen und so eine zu rapide und zu starke Spannungsentwicklung verhindern. Sie bezeichnen dies als „autogene Hemmung". Für die Entstehung solcher Erregungen können sie sich auf Forbes, Campbell und Williams (117) berufen, die neuerdings das Vorhandensein solcher bei der Contraction entstehender Erregungen mit Hilfe eines Saitengalvanometers als Aktionsströme des afferenten Nerven nachweisen konnten.

Dass diese Deutung tatsächlich von grösster Bedeutung für das Verständnis der Ataxien ist, hat ganz kürzlich Altenburger (9) gezeigt. Er fand, dass bei ataktische Symptome aufweisenden Kranken die Aktionsströme der Agonisten wesentlich stärker sind als unter entsprechenden Umständen bei normalen Menschen. Desgleichen fand er bei dem schon mehrfach erwähnten Manne beim Seitwärtshalten des Armes im Deltoideus nach der Hinterwurzeldurchschneidung wesentlich stärkere Aktionsströme als vorher.

Die sich aus diesen Ergebnissen von Fulton und Liddell sowie von

Altenburger ergebende Erklärung für das Auftreten von Ataxien nach Fortfall der afferenten Erregungen läuft darauf hinaus, dass durch diesen Fortfall auch der zentrale Erregungsanteil nicht unverändert bleibt, sondern eine Umwandlung erfährt in dem Sinne, dass, um mit Graham Brown (59) zu reden, das Gleichgewicht zwischen den beiden antagonistischen Zentren gestört wird. Ob diese Störung infolge einer Verminderung der Antagonistentätigkeit wegen des Ausfalles der Bahnung seines nervösen Zentrums durch die afferenten Erregungen eintritt, oder ob dies infolge einer Ausartung der Agonistentätigkeit wegen des Ausfalles der Hemmung seines nervösen Zentrums durch die afferenten Erregungen der Fall ist, das bleibt sich im Effekt gleich. Tatsächlich scheint ja nach den obigen Ergebnissen in überwiegendem Masse letzteres der Fall zu sein.

Diese neuere Deutung ruft alte, anscheinend in Vergessenheit geratene Zweifel an der üblichen Erklärung des Auftretens von Ataxien nach Hinterwurzeldurchschneidung wieder wach. Diese Zweifel waren seiner Zeit dadurch entstanden, dass die ataktische Beugebewegung der Froschpfote (das sog. Hebephänomen) häufig nicht sogleich nach Durchschneidung der hinteren Wurzeln vorhanden ist, sondern sich erst einige Zeit nachher entwickelt [Ewald (104)]. Diese Erscheinung liess schon W. Trendelenburg (312), der das gleiche bei Tauben beobachtete, an der üblichen Erklärung des Auftretens von Ataxien nach Durchschneidung der hinteren Wurzeln zweifeln und ein Ausarten des ganzen Innervationsmodus infolge des Ausfallens der Sensibilität in Erwägung ziehen. Andererseits stimmt diese zweite Deutung vorzüglich zu unserer neueren Auffassung von der Organisation des ganzen Zentralnervensystems, nach der wir uns wegen des innigen Zusammenhanges der einzelnen Innervationsanteile die Wandelbarkeit des ganzen Geschehens, wenn ein Teil ausfällt, nicht gross genug vorstellen können.

3. Synergistentätigkeit.

Bei den komplizierten, mehrere Gelenke umfassenden Bewegungen des täglichen Lebens, ist, wie schon Duchenne (91) zeigte, das zweckmässige Mitwirken zahlreicher Synergisten wohl stets unentbehrlich. Aber auch schon bei den einfachen Grundformen der willkürlichen Bewegung in nur einem Gelenke, mit denen wir uns hier beschäftigen, dürfte dies sehr häufig, wenn nicht die Regel sein. Bei dieser grossen Bedeutung der Synergistentätigkeit ist es verständlich, dass schon seit langem lebhaft diskutiert worden ist, ob sie ebenso wie die Agonistentätigkeit schon primär durch den zentralen Bewegungsimpuls ausgelöst und unterhalten wird, oder ob dies erst sekundär durch reflektorische Erregungen erfolgt.

Die Anhänger der ersteren Ansicht berufen sich im wesentlichen darauf, dass durch elektrische Reizung der Grosshirnrinde und der Capsula interna, stets ganze Bewegungssynergien und nicht einzelne Muskelcontractionen ausgelöst werden [H. E. Hering (164, 165), Beevor (26, 27)], sowie darauf, dass bei hemiplegischen Lähmungen stets ganze Bewegungssynergien ausfallen [Mann (238)]. O. Foerster (113), der besonders für die zweite Ansicht eintritt, bestreitet die Beweiskraft der genannten Reizungsversuche und erblickt einen Beweis für die Abhängigkeit des Zustandekommens der Synergien vom Vorhandensein sensibler Erregungen in der Beobachtung, dass die zum Faustschlusse gehörende synergische Handaufrichtung bei hochgradigen Tabikern fehlt. Ferner beobachtete er (mündliche Mitteilung), dass bei Spastikern, die einen Faustschluss überhaupt nicht ohne synergische Handaufrichtung ausführen konnten, nach der Durchschneidung der Mehrzahl der zum betreffen-

den Arme gehörigen hinteren Wurzeln die Handaufrichtung fehlte, ja die Hand beim Faustschluss regelmässig ventral umklappte.

In diesem Widerstreit liefert die Aktionsstromanalyse der Ausführung normaler Willkürbewegungen [Wachholder und Altenburger (333)] folgende Klärung. In allen Fällen ergab sich, dass die Aktionsströme im Synergisten stets schon vor Bewegungsbeginn einsetzten (Abb. 20 und 54). Damit ist erwiesen, dass die Tätigkeit der Synergisten auf keinen Fall erst sekundär durch die infolge der Bewegung entstehenden Erregungen (Dehnungsreize ausgelöst wird. Dies steht in voller Übereinstimmung mit älteren Unter-

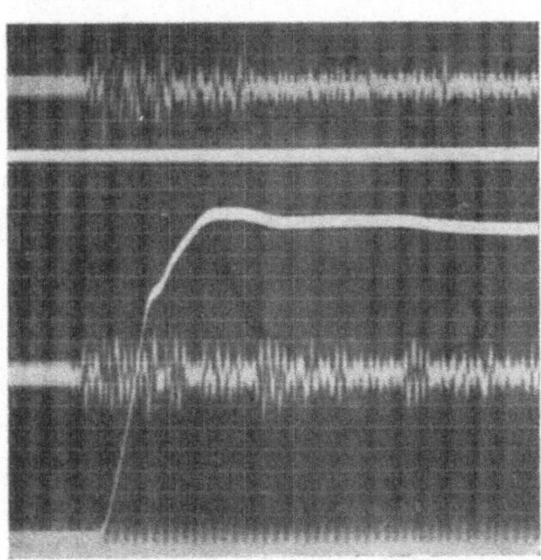

Abb. 54. Schneller Faustschluss. Oben Ext. carp. rad. (Synergist), unten Flex. dig. prof. (Agonist). Gleichzeitiges Einsetzen von Agonist und Synregist.

suchungen von H. E. Hering (164), der bei Affen die zum Faustschlusse gehörige synergische Handaufrichtung durch Hirnrindenreizung noch auslösen konnte, nachdem die eigentliche Fingerbewegung durch Durchschneidung der Fingerbeuger unmöglich gemacht worden war.

Damit ist aber die Ansicht von der reflektorischen Auslösung der Synergistentätigkeit noch nicht widerlegt; denn es besteht noch die Möglichkeit, dass schon die zur Bewegung führende und natürlich vor ihr einsetzende Spannungsentwicklung im Agonisten zu reflektorischen Erregungen Veranlassung gibt, welche das Synergistenzentrum in Tätigkeit versetzen. Wie schon erwähnt, haben ja neuere Untersuchungen von Forbes, Campbell und Williams (117) sowie von Cooper und Creed (79) erwiesen, was übrigens schon von P. Hoffmann wahrscheinlich gemacht worden war, dass reflektorische Erregungen nicht nur bei der Spannungsentwicklung durch passive Dehnung entstehen, sondern auch bei der Spannungsentwicklung infolge aktiver Contraction. Allerdings sind P. Hoffmann (176, 178) und Liddell und Sherrington (224) der Meinung, dass diese durch Spannungsentwicklung zustande gekommenen Erregungen auf den Reflexbogen der betreffenden Muskeln, ja sogar des betreffenden Muskelteiles beschränkt bleiben. Demgegenüber glauben Wachholder und Altenburger (330) für die Sehnenreflexe nachgewiesen zu haben, dass diese sich, wenn auch stark abgeschwächt, auf den Antagonisten ausbreiten (siehe auch Abb. 53b, 0,0). Schliesslich geht aus den neueren Untersuchungen von Magnus und Mitarbeitern (237, 293) über die Stützreaktion hervor, dass sich beim Thalamustier Dehnungsreflexe auf die gesamte Muskulatur der Extremität ausbreiten. Es erscheint höchst bedeutungsvoll für die Erkenntnis vom Funktionsplan des Zentralnervensystems, dass dieselben Reflexe, die, wie nach den sorgfältigen Untersuchungen von Liddell und Sherrington nicht zu bezweifeln ist, beim Mittelhirntier noch streng lokalisiert zu sein scheinen, mit dem Hinzutreten des Thalamus sich weiter ausbreiten. Doch soll hierauf erst im folgenden Abschnitte näher eingegangen werden. Hier genügt der Hinweis, dass die Möglichkeit einer Ausbreitung der bei der Anspannung der Agonisten entstehenden Erregungen auch auf den Synergisten nicht von der Hand zu weisen ist.

Falls nun die Synergistentätigkeit auf diese Art und Weise ausgelöst würde, dann müssten, wenn man den günstigsten Fall annimmt, dass schon der allererste Beginn der Spannungsentwicklung im Agonisten zum Reflexe führt, die Ströme im Synergisten regelmässig zum mindesten um die Reflexzeit der Eigenreflexe später einsetzen als im zugehörigen Agonisten. Diese Zeit dürfte bei den Schultermuskeln etwa $^1/_{100}$ Sekunde betragen und bei den Unterarmmuskeln (Faustschlusssynergie) nach anderen und eigenen Messungen ^{2,5}—$^3/_{100}$ Sekunden. Bei gleichzeitiger Registrierung der Ströme ergab sich nun, dass beim Seitwärtsheben des Armes der Trapezius (Synergist) zwar in vielen Fällen um die Reflexzeit später einsetzt als der Deltoideus (Agonist), in nicht wenigen Fällen jedoch zugleich mit diesem oder sogar etwas früher. Nimmt man hierzu noch die Ergebnisse beim kraftvollen Faustschlusse, bei dem der Extensor carpi radialis (Synergist) allerhöchstens um $^2/_{100}$ Sekunden, also weniger als die kürzeste Reflexzeit nach den Fingerbeugern einsetzt (Abb. 55), und der Extensor digitorum regelmässig zugleich mit oder sogar kurz vor diesen, so muss damit die Annahme einer reflektorischen Auslösung der Synergistentätigkeit, gleichviel welcher Genese, als den experimentellen Beobachtungen widersprechend abgelehnt werden. Diese Beobachtungen liefern vielmehr den experimentellen Beweis für die Richtigkeit der Hering-Beevorschen Anschauung, dass die Synergisten zugleich mit den Agonisten schon durch den primären Impuls in Tätigkeit versetzt werden.

Wenn wir im Kapitel IV B 4 gesehen haben, dass sowohl beim Seitwärtsheben des Armes als auch beim Faustschlusse das Aktionsstrom- bzw. Tätigkeitsbild der Synergisten in seinen grossen Zügen, vor allem in der Art und in den

Zeitpunkten der grossen periodischen Schwankungen des Bildes ganz dem Bilde der Agonisten der betreffenden Bewegung entspricht, so ergibt sich daraus, dass der primäre zentrale Impuls nicht nur für die erste Auslösung der Synergistentätigkeit, sondern auch für deren weitere Durchführung von ausschlaggebender Bedeutung sein dürfte. Wenn in den Einzelheiten zwischen Agonisten- und Synergistentätigkeit geringe oder gar keine Übereinstimmung festzustellen war, so bildet das keinen Gegenbeweis, da ein solches Fehlen von Übereinstimmung ja auch zwischen den verschiedenen, sicher durch den gleichen zentralen Impuls in Tätigkeit versetzten Agonisten einer Bewegung vorkommt.

Es bleibt uns zum Schluss noch die Aufgabe, die entgegengesetzten Beobachtungen Foersters hiermit in Einklang zu bringen. Dies dürfte für das Fehlen der synergischen Handaufrichtung beim Faustschlusse des Tabikers nicht schwer sein, wissen wir doch, dass bei hochgradiger Tabes auch im Zentralnervensystem selbst Degenerationen auftreten. Infolgedessen kann diese Beobachtung auch zwanglos durch eine hier vielleicht vorhanden gewesene Zerstörung zentralnervöser Synergien erklärt werden. Schwieriger ist dies beim zweiten Falle, dass die synergische Handaufrichtung beim Spastiker nach Durchschneidung der hinteren Wurzeln ausblieb, ja die Hand ventral umklappte. Hier trifft offenbar die eben für die Tabes gegebene Erklärung nicht zu. Vielleicht trifft aber folgender Erklärungsversuch das Richtige. Wie wir gesehen haben, wird die Spannungsentwicklung im Agonisten nach Durchschneidung der hinteren Wurzeln durch den Fortfall der „autogenen Hemmung" wesentlich stärker. Man kann sich demnach vorstellen, dass die Synergistentätigkeit gar nicht ausgefallen ist, sondern dass nur die Tätigkeit des Agonisten so überwiegend stark geworden ist, dass sie die Hand selbst gegen den Zug des Synergisten ventralwärts gezogen hat. Erst die Untersuchung der synergistischen Muskeltätigkeit selbst wird den einwandfreien Beweis bringen, ob diese tatsächlich, wie Foerster angenommen hat, nach der Hinterwurzeldurchschneidung ausgefallen ist, oder ob sie, wie diejenige des Trapezius beim Seitwärtsheben des Armes hierdurch unbeeinflusst geblieben ist. Solange diese Untersuchung nicht erfolgt ist, vermag ich in der eine mehrfache Deutung zulassenden Beobachtung Foersters des Ausbleibens der Handaufrichtung nach Durchschneidung der hinteren Wurzeln keinen Widerspruch zu erblicken zu der wie mir scheint experimentell gut begründeten Auffassung von der rein zentralnervösen Auslösung und Aufrechterhaltung der Synergistentätigkeit.

Wenn wir soeben gesehen haben, dass nicht nur die Tätigkeit der Agonisten, sondern auch diejenige der Antagonisten und Synergisten nach Form und Zeit schon durch den primären

zentralen Impuls gegeben ist und dass durch diese Betätigung
der verschiedenen Muskelzentren gleichzeitig auch schon mitbestimmt ist, welche der durch die Bewegung entstehenden sensiblen Erregungen in das Geschehen eingreifen können und
welche nicht, so dürfte damit der Beweis für die in der Einleitung aufgestellte Behauptung erbracht sein, dass die willkürliche Bewegung kein aus einzelnen „willkürlichen" und reflektorischen Teilen zusammengesetztes Konglomerat darstellt,
sondern ein durch den Willkürimpuls bis in alle Einzelheiten
hinein bestimmtes einheitliches Ganzes. Dies wird noch dadurch
bestärkt, dass, wie wir gesehen haben, durch die Einstellung
auf Kompensation oder Adaptation auch die einwirkenden passiven
Kräfte in den Kreis des durch den Willkürimpuls beherrschten
Geschehens mit einbezogen werden.

C. Die Funktionsweise des Zentralnervensystems bei der Willkürinnervation.

In den beiden vorigen Abschnitten wurde gezeigt 1. dass der Aktionsstromrhythmus unter gewissen Bedingungen (Übereinstimmung der Bilder
verschiedener Teile des Muskels) den Innervationsrhythmus getreu wiedergibt,
und 2. dass die Auslösung und die typische Form der Aufrechterhaltung der
Agonisten-, Antagonisten- und Synergistentätigkeit ganz überwiegend durch
den primären zentralen Impuls und durch die Eigentümlichkeiten der zentralen
Innervationsvorgänge bestimmt wird. Damit sind wir in die Lage versetzt,
aus den Aktionsstrombildern der Muskeln bei der Ausführung willkürlicher
Haltungen und Bewegungen Rückschlüsse zu ziehen auf den der Willkürinnervation zugrunde liegenden zentralnervösen Mechanismus und auf die
Eigenart seiner Funktionsweise.

Mit der Erfüllung der beiden eben genannten Voraussetzungen müssen
wir annehmen, dass alles das, was in den vorangehenden Kapiteln über die
Form und Art der einzelnen Muskeltätigkeiten und über deren gegenseitige
Beziehungen festgestellt worden ist, auch für die Erregungen der letzten
zentralen Stationen, welche diese Muskeln innervieren, gilt. Wir müssen demnach, um es noch einmal übersichtlich zusammenzufassen, annehmen,

1. dass bei der Versteifungsinnervation die letzten motorischen
Zentren der verschiedenen Muskeln und die einzelnen Teile jedes dieser Zentren
ganz unabhängig voneinander erregt werden;

2. dass bei der Haltungsinnervation lediglich die Zentren der
Agonisten erregt werden und hier die einzelnen Teile bei schwacher und mässiger
Innervationsstärke unabhängig voneinander, während bei sehr starker Innervation die Teilerregungen mehr und mehr übereinstimmen und die Erregung
auch auf die Antagonisten übergreift;

3. dass bei der Bewegungsinnervation alle synergistischen Zentren und Zentrenteile, also Agonisten und Synergisten einerseits und Antagonisten andererseits, untereinander je als ein einheitliches Ganzes erregt werden, und dabei Agonisten- und Antagonistenzentrum reziprok zueinander mit der Neigung zu periodischem Alternieren. Von diesen verschiedenen Ordnungsbeziehungen scheint die reziproke Innervation der Agonisten und Antagonisten die festeste zu sein, dann das periodische Alternieren der antagonistischen Zentren und schliesslich in weitem Abstande davon die einheitliche Erregung der synergisch arbeitenden Einzelzentren.

4. dass diese drei Innervationsarten, wie die Möglichkeit, ein Glied gleichzeitig versteifen und bewegen, ein Gewicht gleichzeitig halten und bewegen zu können usw. zeigt, nicht völlig unabhängig voneinander erfolgen, sondern dass die Möglichkeit zu gegenseitiger Überlagerung besteht. Das Vorhandensein solcher Beziehungen zwischen den Innervationsarten ergibt sich auch noch daraus, dass es bei kräftiger Innervation zu einem Übergreifen der Erregung von der einen auf die andere kommt, was besonders leicht zwischen Versteifungs- und Bewegungsinnervation eintritt.

Ehe wir daraufhin versuchen können, ein Schema von dem unserer Willkürinnervation zugrunde liegenden zentralnervösen Mechanismus zu entwerfen, müssen wir zunächst eine Vorfrage erörtern, nämlich diejenige, ob die einzelnen Elemente des Zentralnervensystems in eine verschieden starke Erregung geraten können, oder ob ihre Erregung dem sog. Alles-oder-Nichtsgesetz folgt; denn im ersten Falle werden die Möglichkeiten des Einwirkens der verschiedenen Innervationsanteile aufeinander ganz andere sein, als im letzteren Falle.

Prüft man kurz das Für und Wider dieser beiden Möglichkeiten, so ist zunächst wohl nicht zu bezweifeln, dass das Alles-oder-Nichtsgesetz, wenn man mit einzelnen nicht zu starken Induktionsschlägen reizt, nicht nur für den Muskel [Lucas (23), Pratt (263), Pratt und Eisenberger (264)] und den peripheren Nerven [Literatur bei Winterstein (358, S. 90)], sondern auch für den ganzen Reflexbogen [Porter und Hart (262)], d. h. auch für das nervöse Zentrum gilt. Freilich sahen bei Verwendung starker Einzelreize Winterstein und Hirschberg (359) neuerdings den Stoffwechsel des Nerven, Muskels und Rückenmarks mit wachsender Reizstärke ansteigen. Dies dürfte sich nach ihnen freilich auch zwanglos dadurch erklären lassen, dass selbst ganz kurz dauernde Reize rhythmische Erregungen erzeugen, deren Frequenz bzw. Dauer von der Reizstärke abhängt. Nun gilt abei, wie Thörner (310) und Vészi (324) zeigten, das Alles-oder-Nichtsgesetz für den Nerven nicht, sobald dieser irgendwie, sei es auch nur funktionell, geschädigt ist. Hierbei interessiert uns besonders, dass dies auch dann schon der Fall ist, wenn der an und für sich normale Nerv nicht mit Einzelreizen, sondern mit Reizserien erregt wird, in denen die Einzelreize so schnell aufeinanderfolgen, dass jeder einzelne Reiz noch in das relative Refraktärstadium des vorangehenden fällt. An einer derart ermüdeten Nervenfaser — Vészi benutzte Frequenzen von 30—150 pro Sekunde — rufen schwache Reize schwache und starke Reize starke Erregungen hervor. Eine Erklärung durch Transponierung des Reizrhythmus in einen verschieden frequenten Erregungsrhythmus ist in diesem Falle nicht möglich, da die von Vészi aufgenommenen Aktionsstromkurven zeigen, dass der Reizrhythmus genau beibehalten wurde. Es muss demnach wohl angenommen werden, dass der Nerv unter diesen Umständen tatsächlich nicht mehr dem Alles-oder-Nichtsgesetz folgt. Dafür dass dies nicht nur für den Nerven, sondern auch für den ganzen Reflexbogen gelten dürfte, spricht stark, dass Graham Brown (57) bei reflektorischer Reizung des M. tenuissimus mit einer Sekunde lang dauernden Tetanie eine grössere Anzahl von Abstufungen von Contractionen fand, als die Anzahl der Fasern des motorischen Nerven dieses Muskels beträgt.

Nun hat Thörner (310) gezeigt, dass beim gut mit O_2 versorgten Froschnerven deutliche Ermüdungserscheinungen schon bei 8—12 Reizen pro Sekunde auftreten. Es ist überaus auffällig und wohl kaum ein Zufall, dass dies dieselbe Frequenz ist, welche in der Periodenbildung bei der Willkürinnervation eine so grosse Rolle spielt. Dies spricht doch sehr dafür, dass hierfür eine nervöse (vermutlich zentralnervöse), relative Refraktärperiode von etwa $1/10$ Sekunde verantwortlich zu machen ist. Hierbei liesse sich noch die alte Angabe von Broca und Richet (55) anführen, nach der die Elemente der Grosshirnrinde eine refraktäre Periode von dieser Grösse besitzen, sowie die Beobachtung von P. Hoffmann (175, 178, 179), dass nach einem Eigenreflexe die Willkürinnervation für die Dauer von $1/10$ Sekunde abgeschwächt ist oder ausfällt.

Wie wir sahen, ergibt sich aus denjenigen Fällen, in denen die Aktionsstrombilder verschiedener Muskelteile übereinstimmend gefunden wurden, dass bei der Willkürinnervation die einzelnen Elemente nicht nur im 10er Rhythmus der Perioden, sondern auch innerhalb derselben noch viel frequenter, mindestens den A-Schwankungen entsprechend, mit einer 50er Frequenz erregt werden dürften. Damit sind anscheinend alle Bedingungen dafür gegeben, dass unsere Muskeln und die sie erregenden zentralen und peripheren nervösen Elemente bei der Willkürinnervation nicht dem Alles-oder-Nichtsgesetz folgen.

Wenn Altenburger und der Verfasser (332, 334, 335) dies früher schon daraus geschlossen haben, dass man, auch wenn die Aktionsstrombilder verschiedener Muskelteile vollkommen übereinstimmend gefunden werden, ganz verschieden starke Aktionsstromschwankungen und dementsprechend Spannungsentwicklungen der Muskeln beobachten kann, so muss ich heute zugeben, dass diese Argumentation nicht zwingend war und dass der Befund auch so erklärt werden kann, dass in den verschiedenen Teilen des Muskels sich immer noch unerregte Fasern befinden, die dann bei stärkerer Beanspruchung im selben Rhythmus tätig einspringen.

Dagegen scheint mir folgendes mit der Annahme des Alles-oder-Nichts-gesetzes für die Willkürinnervation unvereinbar zu sein. Wenn Bethe (36) fand, dass die bei maximaler Willkürcontraction entwickelte Kraft durch passive Dehnung, also durch die Auslösung von Eigenreflexen noch verstärkt werden kann, so kann man auch dieses, um das Alles-oder-Nichtsgesetz zu retten, dadurch zu erklären versuchen, dass selbst bei maximaler Willkür-innervation immer noch untätige Muskelfasern vorhanden sind, die dann erst durch die Dehnung reflektorisch erregt werden. Nun zeigen aber die Hoff-mannschen Untersuchungen über die Eigenreflexe sowohl in der eben erwähnten Tatsache des zeitweiligen Ausfalles der Willkürinnervation nach einem Eigen-reflexe als auch in der Beobachtung der Bahnung der Reflexe durch die Willkürinnervation, dass reflektorische und willkürliche Erregung unbedingt an denselben Elementen einsetzen muss. Damit wird die obige Erklärung der Betheschen Beobachtung hinfällig, zumal hierbei, wie wir uns über-zeugten, keine Veränderung der Aktionsstrom- also Erregungsfrequenz auf-tritt. Man muss also annehmen, dass selbst die willkürlich maximal erregte Muskelfaser reflektorisch noch weiter erregt werden kann, mithin die willkür-liche Erregung nicht dem Alles-oder-Nichtsgesetz folgt. Auch kann ich mir nicht vorstellen, wie man die eben erwähnte Bahnung der reflektorischen durch die willkürliche Erregung mit dem Alles-oder-Nichtsgesetz in Einklang bringen könnte.

Nach alledem dürfte doch sehr vieles dafür und soweit ich sehe, nichts dagegen sprechen, dass bei der tetanischen Willkürinnervation die Erregung im nervösen Zentrum, peripheren Nerv und Muskel, sowie auch die Spannungs-entwicklung im Muskel nicht dem Alles-oder-Nichtsgesetz folgt, sondern mit der Innervationsstärke wechselt. Damit wäre aber die Möglichkeit gegeben, dass in denselben zentral-nervösen Elementen verschiedene Erregungen ver-stärkend und hemmend aufeinander einwirken können, d. h. verschiedene Impulse, Haltungs-, Versteifungs- und Bewegungsimpulse sich in demselben Zentrum überlagern können und die Zentren der verschiedenen Muskeln sich durch Querverbindungen untereinander in der verschiedensten Weise gegenseitig beeinflussen können.

Suchen wir nunmehr mit dieser Möglichkeit im Auge uns ein schematisches Bild von dem zentral-nervösen Mechanismus der Willkürinnervation zu ent-werfen, so muss dieses Bild, um dem vielfachen Wechsel des funktionellen Geschehens gerecht werden zu können, offenbar folgende Anforderungen erfüllen:

Einmal ergibt sich aus den grundsätzlich verschiedenen Eigenschaften der drei Innervationsarten, dass vermutlich für die Haltungs-, Versteifungs- und Bewegungsinnervation drei verschiedene, besondere Eigentümlichkeiten aufweisende Erregungsbahnen vorhanden sein müssen. Diese können aber keine völlig voneinander getrennten Bahnen sein, sondern sie müssen untereinander verbunden sein, wahrscheinlich schon im obersten Zentrum, sicher im letzten motorischen Zentrum, auf das die verschiedenen Erregungen gemeinsam einwirken. Aus letzterem ergibt sich weiterhin, dass im letzten motorischen Zentrum keine der Erregung bestimmte Ordnungsbeziehungen aufzwingende Anordnungen vorhanden sein können, sondern dass die Ordnungsbeziehungen, welche die einzelnen Innervationsarten auszeichnen, schon in den Eigenschaften der besonderen Bahnen, welche von den einzelnen der drei Innervationsarten durchlaufen werden, begründet sein müssen und die Erregung des letzten motorischen Zentrums nur die Summe der ihm von den einzelnen Bahnen erteilten Erregungen wiedergeben muss. Dementsprechend wird man sich folgendes Bild davon machen können, welche Eigenschaften die einzelnen Bahnen besitzen müssen, damit die Erregungen, welche sie durchlaufen, die eingangs aufgezählten Eigentümlichkeiten annehmen.

Am einfachsten ist zweifellos die Bahn für die Versteifungsinnervation, da hier die Einzelerregungen völlig unabhängig voneinander erfolgen, also das Zentralnervensystem von der ersten bis zur letzten Station offenbar völlig getrennt ohne Querverbindungen durchlaufen müssen.

Wesentlich komplizierter muss schon die Bahn für die Haltungsinnervation sein, zunächst einmal, weil es sich nicht um eine wahllose Masseninnervation aller Muskeln handelt, sondern weil die Möglichkeit gegeben sein muss, zu differenzieren und die einzelnen motorischen Zentren der Muskeln eines Gliedes je nach Bedarf isoliert zu erregen. Weiterhin muss innerhalb der Bahn irgendeine Verbindung zwischen den verschiedenen Teilbahnen desselben motorischen Zentrums vorhanden sein, derzufolge die verschiedenen Teilerregungen eines Muskels einander angeglichen werden können. Derartige Querverbindungen im Zentralnervensystem können — ganz allgemein, nicht nur bei der Haltungsinnervation — unseren jetzigen anatomischen Kenntnissen nach auf zweierlei Art zustande kommen, entweder durch Teilung der von einem Zentrum zum nächstfolgenden laufenden Fasern oder innerhalb eines Zentrums durch besondere Querverbindungen der einzelnen Teile desselben (Lenhosseksche Seitenfibrillen). Welche der beiden Möglichkeiten im Falle der Haltungsinnervation vorliegen mag, scheint mir zur Zeit nicht zu entscheiden zu sein. Eines dürfte aber daraus, dass die Übereinstimmungen der Einzelerregungen sich erst mit starker Innervation einzustellen beginnen, hervorgehen, nämlich dass die Querverbindungen der Erregung einen grösseren Widerstand bieten müssen, als die Längsbahnen. Weiterhin muss noch irgendeine Querverbindung vorhanden sein, welche das bei stärkster Haltungsinnervation stattfindende Übergreifen der Erregung auf das Antagonistenzentrum erklärt. Dies könnte man einfach dadurch zu erklären geneigt sein, dass die Erregung, wenn sie sehr stark ist, von der Haltungs- auf die Versteifungsbahn übergreift. Dem widerspricht aber die der Versteifungsinnervation so ganz fremde Übereinstimmung der Einzelerregungen bei starker

Haltungsinnervation. Auch kann man nicht nur subjektiv, sondern auch objektiv durch Betasten der Muskeln leicht an sich selbst feststellen, dass es beim Vorhandensein einer starken Haltungsinnervation ausserordentlich schwer, ja zum Teil unmöglich ist, das Glied dazu noch kräftig zu versteifen. Demnach scheinen Haltungs- und Versteifungsinnervation, bis zu einem gewissen Grade wenigstens, sich sogar auszuschliessen, zu hemmen; doch ist dies ein Punkt, der noch exakterer Prüfung bedarf. Jedenfalls scheint aber das Übergreifen der Erregung auf den Antagonisten bei starker Haltungs-innervation nichts mit dem Hinzutreten von Versteifung zu tun zu haben, sondern auch durch erst bei starker Erregung durchgängig werdende Quer-verbindungen innerhalb der Bahn der Haltungsinnervation erklärt werden zu müssen. Die einfachste Erklärung scheint dann diejenige zu sein, dass bei solch starker Innervation schon im obersten Haltungszentrum die isolierte Erregung der zu den einzelnen Muskeln führenden Bahnen nicht mehr gelingt. Sie dürfte aber nicht ausreichend sein, um auch eine andere Eigentümlichkeit der Haltungsinnervation zu erklären, nämlich diejenige, dass bei nicht zu starker Haltungsinnervation das letzte motorische Zentrum des Antagonisten augenscheinlich eine Hemmung erfährt. Für das Vorhandensein dieser Hem-mung spricht einmal die eben geschilderte Beziehung zwischen Haltungs-und Versteifungsinnervation, also die Erfahrung, dass es sehr schwer, ja unmöglich ist, bei starker Haltungsinnervation das Glied noch zu versteifen. Noch mehr spricht für das Vorhandensein einer solchen Hemmung die Beziehung zwischen Haltungs- und Bewegungsinnervation, welche sich darin kundgibt, dass eine Antagonistencontraction sehr viel schwächer ausfällt, oder gar ausbleibt, wenn eine Bewegung unter gleichzeitiger starker Haltungsinnervation ausgeführt wird, als wenn dies ohne eine solche erfolgt, z. B. bei schnellen Bewegungen mit Heben und Senken eines Gewichtes gegenüber gleichen Bewegungen ohne ein solches. Offenbar werden bei der Haltungsinnervation nicht nur die betreffenden Agonisten isoliert erregt, sondern auch deren Ant-agonisten gehemmt. Es müssen demnach auch noch Querverbindungen zum letzten motorischen Zentrum des Antagonisten angenommen werden. Wie kann man sich aber dann erklären, dass, wenn die Haltungsinnervation eine gewisse Stärke überschreitet, die Antagonisten nicht mehr gehemmt, sondern miterregt werden? Am einfachsten dürfte dies zweifellos der Fall sein, nach der Verworn-Fröhlichschen Hemmungstheorie (125, 126, 321—323), nach welcher dieselben Erregungen, wenn sie schwach sind hemmend, und wenn sie stark sind, erregend wirken sollen; denn dann brauchte man nur eine einzige Verbindungsfaser anzunehmen. Steht man dagegen auf dem Standpunkte, dass die Hemmung einen Prozess sui generis darstellt [Sherrington (301)], so kommt man natürlich auch nicht um die Annahme von Querverbindungen zum letzten motorischen Antagonistenzentrum herum, nur wird dann das Schema etwas komplizierter, da man dann je eine besondere hemmende und erregende Verbindung annehmen muss. Dass Hemmungsvorgänge auch sonst bei der Haltungsinnervation eine wesentliche Rolle spielen, ergibt sich aus dem Verhalten des Aktionsstrombildes beim Nachlassen der Haltungscontraction. Die dabei erfolgende allmähliche Umformung des Aktionsstrombildes aus einer ununterbrochenen Stromfolge in eine periodisch durch stromlose Pausen unterbrochene (Abb. 48) entspricht nämlich in allen Einzelheiten den experimentellen Ergebnissen, welche kürzlich Adrian (3) erhielt, als er auf eine durch eine hochfrequente Reizserie hervorgerufene Erregungsfolge eine weniger frequente Serie von hemmenden Reizen einwirken liess. Ein blosses Nachlassen in der Stärke der Haltungserregung selbst ohne hemmende Einwirkung würde allen Erfahrungen nach ein ganz anderes Bild, nämlich eine kontinuierliche Stromfolge von geringerer Amplitude ergeben. Die Adrianschen Ergebnisse legen nebenbei gesagt, den Gedanken nahe, dass es sich überall da, wo wir solch ein periodisches Auftreten von Strömen finden, um das Zusammenwirken eines erregenden und eines hemmenden Impulses handelt, also nicht nur bei schwachen Haltungsinnervationen, sondern auch bei schwachen Versteifungs- und besonders Bewegungsinnervationen. Schliesslich bleibt noch die Frage zu klären, warum denn bei normal starker Haltungsinnervation isoliert gerade nur diejenigen Muskeln erregt werden, welche zur Kompensierung der Aussenkräfte erforderlich sind. Es liegt nahe anzunehmen, dass es die durch die Aussenkräfte in diesen Muskeln verursachten Spannungen bzw. dass es die durch diese Spannungen hervorgerufenen Erregungen sind, welche eine Bahnung der Haltungserregung gerade wieder zu den Zentren eben dieser Muskeln bewirken. Hierfür kann man einmal anführen, dass, wenn bei schwacher Haltungsinnervation nur einzelne der als Agonisten in Frage kommenden Muskeln innerviert werden, es stets diejenigen Muskeln sind, welche sich schon aus anderen Gründen in einem Spannungszustande befinden (Biceps bei Supination, Extensor digitorum bei gestreckten Fingern usw.). Ferner sprechen dafür auch die Beobachtungen, welche man an Personen machen kann, die es gelernt und geübt haben, einzelne ihrer Muskeln isoliert zu kontrahieren. Es ist typisch, dass diese Personen sich zunächst das Spannungsgefühl der betreffenden Muskeln dadurch zu erwerben suchen, dass sie das Glied in eine Lage bringen, in der diese Muskeln durch die Schwerkraft gedehnt werden. Erst wenn sie unter diesen Umständen den Muskel ein paarmal isoliert haben spielen lassen, können sie es auch unter anderen Umständen, unter denen die Schwerkraft nicht einwirkt. Wo diese Bahnung freilich angreift, ob schon im obersten oder erst im letzten motorischen Zentrum der Haltungsbahn, lässt sich nicht sagen. Das erwähnte Suchen nach dem Spannungsgefühl spricht freilich für das erstere. Auch würde dies ökonomischer sein, da dann nur die eine wirklich gebrauchte Bahn in Erregung versetzt würde.

Am kompliziertesten von allen dreien muss endlich die Bahn für die Bewegungsinnervation beschaffen sein; denn hier muss nicht nur wie bei der Haltungsinnervation erstens eine Querverbindung vorhanden sein, welche die verschiedenen Teile des gleichen motorischen Zentrums zu gemeinsamer Tätigkeit veranlasst und zweitens eine Querverbindung, welche das Antagonistenzentrum hemmt, sondern es muss drittens noch eine Einrichtung vorhanden sein, welche das für die Bewegungsinnervation charakteristische periodische Alternieren von Agonisten- und Antagonistenerregung gewährleistet. Graham Brown (59) hat in seiner ausgezeichneten Analyse der Faktoren, welche die rhythmische Fortbewegung bedingen, dargelegt, dass eine einfache Verbindung von Agonisten und Antagonisten durch Spaltung der Längsbahnen, wie sie Sherrington (297), H. E. Hering (165) und Verworn (322) angenommen haben, wohl die Hemmung des Antagonisten zu erklären vermag, nicht dagegen das streng gekoppelte Alternieren der Tätigkeit der antagonistischen Zentren. Dies zu erklären erscheint Graham Brown nur möglich, wenn man annimmt, dass die beiden Zentren selbst wechselseitig miteinander verbunden sind, so dass sie als zwei antagonistische Halbzentren funktionierend zusammen erst ein ganzes Zentrum ausmachen [siehe auch Wachholder (326), Verzar (324)].

Einerlei ob man sich auf den Boden der Graham Brownschen Halbzentrentheorie stellt — und es lässt sich sehr vieles für sie anführen — oder nicht, eins kann man bestimmt sagen, nämlich dass der Koppelungsmechanismus unbedingt vor den letzten motorischen Zentren gelegen sein muss, denn sonst müssten diese immer, auch bei der Haltungs- und Versteifungsinnervation, zwangsweise reziprok alternierend funktionieren, was ja nicht der Fall ist.

Fragen wir uns, wohin der Koppelungsmechanismus denn dann zu lokalisieren sein mag, so dürfte nach den ganzen Erfahrungen der Reflexphysiologie kein Zweifel sein, dass sowohl beim Tier [Graham Brown (56, 58)], als auch beim Menschen [Böhme (41)] schon im Rückenmark ein Mechanismus vorhanden sein muss, der das streng periodische Alternieren von Agonisten- und Antagonistentätigkeit regelt. Auch ist auffällig, dass dieses Alternieren nur bei denjenigen Reflexen zu beobachten ist, welche der Bewegungsaufgabe dienen (Beugereflex, Schreitreflexe, Kratzreflex usw.), während die der Versteifungsaufgabe (siehe Magnussche Stützreaktion) dienenden Reflexe, also die Eigenreflexe Hoffmanns und die myotatic reflexes von Liddel und Sherrington, ebenso wie die willkürliche Versteifung des phasisch alternierenden Tätigkeitscharakters ermangeln. Schliesslich geht die Analogie noch soweit, dass ebenso wie bei der willkürlichen Bewegungsinnervation so auch bei den Bewegungsreflexen die Erregung stets das ganze letzte motorische Zentrum ergreift, [„réactions d'emblée" Sherringtons (222)], während bei den Versteifungsreflexen, besonders beim gekreuzten Streckreflex die Erregung stets nur schubweise einzelne Teile des Zentrums ergreift [„recruitment" Sherringtons (223, 226)]. Dazu kommt noch, dass die vielen anderen Unterschiede zwischen Versteifungs- und Bewegungsreflexen nach den Untersuchungen der Verwornschen Schule (319, 329) nach P. Hoffmann (175) und Schäffer (289) darauf beruhen, dass in die Bahn der letzteren noch ein besonderes, vermutlich im Hinterhorn des Rückenmarks gelegenes Schaltzentrum eingeschaltet ist [Gad (138), Verworn (319)]. Alles dieses deutet stark darauf hin, dass Willkürinnervation und Reflexinnervation nicht nur das letzte motorische Zentrum gemeinsam haben, sondern soweit sie der Bewegungsaufgabe dienen, auch noch einen, vermutlich im Hinterhorn des Rückenmarks gelegenen besonderen Schaltmechanismus [siehe auch Béritoff (30)].

Damit soll natürlich nur gesagt sein, dass schon im Rückenmark ein die typische antagonistische (und wohl auch ein die synergistische) Koppelung gewährleistender Schaltmechanismus vorhanden sein muss. Keineswegs aber soll damit behauptet werden, dass die für die willkürliche Bewegungsinnervation so charakteristischen Erregungskoppelungen einzig und allein im Rückenmark stattfinden. Im Gegenteil ist es allen unseren Erfahrungen nach gerade eine der Hauptaufgaben der höheren Teile des Zentralnervensystems, die zahlreichen feineren und feinsten Schaltungen zu bewirken. Dies dürfte nach Laughton (216) besonders für die das koordinierte Zusammenwirken verschiedener Glieder bewirkenden Schaltungen gelten. Der im Rückenmark anzunehmende Schaltmechanismus kann demnach nur als ein unterster Grundmechanismus angesehen werden, dem höhere feinere Mechanismen übergeordnet sind. Insbesondere scheint ein Mechanismus, welcher zu rhythmischem Wechsel von Erregung und Hemmung eines Zentrums, bzw. zu dem damit verwandten rhythmischen Alternieren zweier antagonistischer Zentren führt, in den verschiedensten, vielleicht sogar allen Teilen des Zentralnervensystems verbreitet zu sein. Sicherlich kommt diese Tendenz zu rhythmischer bzw. zu rhythmisch-alternierender Tätigkeit auch schon der Grosshirnrinde zu und nicht nur dem mit der motorischen Innervation zusammenhängenden Teile derselben, sondern auch ihren anderen Teilen. Dies geht aus der schon mehrfach betonten Ähnlichkeit im Verhalten der rhythmisch alternierenden Bewegungen und der rhythmisch sich wiederholenden visuellen Kontraste hervor [Sherrington (297), Brücke und Wastl (62), F. W. Fröhlich (127) und Ebbecke (99)]. Auch Pawlow (252) kommt bei seinen Untersuchungen über den bedingten Speichelsekretionsreflex zu der Auffassung, dass rhythmisch miteinander abwechselnde Erregungs- und Hemmungsvorgänge im Grosshirn viel leichter und sicherer zu erhalten sind, als nichtphasische. Der gleichen Auffassung vom rhythmischen Grundcharakter der Gehirnrindentätigkeit ist auch Bechterew (22). Danach kann kein Zweifel sein, dass, wenn eine rhythmische bzw. rhythmisch alternierende Tätigkeitsordnung in der willkürlichen Bewegungsinnervation immer wieder zutage tritt, dies niemals allein auf einen einzigen Mechanismus, gleichviel welcher Lokalisation, zurückgeführt werden

darf, sondern dass hierin sich eine den verschiedensten Teilen der Innervations-
bahn gemeinsame Grundtendenz ihrer Tätigkeit äussert.

Bei der Erklärung dieser Tendenz des Zentralnervensystems zur rhythmisch alternierender Tätigkeit hat sich das Graham Brownsche Prinzip
der Koppelung zweier antagonistischer Halbzentren unzweifelhaft als überaus
weitgehend anwendbar und fruchtbar erwiesen. Es darf jedoch nicht übersehen werden, dass seiner Anwendung auf das Geschehen bei der willkürlichen
Bewegungsinnervation in einigen Punkten nicht unerhebliche Schwierigkeiten
erwachsen.

Zunächst einmal sind Agonisten und Antagonistentätigkeit zeitlich
durchaus nicht ganz streng gekoppelt, indem die Hemmung des Antagonisten
dem Beginne der Tätigkeit des Agonisten zeitlich nicht unerheblich voran-
zugehen pflegt. Dies allein bietet aber noch keine Schwierigkeit; denn wir
wissen, dass ganz schwache Erregungen, welche einen Muskel noch nicht
in Tätigkeit zu setzen vermögen, schon zur Hemmung des Gegenmuskels
Veranlassung geben können. Die Schwierigkeit liegt vielmehr darin, dass
dieser zeitliche Abstand von sehr verschiedener Grösse sein kann. Auch dies
liesse sich freilich verstehen, da der eben gegebenen Erklärung gemäss dieser
Abstand bei langsam anschwellenden Muskelerregungen grösser sein muss,
als bei solchen, die plötzlich eine hohe Stärke erreichen. In der Tat dürften
in vielen Fällen die Langsamkeit des An- und Abschwellens der antagonistischen
Muskeltätigkeiten und ihr zeitlicher Abstand voneinander parallel gehen.
Dies ist aber bei weitem nicht immer der Fall, z. B. pflegen bei willkürlichen
Hin- und Herbewegungen etwa im Elastizitätstempo kurze, schnell einsetzende
und wieder verschwindende Aktionsstromperioden mit weiten Zwischen-
abständen vorhanden zu sein, und bei etwas langsamerem Tempo längere,
langsamer an- und abschwellende Perioden mit wesentlich kürzeren Abständen.
Schliesslich sei in diesem Zusammenhange nochmals an die auffallend langen
Pausen zwischen der betonten und der unbetonten Richtung mässig schneller
Hin- und Herbewegungen erinnert. Die Halbzentrenkoppelung kann demnach,
wenn sie vorhanden ist, keinesfalls eine starre unveränderliche sein, derart,
dass mit dem Aufhören der einen unbedingt das Auftreten der anderen Tätigkeit
sich anschliessen muss, ähnlich etwa wie bei einer Wage das Niedersinken
der einen Schale mit dem Aufsteigen der anderen fest gekoppelt ist. Vielmehr
muss die Halbzentrenkoppelung eine durch verschiedene Faktoren beeinfluss-
bare Variable sein, derart dass zwischen den beiden antagonistischen Erregungen
mehr oder minder lange echte Pausen auftreten können.

Wesentlich schwieriger noch, vielleicht überhaupt nicht mit der Halbzentrentheorie in deren ursprünglicher Fassung vereinbar, scheint mir die
Tatsache zu sein, dass die Beziehungen zwischen zwei motorischen Zentren
durchaus nicht, wie man nach der Theorie erwarten sollte, ein für allemal
feststehende sind, sei es im Sinne des Synergismus, sei es im Sinne des Ant-

agonismus. So findet man, dass Ext. carpi ulnaris und radialis bei Dorsal-
und Volarbewegungen der Hand synchron als Synergisten innerviert werden und
dass hierbei ihre Innervation mit derjenigen der Flex. carpi ulnaris und radialis
streng alterniert, sowie man aber Seitwärtsbewegungen der Hand ulnarwärts
und radialwärts macht, werden Ext. carpi radialis und ulnaris, die eben noch
synchron als Synergisten innerviert waren, nunmehr streng periodisch alternierend als Antagonisten innerviert; und umgekehrt werden die eben noch
alternierend innervierten Ext. und Flex. carpi radialis nunmehr synchron
als Synergisten innerviert. Ganz ebenso kann es mit den verschiedenen Teilen
desselben Muskels sein. So werden die Pars clavicularis und die Pars spinalis
des Deltoideus beim Heben und Senken des Armes synchron periodisch als

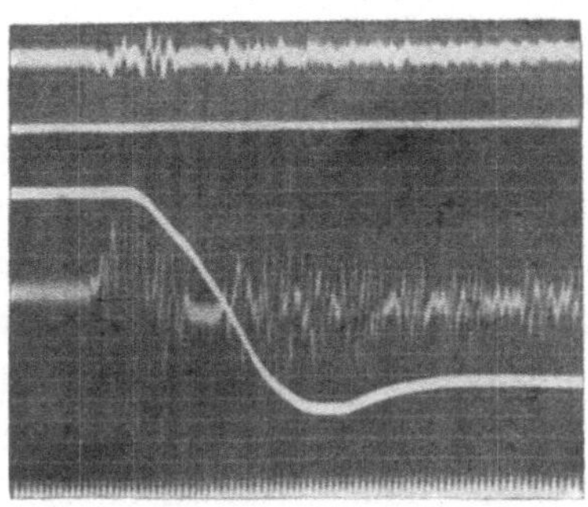 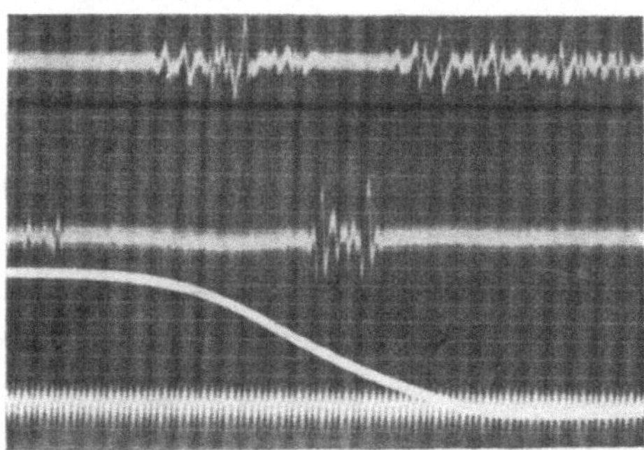

Abb. 55 a.   Abb. 55 b.

Abb. 55 a und b. Wechselndes gegenseitiges Verhalten zweier Teile eines Muskels je nach der
Bewegungsabsicht. Oben Deltoideus pars spinalis, unten derselbe pars clavicularis.
a) Seitwärtsheben d es Armes: Synergismus, synchrone Periodenbildung. b) Bewegung des
Armes nach vorn und hinten; Antagonismus, reziprok-alternierende Periodenbildung.

Synergisten innerviert, bei Vor- und Rückbewegungen des Armes dagegen
streng alternierend als Antagonisten (Abb. 55a und b). Die Zentren zweier
Muskeln bzw. Muskelteile werden demnach je nach der Intention
bald synergistisch synchron, bald antagonistisch reziprok alternierend innerviert. Diese Möglichkeit zwischen antagonistischer und
synergistischer Innervationsordnung wechseln zu können, erscheint mir mit
der Halbzentrentheorie, wie überhaupt mit der ganzen Erklärung der Erregungsschaltung durch Annahme von Querverbindungen nur durch die
Hinzuziehung folgender Hilfsannahmen vereinbar.

Entweder bleibt man dabei, dass die Art der Querverbindungen eine
fest präformierte, entweder stets hemmend oder stets erregend wirkende ist;
dann ist man aber gezwungen, für jede Bewegung bzw. für jede Art des Zusammenwirkens der Muskeln besondere, durch entsprechende Querverbindungen in ihrer Tätigkeit festgelegte Koordinationszentren anzunehmen.
Oder aber man hält daran fest, dass bei allen Bewegungsinnervationen stets
dasselbe dem letzten motorischen Zentrum vorgelagerte Koordinationszentrum

erregt wird; dann muss man aber annehmen, dass zwar Querverbindungen zwischen den verschiedenen Einzelzentren und Zentrenteilen bestehen, diese jedoch nicht, wie Graham Brown annimmt, eine feste funktionelle Bedeutung haben, sondern dass sie je nach den Umständen eine gegenseitige antagonistische Hemmung oder eine synergistische Miterregung bewirken.

Sieht man genauer zu, so setzt die letztere Möglichkeit zwar nur ein einziges Schaltzentrum voraus, zugleich aber doch, dass dieses, um wechselnd zu funktionieren, bei der Innervation verschiedener Bewegungen von verschiedenen Bahnen aus, verschieden erregt wird. Sie muss demnach auch voraussetzen, dass für jede Bewegung ein besonderer Koordinationsmechanismus mit besonderen Querverbindungen existiert, verschiebt diesen gewissermassen nur von den Schaltzentren auf die intrazentralen Fasern und deren Verbindungen im Sinne der Anschauung von Sherrington und Hering. Wenn man demnach, wie mir scheint, um die Annahme nicht herumkommt, dass für jede Synergie eine besondere Bahn bzw. ein besonderes Zentrum anzunehmen ist, so steht dies übrigens mit den sonstigen experimentellen Ergebnissen in gutem Einklange, haben doch Leyton und Sherrington (221) durch Reizung verschiedener Punkte der vorderen Zentralwindung bei Anthropoiden über 400 verschiedene Synergien, darunter für die Vorderextremitäten allein 132 auslösen können. Eine Entscheidung zwischen den beiden eben genannten Schaltungsmöglichkeiten dürfte wenigstens nach den Ergebnissen der Aktionsstromanalyse der Willkürbewegung zur Zeit nicht zu treffen sein. Es liesse sich freilich aus den Ergebnissen dieser Analyse manches dazu sagen, dieses würde aber ein näheres Eingehen auf die verschiedenen Theorien der Hemmung erforderlich machen, was mir über den Rahmen der vorliegenden Auseinandersetzung hinauszugehen scheint. Aus demselben Grunde möchte ich auch nicht näher darauf eingehen, wie man sich bei den beiden eben geschilderten Möglichkeiten die synergische und die antagonistische Koppelung und vor allem den Wechsel zwischen beiden im einzelnen vorstellen könnte. Ich möchte nur betonen, dass mir dies in beiden Fällen möglich erscheint, einerlei, ob man in der Hemmung einen qualitativ besonderen Prozess sui generis sieht, wie Sherrington (301), oder nur einen von der Erregung quantitativ verschiedenen, wie Verworn, Fröhlich, Brücke (63) u. a. Die ganzen vorstehenden Ausführungen über die Eigenschaften der verschiedenen Innervationsbahnen erscheinen mir völlig unabhängig davon zu sein, welche theoretische Anschauung man vom Wesen des Erregungs- und Hemmungsprozesses hat. Ebenso erscheinen sie mir, nebenbei gesagt, unabhängig davon, ob man Anhänger der Neuronen- oder der Neurofibrillentheorie ist.

Schliesslich sei noch betont, dass, welche Anschauung man sich auch im einzelnen bilden mag, diese nicht nur der Möglichkeit des Wechsels der funktionellen Beziehungen der Zentren und Zentrenteile je nach der Intention gerecht werden muss, sondern noch der Möglichkeit, dass auch innerhalb einer einzigen

Bewegung die funktionellen Beziehungen wechseln können. Das Vorhandensein dieser letzteren Möglichkeit geht anscheinend daraus hervor, dass man aus einem als Antagonisten bei einer Bewegung funktionierenden Muskel durch Transplantation seiner Sehne einen Agonisten machen kann [Kennechy (197) u. a.]. Allerdings ist, wie dringend wünschenswert wäre, meines Wissens noch niemals der Erregungs- bzw. Tätigkeitstypus eines solchen transplantierten Muskels mit exakten Methoden untersucht worden. Auch auf dieses Problem des Funktionswandels innerhalb derselben Bewegungsinnervation kann ohne Erörterung der Hemmungstheorien nicht näher eingegangen werden. Ich möchte mich darum mit diesem Hinweis begnügen. Über den Funktionswechsel nach anderen chirurgischen Eingriffen (Amputationen) siehe Bethe und Woitas (37); über den Funktionswechsel von nervösen Zentren überhaupt siehe Béritoff (30) und Goldstein (195).

Ebenso muss auch noch die Frage offen gelassen werden, ob es auch ohne chirurgische Eingriffe allein durch Übung möglich ist, die Koppelung der Muskeln bei der Bewegungsinnervation auszuschalten. Soweit meine bisherigen Erfahrungen in dieser letzteren Frage reichen, schicken die sog. „Muskelmenschen", wenn sie isoliert einen Muskel innervieren wollen, niemals einen richtigen Bewegungsimpuls aus, sondern ihr psychisches Erleben ist dabei lediglich auf die Anspannung bzw. auf das Anspannungsgefühl dieses einen Muskels gerichtet. Ich habe nun den bekannten in isolierten Muskelcontractionen sehr geübten und diese auf den Universitäten demonstrierenden Artisten Böhner angewiesen, dies auch bei Bewegungsinnervationen zu üben. Das Ergebnis seiner nunmehr auf mehr als drei Jahre sich erstreckenden Bemühungen, die in grösseren Zeitabständen verschiedentlich von mir kontrolliert wurden, ist bisher folgendes: Beim Bemühen, Bewegungen ohne Eingreifen der Antagonisten auszuführen, verfiel er zunächst selbst darauf, diese gegen die Schwere auszuführen, also unter Umständen, unter denen auch ohne besondere Übung die Antagonistentätigkeit meist zu fehlen pflegt. Dies ist demnach noch kein Beweis. Ebensowenig ist dieser vorhanden, wenn er, dann auf horizontale Bewegungen hingewiesen, diese langsam oder bis ans Ende der Gelenkexkursion gehend, ohne Eingreifen der Antagonisten ausführen konnte. Schliesslich hat er es aber fertig gebracht, auch ziemlich schnelle, mässig umfangreiche lockere Bewegungen je nach der Einstellung einmal mit der normalen kräftigen Antagonistentätigkeit auszuführen und einmal mit einer wesentlich schwächeren. Er hat es also nach langer Übung anscheinend tatsächlich gelernt, die Antagonistenrückschlagstätigkeit willkürlich abzuschwächen. Ob es ihm bei weiterer Übung noch gelingen wird, sie auch ganz auszuschalten, muss noch dahin gestellt bleiben. Demgegenüber ist es ihm aber nicht gelungen, die Koppelung zwischen Agonisten und Synergistentätigkeit (er übte die Ausschaltung des Ext. carpi radialis beim Faustschlusse) auch nur im geringsten zu beeinflussen. Diese Koppelung allein durch Übung zu lösen, oder auch nur zu lockern, scheint demnach unmöglich zu sein. Aus alledem müssen wir doch wohl den Schluss ziehen, dass innerhalb derselben Bewegungsinnervation die Koppelung der motorischen Zentren eine überaus feste sein muss. Wenn sie andererseits bei verschiedenen Bewegungen wechselnd befunden wird, so spricht dies doch sehr dafür, dass dieser Wechsel, wie oben angenommen, durch einen Wechsel des benutzten Koordinationsmechanismus bewirkt wird.

Schliesslich dürfte die Auffassung von der streng reziprok alternierenden Ordnung der Agonisten und Antagonistenerregung bei der Willkürbewegung auch nicht durch die in letzter Zeit von mehreren Seiten [du Bois Reymond (44), Pfahl (255), Golla und Hettwer (146), Tilney, Frank und Pike (311)] festgestellten „Ausnahmen" erschüttert werden; denn diese dürften sich bei genauerem Zusehen alle als Folge einer gleichzeitig vorhandenen Versteifungsinnervation erweisen.

Noch komplizierter und dementsprechend noch weniger weit und sicher zu beantworten ist die Frage, wie denn im einzelnen die drei verschiedenen Innervationsarten zusammenhängen. Freilich für die Versteifungsinnervation ist dies klar; denn sie kann ihrem ganz abweichenden, ungeordneten Charakter nach mit der Haltungs- und der Bewegungsinnervation nur in den letzten motorischen Zentren zusammentreffen und diese hier überlagern. Wie es dagegen mit der Haltungs- und Bewegungsinnervation ist, ob auch diese sich erst im letzten motorischen Zentrum treffen oder schon vorher, ist nicht mit Bestimmtheit zu sagen. Dem so ganz verschiedenen psychischen Erlebnisse nach dürften zwar die Anfänge der beiden Bahnen getrennt sein. Ob sie aber nicht wenigstens die letzten Schaltzentren gemeinsam haben, muss fraglich bleiben. Manches, wie die beiden gemeinsame Neigung zu übereinstimmender Tätigkeit der synergischen Muskelteile spricht dafür, dass sie untereinander verwandter sind, als mit der Versteifungsinnervation. Anderes, wie der kontinuierliche nichtphasische Charakter der Haltungsinnervation und das Fehlen der alternierenden Antagonistentätigkeit hierbei sprechen dagegen.

Die Sonderstellung der Bewegungsinnervation und ihres phasischen Charakters tritt noch besonders krass hervor, wenn wir die Entwicklung betrachten, welche unsere Bewegungen bei der Ontogenese durchmachen. Hierüber liegen die verschiedensten Beobachtungen vor, aus denen zusammen man sich folgendes Bild machen kann.

Minkowski (243, 244) konnte in einem ersten Stadium des fetalen Lebens des Menschen, etwa im Alter von 2—2$^{1}/_{2}$ Monaten langsame, asymmetrische, arhythmische und unkoordinierte Bewegungen beobachten. In diesem Stadium erfolgen die Bewegungen ohne Mitwirkung des Zentralnervensystems. Wenn in einem zweiten Stadium, etwa im Alter von 3 bis 5 Monaten, das Zentralnervensystem seinen Einfluss zuerst geltend macht, so werden die Bewegungen koordiniert und sind rhythmische Beugungen und Streckungen der Glieder. Daraus geht hervor, dass offenbar, so wie es Graham Brown als erster scharf betont hat, und wie wir es aus der Analyse des Geschehens bei der Willkürbewegung abgeleitet haben, die rhythmisch alternierende Agonisten- und Antagonisteninnervation und nicht die isolierte Einzelinnervation. nur eines Muskels die Urform der Bewegungsinnervation darstellt, und dementsprechend die Hin- und Herbewegung und nicht die einzelne Beugung und Streckung, die Urform des Bewegungsgeschehens.

Noch deutlicher geht dieser ursprünglich rein auf phasische Tätigkeit eingestellte Charakter unserer Innervation aus folgenden Beobachtungen von Langworthy (211—213), sowie von Weed und Langworthy (348) hervor. Diese dezerebrierten mit dem bekannten in der Gegend der Vierhügel geführten Schnitte eben geborene Tiere verschiedener Arten und fanden hierbei, dass bei denjenigen Tieren, bei denen die Markreifung bei der Geburt schon beendet ist, z. B. beim Meerschweinchen ebenso wie bei der Dezerebrierung im späteren Alter die bekannte Enthirnungsstarre eintritt. Bei denjenigen Tieren dagegen, bei denen bei der Geburt die Markreifung noch nicht beendet ist, wie z. B. Katze und Kaninchen, tritt keine Enthirnungsstarre ein, sondern es zeigen sich ausgiebige Laufbewegungen, also phasische Hin- und Herbewegungen.

Der Mechanismus der phasisch alternierenden Bewegungsinnervation ist also unzweifelhaft der ontogenetisch (und damit wohl auch phylogenetisch) ältere und der Mechanismus der Haltungs- bzw. Versteifungsinnervation ist der sich später entwickelnde jüngere. Auch das Kleinkind kann ja schon lange strampelnde Hin- und Herbewegungen machen, ehe es den bescheidensten Haltungsaufgaben gerecht zu werden vermag, und beim schon mehrere Jahre alten Kinde ist ja ebenfalls noch eine auffallende Lockerheit der Haltungen und Bewegungen typisch im Gegensatz zu der sich erst mit den Jahren herausbildenden stets mehr oder minder starken Versteifung des Erwachsenen (siehe Kapitel VI). Damit scheint freilich nicht übereinzustimmen, dass Kinder auffallend schlechter schnelle Hin- und Herbewegungen auszuführen vermögen als Erwachsene. Hierfür sind aber verschiedene Erklärungen möglich. Einmal könnte man sich denken, dass der Mechanismus zwar schon vorhanden, die Koppelung der Antagonisten jedoch noch nicht so ausgebildet ist wie beim Erwachsenen. Dafür liesse sich anführen, dass nach Doxiades (90) der Rückschlag beim Kleinkinde fehlen soll; doch sind Dickenkurven, aus denen der Autor diesen Schluss gezogen hat, wie wir sahen, ja sehr wenig zuverlässig. Allerdings würde dies dazu stimmen, dass nach O. Foerster (113) beim Kleinkinde auch die synergische Aufrichtung der Hand beim Faustschlusse fehlen, also die Koppelung zwischen Agonisten und Synergisten noch nicht ausgebildet sein soll. Eine andere Erklärung wäre die, dass die Unfähigkeit des Kindes, schnelle Hin- und Herbewegungen auszuführen, gerade durch das völlige Fehlen der Versteifungsinnervation bedingt ist, indem hierdurch die Zentren für die erforderlichen plötzlichen Erregungen nicht genügend vorgebahnt sind. Hierfür lässt sich manches anführen, besonders dass Verschiedenes, wie die höhere Frequenz der alternierenden Tätigkeit bei versteiften gegenüber lockeren Bewegungen sowie der Versteifungstremor u. a., wohl kaum auf andere Weise zu verstehen ist, als dass der zentrale Erregungsrückschlag zwischen Agonisten und Antagonisten durch die Versteifungsinnervation stark gebahnt wird. Jedenfalls ist in der Schwierigkeit, die Kinder in der Ausführung schneller Hin- und Herbewegungen haben, kein Widerspruch gegen die aus so vielem sich ergebende These zu sehen, dass die rhythmische bzw. rhythmisch alternierende die ursprüngliche Tätigkeitsform unseres Zentralnervensystems sei.

Wenn dem so ist, so erscheint es nicht verwunderlich, dass alles, was diesem ursprünglichen rhythmischen Mechanismus entspricht, viel leichter koordiniert auszuführen ist, als das ihm nicht Entsprechende, weil eben bei letzterem die ursprüngliche Tendenz sich immer wieder durchzudrücken sucht. Dies dürfte nicht nur für die normalerweise so häufig sich zeigende Tendenz zur Hin- und Herbewegung gelten, sondern auch eine der Ursachen für die mancherlei pathologischen Störungen sein, die auf dem übermässig starken Hervortreten dieser Tendenz beruhen (siehe letztes Kapitel). Man denke auch an die Narkoselaufbewegungen [Graham Brown (58, 59), Ebbecke (98)], die rhythmischen Flug- und Laufbewegungen geköpfter Tiere usw. Gerade diese letzteren Erscheinungen weisen uns aufs Deutlichste auf den biologischen Sinn dieser ausserordentlich frühen Anlage des der rhythmischen Hin- und Herbewegung zugrunde liegenden Mechanismus hin; ist es doch derjenige Mechanismus, der die lebenswichtige Funktion der Fortbewegung ermöglicht.

Die Fortbewegung ist aber nicht die einzige Aufgabe unserer Muskeln und die Bewegungsinnervation mit ihrer einheitlichen Zusammenfassung aller synergischen und antagonistischen Tätigkeiten ist nicht die einzige an unser Zentralnervensystem gestellte Aufgabe, sondern daneben ergibt sich als gleichwertige zweite Aufgabe noch diejenige, das durch die Bewegung Erreichte auch festzuhalten. Damit tritt an das Zentralnervensystem neben die Aufgabe der integrierenden Bewegungsinnervation als zweite gleichwertige Aufgabe diejenige einer die einzelnen Muskeltätigkeiten aufs Feinste differenzierenden Haltungsinnervation. Integrierung und Differenzierung aller Einzeltätigkeiten in buntem Wechsel je nach den Aufgaben des Augenblicks, das ist zusammen erst die Grundaufgabe unseres Zentralnervensystems.

Dieser Aufgabe kann es dadurch gerecht werden, dass die letzten die Muskeln unmittelbar innervierenden motorischen Zentren an keine feste Tätigkeitsordnung gebunden sind, sondern dass sie auf die verschiedenste Weise in Erregung versetzt werden können, sei es durch einen Wechsel der Versteifungs-, Haltungs- und Bewegungsinnervation, sei es durch eine Überlagerung derselben, oder sei es auch durch einen Wechsel der Ordnung innerhalb der einzelnen Innervationsart. Dieser ungemein vielseitige Wechsel erscheint nur möglich, wenn trotz grosser Verschiedenheiten der Ordnung im einzelnen doch das Wesen der Erregung bei allen Innervationsarten das gleiche ist und wenn alle Zentren in der gleichen Weise auf die von den verschiedensten Bahnen und auf die verschiedensten Arten ihnen zufliessenden Erregungen ansprechen können, so dass die Erregung unbehindert hierhin und dorthin geschaltet werden kann, je nachdem es die Bedürfnisse erforderlich machen. Durch diese Einheitlichkeit des Erregungsprozesses (bzw. auch des Hemmungsprozesses) und durch diese Einheitlichkeit der Erregbarkeit erscheint bei aller Verschiedenartigkeit und Differenzierungsmöglichkeit im einzelnen doch der einheitliche Zusammenhang und damit die Anpassungsfähigkeit des gesamten Zentralnervensystems an die ihm gestellten wechselnden Aufgaben gewahrt.

Soweit die, man darf wohl sagen, klassische Auffassung von der Funktionsweise des Zentralnervensystems, wie sie im einzelnen zwar stark variiert, im Prinzip jedoch stets gleich, ein Jahrhundert lang immer wiedergekehrt ist. Dieser Auffassung sind nun neuerdings zwei ganz andersartige Auffassungen gegenüber getreten, die wir zum Schlusse noch kurz zu erörtern haben. Diese Auffassungen weisen eine gewisse Ähnlichkeit untereinander auf, insofern als sie beide eine Art Resonanz voraussetzen. Bei genauer Betrachtung zeigt sich jedoch, dass sie sich gegenseitig ausschliessen. Ich meine die Auffassung von Lapicque, Bourguignon, Bremer und diejenige von P. Weiss.

Die erstgenannte geht von der Theorie Lapicques (215) aus, dass die Erregung von einem Organ auf ein anderes nur dann übergeht, wenn beide annähernd gleiche Chronaxiewerte aufweisen (Isochronismus). Dies ist nach Lapicque normalerweise bei einem Muskel und seinem zugehörigen Nerven der Fall. Wird die Isochronie durch irgendwelche Eingriffe, z. B. Verlängerung der Chronaxie des Muskels durch Curare oder Verkürzung derjenigen des Nerven durch Strychnin gestört, so wird die Erregung des Muskels durch den Nerven erschwert und schliesslich unmöglich. Nach Bourguignon (47) weisen nun die menschlichen Muskeln ganz verschiedene Chronaxiewerte auf, aber wenn man die Muskeln mit gleichen oder ähnlichen Werten zusammenstellt, so sollen sich Gruppen ergeben, in denen jeweils die Synergisten einer Bewegung zusammengefasst sind. So haben die Strecker eines Gliedes eine 2—3fach grössere Chronaxie als die Beuger. Befindet sich unter den Streckern aber ein Synergist der Beuger, wie der Ext. carpi radialis für den Faustschluss, so hat er dieselbe niedrigere Chronaxie wie die Beuger.

Aus diesen Befunden ist die Auffassung entwickelt worden, dass jedes funktionell einheitliche System vom obersten Zentrum bis zum Muskel denselben Chronaxiewert besitze und dass das koordinierte Zusammenwirken der Muskeln bei unseren Bewegungen darauf beruhe, dass die Erregung auf alle Agonisten und Synergisten übergehen kann, weil sie alle die gleiche Chronaxie besitzen, und alle Antagonisten in Ruhe lässt, weil sie eine andere Chronaxie haben.

Die der Theorie zugrunde liegenden Bourguignonschen Befunde von der Ähnlichkeit der Chronaxiewerte der Synergisten und der Verschiedenheit der Werte zwischen Agonisten und Antagonisten sind mehrfach bestätigt worden [Bremer (51), Bremer und Rylant (52, 53), Bremer und Cambier (54), Stein (306)], so dass an ihrer Richtigkeit wohl nicht zu zweifeln ist. Zugleich wird die so überaus ansprechende Erklärung des koordinierten Zusammenwirkens der Muskels auf Grund der Verschiedenheit der Chronaxiewerte durch folgende Beobachtung von Bremer und Rylant (53) unzweifelhaft stark gestützt. Diese Autoren fanden die Chronaxie des den Gastrocnemius versorgenden Nerven $2^{1}/_{2}$mal so gross wie diejenige des Nerven der Fussbeuger. Nach Injektion von Strychnin blieb die letztere ungefähr gleich, während die erstere stark abnahm. Als sie ungefähr den Wert der letzteren erreicht hatte, traten Krämpfe auf, in denen die Beuger und Strecker gleichzeitig innerviert wurden. Das heisst der Mechanismus der reziproken Innervation der Antagonisten wurde durch die Angleichung der Chronaxiewerte durchbrochen. Ganz entsprechend ist eine Beobachtung von Stein (306), der bei Metencephalitiskranken, bei denen die Bewegungsausführung gestört war, weil stets sämtliche Muskeln des Gliedes innerviert wurden, eine gleiche Entdifferenzierung der Chronaxiewerte fand.

So plausibel und wohlbegründet diese ganze Auffassung erscheint, so müssen ihr doch schwere Bedenken entgegengestellt werden. Einmal gibt es, wenn man die Tabellen von Bourguignon durchsieht, doch einige recht bemerkenswerte Ausnahmen von der von ihm aufgestellten Regel. So hat das Caput mediale des Triceps denselben Chronaxiewert wie der Biceps und der Sartorius denselben wie der Quadriceps femoris. Ferner sind die Unterschiede in der Chronaxie proximaler und distaler Muskeln viel grösser als diejenigen der Agonisten und Antagonisten desselben Gliedes, trotzdem werden proximale und distale Muskeln vielfach synergistisch innerviert. So ist z. B. die Chronaxie der Fussstrecker 4—5mal grösser als diejenige der Kniestrecker, diejenige der Dorsalflexoren des Fusses dagegen nur doppelt so gross. Trotzdem sind beim Gehen in der Phase des Abstossens des Beines vom Boden Kniestrecker und Fussstrecker synergisch tätig, und nicht wie man nach der Theorie erwarten sollte, Kniestrecker und Dorsalflexoren des Fusses.

Besonders bedenklich erscheint aber, dass unsere Muskeln der Theorie nach nur in einer einzigen starren Weise gekoppelt sein können, während wir

doch gesehen haben, dass sie bei verschiedenen Aufgaben in ganz verschiedener
Weise zusammenarbeiten. Diesen Einwand hat übrigens schon Mann gelegentlich des Vortrages von Stein gemacht. So ansprechend und wohlbegründet
die Lapicque-Bourguignonsche Theorie, dass das Zusammenwirken unserer
Muskeln bzw. dasjenige der nervösen Zentren in der Gleichheit und Ungleich-
heit ihrer Chronaxiewerte begründet liege, auf den ersten Blick auch erscheinen
mag, so vermögen wir bei näherem Zusehen doch nichts mit ihr anzufangen,
da sie sich, wenigstens in ihrer jetzigen Form, als unfähig erweist, dem für
unsere Willkürinnervation so typischen Wechsel des Geschehens gerecht
zu werden.

Die Verhältnisse werden noch wesentlich dadurch kompliziert, dass
Bourguignon (48) neuerdings gefunden hat, dass die vom N. radialis versorgten Muskeln zwei verschiedene Reizpunkte besitzen, einen oberen und
einen unteren, und dass man zwei verschiedene Chronaxiewerte erhält, je
nachdem, an welchem Punkte man reizt; und zwar erhält man am unteren Punkte
eine Chronaxie, welche derjenigen der Flexoren und Pronatoren entspricht,
im oberen Punkte dagegen eine doppelt so lange. Vielleicht liegt aber in dieser
Beobachtung, wenn sie sich verallgemeinern lassen sollte, der Hebel, welcher
es gestattet, die obige der Theorie entgegenstehende Schwierigkeit aus dem
Wege zu räumen.

Wenn man die Lapicque-Bourguignonsche Auffassung dahin zu-
sammenfassen kann, dass es nicht nur eine Art von nervösen Erregungen gibt,
sondern verschiedene, und zwar sich durch ihre Chronaxie unterscheidende,
und dass die Muskeln sich wie Resonatoren verhalten, die nur auf eine einzige
dieser Erregungsformen ansprechen, so gilt dies im Prinzip auch von der
von P. Weiss (350) aufgestellten Resonanztheorie der motorischen Nerven-
tätigkeiten auf Grund abgestimmter Endorgane. Im einzelnen freilich ist
ein ganz erheblicher Unterschied zwischen beiden Theorien festzustellen;
doch bevor wir diesen erörtern können, müssen wir zunächst den experimentellen Ausgangspunkt der Theorie kennen lernen. Weiss transplantierte
bei Salamandern eine Extremität derart neben eine andere, dass sie ihre
Innervationen aus demselben Rückenmarkssegment erhielt wie die orts-
zugehörige. Nach erfolgter Einheilung und Nervenversorgung der transplantierten Extremität ergab sich, dass sie gleichzeitig und in gleicher Stärke
alle Bewegungen der ortszugehörigen Extremität mitmachte. Die histo-
logische Untersuchung ergab, dass das Transplantat in seiner Gesamtheit
von den wenigen motorischen Nervenfasern versorgt wurde, welche bei der
Transplantation verletzt worden waren und sich dann durch Spaltung lebhaft
vermehrt hatten und in das neue Endgebiet eingedrungen waren. „So war
schliesslich eine kleinere Anzahl motorischer Ganglienzellen durch die periphere
Verzweigung ihrer Ausläufer mit der gesamten Menge von Muskeln der transplantierten Extremität in funktioneller Verbindung. Und trotz dieser ganz

zufälligen Anordnung und Unordnung in den Leitungswegen war von Anfang an die Funktion in der Extremität koordiniert und, wie aus der Homologie der Funktion mit der nebenstehenden normalen Extremität hervorging, der zentralen Koordination entsprechend."

Für diese merkwürdigen Befunde findet Weiss nur folgende Erklärung: „Jeder Muskel besitzt konstitutionell eine für ihn allein spezifische Erregungsform; Erregungen anderer Form gegenüber ist er nicht zugänglich. Der Muskel ist also, wie man bildhaft sagen kann, auf eine bestimmte Form der Erregung ‚abgestimmt‘. Die zentrale Koordination besteht nun darin, dass die Errungsformen für jene Muskeln, welche in dem betreffenden Reflex in Aktion versetzt werden sollen, zusammengestellt werden; die Gesamtheit dieser Komponentalerregungen wird nun über die sämtlichen motorischen Nervenfasern des betreffenden Rückenmarkabschnittes in gleicher Weise gegen die Peripherie geschickt, wo eine Analyse durch die Endorgane stattfindet; nur diejenigen Muskeln nämlich, welche Komponenten ihrer eigenen Erregungsspezifität in der Gesamterregung vorfinden, treten in Tätigkeit. Die Muskeln stellen also eine Art Resonatorensystem vor."

Wie man sieht, unterscheidet sich die Weiss'sche von der Lapicqueschen Auffassung, wenn auch beide eine Erregungsschaltung durch Resonanz annehmen, doch prinzipiell dadurch, dass sie die Resonanz lediglich im Muskel annimmt, dem nervösen System dagegen keine spezifische Erregbarkeit zuschreibt. Im Gegenteil, die Weisssche Theorie basiert gerade darauf, dass jeder Nerv nicht nur, wie es Lapicque annimmt, die spezifischen Erregungen der von ihm versorgten Muskeln leitet, sondern gleichzeitig auch noch die spezifischen Erregungen für die von anderen Nerven versorgten Muskeln. Beide Vorstellungen sind demnach nicht nur grundverschieden, sondern schliessen sich sogar gegenseitig aus. Damit ist auch ausgeschlossen, dass die verschiedene Abstimmung der einzelnen Muskeln im Sinne von Weiss etwa durch ihre verschiedene Chronaxie bedingt sein könne, trotzdem dies der einzige spezifische Unterschied ist, den wir in der Erregbarkeit der verschiedenen Muskeln kennen. Dies ist aber natürlich kein ernsthafter Gegengrund gegen die Weisssche Auffassung; denn das, worauf es ankommt, könnte uns ja noch unbekannt sein. Eines kann man aber schon mit Bestimmtheit sagen, nämlich dass es nicht, wie Weiss vermutet, Unterschiede des Erregungsrhythmus sind, welche die Spezifität bedingen; denn so etwas hätte sich in einer Verschiedenheit des Aktionsstromrhythmus der verschiedenen Muskeln unbedingt zeigen müssen.

Wenn wir für die Lapicquesche Auffassung konstatieren mussten, dass sie mit den vielerlei Eigentümlichkeiten unserer Willkürinnervation in Widerspruch steht, so scheint dies bei der Weissschen Theorie nicht der Fall zu sein. Dies kommt daher, dass die letztere die ganze Koppelung der Erregungen nach wie vor den Elementen des Zentralnervensystems zuschreibt und die Muskeln lediglich den ihnen zugeschalteten Erregungen gemäss reagieren lässt. Wie man sich freilich eine sowohl unseren jetzigen Kenntnissen von der Funktionsweise des Zentralnervensystems als auch den Bedürfnissen der Weissschen Theorie entsprechende zentralnervöse Schaltung vorstellen könnte, dies auszudenken ist mir nicht möglich gewesen. Auch Weiss selbst hat leider einen derartigen Versuch, seine neuen Beobachtungen mit unseren bisherigen Erfahrungen in Einklang zu bringen, nicht unternommen.

Sehen wir aber von solchen mehr spekulativen Erörterungen ab, und überlegen lieber, ob die Weisssche Auffassung nicht einer direkten experimentellen Prüfung zugänglich ist. Dies dürfte nun durch die gleichzeitige Registrierung der Aktionsströme eines Muskels und derjenigen seines zugehörigen Nerven möglich sein, und dieser Prüfung scheint mir die Weisssche Theorie nicht standhalten zu können. Schon die offenbaren Übereinstimmungen, welche Dittler und Garten, Gasser und Newcomer, Altenburger und Förster zwischen den Aktionsstrombildern des Nerven und Muskels fanden, sind unerklärlich, wenn der Nerv noch, wie es Weiss annimmt, die verschiedensten anderen Erregungen leitet, auf die der untersuchte Muskel nicht abgestimmt ist. Das Experimentum crucis bildet schliesslich die Feststellung, ob der Nerv, wie nach der Weissschen Theorie zu fordern, auch dann Aktionsströme liefert, wenn die Muskeln, die er erregt, untätig sind, währenddessen aber deren Antagonisten oder andere nicht von dem Nerven versorgte Muskeln tätig sind. Dies ist nun nach allen unseren bisherigen Kenntnissen nicht der Fall. Damit ist meines Erachtens die Weisssche Theorie unhaltbar und seine Befunde müssen anders gedeutet werden. Allerdings muss ich gestehen, dass mir eine solche andere Erklärung zur Zeit nicht möglich ist.

Wir müssen demnach feststellen, dass die Lapicque-Bourguignonsche Theorie und die Weisssche Theorie, so gut sie die speziellen Tatsachen, auf welche hin sie aufgestellt worden sind, auch zu erklären vermögen, doch, wenn man die Gesamtheit unserer Erfahrungen über die Innervationsvorgänge heranzieht, sich in bisher unlösbare Widersprüche verwickeln. Die alte, oben ausführlich geschilderte klassische Auffassung von der Funktionsweise des Zentralnervensystems, nach der es nur eine Art der nervösen Erregung und keine spezifischen Erregbarkeiten und trennenden Resonanzerscheinungen gibt, sondern alle Einzelteile durch die Möglichkeit des Hin- und Herfliessens der Erregung zu einem einheitlichen Ganzen verbunden sind, dürfte demnach immer noch am besten der Gesamtheit der Erfahrungen gerecht werden.

VI. Praktische Ausblicke.

A. Praktische Folgerungen aus den Ergebnissen der vorstehenden Analyse und deren Übereinstimmung mit den Erfahrungen der Arbeitsphysiologie und mit gewissen gymnastischen Bestrebungen unserer Zeit.

Wenn wir zum Schluss versuchen wollen, die praktischen Folgerungen aus dem zu ziehen, was sich bei der vorstehenden Analyse der an der Ausführung unserer Willkürbewegungen beteiligten Faktoren ergeben hat, so kann es sich der ganzen Einstellung dieser auf die allgemeinen Gesetzmässigkeiten des Geschehens gerichteten Darstellung nach nicht darum handeln, hier die Anwendung auf spezielle Bewegungen des täglichen Lebens zu vollziehen. Es soll vielmehr nur versucht werden, die allgemeinen praktischen Forderungen zu formulieren, welche sich aus unserer Analyse ergeben und zu prüfen, ob und wieweit diese Forderungen mit den Erfahrungen und gewissen allgemeinen Bestrebungen des täglichen Lebens übereinstimmen. Insbesondere soll untersucht werden, das Verhältnis dieser rein theoretisch gewonnenen Forderungen zu den in unserer heutigen Zeit so stark hervortretenden Bestrebungen der Ökonomie, der Rationalisierung der menschlichen Bewegung, und zu den damit in innerem Zusammenhange stehenden weit verbreiteten aktuellen Bestrebungen, zur „natürlichen" Bewegung zurückzukehren.

Was zunächst die willkürliche Haltung anbetrifft, so ist hierüber nicht viel zu sagen. Höchstens wäre an die Feststellung zu erinnern, dass von der Dauer einer Haltung bzw. von deren Verstärkung durch steigende Belastung gefunden wurde, dass sie ziemlich plötzlich in dem Punkte unökonomisch wird, in dem die Ermüdung bzw. die Anstrengung, die Haltung aufrecht zu erhalten, einen derartigen Grad erreicht hat, dass die Innervation auch auf die Antagonisten übergreift, so dass deren Spannung von den Agonisten noch mit überwunden werden muss. Dies steht in voller Übereinstimmung mit den Stoffwechseluntersuchungen von Atzler und Mitarbeitern (13, 15, 218), die ergeben haben, dass der Energieverbrauch eine Zeitlang der Johannssonschen Regel folgend, der Gewichtszunahme proportional ansteigt, dann aber plötzlich stärker als diese. Das frühere oder spätere Abweichen von der Johannssonschen Regel je nach der Kraft der betreffenden Person ist so typisch, dass Atzler darauf ein Verfahren zur Beurteilung der körperlichen Leistungsfähigkeit aufgebaut hat (15, S. 189 f.). Die praktische Anwendung dieses Verfahrens, das sicher zu den besten gehört, die wir zur Zeit besitzen, wird nur dadurch verhindert, dass die Stoffwechseluntersuchungen so äusserst kompliziert und zeitraubend sind. Vielleicht wird es sich darum empfehlen, die Feststellung, welcher Belastung ein Individuum fähig ist, ohne dass es durch unzweckmässige Mitinnervationen unökonomisch arbeitet, statt mit dem Respirationsapparat, mittels der viel schneller (eventuell sogar in Massenuntersuchungen möglichen) Registrierung der Aktionsströme der Muskeln vorzunehmen.

Wesentlich vielseitiger ist das, was zum Thema der **praktischen Ausführung willkürlicher Bewegungen** gesagt werden kann. Hier ist zu sagen, dass nach den Ergebnissen der Aktionsstromanalyse eine Bewegung folgende Forderungen erfüllen muss, wenn sie optimal ökonomisch sein soll:

1. Sie muss als einheitliche Hin- und Herbewegung, nicht als isolierte Einzelbewegung ausgeführt werden. Damit zusammenhängend

2. Sie muss fliessend mit allmählichen Übergängen der Richtung und des Tempos ausgeführt werden.

3. Sie muss eine mittlere Geschwindigkeit besitzen.

4. Sie muss sich möglichst in dem mittleren Bewegungsbereich des betr. Gelenkes halten, muss die Grenzstellungen möglichst vermeiden oder nur vorübergehend durchlaufen.

5. Sie muss möglichst locker, ohne unzweckmässige Mitinnervationen ausgeführt werden.

Sehen wir, wie die praktischen Erfahrungen sich zu diesen Forderungen im einzelnen verhalten.

1. **Hin- und Herbewegungen und Einzelbewegungen.** Hier bedarf es nur eines kurzen Hinweises auf die bekannte Tatsache, dass unzweifelhaft das Kurbeldrehen mit Hand (Zentrifugen, Mühlen usw.) oder Fuss (Fahrrad) eines der häufigsten Teilelemente aller Arbeitsbewegungen, wenn nicht das häufigste darstellt. Darin drückt sich aus, dass die Maschinen des täglichen Lebens augenscheinlich nach Möglichkeit so eingerichtet werden, dass die Arbeitsbewegung keine lineare, sondern eine rotierende, d. h. zwangsförmige Hin- und Herbewegung ist. Dieses versteht man, wenn man die Tabelle 7 genauer ansieht, die eine Zusammenstellung des Wirkungsgrades verschiedener Hin- und Herbewegungen und Einzelbewegungen bringt. Die Werte sind einer Tabelle Atzlers entnommen und noch durch weitere Angaben der Literatur ergänzt.

Man sieht den gewaltigen Unterschied des Wirkungsgrades, der bei Hin- und Herbewegungen nicht unter $20\,^0/_0$ und bei Einzelbewegungen nicht über $14\,^0/_0$ beträgt. Die einzige Ausnahme unter den Hin- und Herbewegungen macht das Feilen mit dem überaus niedrigen Wirkungsgrade von nur $9,4\,^0/_0$. Wir dürften wohl kaum fehlgehen, wenn wir die Erklärung für diese Ausnahme darin erblicken, dass durch die durch den Druck hervorgerufene starke Reibung das Feilen gar keine flüssige Hin- und Herbewegung in dem hier gemeinten Sinne ist, sondern eine Aneinanderreihung von Einzelbewegungen mit grossem Widerstande. Ausserdem dürfte beim Feilen der grösste Teil des Energieverbrauches und dementsprechend der massgebende Faktor für den Wirkungs-

Tabelle 7.

Arbeit	Optimaler Wirkungsgrad in %	Autor
A. Hin- u. Herbewegungen		
Feilen	9,4	Amar (10)
Kurbeldrehen	24,1—27,9	Reach (271)
Kurbeldrehen	20,0	Atzler (13, 15)
Hin- und Herbewegen eines senkrechten Hebels	24,7	Cathcart, Richardson und Campbell (72)
Radfahren (Ergometer)	27	Benedict und Cathcart (20)
Radfahren (Ergometer)	20	Hansen (156)
Gehen	33,5	Atzler (14, 15)
Treppensteigen	24	Lupton (234)
B. Einzelbewegungen		
Gewichtheben	8,4	Atzler (15)
Hantelstossen	10,0	Full und Lehmann (128)
Senkrechter Hebel (Stossen) . .	14,0	Lehmann (217)
Senkrechter Hebel (Ziehen). . .	14,0	Furusawa (137)

grad gar nicht durch die damit verbundenen Bewegungen verursacht sein, sondern durch den ständigen starken Druck auf den zu feilenden Gegenstand, also in einem Überwiegen der Haltungsinnervation. Diese Erklärung legt es nahe, den auffallend hohen Wirkungsgrad der Hin- und Herbewegungen dadurch zu erklären, dass bei diesen gegenüber den Einzelbewegungen die, wie Atzler sich ausdrückt, „auf alle Fälle ungünstige" Haltungsinnervation ganz zurücktritt. Auch A. V. Hill (168—170) betont immer wieder den schlechten Wirkungsgrad, den eine Contraction besitzt, wenn sie mit Haltearbeit verbunden ist. In der Tat dürfte in der geringeren Haltungsarbeit wohl einer derjenigen Faktoren zu erblicken sein, welche den höheren Wirkungsgrad der Hin- und Herbewegungen bedingen. Dies zeigt sich darin, dass diese den hohen Wirkungsgrad auffallenderweise dann besitzen, wenn sie so frequent sind, dass starke Trägheitskräfte entwickelt werden, welche erhebliche Haltearbeit unnötig machen. Das ergibt sich sehr schön aus der Analyse Atzlers (13) der Kräfteverteilung beim Kurbeldrehen, wenn er findet, dass bei dieser Bewegung der hohe Wirkungsgrad bei derjenigen Bewegungsfrequenz erreicht wird, bei welcher die Muskeltätigkeit auf eine ganz kurze Zeit zusammengedrängt ist.

Trotz allem kann dies aber nicht der massgebende Faktor für die auffällige Differenz des Wirkungsgrades von Hin- und Herbewegungen und Einzelbewegungen sein; denn eine der in der Tabelle angeführten Einzelbewegungen, das Gewichtsheben, wurde so ausgeführt, dass dabei Haltearbeit so gut wie nicht zu leisten war. Dabei ist der Wirkungsgrad noch geringer, als beim Hantelstossen, bei dem der stossweisen in Absätzen erfolgten Ausführung wegen nicht unbeträchtliche Haltearbeit geleistet worden sein dürfte. Auch beim Stossen des senkrechten Hebels dürfte die Anordnung so gewesen sein, dass Haltearbeit kaum geleistet wurde; trotzdem ist hier der Wirkungsgrad gering.

Der massgebende Faktor muss demnach ein anderer sein und wie das Beispiel des verschiedenen Wirkungsgrades bei verschiedener Ausführung der Bewegung eines senkrechten Hebels, also ein und derselben Bewegung ergibt, kann er auch nicht in sonstigen Unterschieden der verschiedenen miteinander verglichenen Bewegungsarten liegen, wie z. B. in einer verschieden grossen Mitbetätigung der gesamten Körpermuskulatur usw., sondern es ergibt sich daraus, dass der Unterschied des Wirkungsgrades tatsächlich schon in der Art der Ausführung der einzelnen Bewegung begründet sein muss.

Sehen wir uns das Beispiel der verschiedenartigen Bewegung eines senkrechten Hebels genauer an, so ist die Cathcartsche Ausführung mit dem hohen Wirkungsgrad von $24{,}7\,{}^0/_0$ der ganzen Anordnung nach (Hin- und Herbewegung des mit einer Kurbel verbundenen Hebels) die einer typischen flüssigen Hin- und Herbewegung. Die Ausführungsart Lehmanns und Furusawas mit dem niedrigen Wirkungsgrad von nur $14\,{}^0/_0$, bei der der Hebel nur nach einer Seite hin kraftvoll bewegt wurde, während der Rücklauf leer geschah, die einer typischen Einzelbewegung. Der Unterschied in der Höhe des Wirkungsgrades scheint demnach tatsächlich durch die Art der Bewegungsausführung, ob als Hin- und Herbewegung oder als Einzelbewegung, bedingt zu sein. Es ist dies nicht weiter verwunderlich, wenn man sich erinnert, dass bei kräftigen Einzelbewegungen, zumal wenn sie einigermassen schnell ausgeführt werden, die Bewegung eine nicht unerhebliche Zeitlang von lebhaften Muskeltätigkeiten überdauert wird, die weil zwecklos, natürlich den Wirkungsgrad herabdrücken müssen.

Diese Nichtübereinstimmung zwischen Bewegungsablauf und Kraftentwicklung ist wohl der Grund dafür, dass man diese stossweise Ausführung als angespannt, krampfhaft empfindet, dagegen eine Ausführung bei der zwar eine einzelne Hauptbewegung vorhanden ist, diese jedoch im Sinne einer Hin- und Herbewegung durch Ausholen und Nachfedern eingeleitet und zum Ausklingen gebracht wird, als zwanglos, „natürlich" empfunden wird. Jeder, der die zwanglose, ganz auf federndes Hin- und Herschwingenlassen des Körpers eingestellte Ausführung der modernen gymnastischen Freiübungen am eigenen Leibe erlebt hat, und diese mit der stossweisen Ausführung der alten Schul- und Militärfreiübungen vergleicht, weiss um diesen fundamentalen Unterschied. Kein Wunder, dass die moderne Gymnastik soweit geht, die federnde Hin- und Herbewegung als die einzig natürliche Bewegung anzusehen und jede ausgesprochene Einzelbewegung als eine erzwungene Entstellung derselben. Wie man sieht, ist die moderne Gymnastik mit ihrer Betonung reiner federnder Bewegungen unter möglicher Vermeidung ausgesprochener Einzelbewegungen und Haltungen (letzteres im Gegensatz besonders zur schwedischen Gymnastik) völlig unabhängig von der Wissenschaft (ja sogar bei stark ablehnender Stellung dieser gegenüber) zu ganz derselben Grundanschauung gekommen, zu welcher uns die experimentelle wissenschaftliche Analyse geführt hat, nämlich zu der Anschauung, dass nicht die isolierte Einzelbewegung, sondern die rhythmische Hin- und Herbewegung die elementare Form unserer Bewegungen darstellt. Auch kann man der rhythmischen Gymnastik vom wissenschaftlichen Standpunkte aus weiterhin zustimmen, wenn sie meint, dass die isolierte Einzelbewegung, weil sie diesen ursprünglichen rhythmischen Schlag entstellen muss, etwas Komplizierteres, Unheitlicheres, ja unter Umständen Erzwungenes darstellt. Aber damit ist die Einzelbewegung noch keinesfalls etwas Unnatürliches, wie Bode (46) behauptet, der den Gedanken der rhythmischen Gymnastik am konsequentesten durchgeführt hat. Dann müssten ja, um nur eins zu nennen, alle langsamen Bewegungen, die nur als Einzelbewegungen durchgeführt werden können, unnatürlich sein. Zudem haben wir ja gesehen, dass sich ein besonderer Mechanismus, derjenige der Adaptation als Unterlage für die Ausführung von Einzelbewegungen entwickelt hat. Auch stimmt die Behauptung nicht, dass Einzelbewegungen nur bei den durch seinen Geist und Willen „naturentfremdeten Menschen" vorkommen sollen, nicht dagegen bei den „naturgebundenen Tieren". Man sehe sich bloss die scharfwinkeligen, aus lauter Einzelbewegungen zusammengesetzten Schwimmkurven vieler Infusorien an oder die zickzackförmigen Flugkurven von Libellen usw.

Man wird darum trotzdem den Kern der modernen Gymnastik, der in der Wiederentdeckung und Betonung der elementaren rhythmischen Hin- und Herbewegung liegt, vom bewegungsphysiologischen Standpunkt aus als durchaus berechtigt anerkennen und teilen. Wie wäre auch sonst, wenn dieser Kern nicht etwas Wahres enthielte, der ungeheure revolutionierende Einfluss zu verstehen, den der gymnastische Gedanke in den letzten Jahren auf die ganze Körperbewegung, selbst auf die alten festen Formen des deutschen Turnens ausgeübt hat. Dagegen muss man die daraus gezogene Folgerung der rhythmischen Gymnastik, dass jede nichtrhythmische Einzelbewegung unnatürlich sei, vom bewegungsphysiologischen Standpunkte aus als unrichtige Übertreibung ablehnen. Aber hier haben wir uns schon auf ein Gebiet begeben, das allein vom physiologischen Standpunkte aus zweifellos nicht beurteilt werden darf; ist doch der Begriff des Rhythmus, wie er von der rhythmischen Gymnastik bzw. von der Naturphilosophie eines Klages (198), auf der diese aufgebaut ist, verstanden wird, von Haus aus kein physiologischer, sondern ein psychologischer. Man wird darum von seiten der rhythmischen Gymnastik bestreiten, dass die Frage der rhythmischen oder nichtrhythmischen Bewegung überhaupt, so wie es eben geschehen ist, vom physiologischen Standpunkte aus kritisch beurteilt werden dürfe, sondern nur vom psychologischen aus. Dies vermag ich aber bei dem gerade bei der Willkürbewegung so unlösbaren Verbundensein des physischen und psychischen Geschehens auf keinen Fall anzuerkennen.

2. Die zweite Forderung einer möglichst fliessenden Bewegungsausführung mit allmählichen Übergängen der Richtung und des Tempos ist mit der eben behandelten Frage, ob Hin- und Herbewegung oder Einzelbewegung, aufs engste verknüpft, da ja jede Hin- und Herbewegung, wenn sie als einheitliches Ganzes ausgeführt werden soll, eine derart fliessende sein muss. Aber es ist scharf zu betonen, dass auch Einzelbewegungen der Forderung fliessend zu sein, gerecht werden können. Man vergegenwärtige sich nur die schön geschwungene S-förmig gekrümmte Gestalt vieler langsamer Einzelbewegungen.

Die Forderung, dass vom Standpunkte der Arbeitsökonomie aus alle scharfen Änderungen des Tempos und der Richtung der Bewegung vermieden werden müssen, ist von seiten der Arbeitsphysiologie aus wiederholt auf das Nachdrücklichste betont worden. Auch ist sie in der Praxis durch Aufnahmen von Bewegungskurven geübter und ungeübter frischer und ermüdeter Personen bekräftigt worden [Gilbreth (143, 144) u. a.]. Ferner weiss auch der Sportkundige, dass es, um Höchstleistungen zu erreichen, vor allem beim Laufe, auf die sorgfältigste Vermeidung aller hastigen Bewegungen ankommt. Wieweit dies geht, konnte Jokl (unveröffentlichte Versuche) auf meine Veranlassung hin kürzlich an einem uns von der deutschen Sportbehörde für Leichtathletik freundlichst zur Verfügung gestellten Film von dem 1500 m Weltrekordlauf Peltzer, Nummi, Wide, Böcher feststellen. Hier ergab sich, dass bei allen vier so ausgezeichneten Läufern, trotzdem deren Laufstil im einzelnen ein ganz verschiedener ist, doch übereinstimmend die Kurven, welche die Mittelpunkte der Hüft-, Knie- und Fussgelenke beim Laufen im Raume beschreiben, vollkommen fliessende mit allmählichen Übergängen waren, wobei die Kurve des Hüftgelenks (und damit wohl auch die des Gesamtschwerpunktes des Körpers) ganz derjenigen einer Sinuskurve entsprach. Übrigens kann man ähnliche fliessende Kurven auch schon bei dem von O. Fischer (106, 107, 109) analysierten Wandergang finden. Beim normalen Gange sind aber nicht nur die Bewegungen des Körpers im Raum fliessende, sondern auch die Winkelbewegungen der Gelenke, wie sich ebenfalls aus den Fischerschen Tafeln für Hüft- und Kniegelenk ergibt. Auch hier ist die abwechselnde Beugung und Streckung des Hüftgelenks eine nahezu sinusförmige. Nur das Fussgelenk macht eine Ausnahme, indem es beim Ablösen der Ferse vom Boden eine mehr oder minder plötzliche Plantarbewegung macht. Schliesslich konnte ich an einem mir durch die liebenswürdige Vermittlung der Leiterin der Ostdeutschen Gymnastikschule Fräulein Homagk vom Mensendieckbund freundlichst zur Verfügung gestellten Filme ausmessen (noch unveröffentlichte Versuche), dass bei den rhythmischen Lauf- und Sprungübungen der Schülerinnen forderungsgemäss Oberschenkel, Unterschenkel und Füsse in geradezu wundervoller Weise fliessend hin- und herbewegt wurden.

Die Forderung, jede plötzliche Änderung der Bewegungsausführung tunlichst zu vermeiden, ist aus der Analyse der bei unseren Bewegungen beteiligten Kräfte voll verständlich; denn wie wir sahen, ist jedes plötzliche Beginnen oder Abbremsen einer Bewegung nur unter Aufwendung erheblicher Muskelkräfte möglich. Dazu kommt dann noch infolge der Tendenz unseres Zentralnervensystems zu rhythmisch alternierender Agonisten- und Antagonistentätigkeit, dass es nicht bei der für die plötzliche Bewegungsänderung erforderlichen starken Muskeltätigkeit bleibt, sondern sich daran noch eine antagonistische anschliesst, die wiederum kompensiert werden muss usw., wodurch eine ganze Kette von Energieaufwendungen erforderlich wird. Demgegenüber sahen wir, bei mit allmählichen Übergängen fliessend ausgeführten Bewegungen eine weitgehende Ersparnis aktiver durch Ausnutzung passiver Kräfte. Gerade dieses sich passiven Kräften weitgehende Überlassen bei fliessenden und vor allem bei fliessenden Hin- und Herbewegungen dürfte ihnen den von der rhythmischen Gymnastik so stark hervorgehobenen subjektiven Charakter der „natürlichen" Bewegungsausführung verleihen. Dass sie es objektiv nicht allein sind, sondern dass auch gradlinige, eckige Bewegungen in der Natur vorkommen, haben wir eben schon hervorgehoben.

3. Auch die dritte Forderung, dass als optimal ein mittleres Tempo einzuhalten ist, entspricht vollkommen den Ergebnissen der Praxis. Es liegen eine ganze Reihe von Stoffwechseluntersuchungen vor, die die Existenz eines optimalen mittleren Bewegungstempos erweisen. Tabelle 8 bringt eine Zusammenstellung solcher Befunde.

Tabelle 8.

Arbeit	Optimales Tempo in der Minute	Autor
Gehen	90	Magne (235)
Gehen	100	Cathcart, Richardson und Campbell (71)
Gehen	87,5	Atzler (14, 15)
Gehen	66—107	Studer (309)
Radfahren	55	Hansen (234)
Treppensteigen	47	Lupton (156)
Feilen	70	Amar (10)
Hin- und Herbewegen eines senkrechten Hebels	80	Cathcart, Richardson und Campbell (72)
Hebelanziehen gegen Feder. . .	100	Furusawa (137)
Kurbeldrehen	30—35	Atzler (13, 15)
Hacken.	25—30	} Steffenson und Brown (305)
Schaufeln	17—19	

Wenn man die Werte der Tabelle untereinander vergleicht, so scheinen diese derart verschieden zu sein, dass man an dem Vorhandensein gesetzmässiger Beziehungen zweifeln möchte. Das rührt aber grösstenteils daher, dass bei einigen der Bewegungen (Radfahren, Feilen, Hebelbewegungen) die Muskeln, Agonisten und Antagonisten, in der angegebenen Frequenz je einmal betätigt werden, bei anderen Bewegungen wie Gehen, Treppensteigen dagegen halbmal soviel und beim Schaufeln schliesslich vielleicht doppelt so oft. Vergleichbar sind aber natürlich nur Bewegungen, bei denen die Muskeln innerhalb derselben Zeit gleich oft betätigt werden. Berücksichtigt man dies und reduziert die Werte demgemäss, und gliedert ausserdem noch danach, welche Körperteile (Bein, Arm, Rumpf) bei der betreffenden Bewegung vorzüglich betätigt worden sind, so erhält man die Tabelle 9.

Tabelle 9.

Arbeit	Optimale Frequenz reduziert auf (voraussichtliche) Frequenz der Contractionen jedes Muskels pro Minute
A. Armbewegungen:	
Feilen	70
Hin- und Herbewegen eines senkrechten Hebels. . .	80
Hebelanziehen gegen Feder	100
B. Beinbewegungen	
Gehen	45
Gehen	50
Gehen	44
Gehen	33—53
Radfahren	55
Treppensteigen	24
C. Bewegungen unter Mitbeteiligung des Rumpfes	
Kurbeldrehen	30—35
Hacken	25—30
Schaufeln	34—38 (?)

Vergleicht man nunmehr die Werte miteinander, so ergeben sich auf den ersten Blick auffällige Übereinstimmungen und Beziehungen. Die Werte für die Armbewegungen sind mit 70—100 pro Minute weitaus am höchsten. Dann folgt die Gruppe der Beinbewegungen mit durchschnittlich 45 pro Minute. Hier fällt allein das Treppensteigen mit dem niedrigen Werte von 24 heraus; was sich vielleicht daraus erklärt, dass hierbei eine wesentlich grössere Arbeit zu leisten ist, als bei den anderen Bewegungen dieser Gruppe. Schliesslich haben die Bewegungen unter wesentlicher Mitbeteiligung des Rumpfes die niedrigste Optimalfrequenz von durchschnittlich etwa 30 pro Minute. Aus diesem Vergleich ergibt sich, dass sich die Optimalfrequenz augenscheinlich nach der Grösse der bewegten Körpermasse richtet und dort am grössten ist, wo diese am kleinsten ist und umgekehrt. Dies ist ja ein Prinzip, das uns schon vom Vergleich der Bewegungen verschiedener Glieder derselben Extremität und vom Vergleich der Bewegungen desselben Gliedes mit verschieden schwerer Belastung bekannt ist und das dort auch hinreichend erklärt worden ist (siehe Kapitel V C 1).

Wenn wir hier von einer Optimalfrequenz reden, so darf dies nicht dahin missverstanden werden, dass es sich um eine einzige Frequenz handelt, oberhalb und unterhalb deren der Wirkungsgrad sogleich beträchtlich absinkt. Es dürfte sich, was praktisch nicht unwichtig ist, im Gegenteil um eine mehr oder minder breite Zone annähernd konstanten optimalen Wirkungsgrades handeln. Dieses ist besonders von Studer (309) für das Gehen hervorgehoben worden. Auch Hansen (156) betont dasselbe für die Arbeit am Fahrradergometer.

Forscht man den möglichen physiologischen Gründen nach, welche das Optimum bestimmen, so haben wir gesehen, dass dieses bei einfachen Formen der Bewegung in nur einem Gelenk im wesentlichen davon abhängt, bei welcher Frequenz die passiven, an der Bewegung beteiligten Kräfte am besten ausgenutzt werden können. Es dürfte nicht möglich sein, direkt zu entscheiden, ob dies auch für diese komplizierteren Bewegungen des täglichen Lebens zutrifft, da die Stärke der hier in Frage kommenden passiven Kräfte, deren Verteilung und Zusammenwirken gänzlich unbekannt ist. Die Prüfung ist jedoch auf einem indirekten Wege möglich, nämlich unter Berücksichtigung des Umstandes, dass, wie wir sahen, bei optimaler Ausnutzung der passiven Kräfte die Pausen zwischen je zwei aktiven Contractionen maximal lang sind. In dieser Form, ob die Länge der Pause zwischen zwei aufeinander folgenden Contractionen einer Muskelgruppe von ausschlaggebender Bedeutung für die ökonomische Geschwindigkeit einer Bewegung ist, ist die Frage auch von Atzler gestellt worden. Der zweite in Frage kommende physiologische Faktor ist die Dauer der einzelnen Muskelcontractionen. Die Bedeutung dieses Faktors für die ökonomischste Geschwindigkeit einer Bewegung ist ganz besonders von A. V. Hill (168—170) hervorgehoben worden. Hill betont, dass der realisierbare Arbeitsanteil vermöge der viscös-elastischen Eigenschaften der Muskeln mit der Geschwindigkeit der Contraction abnimmt, dass aber andererseits um so mehr durch Haltearbeit verloren geht, je langsamer die Contraction ist. Er stellt eine Formel für diese Beziehungen auf, aus der hervorgeht, dass die optimale Contractionsdauer etwas über 1 Sekunde beträgt. Er findet diesen Wert auch für verschieden schnelle Einzelbeugungen des Unterarmes bestätigt.

Sehen wir uns daraufhin die Contractionsdauer bei den als optimal ermittelten Frequenzen der Tabelle 9 an, so haben schon Hill bzw. dessen

Schüler Lupton (234) für das Treppensteigen festgestellt, dass hier beim Optimum die Contractionsdauer ebenfalls etwas über 1 Sekunde (genauer 1,3 Sekunden) betragen dürfte. Weiterhin ist aus der Gruppe C der Tabelle für die Arbeit des Kurbeldrehens die Contractionsdauer von Atzler (13, 15) exakt gemessen und für die optimale Frequenz zu 0,7 Sekunden bestimmt worden. Der Wert liegt hier also ebenfalls in der von Hill angenommenen Grössenordnung, ist aber nicht unbeträchtlich kleiner. Betrachten wir aus der Gruppe B das Gehen, so ist hier die optimale Frequenz einer Beinbewegung durchschnittlich 45 pro Minute. Da nach einigen orientierenden Aktionsstromuntersuchungen Tibialis anticus und Gastrocnemius jeder etwa während der Hälfte der Dauer eines Schrittes tätig sind, so ist demnach die Contractionsdauer im Optimum des Wirkungsgrades der Bewegung hier ebenfalls 0,6—0,7 Sekunden. Anders aber bei den Armbewegungen mit ihrer viel höheren Optimalfrequenz. Hier dürfen wir beim Hin- und Herbewegen des senkrechten Hebels wohl annehmen, dass Biceps und Triceps abwechselnd die halbe Zeit tätig waren, was bei der Optimalfrequenz von 80 pro Minute eine Contractionsdauer von noch nicht 0,4 Sekunden ergibt. In den Versuchen von Furusawa muss sie sogar noch etwas geringer sein. Nach alledem scheint man doch wohl sagen zu müssen, dass die als optimal erwiesenen Frequenzen verschiedener Bewegungen nicht durch eine optimale Contractionsdauer im Sinne A. V. Hills erklärt werden können.

Kehren wir darum wieder zurück zu dem ersten in Frage kommenden physiologischen Faktor, der maximalen Pause zwischen zwei Contractionen jeder Muskelgruppe, so sind wir dank der Untersuchungen von Atzler und Mitarbeitern (13) in der Lage für das Kurbeldrehen zu prüfen, ob hier die maximale Pause mit der Optimalfrequenz von 30—35 zusammenfällt oder nicht. Die genannten Autoren massen dynamometrisch die Kraft, die an jedem Punkte der Kurbelumdrehung von der Hand auf die Kurbel ausgeübt wird. Das Ergebnis war, dass bei niedrigen Drehgeschwindigkeiten während der ganzen Umdrehung ungefähr die gleiche Druckkraft ausgeübt wird. Mit zunehmender Geschwindigkeit konzentriert sich dann der Druck nur auf die Abwärtsbewegung der Kurbel. Aus ihren Angaben und ihrer Abb. 9 geht hervor, dass der Druck bei einer Frequenz von 30 Umdrehungen pro Minute rund 180 Grad lang andauert und von 35—60 Umdrehungen pro Minute 150 Grad. Daraus lässt sich berechnen, dass bei langsamer Umdrehung überhaupt keine Pause vorhanden ist, dass diese bei 30 Umdrehungen ein Maximum von etwa 1 Sekunde erreicht, und dass dieses Maximum auch noch bei 35 Umdrehungen vorhanden ist. Dann nimmt aber die Pause allmählich wieder ab, ist bei 42 Umdrehungen noch etwa 0,83 Sekunden lang und bei 60 Umdrehungen nur noch 0,58 Sekunden. Wie man sieht, fällt die maximale Pausenlänge voll mit dem Bereiche des ökonomischen Tempos zusammen. Dieses deutet doch stark darauf hin, dass wir hierin und nicht in der optimalen Contractionsdauer den für die Ökonomie einer Bewegung massgebenden physiologischen Faktor zu sehen haben. Dabei ist bemerkenswert, dass die optimale Geschwindigkeit des Kurbeldrehens, von Atzler und Mitarbeitern in hohem Masse unabhängig sowohl von der Belastung als auch von der Länge des Kurbelradius gefunden wurde. Mithin scheint nicht die absolute Höhe der zu überwindenden passiven Kräfte für das Optimum massgebend zu sein, sondern nur deren Verteilung.

Dieses bei der Analyse des Kurbeldrehens erhaltene Ergebnis steht in vorzüglicher Übereinstimmung damit, dass bei einfachen Hin- und Herbewegungen in einem Gelenk in dem als optimal empfundenen Tempo die Aktionsstromperioden am kürzesten und die Pausen zwischen diesen am längsten befunden wurden. Daraus ergibt sich wiederum, dass Aktionsstromuntersuchungen wohl imstande sind, ein qualitativ richtiges Bild von der Verteilung und der ökonomischen Verwendung der Kräfte bei unseren willkürlichen Bewegungen zu geben, und dass sie somit berufen sind, ergänzend neben die Stoffwechseluntersuchungen der Arbeitsphysiologie zu treten. Bei der grossen Bedeutung, welche das rationelle Arbeiten für unsere Wirtschaft hat, würde es sich empfehlen, auch die anderen Bewegungsarten, bei welchen ein optimales Tempo festgestellt ist, sei es mittels Stoffwechsel-, sei es mittels Aktionsstromuntersuchungen, daraufhin näher zu erforschen, ob auch bei ihnen sich das Vorhandensein einer maximalen Pause zwischen zwei Contractionen einer Muskelgruppe als der massgebende ökonomische Faktor erweist.

4. Die praktische Bedeutung der vierten Forderung, dass sich die **Bewegung möglichst im mittleren Bereiche des betreffenden Gelenkes** halten und Grenzstellungen vermeiden soll, scheint bisher so gut wie gar keine Beachtung gefunden zu haben. Soweit ich sehe, hat allein W. Trendelenburg (314, 316) nachdrücklich auf diesen Punkt hingewiesen. Trendelenburg beschäftigt sich mit den in der Kunstausübung vorkommenden, insbesondere mit den beim Streichinstrumentenspiel in Betracht kommenden Bewegungen, die er als Spielbewegungen den Berufs- oder Arbeitsbewegungen gegenüberstellt. Er sagt, dass mit Recht von den Bewegungen des Kunstspiels gefordert wird, dass sie natürlich sein sollen. Das hervorstechendste Merkmal der Spielbewegungen sieht er nun darin, dass bei ihnen „die Spannung der Muskeln im ganzen eine sehr geringe ist". „Die geringe Spannung der Muskeln bei Spielbewegungen hängt aufs engste damit zusammen, dass sich die Glieder bei diesen Bewegungen fast immer in mittleren Lagen der Beweglichkeitsgrenzen halten, während Arbeitsbewegungen häufiger an sie herangehen. Grenzstellungen, über die hinaus also eine weitere Bewegung in der gleichen Richtung nicht mehr möglich ist, werden bei der Spielbewegung nur ganz vorübergehend durch schleudernde Bewegungen erreicht" (316, S. 84). In dieser Eigenschaft sieht er neben derjenigen möglichst geringer Mitinnervation

der Antagonisten und anderen Muskeln das begründet, „was wir an der Kunstbewegung als so natürlich empfinden. Nicht zur künstlerischen Bewegung steht die natürliche im Gegensatz, sondern zur gezwungenen, unfreien Bewegung, die zu starke Muskelanspannungen verwendet und sich zu viel an Gelenkgrenzstellungen hält." Dem wäre nur noch eins hinzuzufügen. Wir haben gesehen, welch grosse, mehr als ein Kilogramm betragende Spannungen schon zur Aufrechterhaltung noch 10—20 Grad von der Grenzstellung entfernter Stellungen erforderlich sein können. Da erscheint es doch von grösster ökonomischer Bedeutung, solche Stellungen nicht nur bei Spielbewegungen zu vermeiden, wo es, wie Trendelenburg gezeigt hat, bei geeigneter Technik immer leicht möglich ist, sondern auch bei den Arbeitsbewegungen darauf zu achten, dass dies der Fall ist und die maschinellen Vorrichtungen sowie die Stellung des Arbeiters an diesen Vorrichtungen so zu bemessen, dass dies möglich ist.

5. So wenig bisher die Bedeutung der Vermeidung von Grenzstellungen allgemeine Beachtung gefunden hat, so sehr ist dies, besonders in den letzten Jahren mit der Forderung der Vermeidung von Mitinnervationen, oder was dasselbe ist, der Forderung einer möglichst lockeren Bewegungsausführung der Fall gewesen. Hier finden wir die wesentlichen Gesichtspunkte wiederum schon von W. Trendelenburg hervorgehoben, wenn er das Wesen der künstlerischen resp. natürlichen Bewegungen neben der Vermeidung von Grenzstellungen darin sieht, „dass die Bewegung mit einem Minimum von Antagonistenspannungen vor sich geht und dass sie auf eng gesonderte Innervationsbezirke begrenzt werden kann, so dass stärker gespannte Muskelgruppen den sehr wenig gespannten unmittelbar benachbart sind".

Hieraus geht hervor, dass wir bei der ganzen Frage der versteifenden Mitinnervation zwei Probleme zu unterscheiden haben, nämlich a) die Versteifung des bewegten Gelenkes selbst durch Mitinnervation der Antagonisten und b) die Versteifung anderer Gelenke als des zur Bewegung selbst benötigten. Trendelenburg scheint nun der Meinung zu sein, dass die Versteifung des Erwachsenen seinen Berufsbewegungen zuzuschreiben ist. Das Kind kennt nur die lockeren Spielbewegungen, mit fortschreitendem Alter wird jedoch die Spielbewegung durch die Berufsbewegung verdrängt. Bei den letzteren ist es aber wegen des zu überwindenden stärkeren Widerstandes nötig, den Körper, „das Stativ", festzustellen. Darin erblickt er den Grund der allgemeinen Versteifung Erwachsener; denn „die Spannungen übertragen sich durch Mitinnervation nur zu leicht auf diejenigen Muskelgebiete, welche zweckmässigerweise unter geringerer Spannung betätigt würden".

Eine überaus lebhafte Diskussion über die Versteifung oder wie es meistens heisst „Verkrampfung" unserer Muskeln hat in den letzten Jahren die als rhythmische Gymnastik bekannte moderne Strömung nach Körperbewegung und Körperkultur entfacht. So verschieden auch die Anschauungen und Ziele der Schulen der rhythmischen Gymnastik im einzelnen sein mögen, darin sind sie sich alle einig, dass der durch Daueranspannungen verkrampfte menschliche Körper zunächst durch geeignete Entspannungsübungen gelockert werden müsse. Was unter Entspannung verstanden wird, belegt folgendes Zitat aus Bode (40): „Die Entspannungsübungen haben nicht den Zweck, jegliche Spannung zu beseitigen — das wäre physiologisch unmöglich und erst recht pädagogisch nicht erstrebenswert —, sondern falsche Spannungen zu beseitigen. Darunter ist jede Mitinnervation oder, bei dem physiologischen Zusammenhang der Innervationen, jede vergesellschaftete Innervation zu verstehen, die dem Naturgesetz des An- und Abschwellens nur unvollkommen gehorcht, deren Ablaufsform auf den Angriff des Willens in einem Grade eingestellt ist, dass eine Art von Daueranspannung resultiert." Die Absicht der rhythmischen Gymnastiker ist also: Ausschaltung aller als unnatürlich, als nur durch den menschlichen Willen erzwungen angesehenen Daueranspannungen und damit Rückkehr zu der, wie wir S. 192 gesehen haben, als ursprünglich, allein natürlich betrachteten rhythmischen Tätigkeitsart der Kinder und Tiere.

Gewiss ist an dieser Anschauung wohl unzweifelhaft richtig, dass die Glieder kleiner Kinder auffallend wenig versteift sind, und es ist vermutlich auch etwas Wahres daran, dass der häufige Willensimpuls oder was dasselbe ist, der häufige Zwang zu schweren Arbeitsbewegungen (Trendelenburg) die Glieder mit fortschreitendem Alter immer seltener vollständig aus der Versteifung wieder herauskommen lässt. Aber dies scheint mir keineswegs den einzigen Grund für den Unterschied zwischen Kind und Erwachsenem zu bilden. Denn, wie wir S. 182 gesehen haben, sind neuerdings verschiedene experimentelle Befunde erhoben worden, welche zeigen, dass in der ontogenetischen Entwicklung die Bahnen für die Versteifungsinnervation erst wesentlich später reif, funktionstüchtig werden als die Bahnen für die rhythmische Bewegungsinnervation. Wenn dies schon bei vielen Tieren erst mehrere Monate nach der Geburt voll der Fall ist, wie lange nach diesem Zeitpunkte wird dies dann erst beim Menschen der Fall sein. Das heisst der Mangel an Versteifungsinnervation beim Kinde gegenüber dem Erwachsenen kann nicht allein als ein Vorzug des noch nicht durch Willensimpulse bzw. Arbeitsbewegungen verbildeten Kindes betrachtet werden, sondern ebensogut auch umgekehrt als ein Mangel des Kindes, das zur Versteifungsinnervation und damit zur Arbeitsbewegung noch nicht reif ist. Dabei hat die letztere Auffassung noch den Vorzug, dass sie davor warnt, dem kindlichen Bewegungsapparat schwere Belastungsproben zuzumuten, ehe er nicht auch durch die Ausbildung der Versteifungsinnervation voll funktionsfähig geworden ist.

Wenn schliesslich ferner behauptet wird, dass Daueranspannungen, Versteifungen bei den noch naturgebundenen Tieren nicht vorkommen sollen, sondern nur an- und abschwellende Contractionen, so ist dies ebensowenig richtig, wie die Behauptung, dass Tiere nur fliessende rhythmische Hin- und Herbewegungen und keine isolierten Einzelbewegungen machen sollen. Das Tier hat doch genau so wie wir nicht nur die Aufgabe, sich zu bewegen, sondern auch diejenige zu stehen, sich zu stützen, und wie die Magnussche Stützreaktion zeigt, sind hierbei sämtliche Muskeln des Gliedes, Beuger und Strecker, in einer echten andauernden Versteifungsinnervation [Schoen (293)]. Man wird hiergegen zwar einzuwenden versuchen, dass dies nicht beweisend sei, da hier die Daueranspannung nur durch die unnatürliche andauernde Art der Auslösung hervorgerufen sei. Dieser Einwand ist aber nicht stichhaltig. Bei der Ausmessung der Gelenkwinkel des ungezwungen Schritt, Trab oder Galopp laufenden Pferdes an kinemathographischen Aufnahmen, die ich einer Arbeit von Walter (346) entnommen habe, hat sich mir nämlich ergeben (noch unveröffentlichte Versuche), dass während der ganzen Stützphase an den Vorderbeinen Fessel- und Karpalgelenk und an den Hinterbeinen Huf-, Fessel- und Sprunggelenk ihre gestreckte Stellung fast vollkommen unverändert beibehalten, was nur so zu erklären ist, dass sie während der Stützphase stark versteift sind. Die Magnussche Stützreaktion ist demnach nicht eine nur unter experimentellen Bedingungen zu erhaltende Erscheinung, sondern etwas, was auch bei der natürlichen Fortbewegung der Tiere eine wesentliche Rolle spielt. Nebenbei gesagt, habe ich beim normalen menschlichen Laufen oder Gehen niemals in irgendeinem Gelenke auch nur für kurze Zeit ein derartiges Gleichbleiben der Gelenkwinkel beobachtet, sondern stets eine durchaus fliessende Änderung derselben (siehe auch die Aufnahmen von O. Fischer). Wenn von Schwab (294) unter pathologischen Umständen auch beim Menschen der Stützreaktion ähnliche Erscheinungen beobachtet worden sind, so scheint dies wie so vieles anderes auch etwas zu sein, was beim Menschen eben nur unter pathologischen Verhältnissen hervortritt, normalerweise dagegen keine Rolle spielt. Jedenfalls hat der normale menschliche Gang, gerade umgekehrt als man es nach der rhythmischen Gymnastik erwarten sollte, sich als weit weniger versteift erwiesen als derjenige des Pferdes.

Betrachten wir nunmehr die beiden verschiedenen Fälle von Versteifung im einzelnen, und zwar zunächst den zweiten Fall, dass, wenn wir ein Gelenk bewegen, andere Gelenke versteift werden. Hier ist streng zu unterscheiden zwischen zweckmässiger und unzweckmässiger Mitinnervation. Natürlich kann gar keine Rede davon sein, derart notwendige Mitinnervationen wie die Versteifung des Schulterblattes gegen den Rumpf beim Seitwärtsheben des Armes ausschalten zu wollen. Wie wir gesehen haben, ist es ja auch allem Anscheine nach gänzlich unmöglich, derartige für die koordinierte Bewegungsausführung notwendige Mitinnervationen zu unterdrücken. Ebensowenig kann es natürlich zweckmässig sein, die Mitanspannung der Muskeln des Rumpfes und der Beine bei schweren Arbeitsbewegungen auszuschalten und sich damit des Stützpunktes zu berauben. Man wird sie nur auf das notwendige Mindestmass einschränken müssen.

Ganz etwas anderes ist es selbstverständlich mit den nicht notwendigen Mitinnervationen, die zu vermeiden in jedem Falle wünschenswert ist. Dies gilt nicht nur für die kunstgemässen Spielbewegungen, von denen Trendelenburg in schönen Beispielen gezeigt hat, von wie grosser Bedeutung es hier ist, bestimmte Muskelgruppen dauernd innervieren zu können, während selbst nahe benachbarte Gruppen völlig schlaff bleiben (z. B. Daumen und übrige Finger der linken Hand beim Violinspiel). Ganz ebenso gilt dies auch für die Arbeitsbewegungen; drückt doch, abgesehen von allen anderen Nachteilen der durch diese statischen Mitinnervationen bedingte Leerlauf der Bewegung auf alle Fälle deren Wirkungsgrad herunter.

Trendelenburg (315) stellte weiterhin fest, dass, wenn die Aufmerksamkeit nicht darauf gelenkt worden war, bei den meisten Personen schon bei relativ einfachen Bewegungsaufgaben starke Mitinnervationen in anderen Gelenken aufzutreten pflegen. Eine Ausnahme hiervon machten nur geübte Musiker. Dagegen waren auch die meisten Ungeübten, einmal darüber belehrt, um was es sich handelte, imstande, die Mitinnervation der Muskeln anderer Gelenke, z. B. die Mitinnervation der Beuger und Strecker der anderen Finger bei Beugung des Daumens zu vermeiden. Bei der diesen Untersuchungen zufolge offenbar weit verbreiteten Mitversteifung anderer Gelenke dürfte die Vornahme von Entspannungsübungen im Sinne der rhythmischen Gymnastik tatsächlich sehr angebracht sein. Zur Vermeidung dieser Art von Versteifung dürften sich auch die besonderen von Bode empfohlenen Entspannungsübungen sehr nützlich erweisen, wie z. B. Seitwärtsausstrecken des Armes, dann Lockerung und passives Fallenlassen des Unterarmes und der Hand der Schwere folgend, während der Oberarm seitwärts gehalten bleibt und Ähnliches.

Was nun die andere Art der Versteifung anbetrifft, nämlich diejenige des bewegten Gelenkes selbst durch gleichzeitige Innervation der Agonisten und Antagonisten, so sei daran erinnert, dass, was die Häufigkeit solcher Versteifungen anbetrifft, uns die Aktionsstromuntersuchung ein ganz entsprechendes Resultat ergeben hat, wie dasjenige von Trendelenburg über die Häufigkeit der Mitversteifung anderer Gelenke. Es ergab sich, dass fast alle Personen unbeeinflusst mehr oder minder stark versteifte Bewegungen auszuführen pflegten; doch hielt sich die Stärke der Versteifung im allgemeinen in mässigen Graden. Am stärksten war sie bei Einzelbewegungen, besonders, wenn diese schnell und gar noch als Zielbewegungen ausgeführt werden sollten. Bedeutend geringer war sie bei Hin- und Herbewegungen, besonders bei mässig schnellen. Übereinstimmend ist ferner, dass die meisten Personen, wenn die Ansprüche an Schnelligkeit und Zielsicherheit der Bewegung nicht hochgestellt wurden, schon nach ganz kurzer Übung auch die Antagonistenversteifung weitgehend, manche sie sogar vollkommen vermeiden konnten. Es fanden sich aber immer wieder einzelne Personen, die es nicht vermochten, wirkliche lockere Bewegungen auszuführen. Wohl aber brachten es auch diese Personen fertig, bei vollkommener Ausschaltung der Aussenkräfte, vor allem der Schwerkraft ihre Muskeln, dem Verschwinden der Aktionsströme nach zu urteilen, vollkommen erschlaffen zu lassen. So wie sie dann aber eine aktive Bewegung aus dieser lockeren Haltung oder besser gesagt Lagerung machen wollten, kam es regelmässig, und zwar bei nicht wenigen Personen, kurz vor der Bewegung stets zu einer deutlichen Wiederversteifung.

Daraus ergibt sich, dass an der Behauptung der Vertreter der rhythmischen Gymnastik von der Versteifung der meisten Menschen etwas Wahres ist und auch daran, dass es nicht nur wünschenswert ist, die unzweckmässige Mitversteifung anderer Gelenke durch Entspannungsübungen zu vermeiden, sondern auch die Versteifung des bewegten Gelenkes selbst. Dies kann aber nach dem Gesagten offenbar nur in Übungen geschehen, in denen die aktive Innervation der Agonisten ohne diejenige der Antagonisten geübt wird. Dies ist nun in den Entspannungsübungen Bodes, wie wir sahen, nicht der Fall, da hier lediglich geübt wird, die Glieder der passiven Kräfte, vor allem der Schwerkraft möglichst spannungslos zu überlassen. Dagegen pflegt Laban (204) Entspannungsübungen in Form von lockeren aktiven Bewegungen, wie lockeres Kreiseln des Kopfes, Rumpfes, seine bekannte Achterbewegung der Beine u. a. Um die aktive lockere Bewegungsausführung zu üben, dürften demnach die Labanschen Entspannungsübungen zweifelsohne geeigneter sein, als die von Bode angegebenen. Zu bemerken ist nur, dass es nach dem eben Ausgeführten zweckmässig sein dürfte, nicht nur, wie Laban es tut, bei Hin- und Herbewegungen die lockere Ausführung zu üben, sondern auch besonders bei isolierten Einzelbewegungen, was zwar dem Prinzip der rhythmischen Gymnastik von der Unnatürlichkeit der isolierten Einzelbewegung nicht entsprechen mag, dafür aber den Bedürfnissen des täglichen Lebens mit seinen häufig geforderten Einzelbewegungen entgegenkommen würde.

Wenn, wie eben geschehen, der rhythmischen Gymnastik auch zugegeben werden muss, dass bei den meisten Menschen bei Haltung und Bewegung sich die Muskeln durch eine Versteifungsinnervation in einer mehr oder minder starken Daueranspannung befinden und es dementsprechend vorteilhaft erscheint, die Möglichkeit völliger Lockerung durch besondere Entspannungsübungen zu üben, so kann doch andererseits kein Zweifel darüber sein, dass die Neigung der rhythmischen Gymnastik, in jeder Daueranspannung, Versteifung eine unnatürliche Verkrampfung der heutigen Menschen zu sehen, unbedingt als nicht zutreffend und irreführend scharf abzulehnen ist. Ganz ebenso wie die Versteifung der Nachbargelenke nur zum Teil unzweckmässig, zum Teil dagegen unbedingt erforderlich ist, ganz ebenso ist es auch mit der Versteifung des bewegten Gelenkes selbst durch gleichzeitige Innervation von Agonisten und Antagonisten. Sehen wir ganz davon ab, dass eine mässige Versteifungsinnervation schon dazu nützlich ist, um dem Erregungsrückschlag — der Grundlage der von den Anhängern der rhythmischen Gymnastik so hoch geschätzten rhythmisch-alternierenden Bewegungsart — erst die erforderliche Bahnung zu geben, so ist eine gewisse Versteifung auch schon deshalb erforderlich, weil offenbar die flüssige lockere Bewegungsausführung nicht die einzige Anforderung ist, welche wir an unsere Bewegungen zu stellen haben. Ja, unter den Verhältnissen des täglichen Lebens ist die lockere Bewegungsausführung sogar, wie wir sahen, eine relativ wenig beachtete, weil anscheinend weniger wichtige Anforderung. Hier kommt es vor allem darauf an, ein bestimmtes Ziel sicher zu erreichen, und sicher innezuhalten. Das ist aber bei einigermassen schnellen Bewegungen — man vergleiche nur Abb. 32 —, wenn sie locker sind, nahezu unmöglich, jedenfalls ganz wesentlich schlechter möglich als bei versteiften Bewegungen. Aber auch für langsame Bewegungen erscheint im Interesse der Sicherheit der Bewegungsausführung gegen etwaige Störungen durch Aussenkräfte eine leichte, die Reflexe eben bahnende Versteifung durchaus wünschenswert. Natürlich braucht diese unter besonderen Umständen, unter denen solche Störungen nicht zu erwarten sind, nicht vorhanden zu sein, und ein solcher Fall sind eben die Bewegungen beim Spielen von Streichinstrumenten. Es geht demnach doch wohl entschieden zu weit, wenn die neueren Gymnastikbestrebungen jegliche Versteifung, ja überhaupt jegliche Daueranspannung unserer Muskeln als unnatürlich beseitigen wollen. Gewiss ist die rhythmisch an- und abschwellende Tätigkeitsart als die der Entwicklung nach ursprüngliche, dem Bewegungsapparat auch jetzt noch am besten angepasste Tätigkeitsart anzusehen. Aber es wäre ganz einseitig nur in dieser und in der durch sie bewirkten fliessenden Hin- und Herbewegung die einzig natürliche Tätigkeits- bzw. Bewegungsart sehen zu wollen. Das hiesse vollkommen verkennen, dass sich ontogenetisch später, anderen biologischen Anforderungen Rechnung tragend, daneben noch eine andere auf die Produktion von Dauerspannungen gerichtete Innervationsart entwickelt, die als unnatürlich zu bezeichnen nichts berechtigt. Gewiss mag diese vom Standpunkt der ökonomischsten Bewegungsausführung unzweckmässig sein, aber möglichste Ökonomie, wenn sie auch als ein Grundprinzip in der Natur immer wieder zu finden ist, ist doch nicht die einzige biologische Anforderung, die es gibt. Ja sie ist für den Bewegungsapparat des Erwachsenen offenbar nicht einmal die hauptsächlichste, wenn man sieht, dass sie unter den Verhältnissen des täglichen Lebens gegenüber der nur durch Daueranspannungen zu

erfüllenden Forderung der Sicherheit der Erreichung und Fest-
haltung des erstrebten Bewegungszieles zurücktreten muss.

Im übrigen ist noch gar nicht gesagt, dass lockere, mit geringer Muskelanspannung und dementsprechend mit möglichst geringem Energieaufwand
ausgeführte Bewegungen die für die Ökonomie des ganzen Körpers zweck-
mässigsten sind. Es ist das Verdienst Durigs (93, 94) in seinen von hoher
Warte gesehenen kritischen Ausführungen zur theoretischen und praktischen
Seite des Ermüdungsproblems im Atzlerschen Handbuche darauf aufmerksam
gemacht zu haben, dass es Fälle gibt, in denen mit grösserem Energieverbrauch
verbundene, also scheinbar unökonomische Arbeit unter geringerer Ermüdung
und mit grösserer Tagesleistung ausgeführt werden kann als Arbeit, die nach
den Ergebnissen des Respirationsversuches die zweckmässigste sein müsste.
„Schwere und schwer ermüdende Arbeit, bei der ungewöhnliche Muskelgruppen
herangezogen werden, kann viel unschädlicher sein, als eine bis in das Äusserste
rationalisierte, scheinbar leichte und mit grösster Arbeitsökonomie ausgeführte,
täglich gleichartig sich wiederholende Tätigkeit, die unter grösstem Wirkungsgrad geleistet wird" [Durig (92)].

Ökonomisierte, „rhythmisch natürliche" Bewegungsausführung ist gewiss
ein hohes Ziel, dessen allgemeine Verbreitung zu fördern wohl schon die darauf
verwandte Mühe lohnen wird. Aber es möge doch zu bedenken geben, dass die
menschliche Bewegung sich bisher noch niemals in ein einziges Schema von
allgemeiner Gültigkeit hat pressen lassen, und wenn dies für die Theorie der
Bewegung — was in diesen Betrachtungen zu zeigen mir hoffentlich gelungen
ist — bisher so war, und auch weiter sein wird, so wird es mit der Praxis der
Bewegung vermutlich auch nicht anders sein.

B. Versuch einer physiologisch begründeten Erklärung
und Einteilung der pathologischen Bewegungsstörung.

Ebensowenig wie es im vorangehenden Abschnitte beabsichtigt war,
auf Grund der gewonnenen Erkenntnisse von den allgemeinen Gesetzmässigkeiten, welche die normalen Bewegungen beherrschen, ein Bild von der praktischen Ausführung einer speziellen Bewegung zu geben, ebensowenig kann
es in diesem Abschnitte unsere Aufgabe sein, eine Analyse geschweige denn
eine Erklärung des Bildes einer speziellen Krankheit z. B. der motorischen
Störungen bei der Tabes zu versuchen. In Frage kommt vielmehr lediglich
nur der Versuch einer Darstellung der allgemeinen Grundlagen, welche sich
aus der Analyse der die normale koordinierte Bewegungsausführung garantierenden Faktoren für die Möglichkeiten pathologischer Bewegungsstörungen
ergeben. Das heisst es soll versucht werden zu zeigen, welche Bewegungsstörungen sich ergeben müssen, wenn die Funktion der einzelnen Faktoren
pathologisch gesteigert oder abgeschwächt ist, in der Hoffnung so einen Weg
zu weisen, den die pathophysiologische Bewegungsforschung gehen kann,

um zu einer physiologisch begründeten Erklärung und Einteilung der pathologischen Bewegungsstörungen zu gelangen. Diesen gewiss kühnen Versuch schon jetzt zu wagen, rechtfertigt sich vielleicht daraus, dass, wie wir sahen, ja schon normalerweise kleine, durch die Grenzen der Koordinationsfähigkeit bedingte Unzulänglichkeiten der Bewegungsausführung nachzuweisen waren, die uns wohl als Fingerzeige dienen können, welche Störungen eintreten müssen, wenn diese Grenzen sich pathologisch verschieben.

Auf Grund der vorliegenden Befunde über die Eigentümlichkeiten der willkürlichen Bewegungsausführung dürfte sich folgendes Schema der Möglichkeiten pathophysiologischer Bewegungsstörungen aufstellen lassen:

Schema der Möglichkeiten pathophysiologischer Bewegungsstörungen auf Grund der Analyse der normalen koordinierten Bewegungsausführungen.

I. Störungen der efferenten zentralen Impulse.
1. Störungen der integrierenden Bewegungsinnervation.
   a) Störungen der synchronen Innervation synergischer Muskeltätigkeiten.
      α) der verschiedenen Agonisten bzw. Antagonisten untereinander.
      β) der Agonisten und Synergisten.
   b) Störungen der reziprok-alternierenden Agonisten- und Antagonisteninnervation.
      α) Mangelhafte Koppelung.
      β) Gesteigerte Tendenz zu rhythmisch alternierender Tätigkeit.
2. Störungen der Versteifungsinnervation.
   a) zu gering.
   b) zu stark.
3. Störungen der Adaptationsfähigkeit.
   a) Übertrieben starke adaptative Einstellung.
   b) Mangelhafte adaptative Einstellung.

II. Störungen der afferenten peripheren Impulse.
1. Mangel an sensorischen Erregungen.
2. Störungen der sensiblen Erregungen.
   a) Schwäche oder Ausfall.
   b) Steigerung.

Bei einem solchen Schema darf natürlich nicht unberücksichtigt bleiben, dass die verschiedenen Faktoren keine isolierten Funktionseinheiten darstellen, sondern, sich gegenseitig beeinflussend, eng zusammenhängen, so dass primäre Störungen an einer Stelle, sekundäre Störungen an anderen Stellen nach sich ziehen müssen. Überlegt man unter Berücksichtigung dieses Umstandes, welche Folgen die einzelnen Störungen haben müssen, und ob entsprechende, auf diese Störungen möglicherweise zurückführbare Krankheitsbilder schon beobachtet worden sind, so ergibt sich folgendes Bild:

I. Störungen der efferenten zentralen Impulse.

1. Störungen der integrierenden Bewegungsinnervation.

Wie wir gesehen haben, müssen die synergistischen und antagonistischen Koppelungen der verschiedenen an einer Bewegung beteiligten Muskeln schon durch den primären zentralen Bewegungsimpuls bewirkt worden sein. Der zentralen integrierenden Bewegungsinnervation muss demnach ein überragender Einfluss auf das koordinierte Zusammenwirken der Muskeln zugeschrieben werden, und es ist ganz ausgeschlossen, Störungen desselben allein auf Störungen der sekundären sensiblen Impulse zurückführen zu wollen, wie dies z. B. die Vertreter der Reflextheorie der Ataxie wollen [Tschirjew, Rieger u. a., neuerdings K. Hansen (153)]. Es braucht wohl kaum besonders gesagt zu werden, dass damit keineswegs die natürlich ebenso unhaltbare Behauptung erneuert werden soll, dass die ataktischen Inkoordinationen nur durch Störungen der primären zentralmotorischen Innervation zustande kommen sollen, wie es die Friedreich-Erbsche Theorie der Ataxie seiner Zeit angenommen hat. Es soll nur betont werden, dass Störungen der primären zentralen Impulse unbedingt in den Vordergrund gestellt werden müssen.

a) Störungen der synchronen Innervation synergischer Muskeltätigkeiten. Was die Möglichkeit einer zentralen Störung anbetrifft, dadurch dass die integrierende synchrone Innervation der verschiedenen Fasern desselben Muskels bzw. der verschiedenen Agonisten und Antagonisten untereinander nicht so weitgehend gelingt wie bei der normalen Innervation, so scheint dieser Störung keine besondere praktische Bedeutung zuzukommen. Auch normalerweise können ja schon die einzelnen Innervationsstösse innerhalb einer Tätigkeitsperiode asynchron gefunden werden, ohne dass die geringste Koordinationsstörung bemerkbar ist. Ein möglicherweise ständiges Auseinanderfallen derselben unter pathologischen Umständen dürfte darum ebenfalls ziemlich belanglos sein. Auch einer mangelnden zeitlichen Übereinstimmung der ganzen Tätigkeitsperioden verschiedener Agonisten oder Agonistenteile dürfte keine grosse Bedeutung beizumessen sein, da auch sie schon normalerweise nicht selten ist. Lediglich die Ausführung fliessender Hin- und Herbewegungen dürfte durch solche Mängel des synchronen Zusammenarbeitens empfindlich gestört werden. Ob es aber überhaupt pathologische Fälle gibt, in welchen die integrierende synchrone Innervation der verschiedenen Agonisten bzw. Agonistenteile gestört ist, ist meines Wissens noch gänzlich ununtersucht.

Dagegen ist eine Störung der zentralen Koppelung der Agonisten- und Synergisteninnervation sicherlich von grosser praktischer Bedeutung, indem hierdurch die zahlreichen zweckmässigen Mitinnervationen und Mitbewegungen, welche die koordinierte Ausführung vieler Bewegungsabsichten erst ermöglichen, zerstört werden muss. Nach O. Förster (114) sind auch unter pathologischen Umständen unter anderem bei der Tabes dorsalis schwere Inkoordinationen durch einen Ausfall solcher Mitbewegungen zu beobachten, z. B. das Ergreifen eines Gegenstandes mit der Hand lediglich durch Fingerbeugung ohne begleitende Handstreckung, oder das Vorsetzen des Schwungbeines ausschliesslich unter Beugung in der Hüfte, während Fuss- und Unterschenkel nicht mitgebeugt werden. Nachdem Altenburger kürzlich gezeigt hat, dass die Synergisteninnervation durch die Durchschneidung aller in Frage kommenden hinteren Wurzeln nicht im geringsten geschwächt wird (siehe Abb. 56), kann die alte Annahme Försters, dass das pathologische Fehlen von zweckmässigen Mitbewegungen auf einem Ausfall der sie auslösenden zentripetalen Erregungen zurückzuführen sei, nicht mehr aufrecht erhalten werden. Wir müssen es vielmehr als eine Folge der Aufhebung der primären zentralen Koppelung der Agonisten- und Synergisteninnervation betrachten.

Nach Förster (114) ist nun auch die umgekehrte Störung recht häufig zu beobachten, nämlich die Störung, dass die synergische Mitbewegung und Mitinnervation nicht aufgehoben, sondern pathologisch gesteigert ist. Die auffallende Tatsache, dass dies bei den verschiedensten Erkrankungen (Hemiplegie, multiple Sklerose, Tabes, peripheren Lähmungen) der Fall ist, drängt den Gedanken auf, dass es sich hier lediglich um eine sekundäre Folge anderer Störungen handelt. Dies dürfte für die peripheren Lähmungen unzweifelhaft sein, und hier die Förstersche Erklärung das Richtige treffen, dass, um die Lähmung auszugleichen, zu den geschwächten Agonisten ein verstärkter Impuls geschickt wird, der nun auch den Synergisten verstärkt zufliesst, und diese, da sie nicht geschwächt sind, zu übermässiger Tätigkeit veranlasst. Förster führt noch eine Reihe von weiteren Möglichkeiten an, durch die es bei den verschiedensten Erkrankungen als sekundäre Folge zu einer pathologischen Steigerung der Synergisteninnervation kommen kann. Ob eine solche Steigerung auch primär, lediglich durch eine pathologisch gesteigerte Bahnung der Agonisten- und Synergistenkoppelung eintreten kann, erscheint mir sehr fraglich. Wenigstens liegen dafür, dass eine solche Bahnung überhaupt möglich ist, nicht die geringsten Anhaltspunkte vor. Auch deutet nichts darauf hin, dass die Koppelung normalerweise irgendwie gehemmt sei; ganz im Gegenteile, sie lässt sich nach allem, was wir wissen, durch nichts hemmen oder ausschalten. Damit fällt auch die Möglichkeit fort, die pathologische Steigerung etwa als eine Enthemmung zu betrachten. Mithin scheint es primäre Störungen der zentralen Koppelung der Agonisten- und Synergisteninnervation nur im Sinne einer Aufhebung derselben zu geben, nicht im Sinne einer pathologischen Steigerung derselben. Letzteres scheint stets eine sekundäre Folge anderweitiger Störungen zu sein.

b) Störungen der reziprok alternierenden Agonisten- und Antagonisteninnervation. Mangelhafte Koppelung im Sinne einer Schwächung, zeitlichen Verspätung, oder gar eines Ausfalles des zentralen Rückschlages muss zu ausfahrenden ataktischen Bewegungsstörungen führen. Dass Ataxien als Folge dieser Störung tatsächlich vorkommen, scheint aus Aktionsstrombefunden von F. H. Lewy (220) hervorzugehen, der bei ataktischen Bewegungen von Tabikern eine schwache und vor allem sehr spät einsetzende Antagonistenrückschlagstätigkeit sah. Da jedoch auch beim Normalen unter Umständen schon das gleiche zu beobachten ist, so scheint mir hier noch eine Nachprüfung wünschenswert zu sein.

Eine andere Frage ist, ob ein mangelhaftes Funktionieren des zentralen Rückschlages — angenommen, dass es wirklich als eine Ursache der Ataxie zu betrachten ist — auch als primäre Störung des Koppelungsmechanismus zu deuten ist, oder nicht vielmehr lediglich als sekundäre Folge ganz anderweitiger Störungen. Letzteres liegt um so näher, als gewichtige Gründe dafür sprechen, dass die Agonisten- und Antagonistenrückkoppelung gebahnt werden kann und in ihrem Funktionieren sogar ausserordentlich abhängig von dem Grade dieser Bahnung ist. Erstens erfolgt eine Bahnung augenscheinlich durch die Versteifungsinnervation. Man erinnere sich nur an die langsam erfolgenden alternierenden Nachbewegungen lockerer Einzelbewegungen und an deren Frequenzzunahme bei gleichzeitiger Versteifung, sowie ferner an den Versteifungstremor u. a. Es ist darum nicht von der Hand zu weisen, dass das schlechte Funktionieren des zentralen Rückschlages vom Agonisten auf den Antagonisten beim Tabiker lediglich auf eine mangelhafte Bahnung durch dessen geringe Versteifungsinnervation zurückzuführen sein kann. Zweitens besteht aber auch eine Bahnung des zentralen Erregungsrückschlages durch die afferenten Erregungen. Wenigstens erweist er sich in Tierversuchen nach Durchschneidung der hinteren Wurzeln als zwar noch vorhanden, aber doch deutlich geschwächt und zeitlich verzögert [Wachholder (326)]. Es ist deshalb auch möglich, dass das schlechte Funktionieren des Rückschlages bei der Tabes auf mangelhafter Bahnung durch afferente Erregungen beruht. Möglicherweise hängen auch beide Bahnungen miteinander zusammen, indem die Versteifungsinnervation ihrerseits von dem Vorhandensein afferenter Erregungen abhängt. Jedenfalls liegt nichts vor, was uns zwingt, die Möglichkeit einer primären Störung der zentralen Rückkoppelung zwischen Agonisten- und Antagonistenerregung anzunehmen. Eine solche erscheint auch unwahrscheinlich, da diese Koppelung die ontogenetisch älteste und damit wohl zusammenhängend eine der festesten des ganzen Bewegungsmechanismus ist.

Eine gesteigerte Tendenz zu zentralem Erregungsrückschlag bzw. zu rhythmisch alternierender Agonisten- und Antagonistentätigkeit muss zu pathologischen Störungen in dem Sinne führen, dass die Ausführung einer fortschreitenden Bewegung immer wieder durch periodische Verlangsamungen, Stillstände, ja Rückläufigkeiten, d. h. durch eine Tendenz zur Hin- und Herbewegung gestört wird. Derartige Störungen sind ja unter dem Bilde der verschiedenen Tremorarten, besonders des Intentionstremors, sowie unter dem Bilde des Klonus recht häufig. Gemäss dem eben über die Bedeutung von Bahnungsmöglichkeiten des zentralen Rückschlages Gesagten, werden wir erwarten, dass manche dieser Störungen auf eine solche übermässige Bahnung zurückzuführen sind. In der Tat findet man sie auch vielfach gekoppelt mit übermässig starker Versteifungsinnervation, z. B. beim Intentionstremor der multiplen Sklerose. Auch das Auftreten des Klonus fällt ja ebenfalls ganz auffällig mit gesteigerter Allgemeinerregung bzw. -erregbarkeit zusammen. Schliesslich kann man schon normalerweise bei starker willkürlicher Versteifung genau dieselben Erscheinungen beobachten, wie sie für den pathologischen Tremor charakteristisch sind [Wachholder (327)]. Aber dieses kann nicht in allen Fällen die Ursache sein, denn wie K. Wilson (357) ausdrücklich betont, kommt der Tremor auch bei hypotonischen Zuständen vor, und hier bleibt uns wohl keine andere Erklärung, als die auch von Wilson gegebene, dass es sich in diesen Fällen um eine Enthemmungserscheinung handelt. Unzweifelhaft ist ja die zentrale Antagonistenrückkoppelung ein uralter Mechanismus, und wie wir wissen, ist der funktionelle Bauplan des Zentralnervensystems derart, dass mit dem Infunktiontreten neuerer Mechanismen die Tätigkeiten der älteren eingedämmt, gehemmt werden, um bei pathologischen Störungen der neueren Mechanismen mit dem Fortfall der von diesen ausgeübten Hemmungen ihre alte Stärke wieder zu erreichen.

Beiden eben gegebenen Erklärungen des pathologischen Tremors und Klonus ist nun offenbar die Annahme gemeinsam, dass es sich hierbei um die Äusserung eines rein zentralen Phänomens handelt. Dieses ist aber nicht unumstritten. Für den Klonus zum mindesten dürfte die übliche Auffassung die sein, dass es sich hier um eine Kette von sich selbst immer wieder von neuem auslösenden Reflexen handelt. Zusammen mit Altenburger (330) konnte ich jedoch zeigen, dass dies beim Fussklonus ausgeschlossen ist, sondern dass hier den zeitlichen Verhältnissen nach die Rhythmenbildung durch innere zentrale Faktoren, eben durch die zentrale Erregungsrückkoppelung, bedingt sein muss. Auch der hiergegen mögliche Einwand, dass es sich beim Klonus meist nur um die rhythmische Tätigkeit eines einzelnen Muskels ohne diejenige seines Antagonisten handelt, ist nicht stichhaltig; denn isolierte rhythmische Agonistencontractionen kann man je nach den Umständen mit reziprok alternierender Antagonistentätigkeit wechselnd auch schon bei der normalen Willkürinnervation sehen, wo es sich sicher um einen einheitlichen zentralen Mechanismus handelt. Damit soll aber nicht gesagt sein, dass beim Klonus und Tremor Reflexe keine Rolle spielen. Im Gegenteil, manches deutet daraufhin, dass dies der Fall ist [Strughold (307)]. Aber auch wenn eine unterstützende Mitwirkung der Reflexe nicht zu entbehren sein sollte, so ändert dieses nichts daran, dass die ganzen Klonus- und Tremorerscheinungen im Grunde nichts weiter sind, als eine pathologische Steigerung der ursprünglichen rhythmischen Tätigkeit unseres normalen Zentralnervensystems [siehe auch Mann und Schleier (239), Reimold (276)].

2. Störungen der Versteifungsinnervation.

Wenn die Versteifungsinnervation zu gering ist, oder gar fehlt, so werden in erster Linie natürlich die Stützreaktionen des Körpers leiden müssen, dadurch aber indirekt auch viele Bewegungen, soweit sie zu ihrer koordinierten Ausführung des festen Stützpunktes durch Versteifung anderer Gelenke bedürfen. Es müssen sich aber auch direkte Bewegungsstörungen im Sinne einer ataktischen Bewegungsausführung ergeben, wenn die Versteifungs-innervation so gering ist, dass dadurch die Bahnung des zentralen Erregungs-rückschlages auf den Antagonisten eine mangelhafte wird. Diese Störung muss dann noch dadurch verstärkt werden, dass, wie wir gesehen haben, durch die Versteifung auch propriozeptive, die Bewegung abbremsende Reflexe erst gebahnt werden.

Eine pathologisch gesteigerte Versteifungsinnervation wird durch über-mässig starke Bahnung des Erregungsrückschlages auf den Antagonisten, sowie vor allem durch übermässige Bahnung der propriozeptiven Reflexe zu spastischen Symptomen führen müssen. In Übereinstimmung damit hat schon F. H. Lewy (220) bei Bewegungen von Spastikern ein Einsetzen der Antagonistentätigkeit unmittelbar nach derjenigen des Agonisten gefunden und als ein zu frühes Einsetzen des Erregungsrückschlages gedeutet. Da aber derselbe Befund auch schon beim Normalen zu beobachten ist, wenn zugleich mit der Bewegungs- eine Versteifungsinnervation einsetzt, so erscheint es fraglich, ob es richtig ist, das frühe Einsetzen des Antagonisten als eine Äusserung des zentralen Rückschlages aufzufassen und nicht lediglich als eine reine Versteifung. Weitere eingehendere Untersuchungen erscheinen auch hier wünschenswert.

3. Störungen der Adaptationsfähigkeit.

Eine übertrieben starke Neigung, jeder Einwirkung von Aussenkräften völlig nachzugeben, sei es durch eine Veränderung der Ruhelage der Muskeln, sei es durch eine Veränderung ihrer Spannung, muss dazu führen, dass die-jenigen Bewegungen, welche unter Beibehaltung der Ausgangsstellung als Ruhestellung bzw. unter Rückkehr in dieselbe ausgeführt werden, also Hin- und Herbewegungen, erschwert oder unmöglich gemacht werden. Umgekehrt muss mangelhaftes adaptatives Einstellungsvermögen die Fortbewegung aus einer Ausgangsstellung bzw. den Wechsel derselben erschweren und die Neigung hervorbringen, dass das Glied nach dem Aufhören der bewegenden Kräfte immer wieder in dieselbe Ausgangsstellung zurückstrebt. Ich wage es nicht zu behaupten, dass Störungen der genannten Art überhaupt vorkommen, geschweige denn zu behaupten, dass diese oder jene pathologische Erscheinung darauf beruht. Irgendwelche positive Feststellungen in dieser Hinsicht fehlen jedenfalls meiner Meinung nach bisher völlig. Mit diesem Vorbehalt möchte ich, lediglich als Anregung zu genaueren Untersuchungen, die Vermutung aussprechen, ob nicht gewisse Symptome striärer Erkrankungen auf Störungen der Adaptationsfähigkeit zurückzuführen sind. So könnte einerseits die Erscheinung der sog. Flexibilitas cerea mit übertrieben starker Neigung zur Adaptation, zum Wechsel der Grundstellung etwas zu tun haben und vielleicht auch die sog. Adiadochokinese, d. h. die Unfähigkeit zu gebundener Hin- und Herbewegung. Andererseits kann man vermuten, dass der striäre Rigor mit mangelnder Adaptationsfähigkeit zusammenhängt, desgleichen auch die Tendenz der Paralysis agitans Kranken immer wieder in die typische Beugestellung zurückzukehren. Vielleicht ist es nicht überflüssig zu bemerken, dass man durchaus nicht etwa erwarten darf, dass in dem einen Falle stets die Adaptation, in einem anderen stets die Kompensation gestört sein muss. Vielmehr ist es durchaus möglich, dass beide Einstellungsfähigkeiten an und für sich intakt sind, dass es dem Kranken nur nicht möglich ist, den Anforderungen des täglichen Lebens entsprechend zwischen beiden so rasch zu wechseln, wie dies der Normale vermag, so dass eine Zeitlang diese, eine Zeitlang jene Einstellung vorherrscht.

II. Störungen der afferenten peripheren Impulse.

Es wäre töricht zu behaupten, dass pathologische Bewegungsstörungen stets primär auf Veränderungen der zentralen efferenten Bewegungen beruhen, und zu leugnen, dass die primäre Störung nicht auch in einer pathologischen Veränderung (Schwäche, Ausfall oder Steigerung) der peripheren, afferenten Erregungen liegen kann. Bisher scheint man sich jedoch letzteres meist so vorgestellt zu haben, dass die afferenten direkt zu efferenten Erregungen Veranlassung geben und dementsprechend Störungen nach Ausfall oder der Steigerung afferenter Erregungen auf dem Ausfall oder der Steigerung der zugehörigen efferenten Erregungen beruhen. Diese Erklärung ist, wie wir sahen, nach den Ergebnissen der neueren experimentellen Untersuchungen über das Verhalten nach Durchschneidung der hinteren Wurzeln nicht mehr haltbar, oder wenigstens nur noch in wesentlich geringerem Umfange, als man bisher annahm. Es bleibt in der Hauptsache nur die zweite Erklärungsmöglichkeit, dass die pathologische Veränderung der afferenten Erregungen indirekt störend wirkt, indem sie primär nur das Gleichgewicht der zentralen efferenten Erregungen durch Veränderung der Bahnung und Hemmung derselben stört und diese veränderte zentrale Erregung dann erst sekundär die eigentliche Koordinationsstörung zur Folge hat.

1. Mangel an sensorischen Erregungen.

Eine solche indirekte Störung ist wiederum auf zweierlei Weise möglich. Einmal sind die afferenten Erregungen bekanntlich erforderlich als sensorische

Erregungen, deren Vorhandensein überhaupt erst die Voraussetzung der Abgabe des zentralen Impulses oder wenigstens dessen richtiger koordinierter Abgabe bildet. Beispiele von Störungen auf diesem Wege sind ja sattsam bekannt. Ich erinnere nur an den berühmten Fall von Strümpell (308) und an das Auftreten ataktischer Erscheinungen bei Störungen bewusster Empfindungen, das zur Aufstellung einer besonderen Ataxietheorie Veranlassung gegeben hat (Leyden, Goldscheider).

2. Störungen der sensiblen Erregungen.

Zweitens sind zu bedenken die Veränderungen im bahnenden und hemmenden Sinne, welche der einmal abgegebene zentrale Impuls subcortical in seinem weiteren Verlaufe noch durch die auf ihn einwirkenden sensiblen Erregungen erfahren kann.

Von diesen Veränderungen haben wir als eine Folge des Ausfalles sensibler Erregungen schon betrachtet die Abschwächung des zentralen Erregungsrückschlages, was zu ataktischen Erscheinungen Veranlassung geben muss. Ob daneben der Ausfall sensibler Erregungen auch eine Abschwächung der Versteifungsinnervation nach sich zieht, wissen wir nicht mit Bestimmtheit; möglich ist es durchaus. Jedenfalls würde die praktische Folge dieselbe sein. Dazu kommt noch in derselben Richtung wirkend der Ausfall direkter reflektorischer Erregungen, dessen Stärke allerdings, wie schon hervorgehoben, nicht überschätzt werden darf. In dem gleichen Sinne wie die mangelhafte Bahnung der Antagonistentätigkeit muss auch wirken, wenn nach Fulton und Liddell (134) durch den Fortfall der afferenten Erregungen die Agonistentätigkeit eine Enthemmung erfährt. Welche der beiden Veränderungen für den einzelnen Fall von Ataxie stärker verantwortlich zu machen ist, müssen weitere Forschungen aufklären. Neuere Untersuchungen von Altenburger (9) sprechen dafür, dass wenigstens unter gewissen Umständen (Ataxie nach Durchschneidung der hinteren Wurzeln bei sonst intaktem Zentralnervensystem) die Enthemmung der Agonistentätigkeit der bei weitem überwiegende Faktor ist.

Eine Steigerung der afferenten sensiblen Erregungen muss offenbar genau die entgegengesetzten Folgen haben und dadurch zu spastischen Symptomen führen. Dabei müssen zusammenwirken Verstärkung der Antagonistentätigkeit durch Bahnung des zentralen Rückschlages, durch Bahnung der Versteifungsinnervation und durch verstärkte propriozeptive Reflexe und ausserdem vielleicht noch eine Hemmung der Agonistentätigkeit. Eine genauere Untersuchung was hiervon in den einzelnen Fällen für das Auftreten spastischer Symptome vorwiegend verantwortlich zu machen ist, steht ebenfalls noch aus.

Die vorstehende systematische Zusammentsellung dürfte in zweifacher Hinsicht Interesse erwecken. Erstens indem sie zeigt, dass eine an den verschiedensten Punkten angreifende Störung zu dem gleichen pathophysiologischen Symptom führen muss. So muss z. B. Störung der zentralen Erregungsrückkoppelung, zu geringe Versteifungsinnervation, Fehlen afferenter Erregungen und dadurch Fehlen der autogenen Hemmung des Agonistenzentrums, gleicherweise zu Ataxie führen. Förster (113) hat demnach Recht behalten, als er vor nunmehr 25 Jahren gegenüber den (jetzt auch noch von Zeit zu Zeit auftauchenden) Bestrebungen, das Auftreten aller ataktischen Erscheinungen auf die gleiche primäre Störung zurückzuführen, betont hat, dass Ataxie kein konstantes einheitliches Symptom sei, das immer nur bei Zerstörung einer bestimmten Nervenbahn auftreten könne. Dies für die Ataxie Gesagte dürfte nach den obigen Ausführungen genau so auch für die anderen Grundtypen pathologischer Bewegungsstörungen, wie Spasmus Tremor usw. gelten.

Was sich als zweites allgemeines Ergebnis der obigen Zusammenstellung aufdrängt, das ist der enge Zusammenhang der einzelnen Störungen untereinander, die Tatsache, dass offenbar keine an irgend einem Punkte einsetzende Störung isoliert bleibt, sondern dass sie stets mag sie noch so gering sein, eine Reihe von mehr oder minder umfangreichen sekundären Störungen nach sich zieht. Damit dürfte der vorliegende Versuch einer Systematisierung der pathologischen Bewegungsstörungen von physiologischen Gesichtspunkten aus trotz der Unvollkommenheit, welche ihm als erstem tastendem Versuch notgedrungen anhaften muss, doch vielleicht für den Neurologen von praktischem Werte sein. Zeigt er ihm doch, dass er beim Auftreten eines pathologischen Symptoms daran denken muss, dass hier stets verschiedene Störungen zusammenwirken, unter denen er die primäre oder die primären herausfinden muss.

Der Versuch dürfte aber auch für den Physiologen von Wert sein, insofern, als er ihm noch einmal vor Augen führt, **dass jeder für die koordinierte Bewegungsausführung in Frage kommende Tätigkeitsfaktor niemals nur von einer einzigen Erregungsquelle, nur von einem einzigen Teile des nervösen Bewegungsapparates abhängt, sondern stets von einem Ineinandergreifen einer ganzen Anzahl derselben.**

Unser Zentralnervensystem arbeitet bei der Ausführung willkürlicher Bewegungen — das ist die Lehre welche sich aus alledem ergibt — **so weit es überhaupt arbeitet, unter physiologischen und unter pathologischen Umständen immer nur als ein einheitliches Ganzes. Es ist aber nicht immer als dasselbe Ganze tätig sondern je nachdem, welcher Komplex durch die Umstände in Tätigkeit versetzt wird, als ein jeweilig anderes Ganzes.** Damit dürfte die in der Einleitung aufgestellte Behauptung ihre theoretische und auch praktische Rechtfertigung erfahren haben, dass nur diejenige Erforschungsart als dem Wesen der Willkürbewegung entsprechend bezeichnet werden kann, welche alle Umstände, nicht nur die objektiven, sondern auch die subjektiven berücksichtigt und welche darum in der Lage ist, dem Wechsel dieser Umstände und dem dadurch bedingten Wechsel des ausgeführten Geschehens Rechnung zu tragen.

Namenverzeichnis.

Die *kursiv* gedruckten Zahlen beziehen sich auf die Literaturverweise.

Zur

Pathologie und Therapie

der

diffusen Nephritiden.

Von

Prof. Dr. Auf~

Geheimer ~

~

...ctfiguren.

1918

Springer-Verlag Berlin Heidelberg GmbH

ISBN 978-3-662-34721-8   ISBN 978-3-662-35040-9 (eBook)
DOI 10.1007/978-3-662-35040-9

Inhaltsverzeichnis.

Die tubuläre Nephritis
(Nephrose, parenchymatöse Nephritis).

Die Bezeichnung Nephrose hat Fr. v. Müller für eine genau umgrenzte Art von Nierenerkrankungen gewählt. In seinem Vortrage (99) auf der Meraner Naturforscherversammlung im Jahre 1905 empfahl er, bei denjenigen Krankheitsprozessen der Niere, „welche entweder nur degenerativer Art sind oder bei denen die entzündliche Natur nicht über allem Zweifel steht" an Stelle von Nephritis Nephrose, auf Deutsch statt Nierenentzündung Nierenerkrankung zu sagen.

Schon in der Diskussion zu diesem Vortrage hat Orth (108) die Bezeichnung Nephrose aus rein formalen Gründen abgelehnt. Dieser Ausdruck sei in Verbindung mit „Hydro" und „Pyo" allgemein gebräuchlich und es sei sehr schwer, einen so eingebürgerten Ausdruck wieder zu entfernen. Wollte man daneben aber noch den einfachen Ausdruck Nephrose gebrauchen, so würde die Verwirrung erst recht groß werden. Seinen Widerspruch hat er später, aber in sehr bedingter Weise, zurückgenommen, er erklärte wörtlich (109): „Ausschließlich eine Veränderung des Epithels ist also das, was man jetzt Nephrose nennt und da muß ich sagen: ich nehme meinen Widerspruch zurück, denn diese Veränderung ist das Charakteristische der Hydronephrose und so mag man denn das Wort Nephrose, das hier schon gültig ist, auch für andere Fälle anwenden, wo das „Hydro" wegfällt, aber doch die Veränderung der Epithelzellen vorhanden ist. Also so weit trete ich von meinem damaligen Widerspruch zurück."

Auch Fraenkel (48) läßt die Bezeichnung Nephrose nicht gelten; zunächst in Uebereinstimmung mit den von Orth zuerst ausgesprochenen Gründen. In analoger Weise könnte man statt parenchymatöse Gastritis den Namen Gastrose wählen, statt Enzephalitis auch Enzephalose sagen. Bezüglich der Kriterien der Nephrose aber bemerkt er, daß z. B. auch bei der Cholera eine bedeutende Schwellung der Nierenepithelien nachweisbar ist, also ein Vorgang, welcher der echten Entzündung zukommt. Er tritt dafür ein, daß es eine parenchymatöse degenerative Entzündung neben einer exsudativen und produktiven gibt. Dementsprechend erkennt er auch eine parenchymatöse Nephritis an.

Marchand sagt (96): „Die Untersuchung der etwas weiter vorgeschrittenen Fälle von Sublimatvergiftung zeigt aber, daß auch hier an die rein degenerativen Prozesse in hohem Maße die Heilungsvorgänge in Gestalt einer stark ausgebildeten Epitheldegeneration ohne Vermittlung von Entzündungsvorgängen sich anschließen, daß aber im weiteren Verlauf auch diese nicht ganz ausbleiben, ja sogar einen höheren Grad erreichen können“ . . . „Es kann sich also hier eine Nephritis mit ihren weiteren Folgezuständen anschließen, wie sich auch in der Choleraniere an die primäre parenchymatöse Entartung eine Nekrose des Epithels anschließen kann.“ Der Ersatz des Wortes Nephritis durch Nephrose würde manches für sich haben, aber in den verschiedenen Fällen ebenfalls einen erklärenden Zusatz „parenchymatöse oder degenerative entzündliche“ Nephrose verlangen, um die ganz heterogenen Dinge wie z. B. die Nierenerkrankung durch Sublimat und die bei einer typischen Glomerulo-Nephritis zu unterscheiden.

Jores (73) erklärt kurz und bündig: „Nephrose gibt an sich keinen vernünftigen Sinn“.

Trotz all dem hat der Name Nephrose in die Literatur der Nierenkrankheiten Eingang gefunden und ist besonders von Volhard und Fahr (134) der Einteilung der Nierenkrankheiten zugrunde gelegt worden. Aber sie haben den Begriff erweitert, richtiger gesagt annulliert, indem sie, entgegen der eingangs erwähnten Auffassung von Müller's, demselben auch entzündliche Veränderungen zugeschrieben haben. Sie erklären (S. 26): „Die Nephrose umfaßt krankhafte Zustände, welche das Gemeinsame haben, daß die Noxe die Epithelien der Hauptstücke angreift und erst im weiteren Verlaufe (also sekundär) entzündliche Reaktion am Gefäßbindegewebe erfolgen kann.“ Sie unterscheiden

(S. 7) bei der Nephrose histologisch 4 Stadien: 1. Das Stadium der trüben Schwellung. 2. Das Stadium der histologisch nachweisbaren degenerativen Veränderungen am Epithel. 3. Das Stadium der entzündlichen Reaktion am Gefäßbindegewebe. 4. Das Narbenstadium mit event. später eintretender Nierenschrumpfung (S. 17).

Für das Vorkommen einer sekundären Bindegewebswucherung bei reiner Degenerationsnephrose tritt auch Strauß (123) ein. Die Zahl der Fälle von primärer Degenerationsnephrose, bei der es zu einem bleibenden Epithelverlust mit sekundärer kompensatorischer bzw. restitutiver Wucherung des Bindegewebes kommt, sei sicherlich nicht groß, doch dürfe man an dem tatsächlichen Vorkommen einer solchen sekundären, der Ausfüllung freien Raumes dienenden Bindegewebswucherung nicht zweifeln.

Ferner erklärt Munk (100) in seiner Mitteilung über die Lipoidnephrose, als deren Ursache bisher nur die Spirochaete pallida festgestellt sei, daß in den späteren Stadien dieser Krankheit auch entzündliche Vorgänge am Bindegewebe hervortreten und der Prozeß hiermit in das Stadium der sekundären Induration, der sekundären nephrotischen Schrumpfniere eintritt.

Hört also die Nephrose, welche von Müller für eine jeder entzündlichen Veränderung bare Erkrankung hinstellt, dann auf, wenn nach Volhard und Fahr ihr drittes Stadium, das der entzündlichen Reaktion am Gefäßbindegewebe anfängt, oder muß dem Begriff der Nephrose eine weitere Fassung gegeben werden? Das sind doch Bedenken, die zur Frage Veranlassung geben: ist denn die Einführung dieser neuen Bezeichnung ein so dringendes Bedürfnis, daß wir uns über die damit verknüpften Deutungsschwierigkeiten hinwegsetzen müssen?

Die Antwort hat Aschoff (3) gegeben: „Wir werden den Namen Nephrose um so eher aufgeben und durch den geschichtlich begründeten Namen Nephropathie ersetzen dürfen, als von Müller selbst diese Umänderung, die ja ganz im Rahmen seiner Anregung bleibt, befürwortet". — Also darf der Name Nephrose aufgegeben werden. Nur der Umstand, daß diese Bezeichnung von manchen Autoren als ein grundlegender Teil der Nephritis-Literatur angenommen worden ist, hat hier die eingehende Begründung der Ablehnung erforderlich gemacht. Die Bezeich-

nung Nephrose sollte die frühere Bezeichnung parenchymatöse Nephritis ersetzen und das in diesem Namen
liegende Kriterium des Entzündlichen ausschließen. Aber
wie nach den vollkommen berechtigten, den Tatsachen entsprechenden Schilderungen von Volhard und Fahr, von Strauß und von
Munk entzündliche Vorgänge im Verlaufe der Nephrose nicht ausgeschaltet werden konnten, ebenso wenig läßt sich die Ansicht vertreten, daß die parenchymatöse Nephritis ohne entzündliche Erscheinungen verläuft. Gewiß, wenn eine schwere Sublimatvergiftung foudroyant zum Tode führt, kommt es zu einem totalen
Untergang des Nierenparenchyms, zu einem akuten Zelltod, der
mit dem Tode des ganzen Organismus verknüpft ist. Aehnlich
verhält es sich bei ganz akut tödlich verlaufenden Nierenerkrankungen im Gefolge von Infektionskrankheiten. Das sind die Lehren,
welche wir der Beobachtung am Sektionstische entnehmen. Anderes aber lehrt uns die klinische Beobachtung. In all den Fällen,
wo nicht mit dem Tode des ganzen Organismus ein rascher Zelltod des Nierenparenchyms eintritt, sondern eine vollständige Wiederherstellung folgt, obwohl bei gleichen Entstehungsursachen die klinischen Erscheinungen mit aller Sicherheit eine gleiche Erkrankung
des Nierenparenchyms festzustellen berechtigen, muß doch infolge
einer Reaktion der organischen Substanz eine Reparation oder eine
Regeneration stattgefunden haben. Daß dies tatsächlich der Fall
ist, erweisen die weiterhin mitzuteilenden Untersuchungen. Solche
Vorgänge aber dürfen wir als entzündliche ansehen.

Also liegt kein Grund vor, die Erkrankung des Nierenparenchyms bei der parenchymatösen Entzündung als einen rein degenerativen Prozeß anzusehen, weil er in einem Teil der Fälle nicht bis
zur Reparation oder Regeneration vorschreiten kann. Der parenchymatösen Nephritis sind nicht nur degenerative, sondern auch regenerative Eigenschaften zuzusprechen.

Bekanntlich hat Virchow (133) seiner Untersuchung über die
parenchymatöse Entzündung wesentlich das Studium der Bright-
schen Nierendegeneration zugrunde gelegt. Er hat festgestellt, daß
die eigentlichen charakteristischen Veränderungen bei diesem Prozeß im Inneren der Parenchymbestandteile vor sich gehen. Während die geraden und ein Teil der gewundenen Harnkanälchen in

den meisten Fällen faserstoffige Zylinder, freies entzündliches Exsudat enthalten, müsse derjenige Vorgang, durch welchen die ver-
anderte anatomische Beschaffenheit der Nieren bedingt wird, einzig
in den Epithelzellen der gewundenen Harnkanälchen gesucht werden.
Unter Vermehrung des molekularen Inhalts der Epithelialzellen, ja
auch infolge fettiger Metamorphose können die Zellen zugrunde
gehen. Es handele sich also um eine Entzündung, welche degenerativen Charakter hat.

Auch nach Weigert's Ansicht (136) sind bei der Bright'schen
Krankheit anfangs die Harnkanälchen-Epithelien betroffen. Hierzu
gesellen sich dann Wucherungen des interstitiellen Gewebes. Diese
aber sind keineswegs als selbständiger Prozeß aufzufassen; vielmehr stellen die Epithelatrophien das anregende Moment für die
interstitiellen entzündlichen Veränderungen dar. Es gibt Zellatro-
phien ohne entzündliche Prozesse, aber niemals kommt das Umgekehrte vor (S. 1435).

Diese Angabe kann ich vollständig bestätigen und zunächst
durch folgende Abbildungen erweisen.

Figur 1 auf S. 6 stellt die ausschließliche Erkrankung des
Nierenparenchyms dar. Sie ist nach dem Präparat angefertigt,
das von einer Niere bei akut verlaufener Fettgewebsnekrose des
Mesenteriums stammt. Die gewundenen Kanälchen sind mit einer
amorphen Masse gefüllt; Epithelien als selbständige abgegrenzte
Gebilde sind hier gar nicht mehr sichtbar; Kerne finden sich nur
noch äußerst selten. Die geraden Kanälchen sind beträchtlich erweitert. Demnach ist hier ein selbständiger Prozeß an
den Epithelien der gewundenen Kanälchen vorhanden,
bei dem andere Gewebsbestandteile, insbesondere das
interstitielle Gewebe, nicht beteiligt sind, also besteht
Zellatrophie ohne jede interstitielle Veränderung.

Figur 2 auf S. 7 dagegen zeigt die Veränderungen einer Niere,
in welcher das Leiden während der Gravidität aufgetreten war,
aber bis zum tödlichen Ausgang $1^{1}/_{2}$ Jahre gedauert hatte. Ich
komme auf diesen Fall und auf diese Abbildung weiterhin eingehend zurück; hier ist nur zu bemerken, daß in Anbetracht der
allgemein und widerspruchslos anerkannten Tatsache der primären
Erkrankung der Epithelien bei der Graviditätsnephritis die hoch-

gradigen interstitiellen Veränderungen erst im Anschluss an die Erkrankung der Epithelien sich entwickelt haben können. Aber hier handelt es sich nicht mehr um Epithelatrophie, wie Weigert gemeint hat; die Epithelien sind nicht zugrunde gegangen. Nur in solchen Fällen, für welche die Ab-

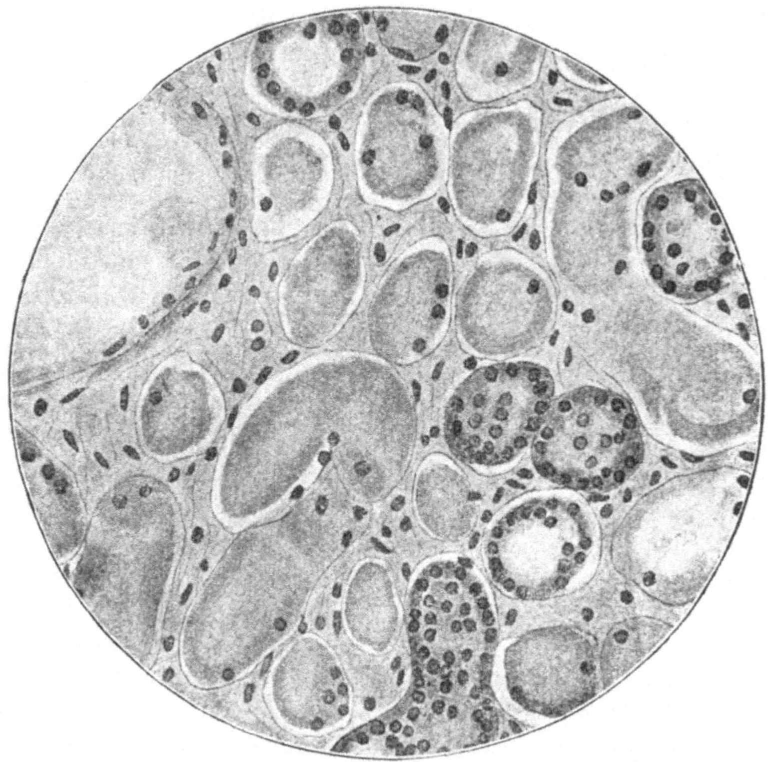

Figur 1. Erweiterung der geraden, Koagulationsnekrose der gewundenen Kanälchen der Nierenrinde bei Nephritis infolge von Fettgewebsnekrose des Mesenteriums. (Vergr. 330.)

bildung 1 als Beispiel dient, besteht eine Degeneration im Sinne Virchow's, eine Epithelatrophie nach Weigert oder, wie ich es auf Grund der nachfolgend zu beschreibenden Versuche nennen möchte, eine reine, nicht entzündliche Koagulationsnekrose der Epithelien.

Bei diesen Versuchen (18) wurde die linke Niere gegen die Bauchwand gedrängt, durch eine Inzision an dieser Stelle zum Herausgleiten gebracht und nach Abbindung ihres ganzen Stieles, also der Gefässe, der Nerven und des Ureters, in die Bauchhöhle zurückgelagert.

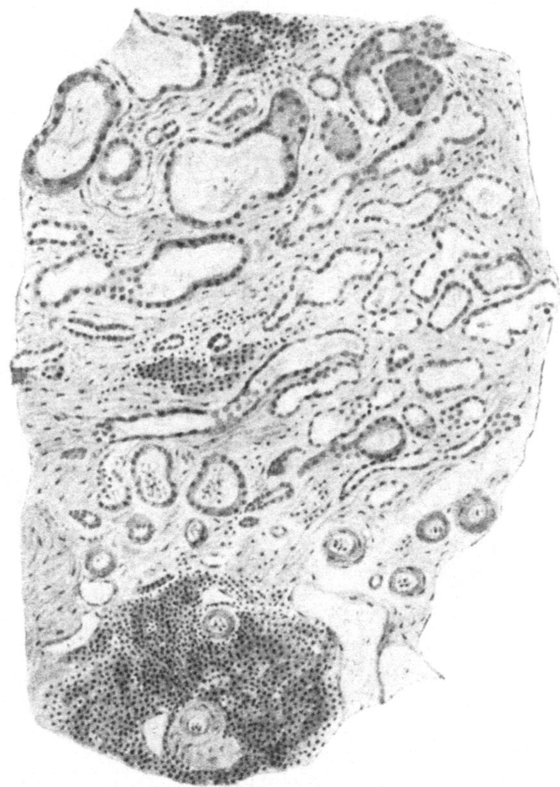

Figur 2. Nephritis bei Gravidität nach 1½jähriger Dauer des Leidens. Hochgradige Erweiterung der Harnkanälchen, Erhaltenbleiben (Regeneration) ihrer Epithelien. Beträchtliche Verbreiterung der Interstitien mit Zellwucherung. Im untersten Abschnitt der Figur Gefäße mit hyalin degenerierter Wand (vgl. den Abschnitt: Nephritis und Herzhypertrophie) sowie ein Haufen von Granulationszellen, wie sie in der Umgebung von abgestorbenem Gewebe auftreten. (Vergr. Leitz Ok. 2, Obj. 4, etwa 100.)

Wie Figur 3 auf S. 8 erweist, sind nach 24 stündiger Abbindung der Niere die Malpighi'schen Körperchen und die geraden

Harnkanälchen intakt, ihre Kerne deutlich sichtbar und mit Fuchsin
gut färbbar. Dagegen haben die Kerne der Epithelien in den gewundenen Harnkanälchen eine auffallende Veränderung erfahren.
Meist sind sie als blasse Gebilde sichtbar, die kaum Fuchsin-

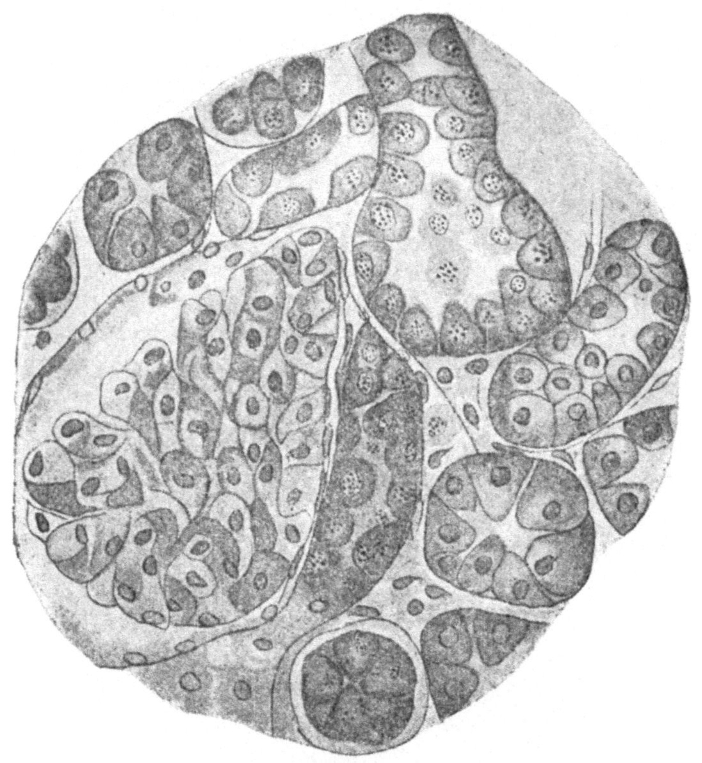

Figur 3. 24stündige Abbindung der linken Kaninchenniere. Kernzertrümme-
rung (Ansatz zur mitotischen Kernteilung) nur in den gewundenen Kanälchen.
Fuchsinfärbung. — Zeiß' Apochromat 2 mm Apertur 1,30 und Kompensations-
Okular 6.)

färbung angenommen haben, und enthalten eine größere Zahl in-
tensiv gefärbter roter Körnchen, die in ihrer Größe untereinander
fast gar nicht differieren. Sehr häufig aber ist der blasse Kern-
kontur, in welchem diese Körnchen liegen, vollkommen geschwunden. Wie andere Präparate zeigen, sind auch die Epithelien

der Sammelkanälchen zugrunde gegangen und vielfach an ihrer
Stelle wachsartig aussehende Zylinder vorhanden.

Nach 72 stündigem Verbleib der abgebundenen Niere in der
Bauchhöhle stellen, wie Figur 4 auf dieser Seite erweist, die Epithelien

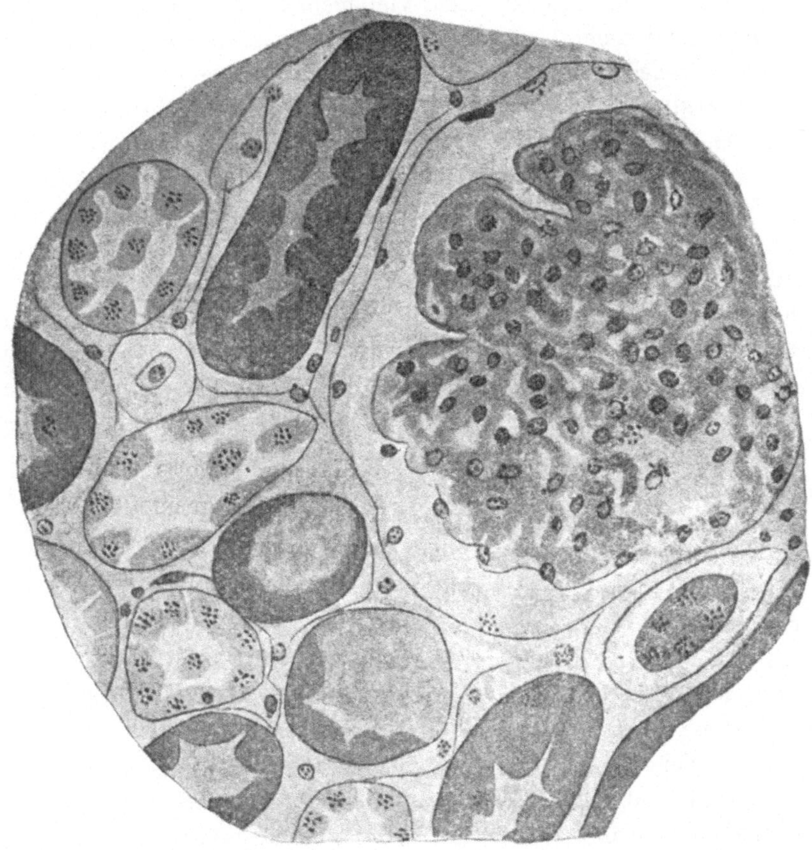

Figur 4. 72 stündige Abbindung der linken Kaninchenniere. Koagulationsnekrose der Epithelien in den gewundenen Kanälchen, Kernzertrümmerung in
den großen Kanälchen und in den Epithelien der Malpighi'schen Kapseln, Quellung der Interstitien. (Färbung und Vergrößerung wie bei Figur 3.)

der gewundenen Kanälchen eine vollkommen gleichmäßige amorphe
Masse dar, welche durch Fuchsin nur ganz schwach gefärbt ist.
Von Kernen ist nichts mehr zu sehen; nur an wenigen Stellen
liegen noch ein paar Häufchen der erwähnten Körnchen. Dagegen

zeigen hier die Kerne der geraden Kanälchen ebenso wie die Epithelien der Kapseln und der Glomeruli die gleiche Umwandlung in Körnchenhaufen wie die Epithelien der gewundenen Kanälchen nach nur 24 stündiger Abbindung. Doch sieht man nach der längeren Abbindungsdauer sehr viel mehr Stellen, wo die Körnchenhaufen nicht mehr von dem blassen Kern zusammengefaßt werden, sondern regellos im Protoplasma der Zelle liegen.

Vergleichen wir die Veränderungen der Epithelien in den gewundenen Harnkanälchen nach 72 stündiger totaler Nierenabbindung in Figur 4 auf S. 9 mit denjenigen der Epithelien bei Fettgewebsnekrose in Figur 1 auf S. 6, dann müssen wir einen vollkommen übereinstimmenden Vorgang gelten lassen. Da aber in einer total abgebundenen, innerhalb des Tierkörpers belassenen, also wohl hauptsächlich durch die Wärme des Tierkörpers beschützten Niere nur anatomische Veränderungen vor sich gehen können, zu denen ein verlangsamtes Absterben führt, so lassen sich die gleichen Veränderungen der menschlichen Niere bei akutem tödlichem Verlauf gleichfalls als Ergebnis eines rein degenerativen, nicht entzündlichen Prozesses ansehen. Besonders beachtenswert ist, daß auch beim Menschen zu allererst die Epithelien der gewundenen Harnkanälchen leiden.

Ziehen wir nun nächst den geschilderten degenerativen Vorgängen am Nierenepithel, die bei akutem tödlichem Verlauf zum Zelltod der Epithelien auf dem Wege der Koagulationsnekrose bei gleichzeitigem Erlöschen des ganzen Organismus führen, die Vorgänge in Betracht, welche bei Einwirkung der gleichen Schädlichkeiten, also von Giften wie Sublimat, Pilzgift (22) u. dgl. m. oder von Infektionskrankheiten nicht zum tödlichen Ausgang führen, sondern eine vollkommene Wiederherstellung folgen lassen, wobei doch selbstverständlich die gleiche Schädlichkeit die gleichen zelligen Elemente der Niere betroffen haben muß!

Meine sämtlichen seit Jahrzehnten durchgeführten experimentellen Untersuchungen waren von dem Gedanken geleitet, den Nachweis zu erbringen, daß ein und dasselbe Agens je nach der Intensität seiner Einwirkung auf die Parenchyme, zumal auf die Leberzellen, die Nierenepithelien entweder ihren gänzlichen Untergang herbeiführt oder nur eine Schädigung, die eine vollständige Restitution zuläßt, falls nicht bei wiederholter Anwendung des gleichen Agens auch das Stützgewebe der Organe, der Leber, der Nieren allmählich in Mitleidenschaft gezogen wird.

Auf Grund dieser Erwägung habe ich zunächst (19) das Verhalten der Leber bei Anwendung von Phosphor geprüft. In allen Fällen wurden gleich große Dosen von Phosphoröl subkutan angewendet. Einzelne Versuchstiere (Kaninchen) starben schon nach 1 bis 2 Dosen, anderen konnte die gleiche Menge bis zu 16 Malen verabfolgt werden. Die Resultate waren je nach der Zahl der applizierten Dosen sehr verschiedene. Während eine 1- oder 2 malige rasch zum Tode führende Injektion den vollständigen Untergang der Leberzellen herbeiführte, folgte bei anderen Versuchstieren trotz öfterer Applikation der gleichen Dosis — wohl nur wegen der größeren Widerstandsfähigkeit dieser Tiere — kein Untergang der Leberzellen; vielmehr gingen aus den anfänglich mit Körnchen und Fetttropfen gefüllten Leberzellen kleine blasse intakte Zellen hervor. Auf Grund der an entzündeten Muskeln von mir gemachten Beobachtungen (3), durch welche ich den Nachweis geführt habe, daß die sogenannte parenchymatöse Degeneration der Muskeln nicht zum Untergang derselben führt, sondern nach dem Schwunde der hierbei aufgetretenen Fetttröpfchen aus den alten Muskelfasern die protoplasmatischen Muskelplatten hervorgehen, welche zu neuen Muskelfasern werden, folgerte ich auch bezüglich der Leberzellen, daß die Bildung von dunklen Körnchen und Fetttröpfchen an die aktive Tätigkeit dieser Zellen geknüpft ist und daß bei wiederholter Applikation des Phosphors die Leberzellen keine Körnchen und Fetttröpfchen mehr zu bilden imstande sind. Ferner folgte erst nach wiederholter Einwirkung des Phosphors auf die Veränderung der Leberzellen diejenige des interstitiellen Gewebes, in welchem Schwellung und Vermehrung der daselbst vorhandenen Zellen eintrat. Hieraus schloß ich, daß die Erkrankung der Leberzellen den Prozeß im interstitiellen Gewebe anregt, und folgerte im allgemeinen, daß das Wesen der toxischen Entzündung auf den nachteiligen chemischen Einflüssen beruht, die in den Körper eingeführte oder in demselben zurückgehaltene oder in ihm gebildete Stoffe auf die Parenchymzellen ausüben, die anfangs allein erkranken und erst weiterhin das interstitielle Gewebe in Mitleidenschaft ziehen.

Doch glaubte ich gegen die Richtigkeit dieser Schlußfolgerung mir selbst ein Bedenken entgegenhalten zu müssen. Da der Phosphor bei subkutaner Anwendung durch die Blutgefäße zu den Leberzellen gelangen muß, konnte er immerhin auch eine Schädigung der Gefäßwände und hierdurch, also mittelbar, eine Erkrankung der Parenchymzellen — nach öfterem Gebrauch bei widerstandsfähigeren Tieren sogar eine solche des interstitiellen Gewebes — herbeiführen. Die Annahme Cohnheim's und seiner Nachfolger betreffend die primäre Beteiligung der Gefäße bei der Entzündung war damit noch nicht sicher widerlegt.

Das führte mich zu einer Vornahme, bei welcher die Parenchymzellen jedenfalls zuerst getroffen werden mußten, zur einseitigen Ureterunterbindung beim Kaninchen (5, 6). Wenn die Versuchstiere innerhalb der ersten 3 Tage nach der Unterbindung getötet wurden, fanden sich, wie Figur 5 auf S. 13 erweist, die Epithelien hauptsächlich der gewundenen Kanälchen stark getrübt durch dunkle Körnchen und hellglänzende Fetttröpfchen. In ihrem Lumen lag eine außerordentlich große Zahl von Fibrinzylindern. Die geraden Kanälchen waren sehr erweitert. Die Blutgefäße und das interstitielle Gewebe aber waren vollkommen intakt. Erst später, etwa vom 6. Tage ab, und je später desto ausgesprochener, war, wie Figur 6 auf S. 14 erweist, eine beträchtliche Verbreiterung der Harnkanälchen-Interstitien und der Kapseln der Malpighi'schen Körperchen durch zahlreich aufgetretene Zellen erfolgt; auch bestand eine Zellvermehrung in den Glomerulis. Die Epithelien der geraden Kanälchen waren ebenso stark getrübt wie die der gewundenen. Aber weder innerhalb dieser Zeit noch bei längerer, bis 42 tägiger Dauer der Unterbindung war ein Zerfall oder Untergang der anfangs mit Körnchen und Fetttröpfchen gefüllten Epithelien sichtbar. Aus ihnen waren etwas kleinere Zellen hervorgegangen, die voneinander deutlich abgegrenzt waren und bei gut sichtbarem Kern ein gleichmäßig helles, mattglänzendes Protoplasma hatten. Sie lagen regellos im Lumen der Kanälchen. An manchen Stellen aber saßen auf der Kanälchenwand zarte blasse Epithelien in regelmäßiger Anordnung.

Somit hatte die Ureterunterbindung bei direkter, nicht durch die Gefäße vermittelter Beeinflussung der

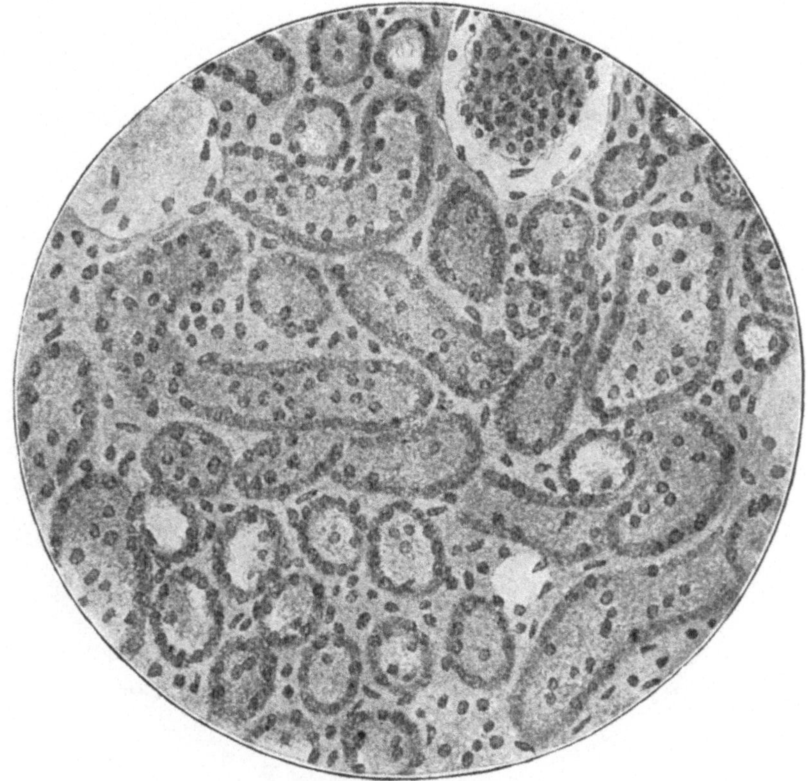

Figur 5. Nierenrinde eines Kaninchens nach 36 stündiger Ureterunterbindung. Trübung der Epithelien der gewundenen, Erweiterung aller Kanälchen. (Vergr. 330.)

Harnkanälchen-Epithelien wohl eine parenchymatöse Erkrankung derselben, aber nicht ihre Zerstörung herbeigeführt. An denselben ist ein bedeutsamer aktiver Prozeß, aber keine passive Degeneration vor sich gegangen. Die interstitielle Entzündung aber ist bei diesen Versuchen erst um eine Reihe von Tagen später wie die Parenchymerkrankung aufgetreten; sie ist eine

Folge der letzteren, aber nicht durch eine Nekrobiose derselben hervorgerufen, sondern die Folge einer vitalen Reizeinwirkung der erkrankten Epithelien auf das interstitielle Gewebe.

Seit meinem Bericht über alle diese Veränderungen des Epithels der Harnkanälchen nach Ureterunterbindungen haben andere Autoren

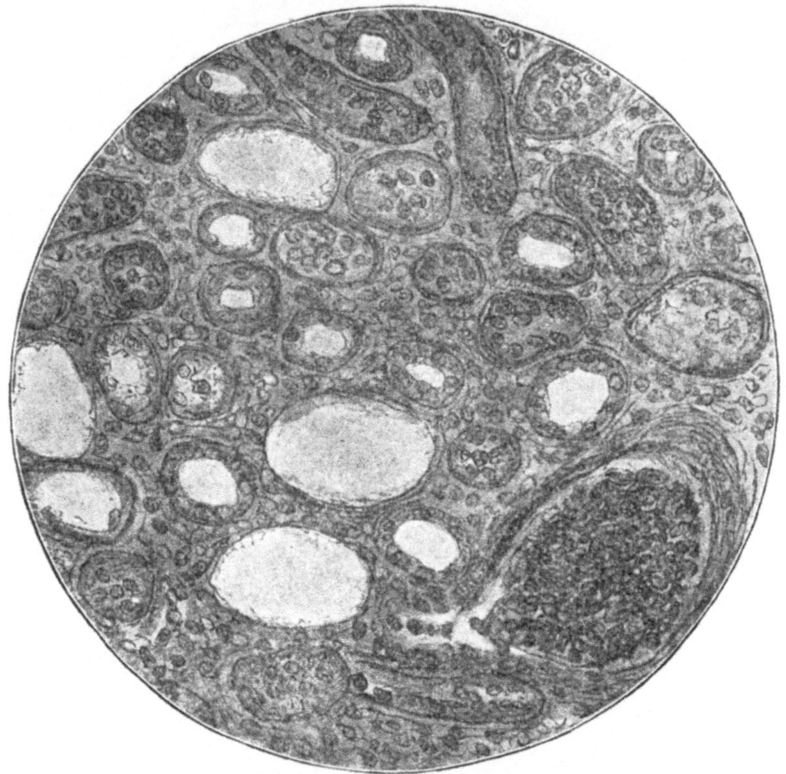

Figur 6. 23 tägige Ureterunterbindung. Verbreiterung des interstitiellen Gewebes und der Malpighi'schen Kapseln. Zellwucherung der Glomeruli. (Vergr. 330.)

nach Anwendung von Substanzen, die schwere Schädigungen der Nierenepithelien zur Folge haben, analoge Ergebnisse erzielt, d. h. nicht einen Untergang der Epithelien, sondern eine Regeneration derselben zustande kommen sehen.

Thorel (127) hat in seiner eingehenden Studie über die Chromnephritis an den Epithelien Regenerationsvorgänge nachgewiesen.

Dieselben werden schon am zweiten Tage der Vergiftung durch das Aufsprießen von Mitosen eingeleitet. Für diejenigen Harnkanälchenstrecken im speziellen, deren Zellbesätze oft in weiter Ausdehnung so gut wie gänzlich abgetötet wurden, dürfe die Vermutung ausgesprochen werden, daß bei ihnen sogar die schon verblaßten oder anderweitig alterierten Kerne noch z. T. als lebensfähig persistieren und nach Erholung von dem ersten schweren Ansturm der Vergiftung die Karyokinese übernehmen.

Auch Heineke (58) hat nachgewiesen, dass die Regeneration des Epithels bei der Sublimatvergiftung sehr frühzeitig beginnt. Sie geht zweifellos aus von den überlebenden Zellen des im übrigen nekrotisierten Epithelbelages. Die toten Zellen werden durch die wuchernden Epithelien von der Basalmembran losgelöst und von dieser wahrscheinlich resorbiert. Die Veränderungen der Malpighischen Körperchen sind nur gering. Dagegen spielen sich sehr erhebliche Veränderungen im Zwischengewebe ab; es kommt zu dichteren Infiltrationen, die neben Leukozyten auch Rundzellen enthalten.

Bei der menschlichen Nephritis aber hat zu allererst Kelsch (78) Regenerationsvorgänge beschrieben. Er hat bei der Choleraniere bisweilen inmitten der geschwollenen körnig getrübten und verfetteten Rindensubstanz einige starke Kanälchen angetroffen, die kein zerfallenes verfettetes Epithel enthielten, sondern eine Lage junger, sehr kleiner Zellen, die sich mit Pikrokarmin vollkommen gut färbten und das Lumen der Kanälchen so weit ließen, wie er es noch niemals gesehen habe. Er meinte, daß dies die Anlage zur Regeneration eines neuen Epithels sei.

An dieser Stelle habe ich noch darauf hinzuweisen, daß wahrscheinlich die Membranae propriae der Harnkanälchen an der Regeneration des Epithels sich beteiligen. Man sieht nämlich in Nieren von Kaninchen, denen innerhalb eines längeren Zeitraumes kleinste Kantharidindosen subkutan injiziert worden waren (9a), an Stellen, wo die Harnkanälchen in der Längsrichtung getroffen sind und ihr Lumen durch das Ausfallen der Epithelien leer geworden ist, große ovale Kerne, die unter normalen Verhältnissen nicht sichtbar gewesen, gleichsam in der Struktur der Membranae propriae aufgegangen waren und erst infolge des entzündlichen Prozesses hervorgetreten sein müssen.

Diese Anschauung stütze ich auf meine Beobachtungen
(6) über die in der Nierenkapsel vor sich gehenden Veränderungen, wenn die Niere nach totaler Abbindung ihres
Stieles in die Bauchhöhle zurückgelagert und in derselben bis zu
mehreren Tagen belassen wird. Man sieht in der inneren Schicht
der Nierenkapsel, die normalerweise bei feinstreifigem hellem Aussehen hauptsächlich aus Bindegewebs- und elastischen Fasern besteht und nach Fuchsinfärbung nur spärliche blasse, platte, unregelmäßig gestaltete Kerne ohne Spur von einem Protoplasmahofe enthält, nach 24 stündiger Abbindung eine reichere Zahl von
Kernen, die eine regelmäßig ovale oder runde Form haben und von
einem kleinen Protoplasmahofe umgeben sind, in welchem einzelne
Fetttröpfchen liegen; oder die Kerne sind von einer protoplasma-
tisch aussehenden Grundsubstanz umgeben, die sich nach den verschiedenen Richtungen hin verzweigt und helle blasse Lakunen
zwischen sich faßt. Nach 48 stündiger Abbindung der Niere bestehen die innersten Lagen der Nierenkapsel fast ganz und gar
aus sehr großen Spindelzellen, die meist große ovale, seltener rundliche Kerne enthalten, während der Protoplasmahof zart, hell und
mit reichlichen Fetttröpfchen versehen ist. In nicht wenigen Zellen
aber sind die Kerne eingeschnürt, in anderen finden sich an Stelle
eines großen Kernes 2 bis 3 kleine Körner, die zusammen kaum
die Größe eines solitären Kernes erreichen. — Nach 72- und
96 stündiger Abbindung ist schon eine größere Zahl von Kernen
vorhanden, die je 2 und 3 Körner enthalten, aber das Protoplasma
umlagert nicht mehr in beträchtlicher Breite und in Spindelform
die Kerne und Körner, sondern breitet sich strahlig nach verschiedenen Richtungen hin aus und in den schmalen Protoplasma-
strahlen liegen zahlreiche Fetttröpfchen.

Ich faßte diese Auflösung der Nierenkapsel in ihre
eigenen zelligen Elemente als eine Rückkehr des Gewebes aus dem ruhenden Zustande in den protoplasmatischen Zellzustand auf und übertrage die hier gewonnenen Ergebnisse auf die erwähnte Veränderung der
Membranae propriae.

Nach all diesen Prämissen umfaßt die Bezeichnung parenchymatöse Nephritis, welche gemäß der Definition ihres Autors

Virchow „eine Entzündung mit degenerativem Charakter" sein soll, nicht mehr die gesamten Vorgänge. Ich habe deshalb schon vor Jahren (17) empfohlen, an Stelle der parenchymatösen Nephritis die Bezeichnung tubuläre Nephritis zu wählen. Sie sagt nur aus, daß die Harnkanälchenepithelien der primäre Sitz der Erkrankung sind, und läßt die Beurteilung frei, wann daselbst degenerative und wann regenerative Prozesse stattgefunden haben. Andererseits sollte damit der Gegensatz zu denjenigen Formen von Nephritis bekundet werden, welche von den kleinsten Gefäßen der Niere, insbesondere von den Vasa afferentia der Glomeruli ausgehen und die ich als vaskuläre Nephritis zu bezeichnen empfohlen habe.

Den Namen tubuläre Nephritis hat Aschoff (2) akzeptiert. Er versteht darunter, genau so wie ich, „das was früher Nephritis parenchymatosa genannt worden ist". Er sagt (S. 448): „Alle lebenden Zellen, auch die Epithelien, können auf entzündliche Reize reagieren. Ist der Entzündungsreiz, was immerhin oft genug vorkommt, freilich so stark, daß er die Epithelzelle tötet, dann kann diese selbst nicht mehr reagieren. Deswegen spricht sich auch ein Teil der pathologischen Anatomen gegen die Existenz einer parenchymatösen Nephritis aus. Aber zwischen dem todbringenden und dem entzündungserregenden Reiz gibt es für die Epithelialzelle alle möglichen Zwischenstufen." . . . „So lange die Schwellung der Kanälchenepithelien das Bild der entzündlichen Reaktion beherrscht, an dem Gefäßbindegewebe und den Glomeruluskapseln nur geringe Veränderungen zu sehen sind, scheint es mir berechtigt, von einer tubulären Nephritis zu reden."

Die weiteren an die tubuläre Nephritis sich anschließenden Veränderungen habe ich im 53. Bande des Deutschen Archivs für klinische Medizin mit folgenden Worten geschildert: „Wenn die reine tubuläre Nephritis nicht zur Heilung gelangt, so folgt eine Schwellung der Adventitiazellen und der Muskelzellen an den Vasa afferentia der Glomeruli, demnächst eine Verbreiterung des interstitiellen Gewebes der ganzen Niere sowie der Kapseln der Malpighi'schen Körperchen infolge von Schwellung der daselbst vorhandenen Zellen. Wir haben es dann mit einer subakuten tubulären Nephritis zu tun. Auch in diesem

Stadium kann eine vollständige Wiederherstellung eintreten, wie die klinische Beobachtung von Fällen ergibt, die noch nach 6 monatiger Dauer der Krankheit zur Heilung gelangt sind. Der endliche ungünstige Ausgang beruht, nach vollständigem Untergang der Epithelien der Malpighi'schen Körperchen, auf einer durch mangelhafte Ernährung herbeigeführten Atrophie der Glomeruli, d. h. Umwandlung derselben in helle kleine, sehr spärliche Kerne enthaltende Gebilde. Die Interstitien sowie die Kapseln der Malpighi'schen Körperchen bleiben dauernd verbreitert. In den extremsten Graden der tubulären Nephritis führt vor allem die Verkleinerung der Glomeruli sowie das Zusammensinken der von ihnen abgehenden gewundenen Kanälchen — infolge Verkleinerung ihrer Epithelien und Umwandlung derselben zu Zellen mit hellem kleinem Protoplasmahof — zur grob granulierten und, wie besonders zu betonen ist, weiß aussehenden Schrumpfniere".

Beweise für die Richtigkeit der Angabe über das Vorschreiten des pathologischen Prozesses, wie es hier geschildert ist, lassen sich zur Genüge erbringen. Sogar bei Krankheiten, die wegen ihres raschen Verlaufes meist einen Uebergang des Prozesses vom Parenchym auf das Stützgewebe unmöglich machen, wie bei der Cholera, kann bei nur mäßig längerer Dauer eine Beteiligung des interstitiellen Gewebes vorkommen.

Wenn Rosenstein (115) unter der Bezeichnung des akuten Morbus Brightii die Nephritiden zusammengefaßt hat, welche nach akuten Krankheiten auftreten, aber die Cholera und die Schwangerschaftsniere ausgeschlossen hat, weil sie nicht auf Entzündung, sondern auf Giftwirkung und Zirkulationsstörung beruhen, so hat er, was zunächst die erstere betrifft, seine Schlüsse wohl nur aus der Beobachtung rasch verlaufener Fälle gezogen. Ich habe schon früher mitgeteilt (13, 17), daß die im Laufe des Sommers 1892 von mir beschriebenen Cholera-Nephritiden sich in der Tat auf die Epithelien der Harnkanälchen und der Malpighi'schen Körperchen beschränkten. Abweichend hiervon aber war das Resultat der Untersuchung bei einem der beiden tödlich verlaufenen Fälle, die ich im Jahre 1893 beobachtet habe. Hier hatte eine heftige Choleradiarrhoe 6 Tage lang bestanden; erst am 7. Tage war die Krankheit in das asphyktische Stadium eingetreten und hatte am 8. Tage zum Exitus geführt. Nun ließen sich auch bo deutsame Veränderungen an den Vasa afferentia dicht vor ihrem Eintritt in die Glomeruli erweisen. Die Gefäße waren beträchtlich verdickt durch Schwellung der Muskelkerne und durch Schwellung der Adventitiazellen.

Bezüglich der Schwangerschafts-Nephritis vermag ich noch besser — weil die Zahl der Beobachtungen eine größere war — den geschilderten Modus procedendi von den Harnkanälchen auf die Gefäße zu erweisen. Besonders in solchen Fällen, wo das Höhestadium der Nierenerkrankung durch das Auftreten von Eklampsie sich kundgegeben hatte, konnte ich mich überzeugen, daß mit dem früheren oder späteren Eintritt des tödlichen Ausganges entweder eine Erkrankung der Harnkanälchen allein (trübe Schwellung, Koagulationsnekrose, Zylinderbildung, Erweiterung der Harnkanälchen) bestand oder eine Wandverdickung der Vasa afferentia durch Schwellung der Muskulariskerne und der Adventitiazellen hinzugekommen war. Doch bleibt die Erkrankung in solchen Fällen nicht auf die Gefäße beschränkt. Das ganze interstitielle Gewebe der Nierenrinde kann sich daran beteiligen, wie der nachfolgende Fall und die diesem Fall entnommene Figur 2 auf S. 7 beweisen[1]).

Else L., damals 20 Jahre alt, wurde im September 1914 gravida. Im 2. Monat der Gravidität trat unter Schwellung der Füße Nierenentzündung auf. Im 4. Monat wurde vom Arzt der künstliche Abort vorgenommen. Sie war dann noch 3 Monate krank.

Am 17. September 1915 suchte sie wegen Schwellung der Füße, des Rumpfes und des Gesichtes das Krankenhaus auf. Die Harnentleerung war gering. Der Harn enthielt bis 14 pM. Eiweiß und viele hyaline Zylinder. Die Herzdämpfung war vergrößert. Bei ihrer Entlassung am 2. Dezember 1915 waren die Oedeme geschwunden. Der Harn aber enthielt noch viel Eiweiß.

Am 29. Januar 1916 wurde sie wiederum aufgenommen. Sie klagte über Kopf- und Kreuzschmerzen, hatte in den voraufgegangenen Tagen öfter Erbrechen und in der letzten Nacht einen Schüttelfrost gehabt. Es bestand mäßiges Oedem der Beine und der abhängigen Teile des Rückens. Der Puls war irregulär. Der Urin enthielt 14 pM. Eiweiß und granulierte, breite, glänzende Zylinder. Am 30. Januar wiederholte sich der Schüttelfrost. Die Temperatur stieg auf 40,4°. Es traten Brechen und Durchfall auf. Vom 2. Februar 1916 ab wurde fast gar

---

1) Das aus jüngerer Zeit stammende Beobachtungsmaterial danke ich Herrn Geh. Med.-Rat Prof. Baginsky und Herrn Prof. H. Strauß in Berlin.

kein Urin mehr entleert. Sie wurde bewußtlos. Am 4. Februar trat unter klonischen Zuckungen der Tod ein.

Die Sektion ergab: Dilatation und Hypertrophie des linken Ventrikels, große weiße Niere, Pneumonie des linken Unterlappens. — Die mikroskopische Untersuchung der Niere erwies einen großen Kernreichtum der Glomeruli bei geringem Blutgehalt und gut sichtbaren Epithelien. Obwohl die Glomeruli eine ansehnliche Größe hatten, standen sie doch häufig von der Innenfläche der Kapseln ab. Diese waren sehr verbreitert, in ihrer fibrösen Grundlage befanden sich reichliche runde und spindelförmige Zellen. Daneben kamen einzelne verkleinerte, hyalin aussehende, kernarme Glomeruli vor. In der Umgebung dieser fanden sich große Anhäufungen von Granulationszellen, wie Figur 2 auf S. 7 erweist. Die gewundenen Kanälchen waren sehr weit, ihre Epithelien etwas flach; sie hatten gut erhaltene Kerne, ihr Protoplasma war körnig-krümlig. Im Lumen der Kanälchen lagen reichlich rote Blutkörperchen, tropfige und krümlige Massen. In den geraden Kanälchen waren die Epithelien gut erhalten, im Lumen lagen sehr viele Zylinder und körnig-fädige Massen. In den Sammelkanälchen kamen häufig sehr breite Zylinder vor. Die Interstitien sowohl der gewundenen als auch der geraden Kanälchen waren sehr verbreitert und zeigten zahlreiche zellige Elemente. Viele der kleinsten arteriellen Gefäße hatten eine sehr verdickte, gleichmäßig hyalin aussehende Wand, in der nur spärliche spindelförmige Kerne lagen (Figur 2, S. 7). Auch nicht wenige stärkere Gefäße hatten eine sehr verdickte Intima, die aus hellen, scholligen, welligen, kernlosen Massen bestand. Die Muskularis erschien hier verdünnt.

Daß eine solche Graviditäts-Nephritis auch bis zur Schrumpfung des Organs vorschreiten kann, beweist zu voller Evidenz wenigstens der zweite von den 3 Fällen, die Weinbaum (137) aus der Leyden'schen Klinik beschrieben hat. Die Krankheit begann im Verlaufe der ersten Schwangerschaft und trat in der zweiten und dritten Schwangerschaft mit vergrößerter Heftigkeit wieder auf. Die Sektion ergab, daß die Nieren sich in exquisitem Zustande der Granularatrophie befanden. „Die Farbe der Oberfläche war blaß mit eingesprengten hämorrhagischen Partien, also von der Beschaffenheit, welche mit dem Namen der bunten Schrumpfniere bezeichnet zu werden pflegt".

Als weiteres Beispiel für den Krankheitsverlauf, der als tubuläre Nephritis beginnt und nach Beteiligung der Gefäße und des interstitiellen Gewebes zum endlichen, freilich sehr seltenen Ausgang, zur Schrumpfniere führt, möge die Nephritis nach Pneumonie dienen. Wenn während des Höhestadiums dieser Krankheit eine reichliche Eiweißmenge und eine enorme Zahl von Zylindern im Harn vorhanden ist und infolge der Schwere der Krankheit aus Gründen, die von der Nierenerkrankung unabhängig sind, der

Tod eintritt, dann ist in den Nieren ausschließlich eine Erkrankung der epithelialen Elemente nachweisbar. Schwindet aber bei ganz gleichen Befunden im Harn mit der pneumonischen Krise jedes krankhafte Zeichen von seiten der Nieren, dann kann es sich doch wohl in Anbetracht der Ausscheidung von zahlreichen Zylindern nicht um eine febrile Albuminurie, sondern nur um denjenigen Prozeß gehandelt haben, der bei tödlichem Ausgang sich als tubuläre Nephritis erwiesen hätte. Die Nierenepithelien müssen eine Restitution oder eine Regeneration erfahren haben, wenn das Verhalten der Nieren ein vollkommen normales geworden ist. In anderen Fällen aber können aus noch unbekannten Gründen Albuminurie und Zylindrurie auch über den Ablauf der Pneumonie hinaus eine Zeitlang fortbestehen und dann erst zur Heilung gelangen, ein Beweis, daß die Erkrankung auf die Harnkanälchenepithelien beschränkt geblieben ist. Aber, auch tödliche Ausgänge, kommen im späteren Verlauf dieser Erkrankung vor und dann ist dieselbe von den Epithelien auf das interstitielle Gewebe übergegangen.

v. Kahlden erklärte auf Grund seiner eingehenden Untersuchung: Bei der im Gefolge von Pneumonie auftretenden Nephritis stehen immer im Vordergrunde degenerative Veränderungen am Epithel der Harnkanälchen, die sich in Verfettung und Desquamation äußern und in manchen Fällen auf die Epithelien der gewundenen Harnkanälchen beschränkt bleiben; in anderen Fällen aber mit großer Regelmäßigkeit auch den aufsteigenden Schenkel der Henle'schen Schleifen befallen. Dabei kann das Glomerulusepithel intakt oder wenigstens fast ganz intakt sein; jedenfalls ist es niemals in so ausgedehnter Weise in Desquamation begriffen wie das der Harnkanälchen. Später kommt es zu einer kleinzelligen Infiltration des Labyrinths, verbunden mit einem geringgradigen Oedem.

Zu den großen Seltenheiten dürfte der Ausgang der tubulären Nephritis nach Pneumonie in Schrumpfniere gehören. Eisenlohr (42) hat einen solchen Fall beschrieben. Eine syphilitische Infektion war voraufgegangen.

Auch ohne bestimmt feststellbare Ursache kann die tubuläre Nephritis auftreten und chronisch werden. Von

den Kranken selbst wird häufig Erkältung als Ursache angegeben.
Einen solchen Fall habe ich schon früher beschrieben (6). Er ist
in vielerlei Beziehung beachtenswert.

Friederike D., 22 Jahre alt, wird am 2. November 1878 in das Krankenhaus aufgenommen. Bis zum Sommer 1876 war sie stets gesund. Damals erkrankte sie „nach einer Erkältung.“ ziemlich plötzlich. Es stellte sich blutiger
Urin und Anschwellung der Füße ein, kurz, sie bekam „eine Nierenentzündung“,
wie ihr der Arzt sagte, der sie damals behandelte, und war 8 Monate lang
bettlägerig. Nach dieser Zeit wurde sie gesund und verrichtete ihre Arbeiten
als Dienstmagd so wie vor ihrer Krankheit. Nach einem Jahre stellte sich
dieselbe Krankheit mit demselben Verlauf ein. Sie wurde wieder ganz gesund.
Ihre jetzige Krankheit besteht seit 14 Tagen und hat so wie früher an-
gefangen. Die Menses sind seit 2 Jahren unregelmäßig, öfter aussetzend, immer
spärlich gewesen.
Die Patientin ist von grazilem Körperbau, mäßig gut genährt, das Gesicht
von fahler Blässe, die Schleimhäute sind anämisch. Es besteht geringes Oedem
der Füße. — Die Herzdämpfung reicht bis zur 3. Rippe hinauf, nach rechts bis
zur Mitte des Sternums. Der Spitzenstoß ist im 5. Interkostalraum in der
Mamillarlinie. An der Herzspitze ist ein systolisches Geräusch hörbar. Der
Puls ist gespannt. Fieber ist nicht vorhanden. Der Urin ist mäßig dunkel
gefärbt, von trübem Aussehen, sein spezifisches Gewicht ist 1013, er enthält
sehr viel Eiweiß. Die Tagesmenge beträgt 800 ccm. Unter dem Mikroskop
zeigt derselbe viel rote und vereinzelte weiße Blutkörperchen, ferner zahlreiche
teils dunkelgekörnte, teils mit roten Blutkörperchen besetzte, teils blasse
Zylinder. Appetit ist nicht vorhanden.
Nach 10 Tagen hatte sich das Allgemeinbefinden etwas gebessert und
der Appetit gehoben. Das Oedem der Füße war geschwunden. Die Temperatur
war stets normal geblieben. Der Puls schwankte zwischen 90 und 120. Die
tägliche Urinmenge war auf 1500 ccm gestiegen. Die Patientin gab an, daß
ihre Sehkraft in der letzten Zeit abgenommen habe. Die ophthalmoskopische
Untersuchung ergab, daß die linke Papille etwas geschwollen ist. Auf allen
Seiten umgeben dieselbe große grauweiße Flecke, welche teilweise konfluieren,
die Gefäße mehr oder weniger bedecken und nach der Peripherie hin zackig
ausstrahlen. Das rechte Auge zeigt dasselbe Verhalten, nur sind hier die
Flecke etwas weniger ausgedehnt.
In der nächstfolgenden Zeit verschlimmerte sich der Zustand wieder. Es
stellten sich Anfälle von Dyspnoe ein. Die Augenlider und Wangen wurden
ödematös. Am 9. Dezember trat Lungenödem ein. Ueber beiden Lungen
waren reichliche Rasselgeräusche zu hören. Abends folgte der Tod.
Die Sektion wurde von mir am 10. Dezember 1879 ausgeführt. Der
Körper ist zart gebaut, die Haut und Lippenschleimhaut auffallend bleich, das
Unterhautfett gering, die Muskulatur gut rot, kräftig.
Der Herzbeutel enthält recht viel (etwa 200 g) klare seröse Flüssigkeit.
Das Herz ist an der Basis der Ventrikel 9,5 cm breit, seine rechte Seite 10,
seine linke 11 cm lang; es enthält Kruormassen und Fibringerinnsel. Das
Herzfleisch ist blass, dabei aber sehr derb; der rechte Ventrikel kaum 3, der
linke 16 cm dick. Der Umfang der Pulmonalis über den Klappen beträgt 6,3,
der Aorta 6, der Trikuspidalis 11, der Mitralis 10 cm.

In beiden Thoraxhöhlen ist eine mäßige Quantität klarer seröser Flüssigkeit. Beide Lungen sind durchweg lufthaltig, aber stark ödematös.

Die Milz 11 cm lang, 5,5 cm breit, 2 cm dick, ist von zäher Konsistenz, blaßrotem Aussehen. Auf dem Durchschnitt sind die Malpighi'schen Follikel in reicher Zahl sichtbar.

Die linke Niere ist sehr klein, 9,5 cm lang, 5 cm breit, 2 cm dick, aus ihrer Kapsel nur schwer ausschälbar. Ihre Oberfläche ist gleichmäßig flachhöckrig, von überwiegend blassem, käsigem Aussehen. Dasselbe wird durch gröbere und feinere Flecke und Punkte bedingt, zwischen denen das Gewebe hyalingrau ist. Nur der am tiefsten liegende Abschnitt der Niere zeigt, weil das Blut sich dahin gesenkt hat, ein schwärzlich-schiefriges Aussehen. Die Rinde ist stark verschmälert und sieht auf dem Durchschnitt der Oberfläche ähnlich aus. Die Papillen sind sehr niedrig.

Die rechte Niere 9 cm lang, 4,5 cm breit, 2,5 cm dick, verhält sich genau so wie die linke.

Die Magenschleimhaut ist von trübem Aussehen, geschwollen; im Kardialteil eine ziemlich ausgedehnte Blutsuffusion.

Die Leber ist von gewöhnlicher Größe, rechts 17 cm, links 9 cm breit, rechts 15 cm, links 12 cm hoch, rechts 10 cm, links 5,5 cm dick, auf dem Durchschnitt von auffallend gleichmäßigem schiefrig-bräunlichem Aussehen.

Die Harnblasenschleimhaut ist gleichmäßig geschwollen. — Der Uterus ist klein, aus dem Orificium externum ragt ein Schleimpfropf hervor, die Schleimhaut ist leicht gerötet. — Die Aorta ist eng, sonst intakt.

Die Papillae circumvallatae der Zunge sind auffallend stark geschwollen, alle übrigen Rachengebilde normal.

Die mikroskopische Untersuchung der Nieren ergab: Die Glomeruli sind zum Teil in kleine fibröse Gebilde umgewandelt, zum Teil von gutem Aussehen, letztere aber beträchtlich größer wie normal. Das Epithel der Kapseln ist da, wo es sichtbar ist, verfettet; die Kapseln selbst sind sehr verdickt. Ebenso zeigt sich das interstitielle Gewebe überall, d. h. sowohl zwischen den geraden als auch zwischen den gewundenen Kanälchen ganz gleichmäßig verbreitert. Nach Fuchsinfärbung sind in den Kapseln ebenso wie zwischen den Kanälchen zahlreiche große Kerne sichtbar, die an letzteren Stellen häufig in dem ihnen zugehörigen Protoplasma Fetttröpfchen enthalten. Die Gefäße sind durch Schwellung der sie konstituierenden Zellen beträchtlich verdickt. Die Epithelien der Harnkanälchen sind stark geschwollen und getrübt, enthalten auch Fetttropfen. Oft finden sie sich auch in schollige Gebilde umgewandelt, nicht selten aber bedeckt ein zartes, blasses Epithel mit sehr deutlichem rundem Kern die Wand des Harnkanälchens. Einzelne Kanälchen werden von wachsartig aussehenden Zylindern starken Kalibers gefüllt und an manchen Stellen kann leicht festgestellt werden, daß die Substanz der Epithelien in diesen Zylindern aufgeht, da sie bei gleichem Aussehen in Form unregelmäßiger, noch kernhaltiger Stücke sich denselben anschließen. Mit diesen Zylindern im Aussehen, selbstverständlich nicht in der Form übereinstimmende Massen liegen auch innerhalb einzelner Malpighi'scher Körperchen und drängen die Gefäßknäuel von der Kapselwand ab.

Im allgemeinen aber dürfte der Ausgang einer solchen tubulären Nephritis in eine weiße Schrumpfniere auch zu

den Seltenheiten gehören. Es kommt trotz langer Dauer des
Leidens meist nur zum Vorstadium derselben, zur großen
weißen oder fettig gelb gesprenkelten oder hämorrhagischen Nephritis. Diese Ansicht hat früher schon von Kahlden
ausgesprochen. Er sagte: „Wenn die akute Nephritis überhaupt
in ein chronisches Stadium übergeht, dürfte das Resultat meist
eine mehr oder weniger große weiße Niere sein."

Einen Fall dieser Art habe ich schon vor längerer Zeit beschrieben (10).

Derselbe betraf einen 42 Jahre alten Hausdiener. Im Jahre 1865 hat er
Nervenfieber gehabt. Sonst will er nie krank gewesen sein. Dem Alkoholgenuß ist er zugetan.

Zum ersten Male kam er am 27. Juli 1878 wegen Anschwellung der Füße
ins Krankenhaus. Er war etwa 4—5 Wochen vorher mit Appetitlosigkeit,
Atemnot, Abnahme der Harnabsonderung erkrankt. Am 2. April 1879 wurde
er entlassen.

Als er zum zweiten Male am 7. September 1880 aufgenommen wurde,
kam er in meine Behandlung. Er berichtete, daß er seit seiner ersten Entlassung nie dauernd arbeitsfähig gewesen sei. Nach 4—5tägiger Arbeit habe
er meist wegen Schwäche und Zunahme seiner Schwellungen an den Füßen
zuhause bleiben müssen. Blutig sei sein Urin niemals gewesen. — Der Harn
war klar, von normaler Quantität und Reaktion; er enthielt ziemlich viele
hyaline und gekörnte, schmale und breite Zylinder, keine roten Blutkörperchen.
Interkurrent trat während mehrerer Tage Fieber auf. In dieser
Zeit war der Urin blutig gefärbt und enthielt außer Zylindern
zahlreiche rote Blutkörperchen. — Weil keine Oedeme mehr bestanden,
wünschte der Patient am 28. September 1880 seine Entlassung.

Zum dritten Male kam er am 7. Juni 1881 ins Krankenhaus, und zwar
wegen Schmerzen, die von der Blase nach der linken Regio iliaca ausstrahlten
und mit Harndrang verbunden waren. Sein Gesicht war livid, die Venen seiner
Arm- und Bauchhaut traten ziemlich stark hervor, die Knöchelgegend war
mäßig ödematös. Der Harn enthielt wie früher Albumen und Zylinder. —
Nachdem Blasenschmerzen und Harndrang verschwunden waren, verließ er am
11. Juni das Krankenhaus.

Zum vierten Male erscheint er am 14. Juli 1881 wegen beträchtlicher
Oedeme beider Unterschenkel. Am Herzen ist keine Verbreiterung nachweisbar.
Der Harnbefund ist der gleiche wie früher. Die Harnmenge ist an manchen
Tagen spontan sehr erhöht. Nach Schwinden seiner Oedeme verläßt er am
31. August das Krankenhaus.

Zum fünften Male wird er am 20. Februar 1882 wegen Brechen, Durchfall, Schmerzen in der linken Seite und leichten Oedems der Füße aufgenommen.
Der objektive Befund ergibt nichts von den früheren Abweichendes. Sein
Augenhintergrund ist normal. — Am 14. März wünscht er, frei von jeder subjektiven Beschwerde, entlassen zu sein.

Zum sechsten Male wird er am 27. April 1882 aufgenommen. Er hat
beträchtliche Oedeme der Unterextremitäten, auch seine Vorderarme sind öde-

matös. Er klagt über hochgradige Mattigkeit und Appetitlosigkeit. Die Herzdämpfung ist verbreitert. Die Herztöne sind rein. Der Puls ist voll, aber weich; in den abhängigen Teilen der Lungen besteht Katarrh. Sein Harn sieht trüb und rötlich aus. Unter dem Mikroskop finden sich reichlich rote Blutkörperchen, spärliche weiße und spärliche gekörnte Zylinder. — In den nächsten Tagen nehmen die Oedeme immer mehr zu und betreffen das Gesicht ebenso, wie die Unterextremitäten; auch das Skrotum und das Präputium schwellen beträchtlich an. — Unter Zunahme des Albumens, Verringerung der Harnquantität und bei gleichbleibendem mikroskopischen Befunde im Harn stellt sich in somnolentem Zustande am 26. Mai 1882 der Tod ein.

Die Sektion ergab: Allgemeines Anasarka, zyanotisches Gesicht. — Im Herzbeutel finden sich etwa 500 g klarer seröser Flüssigkeit. Das Perikard ist mit Fibringerinnseln bedeckt. Das Herz ist von beträchtlicher Größe, die Wand des rechten Ventrikels ist ein wenig, die des linken bedeutend dicker als normal, von guter Konsistenz, blassem Aussehen. — Beide Lungen sind vielfach mit der Thoraxwand verwachsen, anämisch, sehr ödematös.

Die Milz ist von gewöhnlicher Größe, derber Konsistenz, blaßbraunem Aussehen.

Die linke Niere ist aus ihrer Kapsel leicht ausschälbar, 11 cm lang, 5 cm breit, 4 cm dick, ihre Oberfläche ist etwas ungleichmäßig und zeigt weißliche unregelmäßige Flecke in rötlicher Grundsubstanz. Außerdem sind auf derselben dunkle punktförmige Hämorrhagien sichtbar. Die Konsistenz des Organs ist derb, die Rinde erweist sich auf dem Durchschnitt etwas verschmälert. — Die rechte Niere ist 10 cm lang, 5 cm breit, 3,5 cm dick und verhält sich genau so wie die linke.

Die Leber ist beträchtlich vergrößert, von derber Konsistenz, blassbraun, ihre Azini groß und deutlich abzugrenzen.

Die Magenschleimhaut ist blaß und geschwollen.

Harnblase und Prostata sind ohne Abnormität.

Bei der mikroskopischen Untersuchung der Nieren fällt vor allem auf, daß die Glomeruli von sehr verschiedener Größe sind. An den kleineren sind Gefäßschlingen gar nicht mehr zu erkennen; sie stellen eine hellglänzende feinstreifige Masse dar, in welcher unregelmäßig gestaltete geschrumpfte Kerne sichtbar sind. Die Kapseln dieser Glomeruli sind sehr verbreitert, von fibrösem Aussehen. In den größeren Glomerulis dagegen sind die Kapillarschlingen gut sichtbar, zum großen Teil mit Blutkörperchen überfüllt. Hier und da liegen einzelne Blutkörperchen außerhalb der Kapillaren auf den Schlingen. Die Kapseln sind hier meistenteils verbreitert. Auch die Interstitien der Harnkanälchen sind abnorm breit; doch ist diese Breitenzunahme nicht überall eine gleichmäßige, vielmehr in der Nähe der am meisten geschrumpften Malpighi'schen Körperchen am bedeutendsten. Hier und da finden sich auch in den Interstitien Blutextravasate. Die Harnkanälchen sind zum Teil ziemlich weit und in diesem Falle besitzen sie ein flaches Epithel, dessen einzelne Zellen blaß sind, sich sehr deutlich voneinander abgrenzen und in denen die Kerne scharf hervortreten. In anderen Kanälchen zeigen sich die Epithelien nur getrübt, ihre Kerne sind nicht deutlich sichtbar. Auch haben hier die Interstitien die allergeringste Verbreiterung erfahren.

Die Krankheit hat also in diesem Falle bei häufigen Verschlimmerungen 4 Jahre gedauert, ohne daß es zu einer richtigen Schrumpfniere gekommen wäre.

Bisweilen liegt der tubulären Nephritis mit dem Ausgang in eine große weiße Niere das Frühstadium der Syphilis zugrunde. Fälle dieser Art hat Max Wagner (135) in seiner eingehenden Bearbeitung beschrieben. Ich zitiere nur eine von E. Wagner mitgeteilte Beobachtung.

Dieselbe betraf einen 23 Jahre alten Mann, der Mitte September 1880 „Genitalaffektion" hatte. Bei der Aufnahme am 19. Februar 1881 bestand am Frenulum eine kleine infiltrierte Narbe, am 22. April frische Psoriasis palmaris und plantaris, Ulzeration der Tonsillen. Am 3. Juni trat unter Konvulsionen und Koma der Tod ein. Die Sektion ergab: Allgemeines starkes Oedem, rechtsseitige geringe Retinitis, Dilatation und leichte Hypertrophie des linken Ventrikels, große weiße Nieren. Sie waren um die Hälfte größer als normale. Ihre Oberfläche war gelb und hellweiß gefleckt, glatt, mit Ausnahme einzelner größerer Einziehungen, in denen Venen verliefen. Die Rinde war fast um das Doppelte verbreitert, hyalin und gelbstreifig, meist anämisch, mit einzelnen starken injizierten Gefäßen und spärlichen Hämorrhagien. Die Pyramiden waren graurot, an der Basis mit einzelnen dunkelroten, an den Papillen mit gelblichen Streifen.

Ich selbst habe einen Fall von großer weißer Niere im Frühstadium der Syphilis feststellen können, der mit dem hier beschriebenen vollkommen übereinstimmte.

Schließlich darf in das Gebiet der tubulären Nephritis eingerechnet werden die große auffallend schwere, glatte, rote Niere bei Herzfehlern und hochgradigen Stauungen im Blutkreislauf. Die Epithelien der Harnkanälchen, besonders die der gewundenen, sind meist in eine krümlige Masse umgewandelt und dann kernlos; die Vasa afferentia und die Glomeruli sehr hyperämisch. Einmal sah ich in einer Kapsel statt des Glomerulus eine honigwabenähnliche Masse. Auffallend häufig sind bei der Präparation die Epithelien aus den Harnkanälchen ausgefallen. Die Interstitien der Harnkanälchen sind verbreitert und kernreich. Die Gefäße der Marksubstanz zeigen sich sehr hyperämisch. — Die von dem sonstigen mehr weißen Aussehen der subakuten oder chronischen tubulären Nephritis abweichende, mehr einer normalen Niere entsprechende Farbe solcher Fälle ist wohl nur auf die Kombination mit der Stauung im Gefäßsystem zurückzuführen.

Die vaskuläre Nephritis (Glomerulonephritis, Nephritis nach Scharlach und anderen Infektionskrankheiten, Kriegsnephritis).

Bekanntlich hat Klebs (81) zuerst die Erkrankung der Glomeruli als besondere Form der Nephritis aufgestellt. Aber er hat sie nur als eine neben der interstitiellen Nephritis vorkommende Entzündung angesehen. Am reinsten ausgebildet fand er sie beim Scharlach, aber nicht als alleinige Form des Auftretens bei dieser Krankheit. Er sagte ausdrücklich: Beim Scharlach bildet sich während des fieberhaften Zustandes, wie bei den übrigen akuten Exanthemen, nicht selten eine körnige Degeneration der Nierenepithelien aus, welche mit Albuminurie verbunden sein kann. Ferner sieht man Scharlachkranke längere oder kürzere Zeit nach dem Ablauf der Krankheit an diffuser interstitieller Nephritis und deren Folgezuständen zugrunde gehen. Den häufigsten und wichtigsten Fällen von Scharlachhydrops aber, welche bekanntlich in der Desquamationsperiode oder nach dem Ablauf des Exanthems auftreten, wenn die Kranken sich in scheinbar vollkommener Rekonvaleszenz befinden, liegt eine besondere Form: die Glomerulonephritis zugrunde, bei welcher die Glomeruli als weiße Pünktchen erscheinen, in deren interstitiellem Gewebe mikroskopisch eine Vermehrung der Zellen nachgewiesen werden kann.

Auch Friedländer (51) hat 3 Formen von Scharlachnephritis unterschieden: 1. Die initiale katarrhagische Nephritis. 2. Die große schlaffe hämorrhagische Niere, die interstitielle septische Nephritis. 3. Die Glomerulonephritis. Ein genetischer Zusammenhang dieser 3 Krankheitsformen war seiner Ansicht nach nicht nachweisbar. Bei der ersten Form besteht eine Trübung und Schwellung des Harnkanälchenepithels sowie eine partielle Wucherung und Abstoßung desselben. Man könnte versucht sein, den Prozeß als parenchymatöse Entzündung zu bezeichnen. Aber da diese nach Virchow stets zur Degeneration führt, auch nach seiner Definition kein Raum für Zellwucherung vorhanden ist, die hier eine so charakteristische Rolle einnimmt, sei es passend, den Ausdruck „katarrhalische Nephritis" für diese Frühform der Scharlachnephritis anzunehmen. — Die 2. Form, die Nephritis septica, findet man gewöhnlich in Verbindung mit besonders schweren diphtheritischen Affektionen, Halsphlegmonen usw.; sie kommt auch bei nicht skarlatinösen Formen der Diphtherie zur Beobachtung und ist wohl als eine besonders schwere Form der Nephritis aufzufassen; sie ist wahrscheinlich nur eine indirekte Folge der Skarlatina. Diese Form scheint manchmal enorm rapide zu verlaufen; zuweilen ist 1—2 Tage vor dem Tode noch normaler Urin konstatiert worden. Dementsprechend finden sich in diesen Fällen keine Oedeme, trotz der enorm schweren Nierenaffektion: in anderen Fällen mit längerer Dauer kommen Oedeme zustande.

v. Kahlden (75) unterschied bei der Nephritis nach Skarlatina eine initiale Form, die ausgezeichnet ist durch Verfettung am Epithel der gewundenen Harnkanälchen sowie der aufsteigenden Schleifenschenkel, und eine postskarlatinöse Form, bei der die Möglichkeit nicht ausgeschlossen ist, daß sie sich aus der initialen Form entwickelt.

Besondere Beachtung verdienen die auf Grund klinischer und anatomischer Untersuchungen gewonnenen Ergebnisse Baginsky's (27). Wie aus denselben hervorgeht, zeigen die Nieren der in der ersten Woche der Erkrankung an Scharlach (am häufigsten septisch) gestorbenen Kinder herdweise meist an die Gefäße geknüpfe Infiltrationen mit Rundzellen. — In der zweiten Woche bestehen neben erheblichen degenerativen Veränderungen des Epithellagers der gewundenen und geraden Kanälchen diffuse Zellinfiltrationen des gesamten interstitiellen Gewebes. — In der dritten Woche stehen, neben schweren parenchymatösen degenerativen Veränderungen des Epithellagers und neben interstitiellen Zellanhäufungen, im Vordergrunde Veränderungen an den Malpighi'schen Körperchen, und zwar Reichtum an zelligem Material mit Verlust von Gefäßschlingen der Glomeruli, Verdickung der Bowman'schen Kapseln durch neugebildetes Bindegewebe und Einwucherung von bindegewebigen Zügen zwischen die Glomerulusschlingen. Er sagt ferner: „Die wenigen Fälle von sehr frühem Einsetzen urämischer Konvulsionen, selbst mit tödlichem Ausgang, geben schon einen Fingerzeig, daß tatsächlich die Nephritis mit den ersten Fieberbewegungen zusammenfallend auftreten kann; sie kann aber auch, selbst wenn sie sich etwas später entwickelt, mit der febrilen Albuminurie und den frühen von Epithelabschilferungen begleiteten katarrhalischen Nierenerscheinungen zum mindesten im Zusammenhang sein. Doch ist dies das seltenere; zumeist sieht man vielmehr die febrile oder toxische katarrhalische Nierenreizung gleichzeitig mit dem Fieber abklingen, und die Nephritis tritt dann später völlig autochthon oder in Verbindung mit sonstigen Komplikationen auf.

An anderer Stelle (26) erklärt er: Der klinische Begriff der Scharlachnephritis kann nicht auf die anatomische Veränderung eines einzigen Gewebsbestandteiles der Nieren bezogen werden; man darf weder behaupten, daß die Scharlachnephritis interstitieller oder parenchymatöser Natur ist, noch daß für sie die Glomerulusveränderungen charakteristisch sind. In jedem Stadium sind Veränderungen aller drei Arten gleichzeitig nachweisbar, bald treten die interstitiellen, bald die parenchymatösen, bald die Glomerulusveränderungen in den Vordergrund, so daß nach dem Grundsatze „a potiori fit denominatio" die Nephritis bald als akute interstitielle, bald als parenchymatöse, bald als Glomerulonephritis bezeichnet werden könnte.

Aschoff sagt: „In der Mehrzahl aller Fälle von typischer Glomerulonephritis findet man bereits in dem frischen Stadium der Entzündung pathologische Veränderungen an den Tubuli, die entweder auf eine direkte Giftwirkung von den umspinnenden Kapillaren aus oder auf die Stockung des mit giftigen Produkten und Abfallmassen geschwängerten Harnstromes zurückgeführt werden müssen. Gelegentlich sieht man schon weißliche Flecke in der Rinde, welche Kanälchen mit starker Kolloidtropfenbildung entsprechen.

Das bis hierher Berichtete erweist eine bedeutende Unstimmigkeit der Angaben und Meinungen. Während nach Klebs und Friedländer die Erkrankung der Glomeruli in einem späten Stadium, eventuell nach Abheilung des Scharlachs, gleichsam als deus ex machina auftritt und als postskarlatinöse Nephritis angesehen worden ist, war v. Kahlden der Meinung, daß die postskarlatinöse Form sich aus der initialen entwickeln könne; Baginsky vertritt die Ansicht, daß in jedem Stadium der Scharlach-Nieren-erkrankung parenchymatöse, interstitielle und Glomerulusverände-rungen auftreten können, und Aschoff erklärt, daß bei typischer Glomerulonephritis bereits im frischen Stadium Veränderungen an den Tubuli sich finden.

Unter diesen Umständen ist es wohl das Gewiesenste, zunächst dem zeitlichen Auftreten der Glomerulus-erkrankung näher nachzugehen. Da stellt sich denn heraus, daß schon wenige Jahre nach der Klebs'schen Mitteilung Crooke (40) auf Grund eines reichen Materials folgendes berichtet hat. Er fand in Scharlachnieren, „nach 26 stündiger bis 7 tägiger Dauer der Krankheit bis zum tödlichen Ausgang, Glomeruli mehr oder weniger in hyalin-fibröser Veränderung begriffen, bei geringer oder gänzlich fehlender Spur von Kapillarschlingen". Die Arterien und Arteriolen zeigten Vermehrung der Muskel- und Endothelkerne, besonders da, wo die Arteriolen in die Bowman'sche Kapsel eindringen. Ferner beschreibt er einen Fall von 68 tägiger Dauer, in welchem es zu ausgesprochener Schrumpfniere gekommen war. In dem Lumen der Harnkanälchen lagen teils hyaline, teils zellige Zylinder, andere bestanden aus einem in Eosin sich stark färbenden Material, das wahrscheinlich eine Abscheidung aus dem Blute war.

Sörensen (122) sagt: Nur klinisch beginnt die Glomerulo-nephritis längere Zeit nach dem Beginn der Skarlatina, der Anfang der anatomischen Veränderung muß in eine weit frühere Krank-heitsperiode verlegt werden.

Nach Reichel (111) beginnt der Krankheitsprozeß der typischen postskarlatinösen Nephritis ohne Zweifel beträchtlich früher als ihr plötzliches klinisches Hervortreten stattfindet.

Ich selbst hatte unter den von mir untersuchten Fällen von Scharlachnephritis einen, wo schon nach 2 tägiger Dauer der Krank-heit der Tod eingetreten war, einen zweiten, wo die Krankheit nur 4 Tage gewährt hatte. Bei beiden Fällen bestand eine beträcht-liche Wucherung der zelligen Elemente der Glomeruli; bei ersterem sogar in höherem Grade. Hier waren nicht nur die Glomeruli, sondern auch die Kapseln außerordentlich zellenreich.

Demnach kann der Prozeß der Glomeruluserkrankung nicht in ein so spätes Stadium verlegt werden, wie Klebs angenommen hat. Wir müssen sie sogar als einen sehr zeitig einsetzenden Effekt des Scharlachgiftes ansehen.

Eine selbständige Folge der Giftwirkung aber ist die Glomeruluserkrankung nicht. Mit derselben im engsten Zusammenhange steht eine Reihe von Veränderungen, auf deren Zusammengehörigkeit oder gegenseitige Abhängigkeit näher einzugehen ist.

Vor allem ist das Verhalten der Vasa afferentia in Betracht zu ziehen. Klein (82) hat zuerst erwähnt, daß im frühesten Stadium der Skarlatina eine Vermehrung oder Wucherung der muskulären Schicht der kleinen Arterien, besonders an ihrer Eintrittsstelle in die Malpighi'schen Körperchen, besteht. Er bemerkte aber auch, daß eine hyaline Degeneration der Intima der kleineren Arterien im frühesten Stadium der Skarlatina vorkommt, wie sie Gull und Sutton bei der chronischen Bright'schen Krankheit beschrieben haben. Ferner hat, wie schon oben mitgeteilt ist, Crooke eine Vermehrung der Muskel- und Endothelkerne an den Vasa afferentia festgestellt. Auch Fischl (46) sagt, daß beim Scharlach die Affektion der Gefäße den übrigen pathologischen Veränderungen der Niere vorangehen kann. Darum ließe sich nicht, wie Ribbert und Cohnheim es getan haben, behaupten, daß die Glomerulonephritis als Beginn einer jeden Nephritis anzusehen sei. Die Anomalie an den Gefäßen des von ihm beschriebenen Falles aber ging nicht nur mit einer reichlichen Rundzellenanhäufung in der Adventitia einher, sie erstreckte sich mitunter bis in die Media; auch ließ sich hier und da eine weitere Metamorphose zu Bindegewebe feststellen.

Meine eigenen Beobachtungen führten zu dem Ergebnis, daß mit den Veränderungen der Glomeruli beim Scharlach ausnahmslos eine Erkrankung der Vasa afferentia verbunden ist. Diese Tatsache ist durch Figur 7 auf S. 31 deutlich erläutert. Das Präparat hierzu stammt von der Scharlachniere eines 1½ Jahre alten Knaben, der am 12. Krankheitstage gestorben war. Die aus ein und demselben Gefäß hervorgehenden Vasa afferentia können hier auf langer Strecke verfolgt werden, bevor sie in den Glomerulus eingehen. Auch bei der schwachen (etwa 100 fachen) Vergrößerung erweisen sie sich als sehr verdickt, ihre Muskelkerne sind geschwollen, die Adventitiazellen treten in reicher Zahl hervor und die in den zuführenden Gefäßen sichtbaren roten Blutkörperchen stehen in kontinuierlichem Zusammenhange mit denen der Kapillarschlingen des Glomerulus. In der Nähe des zumeist nach links und oben gelegenen Glomerulus ist das Lumen und die Muskularis des Gefäßes nicht mitgetroffen; man sieht keinen Uebergang mehr in

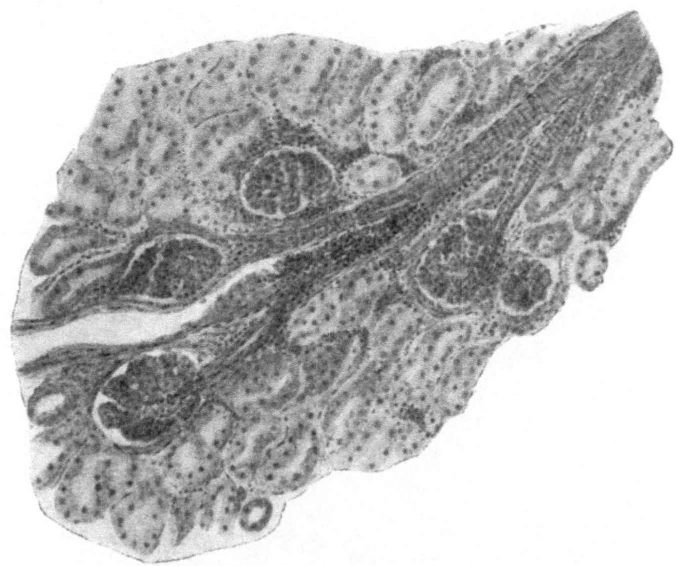

Figur 7. Von einer gemeinsamen Arteriole ausgehende Vasa afferentia, von denen die zwei unteren in den Glomerulus hinein verfolgt werden können. Ihre Wände sind beträchtlich verdickt, durch Schwellung der Kerne der Muskularis und durch Wucherung der Adventitiazellen. An den zumeist nach links und oben gelegenen Glomerulus schließt sich nur die Adventitia des Vas afferens an. In den zu unterst links gelegenen Glomerulus tritt das Vas afferens fast in der Mitte des Glomerulus ein. In den zu unterst rechts gelegenen mehr seitlich. Die Kapsel des obersten Glomerulus zeigt reichliche Zellwucherung. Das interstitielle Gewebe der Harnkanälchen ist vollkommen intakt (Vergr. 100).

den Glomerulus, dafür aber um so deutlicher die gewucherten Adventitiazellen. Nur wird wohl niemand erwarten, daß im mikroskopischen Objekt das Gefäß sehr oft in seiner Längsrichtung und in solcher Längsausdehnung vor dem Eintritt in den Glomerulus sichtbar wird. Das hängt vom Zufall der Schnittrichtung ab. Bisweilen sieht man nur ein Häufchen von Rundzellen dicht neben der Kapsel des Glomerulus liegen, während sonst das interstitielle Gewebe vollkommen intakt ist. Diese Rundzellenhäufchen entsprechen dem adventiellen Gewebe des Vas afferens, das eben selbst nicht mitgetroffen ist.

Doch nicht nur die Veränderung der Vasa afferentia, auch die der Kapseln der Malpighi'schen Körperchen hängt mit dem Prozesse zusammen. Die Kapseln sind häufig

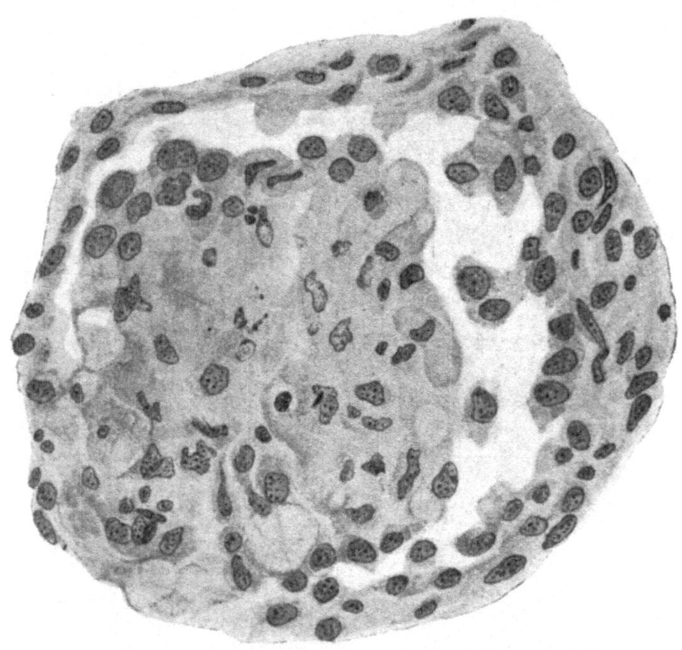

Figur 8. Hyalin degenerirter Glomerulus, dessen Grundsubstanz noch die Form der Kapillarschlingen andeutet, aus denen sie hervorgegangen ist. Auf der linken Hälfte sind noch helle Schlingen sichtbar, in denen zumal links unten abgeblaßte rote Blutkörperchen liegen. An einzelnen Stellen, besonders am oberen Rande, sind noch wohlerhaltene Glomerulusepithelien vorhanden, nach der Mitte zu sind sie abgeblaßt und verschrumpft. An anderen Stellen liegen kleine Kerne und Kerntrümmer, wahrscheinlich Endothelreste. Die Kapsel des Glomerulus zeigt reichliche Zellwucherung (Vergr. 630).

in ein ihre normale Dicke beträchtlich übertreffendes Lager von Rundzellen aufgelöst. In Figur 7 auf S. 31 ist dies an der Kapsel des zu oberst liegenden Glomerulus besonders deutlich, in Figur 8 auf S. 32 in geringerem Grade, aber bei bedeutend stärkerer Vergrößerung, demonstriert. (Der Zweck der letzteren Abbildung gilt auch mehr der Veränderung des Glomerulus selbst.) Oft genug ist es leicht möglich festzustellen, daß die Wucherung der Kapsel in direktem Zusammenhange mit der Zellwucherung der Adventitia des Vas afferens steht. Man sieht beide ineinander übergehen. Bisweilen findet sich auch in direkter Fortsetzung der gewucherten Adventitia des in die Kapsel eintretenden Gefäßes an der Innenfläche der Kapsel eine schmale Anlagerung gewucherter Zellen in Form einer halben Mondsichel.

Dieses Verhalten führt mich auch zu der Vermutung, daß in genetischer Beziehung die Bowman'sche Kapsel als Fortsetzung der Adventitia des Vas afferens angesehen werden kann, während das Kapselepithel, wie schon erwiesen ist, in kontinuierlichem Zusammenhange mit dem Epithel der aus dem Glomerulus austretenden gewundenen Harnkanälchen steht.

Die ausnahmslos feststellbaren Veränderungen der Vasa afferentia und die sehr häufige Beteiligung der Kapseln an dem Prozesse berechtigen, an der Ansicht zu zweifeln, daß die Erkrankung der Glomeruli einen selbständigen primären, entzündlichen Prozeß darstellt, wie das in jüngster Zeit Löhlein (91) und Volhard-Fahr (134) behauptet haben. Ersterer sagt: „Alle echten Nephritiden stellen Stadien der akuten Glomerulonephritis dar“ und „die verschiedenen Modi der Verödung der Glomeruli haben alle untereinander eine gewisse Aehnlichkeit. Das allen gemeinsame Merkmal ist, daß Veränderungen an den Schlingen in der einen oder anderen Weise den primären Vorgang darstellen“. Volhard und Fahr erklären: „Bei der Nephritis führt die Schädigung der Nieren schon im Beginn des Prozesses zu echten entzündlichen Vorgängen an den Glomerulis bzw. den Interstitien“.

Eine Konsequenz dieser Aussprüche wäre zunächst die Unmöglichkeit, die beiden erwähnten Faktoren des Prozesses, und sie existieren als solche unleugbar, nämlich die Erkrankung der Vasa afferentia und die Wucherung der zelligen Elemente der Kapseln — nicht nur ihrer Epithelien — aus dem primären Vorgang der Schlingenveränderung der Glomeruli zu erklären oder damit in Zusammenhang zu bringen. Hat doch schon Traube (129) in Anbetracht der absoluten Unabhängigkeit der Kapselerkrankung

von der Glomeruluserkrankung den Ausweg gewählt, eine selbständige kapsuläre Nephritis anzunehmen und Obrzut (105) in
Anbetracht der Unvereinbarkeit der Kapselerkrankung mit der
Klebs'schen Glomerulitis zwei getrennte selbständige Prozesse:
die Glomérulocapillarite und die Glomérulocapsulite zu unterscheiden empfohlen.

Aber noch mehr. Wie läßt sich aus der primären Erkrankung
der Glomeruli die Schlingenblähung ihrer Kapillaren erklären?
Reichel, Löhlein, Volhard und Fahr haben auf ihr Auftreten
hingewiesen, aber eine Erklärung ihres Zustandekommens nicht
gegeben.

Es handelt sich dabei um hell aussehende Kapillarschlingen,
die im mikroskopischen Objekt hauptsächlich an der Peripherie
des Glomerulusdurchschnittes sichtbar sind, während der Haupt-
teil des Glomerulus über und über von zahlreichen Zellen besetzt
und durchsetzt ist. Doch sieht man nicht selten auch mitten im
Glomerulusdurchschnitt große helle Stellen, ein Analogon der am
Rande sichtbaren Kapillaren. Es läßt sich ohne weiteres sagen,
daß alle diese Schlingen beträchtlich erweiterten Kapillaren entsprechen. Werden dieselben mit einem Immersionssystem untersucht, dann kann man, wie in Figur 8 S. 32 sichtbar ist, bisweilen
innerhalb des Lumens dieser Schlingen sehr feine, bei Hämalaun-
Eosin-Färbung eben angedeutete Linien sehen, durch welche der
Inhalt in ziemlich gleichmäßige Felder geteilt ist. Es liegt nahe,
bei dem Fehlen oder wenigstens bei der geringen Zahl sonstiger
Formelemente in den Kapillaren an rote Blutkörperchen zu
denken, die hier stagnierten und deren Blutfarbstoff vollkommen
ausgelaugt ist. Daß sie Farbstoffe nicht mehr annehmen, liegt
nach solchem Befunde auf der Hand.

Meines Wissens hat nur Obrzut diese Veränderungen eingehender in Betracht gezogen. Er sagt, er habe bei der Glomerulonephritis innerhalb der Kapillaren der Gefäßknäuel das Einschmelzen der roten Blutkörperchen in eine homogene Masse
beobachtet, was am besten an denjenigen Stellen klar werde, wo
die Konturen der roten Blutkörperchen noch nicht vollständig
verschwunden sind. Zudem hebt er hervor, daß diese Massen bei
Anwendung von Farbstoffen blaß bleiben. Durch die hier statt-

findende Metamorphose der roten Blutkörperchen sei die hyaline Degeneration bedingt.

Nun ließe sich wohl annehmen, daß infolge der Wucherung der Endothelien eine Stauung in den Kapillaren eintritt, die zum Stagnieren und Einschmelzen der roten Blutkörperchen führt, wobei dieselben ihren Farbstoff verlieren und zu Blutkörperchenschatten werden, deren Grenzen anfangs noch sichtbar sind und weiterhin schwinden. Aber dem widerspricht der Umstand, daß solche Blutkörperchenschatten bisweilen auch in der von Babès (24) erwiesenen Ampulle, der Erweiterung des Vas afferens dicht nach seinem Eintritt in die Kapsel, vorhanden sind. Eine derartige Einwirkung der Stauung im Glomerulus auf den zentral zum Blutstrome gelegenen weiten Abschnitt der Ampulle ist doch wohl wenig wahrscheinlich und braucht nicht angenommen zu werden, weil für diese Veränderung der roten Blutkörperchen innerhalb der Kapillarschlingen eine befriedigendere Erklärung gegeben werden kann.

Auch das Auftreten der bekannten hyalinen Degeneration der Glomeruli spricht gegen einen innerhalb der Kapsel vor sich gehenden aktiven entzündlichen Prozeß. Diese Degeneration kann schon sehr früh zustande kommen. Wie oben erwähnt ist, hat Crooke dieselbe schon in der ersten Woche der Scharlach-Nierenerkrankung gesehen. Ich habe dieselbe schon nach 13tägiger Dauer der Krankheit an einer großen Zahl der Glomeruli gefunden.

Das zu der obigen Figur 8 auf S. 32 verwendete Präparat stammt aus der Niere eines $3^1/_4$ Jahre alten Knaben, der an Scharlach erkrankt und am Ende der 5. Krankheitswoche, etwa 3 Wochen nach dem Auftreten von Oedemen gestorben war. Wie die Abbildung erweist, besteht die Grundsubstanz des Glomerulus statt der Gefäßschlingen aus breiteren, durch Hämalaun blaßbraun gefärbten welligen Zügen, die durch Längsspalten voneinander getrennt sind. Innerhalb dieser Züge, ebenso wie am Rande des Objekts, sind hellere rundliche Stellen sichtbar, wo feinere Linien das Vorhandensein abgeblaßter roter Blutkörperchen andeuten.

Dieser als hyalin degeneriert anzusehenden Masse der Kapillaren des Gefäßknäuels liegen Zellen von sehr verschiedener Form auf;

3*

zunächst große wohlerhaltene, deren Kerne eine vollkommen runde
Form haben und gut gefärbt sind, weiter andere, deren Kern eine
ganz unregelmäßige Form besitzt und keinen Farbstoff angenommen
hat, also blaß geblieben ist. Diese Zellen entsprechen den Epithelien
der Glomeruli; die blassen, unregelmäßig geformten befinden sich
zweifellos schon im Stadium des Unterganges. Außerdem kommen
schmale kleine Kerne, dann noch kleinere zu zweien oder dreien
zusammen vor.

Da sich in dem gleichen Objekt auch Glomeruli vorfinden,
bei denen nur ein Abschnitt das hier geschilderte Aussehen hat,
ein anderer aber noch die Zellvermehrung eines pathologisch veränderten Glomerulus aufweist, läßt sich mit Bestimmtheit folgern,
daß ein sehr reichlicher Zellschwund beim Zustandekommen der
hyalinen Degeneration stattfinden muß. Als Grundlage dieser
Degeneration aber darf, wie aus der Abbildung leicht ersichtlich
ist, die Wand der Kapillaren mitsamt ihrem Inhalt nicht, wie
Obrzut meint, der letztere allein angesehen werden. Bisweilen
läßt sich sogar genau feststellen, daß die Kapillarwand nach dem
Schwund ihrer Kerne gleichmäßig hyalin verdickt ist, aber von ihrem
Inhalt: den zu einer amorphen rötlichen Masse zusammen geschmol-
zenen roten Blutkörperchen noch deutlich abgegrenzt werden kann.

Nach Tschistowitsch (130) liegt die Hauptquelle des Hyalins
der verödenden Malpighi'schen Körperchen in der aufgequollenen
Membrana propria der Kapsel und in den Wandungen der Glome-
rulusgefäße. Aber die Kapsel ist von vornherein bei dem Prozesse
gar nicht beteiligt, und wenn sie hyalin degeneriert, so geschieht
dies unabhängig vom Glomerulus.

Alle diese Veränderungen: 1. die Wandverdickung
der Vasa afferentia durch Schwellung ev. Vermehrung
der Muskel- und Adventitiazellen, 2. die Wucherung der
in der Kapsel enthaltenen Zellen, 3. die Schlingenblähung, 4. die hyaline Degeneration der Gefäßknäuel
müssen doch als zusammengehörig, als einheitlicher
Prozeß aufgefaßt werden. Dies ist aber in keiner anderen
Weise denkbar, als daß die Veränderung der Vasa afferentia die
Grundlage für die gesamten Veränderungen abgibt. Dann erklärt
sich die Wucherung der in der Kapsel enthaltenen Zellen als direkte

Fortsetzung des Prozesses in der Adventitia des Vas afferens und die Schlingenblähung sowie die hyaline Degeneration des Glomerulus aus einer durch die Wanderkrankung des Vas afferens bedingten Ernährungsstörung, die zum Untergange der roten Blutkörperchen sowie der Epithelien und Endothelien des Glomerulus bis zur endlichen hyalinen Degeneration führt.

Scheinbar widerspricht dieser Schlußfolgerung die Tatsache, daß anfangs am und im Glomerulus zahlreiche zellige Elemente hervortreten, welche auf die Endothelien und Epithelien desselben sowie auf die Epithelien der Kapsel zurückzuführen sind, also von vornherein ein entzündlicher Zustand bestehen könnte.

In dieser Beziehung herrschen freilich noch Meinungsverschiedenheiten. Zwar dürften sich kaum mehr Vertreter finden für die Ansicht von Klebs, daß die Kernvermehrung im Glomerulus auf einer Wucherung der Bindegewebszellen beruht, die zwischen den Gefäßschlingen vorhanden seien. Aber Langhans (84) leitete sie von einer Wucherung des Glomerulus- und des Kapselepithels her, während Ribbert (113) jede Kapillarkernwucherung in Abrede stellt und die Glomerulo-Nephritis auf Schwellung und Abstoßung des Epithels der Knäuel und der Kapseln mit mehr oder weniger erheblicher Ansammlung des Epithels im Kapselraume zurückführt.

Ich bin der Ansicht, daß auch beim Scharlach das Auftreten einer großen Zahl von Zellen im und am Glomerus nicht auf Vermehrung, sondern auf Schwellung der unter normalen Verhältnissen vorhandenen Epithelien und der spärlich oder kaum sichtbaren kleinen Endothelien zurückzuführen ist, die — so wie oben (S. 16) bezüglich der durch Abbindung der Niere von jeder Ernährung ausgeschlossenen Nierenkapselzellen erwiesen ist — aus dem ruhenden Zustande in den protoplasmatischen zurückkehren und bei Fortdauer der Erkrankung auf dem Wege der Kernzertrümmerung, wie Fig. 8 S. 32 zeigt, zugrunde gehen, bis endlich in der hyalinen Masse von ihnen keine Spur mehr vorhanden ist. Der scheinbare Widerspruch, daß anfangs wenigstens ein entzündlicher Zustand des Glomerulus bestehe, läßt sich auf diese Weise erledigen.

Mehr noch, weil es für manchen überzeugender ist, spricht gegen die entzündliche Natur der Glomeruluserkrankung die weiterhin ein-

gehender zu beschreibende Veränderung bei der genuinen Schrumpfniere. Bei dieser ist die Erkrankung der Gefäße, wie nach Gull
und Sutton (55) angenommen werden darf und noch eingehend
erwiesen werden soll, der primäre Vorgang. An die hochgradigste
Erkrankung des Vas afferens aber schließt sich eine Zellwucherung
des Glomerulus an, die sich von der bei Skarlatina vorkommenden
nicht unterscheidet und doch nur auf einer trophischen Störung
beruhen kann.

Das Ergebnis der bisherigen Auseinandersetzung
kommt darauf hinaus, daß die Erkrankung der Vasa afferentia mit
der sie häufig begleitenden Wucherung der Kapselzellen, die auf
trophischer Störung beruhende Veränderung der Glomeruli im Gefolge hat und schon in einem sehr frühen Stadium des Scharlachs
einsetzt, also von einer Glomerulitis in dem bisherigen Sinne weder
genetisch noch zeitlich die Rede·sein kann.

An diesem von den Vasa afferentia ausgehenden Prozesse aber können sich auch die Epithelien der Harnkanälchen beteiligen.

In dem schon oben (S. 29) zitierten Falle, wo bei einem $3^2/_3$ Jahre
alten Mädchen schon nach 2 tägiger Dauer der Krankheit der Tod eingetreten
war, bestand nicht nur eine Schwellung der Muskel- und Adventitiazellen an
den Vasa afferentia sowie eine hochgradige Wucherung der Kapselzellen und
der Glomeruluszellen bei vollständiger Blutleere der Kapillarschlingen; auch
die Epithelien der gewundenen Kanälchen zeigten augenfällige Veränderungen.
Die meisten Kanälchen waren fast vollständig ausgefüllt von den geschwollenen
Epithelien, in anderen, die noch eine Lichtung zeigten, war der ihr zugewendete
Teil der Epithelien wie zerstäubt und zerstäubtes Material lag in der Lichtung
selbst. Dabei waren die Kerne aller Zellen wohlerhalten. Harnzylinder fanden
sich nirgends vor.

In einem zweiten Falle, der einen $4^3/_4$ Jahre alten Knaben betraf,
bei dem nach 4 tägiger Dauer der Krankheit der tödliche Ausgang folgte, waren
die Nieren sehr vergrößert, 7 cm lang, 4,5 cm breit, 2,5 cm dick und hatten
auf der Oberfläche und dem Durchschnitt ein gleichmäßig trübes Aussehen.
Nächst beträchtlicher Schwellung der Muskel- und Adventitiazellen der Vasa
afferentia, mäßiger Beteiligung der Kapseln und Wucherung der Zellen der
Glomeruli, deren Kapillaren mit Blut strotzend gefüllt waren, konnten in einem
Teile der Epithelien der gewundenen Kanälchen keine Kerne mehr nachgewiesen
werden. Hier sowie in den Schaltstücken enthielten, bei Sudanfärbung, viele
Epithelien in ihren basalen Abschnitten Fett. Am hochgradigsten, fast in toto,
waren die Epithelien sämtlicher Henle'scher Schleifen sowohl der aufsteigenden
als auch der absteigenden Schenkel verfettet. Zylinder kamen nirgends vor.

In einem 3. Falle, der einen $2^1/_2$ Jahre alten Knaben betraf und 7 Tage
gedauert hatte, bestand außer der Beteiligung der Vasa afferentia und der

Glomeruli, von denen ein großer Teil sehr hyperämisch war, eine reichliche Wucherung der Kapseln, wodurch die Gefäßknäuel eingeengt waren. Die Epithelien der gewundenen Kanälchen und aller Henle'schen Schleifen waren verfettet. Vereinzelte Zellhaufen fanden sich in der Umgebung der gewundenen Kanälchen, deren Epithelien öfter kernlos waren. Harnzylinder fanden sich nicht vor.

Im 4. Falle von 11 tägiger Dauer bei einem 5 jährigen Mädchen waren die in allen bisher beschriebenen Fällen beobachteten Veränderungen der Vasa afferentia und der Glomeruli vorhanden. Letztere zeigten nur spärliche geblähte Schlingen und waren im übrigen sehr hyperämisch. Zwischen Kapsel und ·Glomerulus lag öfter ausgetretenes Blut; einzelne Male fanden sich an dieser Stelle halbmondförmig gestaltete, hyalin-rötliche, aus zusammengeschmolzenen roten Blutkörperchen, wie noch hier und da ersichtlich war, entstandene Massen, die nach dem Glomerulus zu durch kleine Halbkreise ausgezackt waren. Einzelne seltene Male lagen innerhalb der Kapseln der Malpighi'schen Körperchen, deren Glomeruli ausgefallen waren, solche hyalin-rötliche Massen in Schalenform und schlossen gleich runden Fenstern analoge helle Räume ein, wie sie in Halbkreisform am Rande jener halbmondförmig gestalteten sichtbar waren. Einzelne Epithelien der gewundenen Kanälchen enthielten keine Kerne mehr. Im Lumen lagen körnig-fädige Massen, die rundliche helle Räume einschlossen. Nirgends waren Zylinder vorhanden.

Im 5. Falle, der einen $1^1/_2$ Jahre alten Knaben betraf und nach 9 tägiger Dauer zum Tode geführt hatte, waren die Kapseln verbreitert und in einen mächtigen Zellenwall umgewandelt. In ihrer Umgebung sowie um die verdickten Vasa afferentia herum fanden sich reichliche Zellanhäufungen. Die Glomeruli waren kernreich. Ihre Kapillaren mit Blut überfüllt, zeigten auch geblähte Schlingen, in denen abgeblaßte rote Blutkörperchen lagen. Ein guter Teil der Epithelien der gewundenen Kanälchen war krümlig zerfallen, auch bei erhaltenen Kernen. Verfettung war nirgends vorhanden. Zylinder kamen nicht vor.

Im 6. Falle von Scharlach, der ein 4 jähriges Mädchen betraf und nach 12 Tagen zum Tode geführt hatte, waren Glomeruli und Kapseln meist kernreich, doch von ersteren schon eine beträchtliche Zahl hyalin degeneriert und kernarm. Einzelne Kapillarschlingen hatten hier eine verdickte Wand, die von ihrem homogenen rötlich aussehenden Inhalt noch deutlich abgrenzbar war. Die Vasa afferentia waren durch Zellwucherung der Media und Adventitia verdickt. Ein Teil der Epithelien der gewundenen Kanälchen war kernlos. Im Lumen lagen häufig Zylinder, die aus Blutkörperchen bestanden, welche voneinander gut abgrenzbar waren. In anderen von diesen Zylindern waren die Blutkörperchen zusammengeschmolzen, bis sie des öfteren eine homogene rötliche Masse darstellten, an deren Rändern halbkreisförmige helle Ausbuchtungen vorhanden waren. Nur ein einziges Mal fand sich in einem gewundenen Kanälchen ein Haufen von Kokken, der dem Lumen entsprechend eine zylindrische Form hatte. Dicht unter der Oberfläche der Niere befanden sich zahlreiche Blutungen. Im interstitiellen Gewebe der gewundenen Kanälchen lagen viele Haufen von Granulationszellen, die oft zusammengeflossen waren.

Der 7. Fall betraf einen $4^1/_4$ Jahre alten Knaben, der nach 27 tägiger Krankheit an Scharlach mit nachfolgender Diphtherie gestorben war. Die

Nieren waren sehr vergrößert, die Rinde beträchtlich verbreitert. Die Vasa
afferentia waren verdickt, die Glomeruli kernreich. Die Epithelien der gewundenen Kanälchen füllten das Lumen meist vollständig aus, in letzterem
lagen hier und da krümlige Massen. Die Epithelien der Henle'schen Schleifen
waren fast überall vollständig verfettet. Nirgends kamen Zylinder vor. In der
Umgebung der Glomeruli fanden sich umschriebene Zellanhäufungen. Am reich-
lichsten waren dieselben in der innersten Lage der Rinde in der Nähe größerer
Gefäße. Hier waren sie über größere Strecken hin zusammengeflossen.

Im 8. Falle, bei einem $3^{1}/_{2}$ Jahre alten Knaben, hatte das Leiden als
ausgesprochener Scharlach begonnen und $5^{1}/_{2}$ Wochen nach dem Beginn durch
Diphtherie zum Tode geführt. Bei der Sektion bestanden Oedeme und Aszites;
das Cor war intakt. Der Larynx war mit dicken hellgrauen Membranen aus-
tapeziert. Die Nieren waren sehr groß, auf der Oberfläche waren zahlreiche
Hämorrhagien sichtbar; das Gewebe hatte eine weiche schwammige Konsistenz.
Wie die mikroskopische Untersuchung ergab, war ein Teil der Glomeruli sehr
kernreich, gar viele aber befanden sich schon in einem mehr oder weniger vorgeschrittenen Stadium der hyalinen Degeneration (die obige Fig. 8 S. 32 ist
diesem Falle entnommen). Ein Teil der Kerne war geschrumpft oder spindel-
förmig verunstaltet und hatte Farbstoffe nicht mehr angenommen. Andere
waren in 2 bis 3 Körner zerfallen. Die Kapseln waren in einen mächtigen
Zellenwall umgewandelt, einzelne Kerne waren auch hier in 2 bis 3 Körner
zerfallen. Durch die dergestalt umgewandelten Kapseln waren die Glomeruli
häufig sehr eingeengt. In der Umgebung der Malpighi'schen Körperchen ebenso
wie in der der verdickten Vasa afferentia lagen zahlreiche Zellanhäufungen, die
fast diffus interstitiell bis in die Marksubstanz sich hineinzogen. Die gewundenen Kanälchen waren meist beträchtlich dilatiert und enthielten entweder
Epithelien, die zum Teil kernlos waren und krümlige im Lumen liegende
Massen umfaßten, oder kleine niedrige hell aussehende Zellen, die in ge-
schlossenem Ringe die Wand des Kanälchens bedeckten (Regeneration). Im
Lumen aller Arten von Harnkanälchen aber lagen sehr häufig zylindrische
Gebilde, die bei Hämalaun-Eosin-Färbung meist ein rötliches
Aussehen beibehielten, bisweilen aber auch blaß waren. Da eine kleinere
Menge dieser zylindrischen Gebilde aus zusammenhängenden, aber für das Auge
noch gut abgrenzbaren roten Blutkörperchen bestand, in anderen die Blut-
körperchen fast vollständig zusammengeflossen waren, dürfen jene rötlich oder
blaß aussehenden Zylinder auf das Zusammenschmelzen von Blut zurückgeführt
werden. Besonders beachtenswert ist, daß bei sehr vielen dieser Zylinder der
Rand halbkreisförmig ausgezackt war und diese Stellen ein vollkommen helles
Aussehen hatten; bisweilen war mitten in den Zylindern eine rundliche helle
Stelle sichtbar.

Auf Grund der eingehenden Beschreibung dieser
Fälle läßt sich behaupten, daß beim Scharlach 1. in letal
verlaufenen Fällen die Epithelien an dem Krankheitsprozeß ausnahmslos beteiligt sind; 2. die Erkrankung der Glomeruli nicht
ohne eine solche der Vasa afferentia besteht und, wie oben S. 38
erwiesen worden ist, von letzterer abhängt; 3. die vaskuläre Erkrankung mit der von ihr abhängigen Glomeruluserkrankung schon

in einem sehr frühen Stadium des Scharlachs einsetzt. Bezüglich dieses Verhaltens habe ich schon im Jahre 1886 gesagt (12): „Die Erkrankung der Glomeruli beim Scharlach entwickelt sich wahrscheinlich schon während der kurzen Dauer des Scharlachexanthems. Dafür, daß schon in dieser Zeit die Nieren zu leiden anfangen können, spricht die Tatsache, daß in einzelnen Fällen beim Fehlen sonstiger pathologischer Veränderungen des Harns in demselben die von Thomas so genannten Zylindroide vorkommen. Eiweiß und Zylinder aber treten meist in einem späteren Stadium des Scharlachs auf, in der Abschuppungsperiode, etwa um die dritte Woche".

Warum es aber bei einer vom Anbeginn des Scharlachs bestehenden vaskulären Nephritis erst so spät zur Ausscheidung von Eiweiß und Zylindern kommt, das mußte unerklärlich bleiben, solange man annahm, daß das Auftreten dieser pathologischen Bestandteile des Harns an jene anatomische Veränderung geknüpft ist. Nach meiner schon früher (12, 17) geäußerten Ansicht treten Oedeme und eiweißreicher Harn erst dann auf, wenn der Prozeß von den Glomerulis auf die Harnkanälchen übergegangen, wenn es zu einer vaskulär-tubulären Nephritis gekommen ist. Zu dieser Ansicht führten mich meine Erfahrungen bei Menschen mit genuiner (arteriosklerotischer) Schrumpfniere. Bei dieser können die schwersten Veränderungen der Vasa afferentia und der Glomeruli Monate, sogar Jahre lang bestehen, ohne daß Eiweiß und Zylinder im Harn vorhanden zu sein brauchen. Ja diese Erfahrung war für mich hauptsächlich der Grund zu der ebenda ausgesprochenen Meinung, daß die Glomeruli der Ort der Ausscheidung des Harnwassers sind, Eiweiß und Zylinder im Harn aber erst dann auftreten, wenn die Epithelien der Harnkanälchen erkrankt sind.

Unter diesen anatomischen und klinischen Prämissen kann das späte Auftreten pathologischer Harnbestandteile auf eine plötzlich einsetzende Wirkung des Scharlachgiftes nicht zurückgeführt werden. Sie erklärt sich nur aus dem Hinzutreten einer Erkrankung der Harnkanälchenepithelien zur Erkrankung der Vasa afferentia. Der Grund dieses Hinzutretens einer tubulären zur vaskulären Nephritis gerade im Desquamationsstadium des Schar-

lachs aber liegt wahrscheinlich nur in einer mit dem Abschuppungsstadium verbundenen oder in diesem Stadium
vorkommenden Störung der Hauttätigkeit. Unbeschadet
dessen drückt die Beimengung von Blut zum Harn, das aus den
erkrankten Glomerulis stammt, und das Auftreten von Zylindern,
die aus reinem Blut hervorgegangen sind — wie besonders Fall 7
und 8 auf S. 39 und 40 erweisen —, dem Ganzen einen charakteristischen Stempel auf.

Außer dieser tubulär-vaskulären Nephritis kommt
beim Scharlach jene Form der Erkrankung vor, die von
Friedländer als septische Nephritis bezeichnet worden
ist. Ihr Kriterium liegt in dem Auftreten von Granulationszell-
haufen im interstitiellen Gewebe, wie Figur 9 auf S. 43 erweist.

Meiner Beobachtung nach darf die septische Nephritis als ein
Akzedens zur vaskulär-tubulären Erkrankung angesehen werden.
Diese Behauptung stütze ich auf den Befund der gleichen Veränderung in der Leber. Bei einem der 3 Fälle von septischer
Scharlachnephritis, über die ich schon früher berichtet habe (16),
und deren jeder reichliche zirkumskripte Zellanhäufungen in den
Interstitien der Harnkanälchen aufwies, habe ich auch die Leber
mikroskopisch untersucht und Anhäufungen von Rundzellen im
interazinösen Gewebe um die Gefäße herum gefunden. Diese Anhäufungen waren außerordentlich zahlreich; sie fanden sich fast
überall da, wo mehrere Azini miteinander zusammenstießen.
Häufig erstreckten sich auch von den rundlichen oder ovalen
Herden aus einzelne Längszüge von Rundzellen in die Interstitien
aneinander stoßender Azini.

Auf Grund des Befundes analoger Rundzellanhäufungen in
Nieren, die im Gefolge von Diphtheritis erkrankt sind, wie
weiterhin bei Fall 1 und 4 berichtet ist, möchte ich die Vermutung aussprechen, daß bei septischer Scharlachnephritis zu der
skarlatinösen (nekrotisierenden) Angina Diphtheriebazillen sich hinzugesellt haben.

Wenn bei einer Skarlatinanephritis der spätere Verlauf sich dauernd ungünstig gestaltet, so ist er vollkommen unabhängig von dieser septischen Erkrankung;
er ist an die vaskulär-tubuläre Erkrankung geknüpft.

An diese schließen sich Veränderungen des interstitiellen Gewebes an, und weiterhin kommt es — bisweilen nach jahrzehntelanger Dauer des Leidens — zur kleinen weißen, grob granulierten Schrumpfniere. Dafür sind von mir (15) und auch von anderen Autoren überzeugende Beispiele erbracht worden.

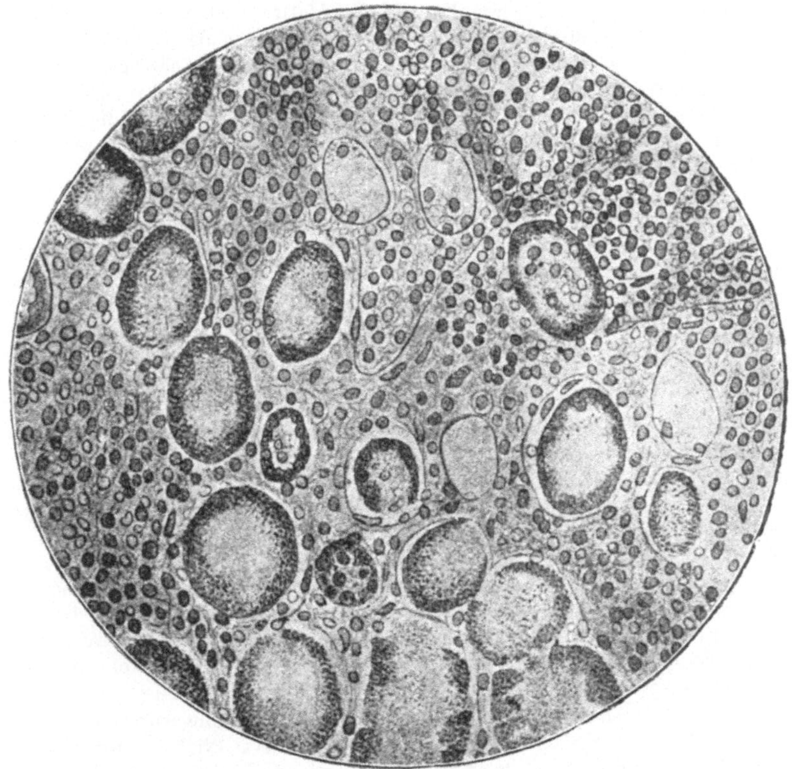

Figur 9. Enorme Erweiterung und Koagulationsnekrose aller Rindenkanälchen bei septischer Scharlachnephritis. Ausgedehnte Rundzellenanhäufung im interstitiellen Gewebe. (Niere eines 6jährigen Kindes, welche das Volumen der Niere eines erwachsenen Mannes hatte.) Vergr. 330.

Eine beachtenswerte Uebereinstimmung mit dem Verlauf der Scharlachnephritis zeigt die experimentell durch Kantharidin beim Kaninchen verursachte Nephritis (9a).

In dem an jener Stelle von mir eingehend beschriebenen Versuch 6 waren einem großen Kaninchen zwischen dem 6. Mai und 18. Juni 1881 im ganzen

11 mal je 0,0025 Kantharidin subkutan verabfolgt worden. Am 9. Juli starb dasselbe. Die linke Niere war 45 mm lang, 27 mm breit, 22 mm dick, die rechte 43 mm lang, 29 mm breit, 20 mm dick; beide hatten ein etwas trübblasses Aussehen. Die Abschnitte der gewundenen Kanälchen besaßen ein auffallend niedriges und blasses Epithel, während das der geraden sich vom normalen nur durch das gleichmäßig trübe Aussehen unterschied. Die Interstitien waren durch zahlreiche großkernige Zellen verbreitert; am meisten in der Nachbarschaft der Glomeruli, deren Kapseln gleichfalls durch reichliche Zellen verdickt waren. Auf Schnitten, welche der Längsrichtung der Harnkanälchen entsprechend geführt waren, ließ sich vielfach an leeren Harnkanälchen konstatieren, daß in der Membrana propria selbst ein Teil der zum interstitiellen Gewebe gerechneten Zellen lag, wie wenn die Membrana propria aus ihnen bestände. Die kleineren Blutgefäße zeigten Schwellung der Zellen der Adventitia und der Muskularis.

Im Versuch 8 hatte ein mittelgroßes Kaninchen zwischen dem 16. Mai und 24. September 1882 je 0,0025 Kantharidin 25 mal subkutan erhalten. Am 11. Oktober starb dasselbe. Das Herz war vergrössert, teils durch Verdickung der Ventrikelwand, teils durch Erweiterung der Herzhöhlen. Die Wand des linken Ventrikels ebenso wie das Septum maßen 5 mm. Die linke Niere war aus ihrer Kapsel ziemlich leicht ausschälbar, 30 mm lang, 20 mm breit, 16 mm dick, ihre Oberfläche außerordentlich unregelmäßig, durch Einziehungen von verschiedener Größe und Konfiguration. Entsprechend dem Uebergange von der vorderen zur hinteren Oberfläche war der ganze stumpfe Rand gleichmäßig eingezogen, von hyalin-grauem Aussehen und mit unregelmäßigem Rande von der Rindensubstanz der vorderen sowie der hinteren Fläche abgesetzt. Auf diesen Flächen waren reichliche, einzeln stehende Einziehungen von Linsenbis unter Stecknadelknopfgröße sichtbar. An den eingezogenen Stellen erwies sich die Rindensubstanz auf dem Durchschnitt beinahe nur halb so breit wie an den intakten Stellen. Im ganzen war das Organ blaß. Die rechte Niere war aus ihrer Kapsel etwas schwer ausschälbar, 30 mm lang, 20 mm breit, 15 mm dick. Sie zeigte gleichfalls an verschiedenen Stellen verschieden große, blasse Einziehungen, denen entsprechend die Rinde beträchtlich verschmälert war. Die ausgedehntesten Einziehungen waren auch hier am konvexen Rande des Organs vorhanden.

Mikroskopisch ließ sich feststellen: Innerhalb der eingezogenen Abschnitte sind die Glomeruli meist sehr beträchtlich verkleinert. Nicht wenige haben nur einen Durchmesser von 45 oder 54 μ, während an den mehr normalen Stellen der Durchmesser 135 μ beträgt. An jenen sind Gefäßschlingen gar nicht mehr sichtbar; statt derselben nur ein Häufchen unregelmäßig gelagerter Zellen in hyaliner Grundsubstanz; bisweilen sind diese nur undeutlich zu sehen. Die Epithelien der Kapseln sind meist defekt, aber doch in genügender Reichlichkeit vorhanden, um überall eine Schwellung derselben konstatieren zu können. Die Kapselwand selbst ist beträchtlich verdickt, von streifigem Aussehen, mit großen ovalen oder rundlichen Kernen versehen. Die in der Umgebung der Glomeruli liegenden Harnkanälchen sind ausnahmslos verengt, sehr viele in so hohem Grade, daß ein Lumen gar nicht mehr vorhanden ist. Ueberall sind ihre Epithelien in helle, großkernige Zellen mit blassem Protoplasmahof umgewandelt. Bisweilen liegen in den Kanälchen starke Fibrinzylinder. Die Interstitien zwischen allen diesen veränderten Kanälchen sind außerordentlich stark verbreitert und enthalten zahlreiche große ovale oder rundliche Kerne. An den Gefäßen ist mit Bestimmtheit nur eine beträchtliche Schwellung der Aventitiazellen zu konstatieren.

Also haben diese Versuche — deren Gesamtzahl 17 betrug, von denen aber hier nur 2 beschrieben sind — zur Schwellung der Adventitia- und Muskulariszellen der kleineren Gefäße, zur Verbreiterung der Kapseln durch zahlreich auftretende Zellen, zur Bildung eines niedrigen blassen Epithels in den gewundenen Kanälchen (Regeneration) und zur Verbreiterung des interstitiellen Gewebes der Harnkanälchen geführt. Im weiteren Verlaufe ist es zu verschieden großen Einziehungen der Nierenoberfläche, Verbreiterung der Kapseln, Verkleinerung und hyaliner Degeneration der Glomeruli und Verengerung der gewundenen Kanälchen gekommen.

Der Scharlach aber nimmt immerhin in Anbetracht des meist späten Auftretens von pathologischen Bestandteilen im Harn eine Ausnahmestellung auch anderen Infektionskrankheiten gegenüber ein. Sonst zeigt bei mehreren von diesen der pathologisch-anatomische Prozeß keine Abweichung; es müßte denn eine raschere Beteiligung des tubulären Prozesses am vaskulären sein.

Ich kann zunächst über Nephritisfälle nach Diphtherie berichten.

1. Otto S., 6 Jahre alt, ist an Diphtherie nach 14 tägiger Dauer der Krankheit gestorben. Die gewundenen Nierenkanälchen sind etwas weit, in ihren Epithelien sind die Kerne meist gut sichtbar, das Lumen enthält krümlige Massen, die häufig helle, rundliche Räume einschließen. Es finden sich nur spärlich hyaline Zylinder. Die Glomeruli sind sehr kernreich, die Kapseln in mächtige Zellenlager umgewandelt. Die Adventitia der Vasa afferentia ist ebenfalls sehr zellenreich. In den Interstitien liegen zahlreiche Häufchen von Granulationszellen. In günstig gefallenen Schnitten sieht man die interstitiellen Zellenherde die Zweige sich teilender Gefäße bis in die zellenreiche Adventitia der Vasa afferentia begleiten und in das Zellenlager der Glomeruluskapseln übergehen.

2. Das 6½ Jahre alte Mädchen R. ist nach 7 tägiger Dauer der Diphtherie gestorben. Die Nieren sind außerordentlich vergrößert, 10 cm lang, 4 cm breit, 4 cm dick, auf der Oberfläche und dem Durchschnitt von trübem Aussehen; die Rinde ist sehr verbreitert. Bei der mikroskopischen Untersuchung sieht man unter der Nierenkapsel große Blutergüsse. Die Glomeruli sind im ganzen klein, blutarm und kernreich; eine beträchtliche Zahl derselben ist hyalin degeneriert. Ihre Kapseln sind überall in einen Wall von Zellen umgewandelt. In ihrer Umgebung liegen reichlich Zellen, ebenso in der Um-

gebung der verdickten Vasa afferentia und in der Adventitia etwas stärkerer Gefäße. Viele Epithelien der gewundenen Kanälchen sind kernlos, manche auch verfettet. Im Lumen finden sich sehr viele Zylinder, die zum Teil ihre Entstehung aus Blut dokumentieren, weil bei manchen die Grenzen der roten Blutkörperchen noch sichtbar sind, während andere schon aus einer amorphen rötlichen Masse bestehen. Sie liegen hauptsächlich in den gewundenen Kanälchen, in den Henle'schen Schleifen und in den Sammelkanälchen. Die Interstitien der Harnkanälchen, besonders die der gewundenen, sind außerordentlich verbreitert, von hellem Aussehen. Die Zahl der Kerne erscheint hier gegen die Norm nicht vermehrt.

3. Der 6 Jahre alte Knabe H. ist nach 11 tägiger Dauer der Diphtherie gestorben. Die Glomeruluskapseln zeigen bedeutende Zellwucherung. Die von ihnen umschlossenen Glomeruli sind verkleinert, nicht wenige teilweise oder gänzlich hyalin degeneriert. Vasa afferentia sind nur spärlich sichtbar. Die gewundenen Kanälchen haben ein weites Lumen. Die Kerne ihrer Epithelien sind meist erhalten. An vielen Stellen liegt im Lumen eine feinkörnige Masse, die helle, kuglige Gebilde umschließt. Die Henle'schen Schleifen sind ebenfalls erweitert. In der Umgebung der Gefäße und der Kanälchen liegen einzelne Häufchen von Zellen.

4. Das 9jährige Mädchen Marie K. ist an Diphtherie nach 13 tägiger Krankheitsdauer gestorben. Die Glomeruli sind blutarm, kernreich. Nur wenige sind teilweise hyalin degeneriert. Die Vasa afferentia sind durch Schwellung der Muskel- und Adventitiazellen verbreitert. Die Lumina der gewundenen Kanälchen sind etwas erweitert, ihre Epithelien meist gut erhalten, an der Basis aber etwas verfettet. In den gewundenen Kanälchen, in den Schaltstücken und in den Henle'schen Schleifen finden sich viele, aus Blut gebildete Zylinder, in denen die einzelnen Blutkörperchen noch gut abgrenzbar sind. Sehr oft bestehen sie aus einer vollkommen homogenen rötlichen Masse, deren Ränder halbkreisförmig ausgezackt sind. Manche Zylinder aber sind vollkommen blaß. In den Interstitien, sowohl um die Glomeruli, als auch um die gewucherten Kanälchen, liegen Haufen von Granulationszellen.

5. Das $2^3/_4$ Jahre alte Mädchen Hildegard S. ist an Diphtherie nach 38 tägiger Dauer der Krankheit gestorben. Die Nieren sind groß, blaßgelbgrau, die Rinde ist beträchtlich verbreitert. Die Glomeruli sind klein, enthalten mäßig reichliche Kerne, viele sind sehr hyperämisch; häufig besteht Schlingenblähung. Die Vasa afferentia sind sehr verdickt. Die Epithelien der gewundenen Kanälchen sind geschwollen, in sehr vielen ist der Kern nicht mehr sichtbar: manche sind an den basalen Teilen verfettet; im Lumen liegen körnig-fädige Massen. An vielen Stellen sind die Epithelien (bei der Präparation) ausgefallen.

6. Bei Gertrud F., $5^1/_4$ Jahre alt, war nach Masern Diphtherie aufgetreten. Die Gesamtdauer der Krankheit betrug 45 Tage. — Die Nieren waren sehr groß, 11 cm lang, 6,5 cm breit, 4 cm dick, von schlaffer Konsistenz, trübgrau wie gekocht aussehend. Die Rinde war sehr verbreitert. Es bestand Hyperämie der Glomeruli, Schlingenblähung, mäßiger Kernreichtum. Die Kapseln waren in Zellenwälle umgewandelt, die Vasa afferentia durch Zellwucherung verdickt. In der Umgebung der Kapseln und der Gefäße bestanden reichliche

Zellanhäufungen. In den gewundenen Kanälchen waren sehr viele Epithelien kernlos, im Lumen lagen krümlige Massen, häufig auch aus Blut bestehende Zylinder; in den geraden Kanälchen kamen sehr viele rosig aussehende Zylinder vor.

Wir haben es also bei der Nephritis nach Diphtherie auch mit einer vaskulär-tubulären Erkrankung zu tun. Sie befällt wahrscheinlich beide Gewebssysteme sehr rasch nacheinander. Aber bezüglich der Zellwucherung der Glomeruli, ihrer Umwandlung in hyaline Gebilde, ferner bezüglich der Verdickung der Vasa afferentia und der Wucherung ihrer zelligen Elemente sowie der hochgradigen Wucherung der Kapseln besteht eine vollständige Uebereinstimmung mit der Scharlachnephritis. Dem tut der Umstand keinen Eintrag, dass im interstitiellen Gewebe Granulationszellen in Form von einzelnen Häufchen und auch diffus auftreten; dadurch wird die Genese des Prozesses nicht umgestaltet, nur sein weiterer Verlauf modifiziert. Uebrigens hat mich das Vorkommen solcher Granulationszellenhaufen bei der septischen Skarlatina, wie sie hier bei der diphtheritischen Nephritis meist anzutreffen sind, erst auf den Gedanken gebracht, daß der Diphtheriebazillus sich der skarlatinösen Angina hinzugesellen und dann die septische Skarlatinanephritis herbeiführen kann.

Ebenso zeigt der nachfolgende Fall von Nephritis nach Masern die rein vaskulär-tubuläre Form, aber ohne jede Beteiligung des interstitiellen Gewebes.

Bei dem 1¹/₃ Jahre alten Mädchen Z. hatten Masern nach 17 tägiger Dauer den Tod herbeigeführt. — Die Glomeruli waren kernreich, zwischen ihnen und der normalen Kapsel lagen in halbmondförmiger Anordnung helle, kuglige Gebilde, meist in einer amorphen Masse. Hier und da fanden sich an der entsprechenden Stelle mehr oder weniger veränderte rote Blutkörperchen. An den Vasa afferentia waren die Kerne der Adventitiazellen und der glatten Muskelfasern stark geschwollen. In den Schaltstücken lagen rötliche Zylinder, deren Rand vielfach halbkreisförmig ausgezackt war. Die gewundenen Kanälchen waren auffallend weit. Die Henle'schen Schleifen enthielten zahlreiche hyaline Zylinder. Die Epithelien der Sammelkanälchen waren so stark angeschwollen, daß sie bisweilen das Lumen vollkommen verlegten.

Entsprechend übereinstimmende Veränderungen kommen bei der im Gefolge von Ruhr auftretenden Nephritis zustande, wie die beiden nachfolgend beschriebenen Fälle beweisen.

Elfriede B., 1¼ Jahr alt, ist an Dysenterie nach 6 tägiger Krankheits-dauer gestorben. Die Nieren waren etwas vergrößert, die Rinde auf der Ober-fläche und dem Durchschnitt von trübem Aussehen. Die Glomeruli waren von sehr verschiedener Größe, manche auffallend klein. Das Kapselepithel war häufig blaß, wie gequollen, die Kerne nahmen den Farbstoff nicht an. In einzelnen leeren Kapseln lagen große Blutergüsse. Die Vasa afferentia waren sehr ver-dickt durch zahlreich sichtbare Zellen. Die Epithelien der Harnkanälchen zeigten sich meist gut erhalten; im Lumen lagen hier und da feinkörnige Massen. Fibrinzylinder von gleichmäßig hellem Aussehen und Blutzylinder mit halbkreisförmigen Auszackungen ihrer Ränder kamen in den gewundenen Kanälchen und in den Schaltstücken zahlreich vor.

Frau R., 46 Jahre alt, ist an Dysenterie nach etwas mehr als 4 wöchiger Dauer der Krankheit gestorben. Die mikroskopische Untersuchung der großen, etwas blaß aussehenden Nieren ergab: Die meisten Glomeruli sind groß, kern-reich, bluthaltig. Zwischen ihnen und den Kapseln liegen häufig körnig-fädige, tropfige Massen. Einzelne Glomeruli aber sind gänzlich in hyaline Massen um-gewandelt. Nicht selten ist das Epithel der Glomeruluskapseln sehr niedrig, seine Kerne platt, die Wand der Kapseln durch Kernvermehrung sehr verdickt. Die Vasa afferentia zeigen nur in geringer Zahl eine Verdickung der Wand durch Hervortreten der geschwollenen Kerne. Häufiger haben die nächst größeren Ge-fäße eine absolut und besonders im Verhältnis zum Lumen sehr verdickte Wand, in welcher die Muskelkerne scharf und groß hervortreten, während ihre Grund-substanz wie aus Schollen zusammengesetzt erscheint. Die Adventitia zeigt Zellvermehrung. In der Nachbarschaft der Glomeruli enthalten die gewundenen Kanälchen sehr zahlreiche, auffallend breite Zylinder, die einzelne geschrumpfte Kerne einschließen und vielfach von einem der Kanälchenwand aufliegenden Kranz von niedrigen Epithelien mit platten Kernen umgeben sind. Dicht unter der Nierenkapsel sowie im interstitiellen Gewebe liegen zahlreiche Blutherde.

Hierher dürfte auch die Kriegsnephritis zu rechnen sein, welche zurzeit mit im Vordergrunde wissenschaftlicher Er-örterung steht. Nach den vorliegenden, wie aus der Zusammen-fassung von Strauß (124) hervorgeht, zu recht ansehnlicher Zahl angewachsenen Mitteilungen ist sie ihrem Wesen und ihrer Besonder-heit nach als eine vaskuläre (Glomerulo-) Nephritis anzusehen. Aber als ausschließliche Form der im Felde vorgekommenen akuten Nierenerkrankungen kann sie nicht gelten. Wenn schon in Friedenszeiten manche Fälle von akuter tubulärer Nephritis vor-kommen, bei denen kein sonstiger ätiologischer Faktor, nur intensive Abkühlung nachweisbar ist, läßt sich doch derselbe Werdegang bei der Häufung gleicher ursächlicher Bedingungen im Felde als möglich hinstellen. Hirsch (64) ist sicherlich nicht im Unrecht, also nicht „ketzerisch, mit Ernst Wagner an die Existenz einer lediglich durch Erkältung bedingten hämorrhagischen Nephritis zu glauben“. Diese Ansicht findet sogar eine Bestätigung durch die Mitteilung von Beitzke (29), daß er unter 20 Fällen von Kriegsnephritis nur 7 mal Glomerulonephritis, sonst „parenchymatöse Nephritis mit hämorrhagischem Einschlag" gesehen hat.

Wenn wir demnach gut tun, die bei gesund gewesenen Kriegern vorgekommenen Nephritiden nicht als einheitlichen Prozeß anzusehen, so müssen wir doch nach den bisherigen Untersuchungs-ergebnissen das Auftreten der vaskulären (Glomerulo-) Nephritis als ein durch die Kriegsverhältnisse bedingtes gelten lassen.

In betreff der anatomischen Veränderungen herrscht wohl vollständige Uebereinstimmung. Benda, Herxheimer, Jungmann, Löhlein u. A. treten mit mehr oder weniger Ver-schiedenheit in einzelnen untergeordneten Punkten, für die wesent-liche grundlegende Bedeutung der Gefäße ein.

Benda (30a) hat bei einem Kriegsteilnehmer, „der schon 2 Monate lang im Lazarett bis zum tödlichen Ausgang an Urämie gelegen hatte", die mikro-skopische Untersuchung der Nieren, die das Bild der großen weißen Niere zeigten, ausgeführt. Die auf die Rinde beschränkte schwere Erkrankung betraf hauptsächlich die Glomeruli und die Epithelien der Rindenkanälchen. Diese waren dicht mit Fetttropfen angefüllt. In den erweiterten Lichtungen der Kanälchen fanden sich vielfach fettgefüllte abgestoßene Epithelien. Die Inter-stitien waren häufig leicht verbreitert, serös durchtränkt, ohne bemerkenswerte interstitielle Fettanhäufungen. Die größeren Arterien ließen eine Hypertrophie der Elastika erkennen, die sich durch eine Vermehrung der inneren Elastika-lamellen kennzeichnete. Diese Elastikahypertrophie machte sich auch durch das Auftreten elastischer Lamellen in den sonst elastikafreien Verzweigungen der Arteriae interlobulares geltend, erstreckte sich aber nicht auf die Arteriae afferentes der Glomeruli.

Herxheimer (62) hat bei einem Teil der von ihm untersuchten Fälle makroskopisch ein fast normales Verhalten, andere Male das Bild der großen weißen oder bunten Niere gefunden. Mikroskopisch läßt sich der Prozeß als Glomerulonephritis auffassen. Bei etwas längerer Dauer ist auch das Zwischen-gewebe stark gewuchert, als Folge der Parenchymatrophien.

Nach Jungmann (74) hat in allen Fällen eine akute diffuse Glomerulo-nephritis bestanden.

Löhlein (93) hat die Nieren von 9 Kriegsnephritisfällen untersucht. Es handelte sich ausnahmslos um diffuse Glomerulonephritis. Stets bestanden etwas vorgeschrittenere Veränderungen, so wie sie nach seinen Erfahrungen bei einer nach Wochen zählenden Krankheitsdauer gefunden werden. In den milderen Fällen bestanden nächst ausgesprochenen Veränderungen der Glomeruli an den kleinen Arterien, besonders an den Vasa afferentia vor dem Eintritt in die Knäuel, wechselnde, meist nur geringfügige, in einem Fall schwere Ver-änderungen. In einer zweiten Gruppe (2 Fälle) war eine große weiße Niere vorhanden. Hier waren nicht nur die Knäuel und ihre Kapseln, sondern auch die Harnkanälchen und ihre Interstitien an dem Prozeß beteiligt.

Dagegen sind bezüglich der Aetiologie die Meinungen
sehr geteilt. Die einen nehmen an, daß die vaskuläre Kriegsnephritis eine Infektionskrankheit ist. Dieser Ansicht steht in
erster Reihe die Angabe von Beitzke und Seitz (30) entgegen,
daß sich bei intraperitonealer Impfung einer Anzahl von Versuchstieren mit defibriniertem Blut und Urin von frischen Fällen akuter
Nephritis eine infektiöse Aetiologie nicht hat erweisen lassen.

Von Anderen wird auch disponierenden Umständen, Durch-
nässungen und Erkältungen, sodann individuellen Verhältnissen der
Nierendurchblutung, eventuell früheren Erkrankungen (Herxheimer)
als Hilfsmomenten große Bedeutung zugesprochen.

Ich selbst glaube auf Grund der Untersuchungen von 15 bei
Kriegsteilnehmern[1]) aufgetretenen Nephritiden dafür eintreten zu
können, daß es sich bei der besagten Form von Kriegsnephritis
nicht um eine Infektionskrankkeit, sondern ausschließlich um eine
Folge langdauernder Störung der Hautfunktionen handelt.

Wie schon vorhin hervorgehoben wurde, kann nicht jede bei
einem bis dahin nierengesunden Kriegsteilnehmer auftretende
Nephritis als Kriegsnephritis bezeichnet werden; dieser Name muß
derjenigen Veränderung vorbehalten bleiben, bei welcher z. B. ganz
so wie beim Scharlach erst die vaskuläre Erkrankung eintritt und
dann die tubuläre sich hinzugesellt, während Fälle, bei denen
zuerst die Epithelien der Harnkanälchen erkranken, also eine tubuläre Nephritis zustande kommt, kein spezifisches Merkmal besitzen, welches eine Unterscheidung von analogen in Friedenszeiten
auftretenden Erkrankungen annehmen ließe. Da ich auch klinisch,
nicht nur anatomisch, wie Beitzke ausgeführt hat, eine Abgrenzung der tubulären von der vaskulären Form für durchführbar
halte, ordne ich die von mir untersuchten Fälle dementsprechend
und berichte zunächst über die 8 Fälle, welche ich zur tubulären
Form rechnen möchte.

1. R. T., 34 Jahre alt, bei einer Sanitätskolonne, ist 1904 im Alter von
21 Jahren in einer Lungenheilanstalt gewesen. Im Jahre 1911 hatte er schon
Nierenentzündung mit Schwellung der Füße und ist deswegen 9 Wochen im

---

1) Herr Sanitätsrat Dr. Brauer hatte die Freundlichkeit, mir die Untersuchung dieser 15 Fälle in der von ihm geleiteten inneren Abteilung des Vereins-
lazaretts Kleiststraße zu ermöglichen.

Krankenhause gewesen. — Am 18. Juli 1917 begann seine Krankheit mit Schwindelanfällen und Kreuzschmerzen. Hierzu gesellte sich Schwellung der Füße. Der Arzt stellte Eiweiß im Urin fest. — Zurzeit, Mitte November 1917, ist der Puls 84, schnellend und hart. Die Herzdämpfung ist verbreitert. Ueber der Herzspitze hört man ein leises, systolisches Geräusch. Die Lungen sind normal. Der Harn enthält jetzt weder Eiweiß, noch geformte Bestandteile.

2. R. G., 22 Jahre alt, Infantrist. Im April 1916 hatte die Untersuchung seines Blutes nach Wassermann ein positives Resultat; auf Grund dessen Anwendung von Salvarsan und Schmierkur. Am 24. April 1917 erkrankte er unter Schwellung des Gesichts und der Füße. Bei der Lage auf dem Rücken und der rechten Seite bekam er keine Luft; er konnte nur links liegen. Der Urin enthielt viel Eiweiß, seine Menge war gering. — Am 16. Oktober wurden noch reichlich Albumen, hyaline und feingranulierte Zylinder, spärliche rote Blutkörperchen festgestellt. — Ende November war der Harn vollkommen frei, das Herz normal.

3. P. R., 20 Jahre alt, Infantrist. Ende Juli 1917 hat er mit seinem Truppenteil mehrere Tage auf freiem Felde liegen und sich wiederholt dem Regen aussetzen müssen. — Anfang August trat ein Ausschlag auf, gegen den eine gelbe, nach Schwefel riechende Salbe 4mal eingerieben wurde. Ende August stellte sich Durchfall ein und nach achttägigem Bestande desselben bemerkte er eine Schwellung des ganzen Körpers. Er konnte nur wenig Urin lassen. Es wurde Nierenentzündung festgestellt. — Zurzeit, Ende November 1917, sind zahlreiche bräunliche Flecke von Linsengröße und darüber auf der Körperhaut und besonders auf der Bauchhaut sichtbar. Die Herzdämpfung ist verbreitert. Ueber der Herzspitze ist ein präsystolisches Schwirren fühlbar und ein der Systole voraufgehendes Geräusch nur undeutlich hörbar. — Zurzeit ist der Harn vollkommen frei von pathologischen Bestandteilen.

4. S. J., 38 Jahre alt, Infantrist. Im Jahre 1915 hatte er Gonorrhoe, die nach 4 Wochen geheilt war. Am 7. Mai 1917, nachdem er monatelang bei Nässe und Kälte im Unterstand gewesen war, stellte sich Leibschmerz ein, dem am nächsten Tage Kurzatmigkeit, sowie Schwellung der Hände, der Füße und des Gesichts folgte. Der Harn enthielt bis 16 pM. Eiweiß. Wegen Schwere der Erkrankung wurde am 11. Mai die Nierenentkapselung ausgeführt. — Mitte November kann festgestellt werden, daß die Herzdämpfung verbreitert ist. Ueber der Herzspitze ist ein präsystolisches Schwirren fühlbar und ein leises präsystolisches Geräusch zu hören. — Ende November 1917 ist im Harn kein Albumen mehr vorhanden, wohl aber eine mittlere Menge roter Blutkörperchen, spärliche weiße und sehr wenige Epithelien.

5. H. S., 19 Jahre alt, Feldartillerist. Erkrankte plötzlich am 6. Juli 1917 an Kreuzschmerzen und an Schwellung der Füße und des Gesichts. Der Harn enthielt Eiweiß. — Mitte November ist die Herzdämpfung vergrößert, der erste Ton über der Herzspitze ist von einem Geräusch begleitet. Der Harn enthält kein Eiweiß mehr, aber im zentrifugierten sind spärliche rote Blutkörperchen, noch weniger weiße und einige sehr breite, blasse Zylinder vorhanden.

6. L. G., 40 Jahre alt, Infantrist. Mitte Juli 1917, nachdem 8 Tage lang Husten voraufgegangen war, stellte sich Schwellung der Füße und des Gesichts ein. Er war sehr kurzatmig. Im Lazarett wurde Eiweiß im Harn festgestellt. Mitte November 1917 war der Harn eiweißfrei, das Herz von normaler Größe, nur der 1. Herzton über der Spitze gespalten.

4*

7. W. W., 46 Jahre alt, Infantrist. Ende April 1917 trat nach öfterem Frösteln Schwellung der Füße und des Gesichts auf. Der Urin enthielt Eiweiß. Als Ursache seines Leidens sieht er das häufige Naß- und Kaltwerden an. Er hat tagelang im Schützengraben und auf Posten in seinen nassen Kleidern bleiben müssen. Ende November 1917 waren Herz und Harn normal.

8. L. D., 42 Jahre alt, Infantrist. Die Krankheit fing Ende April 1917 mit öfterem Frösteln an. Im Lazarett wurde Gelenkrheumatismus, linksseitige Brustfellausschwitzung und Nierenentzündung festgestellt. — Ende November waren nur noch Spuren von Eiweiß vorhanden.

Im ersten Falle darf die Nierenerkrankung als Rezidiv angesehen werden. — Im zweiten Falle ist die voraufgegangene Syphilis nicht ohne Bedeutung. — Im dritten Falle ist die Einreibung gegen Krätze vielleicht von Einfluß gewesen. — Im vierten Falle spricht das akute Einsetzen und der enorme Prozentgehalt des Harns an Eiweiß für eine tubuläre Nephritis. — Im achten Falle sprechen Gelenkrheumatismus und linksseitige Brustfellausschwitzung für die gleiche Form. — Alle Fälle aber weichen gerade in betreff des Vorläuferstadiums von den nachfolgend beschriebenen, als eigentliche Kriegsnephritis anzusehenden Fällen so bedeutend ab, daß sie hierzu nicht gerechnet werden können.

1. F. N., 39 Jahre alt, Trainsoldat. Anfang März 1917 hatte er Husten und Fieber, dabei aber seinen Dienst getan. Am 11. Juli 1917 mußte er ins Lazarett, weil er seit 8 Tagen Schwellung der Füße und des Gesichts hatte. Vorher aber hat er mehrere Wochen lang Tag und Nacht sehr oft Urin lassen müssen. — Am 3. November ist der Puls, 90 an der Zahl, selten etwas irregulär, die Herzdämpfung etwas verbreitert. In der Gegend der Herzspitze sieht man bei der Inspiration eine systolische Einziehung. Zurzeit ist der Harn vollkommen frei von Albumen und morphotischen Bestandteilen.

2. A. M., 37 Jahre alt, Feldartillerist. In der Schlacht bei Tannenberg hat er einen Knöchelbruch erlitten. Im Februar 1915 bekam er ein Panaritium am linken Daumen, das zur Blutvergiftung führte. Diese Krankheit dauerte 20 Wochen. — Im März 1916 stellte sich, nachdem er etwa 10 Tage lang ohne Deckung jedem Witterungseinflusse ausgesetzt war (Schnee und nachts 15° Kälte), zeitweilig heftiger Harndrang ein. Er konnte den Urin nicht einmal halten, derselbe floß von selbst ab. Es war so schlimm, daß, wie er selbst sagte, „der Hosenboden faulte und zweimal erneuert werden mußte". Er blieb trotzdem bei der Truppe und meldete sich erst im August 1917 krank, weil heftige Rückenschmerzen und Schwellung der Beine aufgetreten waren. — Mitte November ist der Harn vollkommen frei, im zentrifugierten sind keine Formbestandteile vorhanden. Die Herzdämpfung ist leicht vergrößert, die Herztöne sind rein.

3. M. A., 29 Jahre alt, Infantrist. Im Jahre 1910 ist er 6 Wochen lang im Krankenhause an Rheumatismus behandelt worden. Im März 1917 fiel ihm auf, daß er sehr oft Urin lassen mußte, nachts bisweilen zehn- bis zwölfmal. Dabei hatte er Brennen in der Harnröhre. Diese Störung dauerte 14 Tage,

trat aber auch später wieder auf, wenn er nachts auf Posten stehen mußte. Weiterhin fühlte er sich matt und müde, bekam auch Schmerzen unterhalb der Rippenbogen. Ende April fiel seinen Kameraden auf, daß sein Gesicht gedunsen war, und nun erst bemerkte er selbst, daß Hände und Füße geschwollen waren. Er kam ins Lazarett, wo Nierenentzündung festgestellt wurde. — Im November enthält der Harn kein Eiweiß und keine morphotischen Bestandteile mehr; das Herz ist normal.

4. K. K., 47 Jahre alt, Infantrist. Im April 1917 fühlte er sich sehr müde und matt. Er bekam einen juckenden Ausschlag, den der Arzt als krätzeartig bezeichnete. Dagegen wurde eine nach Schwefel riechende Salbe angewendet. Er mußte während dieser Kur, aber auch schon in der vorhergegangenen Woche bei Tag und Nacht sehr häufig Urin lassen. Auch war ihm aufgefallen, daß ebenso während wie vor der Einreibungskur der Urin blutig aussah. Nach Beendigung der Kur trat eine Schwellung zunächst der Beine, später des Gesichts auf. Der Urin war eiweißhaltig, Nach kurzer Zeit schwanden die Oedeme, doch tritt noch jetzt Schwellung der Fußrücken ein, wenn er den ganzen Tag auf ist. Der Urin aber ist seit Mitte November normal.

5. J. K., 43 Jahre alt, Kanonier. Anfang Juli 1917 fiel ihm auf, daß er sehr häufig Urin lassen mußte. Nach mehreren Tagen besserte sich dieser Zustand, aber es stellte sich Darmkatarrh und Fieber ein. Am 11. Juli folgte Schwellung der Beine. Er wurde wegen Darmkatarrh, Gelenkrheumatismus und Nierenentzündung in das Lazarett aufgenommen. — Anfang November enthält der Harn noch eine geringe Menge Eiweiß, spärliche rote Blutkörperchen und wenige hyaline Zylinder. Die Herzdämpfung ist vergrößert. — Ende Dezember enthäit der Urin kein Eiweiß mehr, aber ziemlich reichliche rote Blutkörperchen, eine entsprechende Menge weißer und eine mäßige Zahl hyaliner Zylinder.

6. E. G., 40 Jahre alt, Infantrist, hat als Kind Scharlach, im 14. Lebensjahre Lungenspitzenkatarrh gehabt. Seit dem Dezember 1916 hat er häufig Urin lassen müssen; bei Tage alle 3—4 Stunden, nachts noch öfter. Anfang Februar 1917 bekam er Husten, 8 Tage später Anschwellung des ganzen Körpers. Im Lazarett wurde Nicrenentzündung festgestellt. — Mitte November 1917 waren im Harn weder Eiweiß noch morphotische Bestandteile vorhanden. Rechts supraklavikular und supraspinat besteht dumpfer Schall, verschärfte Inspiration, verlängerte Exspiration. Das Herz ist normal.

7 V. B., 35 Jahre alt, Infantrist. Nachdem er von Mitte Mai 1917 ab 14 Tage lang fast alle $\frac{1}{2}$ bis $\frac{3}{4}$ Stunden hatte Urin lassen müssen, stellte sich Schwellung der Beine ein. Im Lazarett wurde Nierenentzündung nachgewiesen. — Mitte November war er vollkommen wieder hergestellt.

In diesen 7 Fällen war ausnahmslos zu verzeichnen, daß eine oder mehrere Wochen, ja sogar viele Monate lang eine Pollakisurie und Polyurie voraufgegangen waren. Letztere war erst durch besonderes Befragen der Patienten festgestellt worden. Sie konnten eben nur angeben, daß ihrer Schätzung nach die Gesamtmenge des Harns sehr viel beträchtlicher als unter normalen Verhältnissen gewesen sein müsse; daß sie aber zu sehr häufigen Harnentleerungen genötigt waren, gaben sie spontan an, obwohl die Frage nach dem Befinden in der den Schwellungen voraufgegangenen Zeit nur ganz allgemein gestellt wurde. Der Harndrang war so heftig, daß bei der häufig vorgekommenen Unmöglichkeit, demselben an geeigneter Stelle Genüge zu tun, sehr oft eine spontane Entleerung in das Beinkleid erfolgte. Dagegen hat keiner der Patienten jemals eine Erschwerung der Harnentleerung bemerkt oder mit Mühe und Drängen den Harn entleert. — Fast unbegreiflich erscheint die Angabe des Artilleristen A. M. (Nr. 2, S. 52), daß er dieses Leiden, freilich mit einigen mehr oder wenigen langen Pausen, 18 Monate ertragen hat, bevor er sich wegen Kreuzschmerzen und Schwellung der Beine krank meldete. Aber die Angabe, daß, wie er selbst sagte, „der Hosenboden gefault war und zweimal erneuert werden mußte", läßt wohl keinen Zweifel aufkommen.

Auch der Zufall, daß Krätzsalbe einmal bei einem von mir zur tubulären Nephritis gerechneten Patienten P. R. (Nr. 3, Seite 51), das zweite Mal bei einem von mir zur eigentlichen Kriegsnephritis gezählten K. K. (Nr. 4, Seite 53) vorgekommen war, bei letzterem aber die Pollakisurie und Polyurie schon 8 Tage vor der Anwendung der Salbe bestanden hat, verdient besonders erwähnt zu werden.

Die Tatsache des Vorkommens dieser Störung der Harnsekretion ist nicht unbeachtet geblieben. So hat u. a. Klebelsberg (80) mitgeteilt, daß öfter über häufiges und erschwertes Urinieren (Pollakisurie und Dysurie) bei Beginn der Erkrankung berichtet, ja manchmal noch im Spital geklagt wurde.

Die Pollakisurie und Polyurie sind diesen meinen Beobachtungen nach das charakteristische Zeichen der Kriegsnephritis. Ich bedauere, daß mir zur Stütze dieser Ansicht nur eine so geringe Zahl von Fällen zur Verfügung steht, aber sie reichen doch wohl aus, um eine Schlußfolgerung und Erörterung nach dieser Richtung hin statthaft erscheinen zu lassen.

Zunächst bildet diese Störung doch ein Symptom sui generis, welches die damit verknüpften Fälle von den übrigen hier zur tubulären Form gerechneten scharf unterscheidet. Sodann aber muß dieses Symptom doch als ein Faktor bei der Genese des Leidens in Betracht gezogen werden; das steht doch wohl außer allem

Zweifel. Denn der Pollakisurie und Polyurie liegt jedenfalls schon eine Störung der Nierentätigkeit zugrunde.

Welcher Art dieselbe ist, das aber lehren uns die Erfahrungen bei der im nächsten Abschnitt zu besprechenden hyalin-vaskulären Nephritis, der genuinen Schrumpfniere. Wir wissen, daß dieselbe mit einer Polyurie und Pollakisurie einsetzen oder bestehen kann, ohne daß Eiweiß im Harn vorhanden zu sein braucht und daß dieser Veränderung der Harnabsonderung schon eine Erkrankung der feineren Gefäße und der zugehörigen Glomeruli zugrunde liegt; wir wissen ferner nach der oben gegebenen Darstellung, daß beim Scharlach die Vasa afferentia und die Glomeruli erkrankt sein können ohne pathologische Veränderungen des Harns. Hieraus läßt sich folgern, daß auch bei der Kriegsnephritis die Pollakisurie und Polyurie das Zeichen einer Erkrankung der Vasa afferentia ist und erst dann Albumen im Harn und Oedeme auftreten, wenn, so wie bei der vaskulären Nephritis überhaupt, sich konsekutiv die Epithelien der Harnkanälchen an dem Prozeß beteiligen. Das aber kann bei der Kriegsnephritis umso leichter statthaben, weil alle Schädlichkeiten, einerseits Abkühlung der Körperoberfläche, andererseits übermäßige Anstrengungen mit ihren die Zirkulation in den Nieren beeinflussenden Störungen fortwirken.

Von besonderem Wert ist die Angabe Löhlein's (93), daß er stets etwas vorgeschrittenere Veränderungen, so wie sie nach seinen Erfahrungen bei einer nach Wochen zählenden Krankheitsdauer vorkommen, bei der Kriegsnephritis gefunden hat. Das spricht dafür, daß schon während der Dauer der Pollakisurie die anatomischen Veränderungen der vaskulären Abschnitte vor sich gegangen sein müssen.

Unter diesen Umständen läßt sich das Leiden keinesfalls als Infektionskrankheit auffassen. Als solche kann eine wochenlang und monatelang anhaltende Pollakisurie und Polyurie ohne sonstige Symptome unmöglich angesehen werden. Wohl aber liegt die Annahme nahe, daß zweifellos bestehende Schädigungen der Hautfunktionen die ausschließliche Veranlassung des in dieser Form auftretenden Nierenleidens sind. Hierunter sind aber nicht allein Abkühlungen der Hautoberfläche zu verstehen, welche auch in Friedenszeiten in einzelnen Fällen zu einer tubulären Nephritis führen, sondern auch die Folgen ungenügender Reinhaltung der Körperhaut, was leider im Felde etwas Selbstverständliches ist und zur Folge hat, daß es bei etwaiger Schweißbildung durch das Auf- und Antrocknen des Sekrets zu einer mehr oder weniger vollständigen Unterdrückung der Hauttranspiration kommt, somit der Chemismus der Hauttätigkeit dahin beeinflußt wird, daß Retentionsprodukte vom Blute aus schädigend auf die Nieren einwirken. — Die durch Läuse mitsamt den Kratzeffekten herbeigeführten Hautläsionen mögen, zumal wenn sie sehr ausgebreitet sind, auch ihr gut Teil zur Störung der Hauttätigkeit beitragen, aber eine besondere spezifische Einwirkung kann dem Ungeziefer darum doch nicht zugesprochen werden.

Einen sehr beachtenswerten Beweis für die Bedeutung der Störung der Hauttätigkeit bietet die Beobachtung von Kayser (76). Er hat bei $^2/_3$ seiner Patienten um die 3. Woche eine kleienförmige Hautabschuppung gesehen, die stets oberhalb der Nasenwurzel begann, sich von da über Stirn und Kopfhaut in wechselnder Ausdehnung ausbreitete und schließlich auf die Haut des Gesichtes, speziell der Wangen überging. Bei einem der Fälle stellte sich später eine lamellöse Abschuppung im rechten Handteller, über dem Handgelenk und an sämtlichen Fingern dieser Hand ein. Bei einer zum Vergleich und zur Kontrolle in anderen Sälen vorgenommenen Untersuchung auf Abschuppung fanden sich 3 solcher Fälle vor. Auf Grund dessen konnte durch die Harnuntersuchung, die bis dahin unerkannte Nephritis festgestellt werden. Der Verfasser lehnt mit Recht jede Möglichkeit, daß es sich um eine Skarlatina gehandelt habe, ab, weil keine Infektion vorgekommen war; er hält aber den Prozeß für eine Art von skarlatinoider Nephritis.

Damit wird meiner Ansicht nach ohne genügende Begründung ein unbekannter Faktor in die Rechnung eingestellt. Ich halte die infolge der genannten Ursachen eintretende Hautschädigung für ausreichend zur Erklärung des Auftretens der bis zur Abschuppung vorschreitenden Hauterkrankung.

Als Resultat der in diesem ganzen Abschnitt mitgeteilten Untersuchungen darf wohl die Ansicht ausgesprochen werden, daß die Glomerulo-Nephritis als selbständiges primäres Leiden nicht anerkannt werden kann. Die Glomeruluserkrankung ist erst die Folge der durch die Erkrankung der Vasa afferentia verursachten Ernährungsstörung. Dementsprechend trifft für diesen Prozeß die Bezeichnung vaskuläre Nephritis richtiger zu. Sie kommt außer beim Scharlach auch bei anderen Infektionskrankheiten, namentlich bei Diphtherie, bei Masern, bei Ruhr, experimentell bei öfterer Anwendung von Kantharidin, und wie die Kriegsnephritis erweist, bei länger dauernder Störung der Hautfunktionen zur Entwicklung. Die Schwere des Leidens, das Auftreten von Albuminurie, Zylindrurie und Oedemen, aber wird erst bedingt durch das Hinzutreten der Erkrankung der Harnkanälchenepithelien: der tubulären Nephritis zur vaskulären Nephritis.

Die hyalin-vaskuläre Nephritis oder genuine Schrumpfniere (rote feingranulierte Niere, arteriosklerotische Schrumpfniere).

Richard Bright (33), der Begründer der Lehre von den Nierenkrankheiten, hat in seinem Werke über „diejenige besondere Klasse von Wassersuchten, die von Erkrankung und Reizung der Nieren abhängt", 3 Formen von diffusen Nierenerkrankungen unterschieden, dazu aber ausdrücklich bemerkt, er sei nicht sicher, ob dieselben nicht als Modifikationen und als mehr oder weniger vorgeschrittene Stadien ein und derselben Erkrankung anzusehen seien.

Die Nachfolger, insbesondere Frerichs (49), entschieden sich für die Einheitlichkeit des Prozesses.

Erst Wilks (140) trat gegen Frerichs dafür ein, daß verschiedene Verlaufsweisen unter dem Namen Morbus Brightii zusammengefaßt worden seien. Zum Beweise stützte er sich hauptsächlich auf den klinischen Verlauf. Wenn z. B. die große weiße (Schwell-) Niere in die geschrumpfte überginge, so müßte, da erstere fast ausnahmslos mit Wassersucht verbunden ist, bei Leuten, die an Nierenschrumpfung leiden oder daran gestorben sind, eine voraufgegangene Wassersucht konstatiert werden. Dies sei aber nicht der Fall. Mithin könne von einer Einheitlichkeit des Prozesses keine Rede sein.

In Deutschland hat zuerst Bartels (28) die Unabhängigkeit der verschiedenen Nephritisformen vertreten und als dritte Form die hier in Rede stehende Nierenschrumpfung angesehen.

Charcot (37) trat gleichfalls für die ursächliche und anatomische Verschiedenheit von 3 Nephritisformen ein. Seine zweite Form stellt „die geschrumpfte granulierte, die kleine rote Niere dar, welche man auch die Gicht-, und bisweilen die Bleiniere nennt". Bei dieser findet eine Neubildung von Bindegewebe statt: 1. um die gewundenen Kanälchen, 2. um die Glomeruli, 3. um die vornehmlichsten Gefäße. Ueberhaupt zeigen die Gefäße eine Verdickung durch konzentrische Lagen, die aus einer Hyperplasie der Intima, und besonders der Adventitia, hervorgehen. Die Wände der Gefäße erscheinen relativ sehr verdickt, während ihr Lumen stark verengt ist. Die Veränderungen der Harnkanälchen sind nur sekundäre. Die Wände der gewundenen sind verdickt, ihr Epithel erfährt die körnig-fädige Degeneration und verschwindet. An seine Stelle treten: 1. granulierte oder wachsige Zylinder, 2. eine Lage runder oder kubischer Zellen, welche entweder die Lichtung vollständig füllen und dann sehr schwer von dem umgebenden embryonalen Gewebe zu unterscheiden sind oder in einfacher Schicht eine regelmäßige Decke der Kanälchen bilden.

Bartels und Charcot aber haben ebenso wie später Traube (129), Rosenstein (115), Klebs (81), Grainger Stewart (54), Kelsch (77), Cohnheim (38a), Ribbert (113) die Ansicht vertreten, daß der Prozeß vom interstitiellen Gewebe der Niere ausgeht.

Im Gegensatz hierzu hat zuerst Johnson die Bedeutung der kleinsten Nierengefäße für die Genese der Nierenveränderungen hervorgehoben. Er sagte (70): Die bemerkenswerteste und interessanteste Veränderung an den Gefäßen (bei der chronischen desquamativen Nephritis) ist die Hypertrophie der Muskelfasern, sie ergreift beide Faserschichten. An den Stellen aber, wo die innere Schicht im normalen Zustande beträchtlich dünner ist als die äußere, sind sie in hypertrophischem Zustande gewöhnlich von fast gleicher Dicke. Die Verdickung scheint in den kleinsten

Arterien, d. h. in den zuführenden Gefäßen der Malpighi'schen Körperchen, verhältnismäßig beträchtlich zu sein und nimmt allmählich ab in der Richtung der arteriellen Gefäßstämme. Sie ist nicht von Strukturveränderungen begleitet, sondern scheint eine einfache Hypertrophie zu sein, d. h. Massenzunahme ohne Strukturveränderung.

Er stellt es bestimmt in Abrede, daß die kleine rote, granulierte Niere das Resultat einer interstitiellen Nephritis ist. Die wesentliche Strukturveränderung bei dieser Nephritisform besteht in einer Zerstörung des Drüsenepithels der gewundenen Kanälchen. Während manche derselben die normale Epithelbekleidung besitzen und andere des Epithels ganz beraubt oder mit trüben, zerfallenden Epithelien gefüllt sind, ist in mehreren Kanälchen die normale Epithelbekleidung durch zarte, durchscheinende, runde Zellen ersetzt, von denen jede einen Kern enthält. Die Ursache dieser Disintegration der Nierenepithelien liegt im Blute. Produkte mangelhafter Verdauung, Gicht, Bleivergiftung, Alkoholismus, zurückgehaltene Produkte anderer sezernierender Organe, insbesondere der Haut oder der Leber, bedingen diese Krankheit.

Gull und Sutton (55) dagegen haben die Entstehung der genuinen Schrumpfniere als unabhängig von jeder Beteiligung der übrigen Gewebsbestandteile auf die Gefäßveränderung zurückgeführt, die sie arterio-kapilläre Fibrose genannt haben. Nach ihrer Schilderung besteht dieselbe in einer hyalin-fibrösen Umwandlung (formation) der Adventitia der kleineren Gefäße und in einer hyalin-granulären Veränderung der entsprechenden Kapillaren. Bisweilen findet sich diese Veränderung auch in der Tunica intima. Die Muskularis dagegen ist oft in verschiedenem Grade atrophiert. Die Schrumpfung und Atrophie der Niere ist eine Folge der arterio-kapillären Fibrose, die ebenso wie in der Niere auch in anderen Organen Platz greifen und diesen entsprechend verschiedene Symptome zur Folge haben kann.

Thoma (126) gibt von den Veränderungen der kleineren und kleinsten Gefäße bei der Nierenerkrankung, der er freilich die interstitielle Nephritis zugrunde legt, eine mustergültige Beschreibung. Nach seiner Angabe befindet sich die in der Wand der kleinen und kleinsten Gefäße eingelagerte glänzende Masse unmittelbar an der Außenfläche der endothelialen Gefäßauskleidung, während sie nach außen angrenzt an die feingefältelte elastische Grundmembran oder, wo diese fehlt, an die Ringmuskelschicht. Das Gefäß ist häufig unregelmäßig bauchig, indem engere und weitere Stellen abwechseln. Wo die Wandverdickung sehr stark ist, finden sich zuweilen ganze Gefäßzweige durchgängig verengt, zugleich vielfach gebogen und geschlängelt. Dabei ist die Muskularis offenbar durch die in die Gefäßwand eingelagerte neugebildete Gewebsmasse stark gedehnt und so der äußere Durchmesser des Gefäßes erheblich vergrößert. Bisweilen fehlt die Muskularis an einzelnen Stellen ganz oder ist sehr dünn. Ihre zelligen Elemente scheinen vielfach zu atrophieren. Analoge Veränderungen finden sich in etwas größeren Arterien. Die neugebildete Masse liegt hier zwischen Intima und Elastika und erscheint fein längsgestreift, mit einigen Kernen versehen. Auch hier ist die Muskularis an einzelnen Stellen atrophisch. In der Arteria renalis selbst sind die Prozesse durch starke Bindegewebswucherungen in der Tunica media, durch Verkalkungen und durch die Bildung atheromatöser Erweichungsherde kompliziert. Diese Strukturveränderungen faßt er unter dem Namen chronische fibröse Endarteriitis zusammen und schreibt die Erkrankung einer für das ganze Gefäßsystem wirksamen Ursache zu.

Während aus Thoma's sehr objektiv beschriebenen Befunden nur hervorgeht, daß die kleinsten Gefäße in analoger Weise erkranken wie die größeren, in diesen aber weiterhin Prozesse sich entwickeln, die in das Gebiet der Arteriosklerose gehören, hat Senator (118) die allgemeine Gefäßerkrankung, welche zur Nierenschrumpfung führt, wie er selbst betont, im Widerspruch zu Gull und Sutton, überhaupt als arteriosklerotische aufgefaßt. Aber er schränkte diese Definition insofern ein, als er erklärte, daß eine scharfe Abgrenzung von der chronisch-parenchymatösen Nephritis schwierig oder unmöglich sei. Deshalb passe für viele Fälle die Bezeichnung chronische diffuse Nephritis. Auch hänge es wesentlich vom Verlauf ab, ob die Erscheinungen mehr der einen oder anderen Form entsprechen. Die parenchymatöse Entzündung disponiere vielleicht zur interstitiellen. Bei einer derartigen Einschränkung konnte eine Klärung der Frage kaum erhofft werden. Folgerichtiger ging Leyden (88) vor mit der Erklärung, daß die genuine Schrumpfniere von Bartels nicht, wie dieser und Senator meinten, eine interstitielle Nephritis darstellt; den Ausgangspunkt bildet vielmehr eine Erkrankung der arteriellen Gefäße, und zwar eine solche, die mit der allgemeinen Arteriosklerose in bestimmtem nahem Zusammenhange steht.

Die kleine rote, granulierte Niere Johnson's wird dementsprechend allgemein auch als arteriosklerotische Schrumpfniere bezeichnet.

Demgegenüber aber hat Ribbert (113) geltend gemacht, daß schon Ziegler (141) die Ungleichmäßigkeit der Narben an der Nierenoberfläche bei Arteriosklerose hervorgehoben hat, und daß die feinen Vertiefungen, die über die ganze Nierenoberfläche gleichmäßig verteilt sind, nicht von Arteriosklerose abhängig sein können. Diese müßte sich dann überraschend gleichmäßig auf Arterienästchen, die in ganz bestimmten, immer gleichen Entfernungen angeordnet wären, erstrecken, während das zwischen ihnen gelegene Parenchym im übrigen unverändert bliebe. Eine Vereinbarung dieses Widerspruches mit den tatsächlichen Verhältnissen ist, wie weiterhin erwiesen werden soll, nicht ausgeschlossen.

Meine eigenen Untersuchungen haben zu Ergebnissen geführt, die eine vollkommene Uebereinstimmung mit den von Thoma berichteten bieten. Nur von einer Beteiligung des interstitiellen Gewebes kann bei der anfänglichen Genese des ganzen Leidens keine Rede sein.

Den primären Prozeß bei der roten feingranulierten Niere stellt die hyaline Degeneration der kleinsten Gefäße, insbesondere der Vasa afferentia, dar. Diese Degeneration setzt in der Intima des Vas afferens ein. Wie die hier beigegebene Figur 10 auf S. 62 erweist, sind die Vasa afferentia außerordentlich geschlängelt, ihr Lumen ist durch eine helle Masse fast vollständig verlegt, die Muskelfasern sind geschwollen, die Adventitiazellen haben ein etwas massiges, klumpiges Aussehen. Es liegt auf der Hand, daß die Schlängelung eine Folge der Massenzunahme der Gefäßwand durch die Einlagerung der hyalinen Substanz ist, die sowohl in der Längs- als auch in der

Querrichtung eine Ausdehnung des ganzen Gefäßes herbeiführen muß. Da aber die Strecke des Vas afferens bis zum Glomerulus eine von vornherein gegebene ist, muß die Ausdehnung zur Schlängelung führen. Auch kurze kuglige Ausbuchtungen der Gefäße finden sich häufig. Im weiteren Verlaufe kommt es zur Atrophie der Muskulatur. Die ganze Gefäßwand erfährt eine hyaline Umwandlung, die Zellen der Adventitia werden zu kernlosen Schollen.

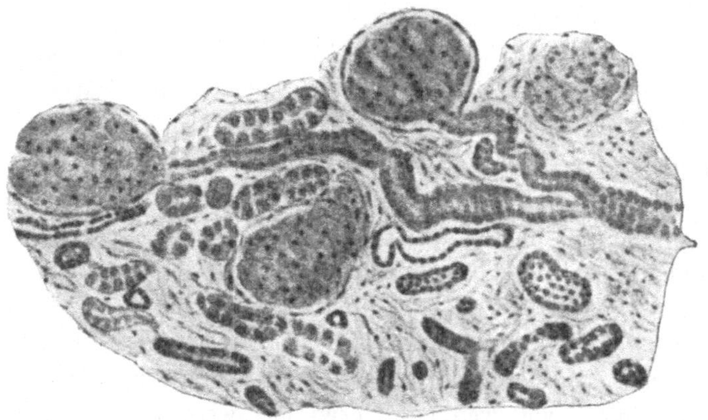

Figur 10. Schlängelung der Vasa afferentia; Quellung der Intima durch hyaline Degeneration; Schwellung der Muskelzellen; klumpig aussehende Adventitiazellen; hyaline Degeneration und Zellschwund der Glomeruli. (Vergr. 80.)

Damit ist die Grundlage des Leidens gegeben, welches im weiteren Verlauf zur roten fein granulierten Niere führt. Zur Charakterisierung des ganzen Prozesses, nicht nur seines Ausganges, und zur Unterscheidung von der oben beschriebenen vaskulären Nephritis bei Infektionskrankheiten darf wohl die Bezeichnung hyalin-vaskuläre Nephritis empfohlen werden.

Die nächste Folge dieser meist und häufig ganz ausschließlich die Vasa afferentia betreffenden Erkrankung ist die Schädigung der Glomeruli. Wenn es bei der Erörterung der Glomerulusveränderungen im Scharlach erst eingehender Beweise bedurfte (vgl. oben S. 30) für das primäre Erkranken der Vasa afferentia und die sekundäre erst von diesen Gefäßen abhängende Veränderung der Glomeruli bis zur hyalinen Degeneration derselben, besteht hier, wo die hyalin-vaskuläre Erkrankung der Gefäße als primärer Vorgang außer allem Zweifel ist, ein naturgemäßer klarer Zusammenhang. Hier kann nur die Degeneration der Gefäßwand zu einer Ernährungsstörung des Glomerulus, also zur anfänglichen Kernwucherung und schließlichen Verödung des Glomerulus geführt haben.

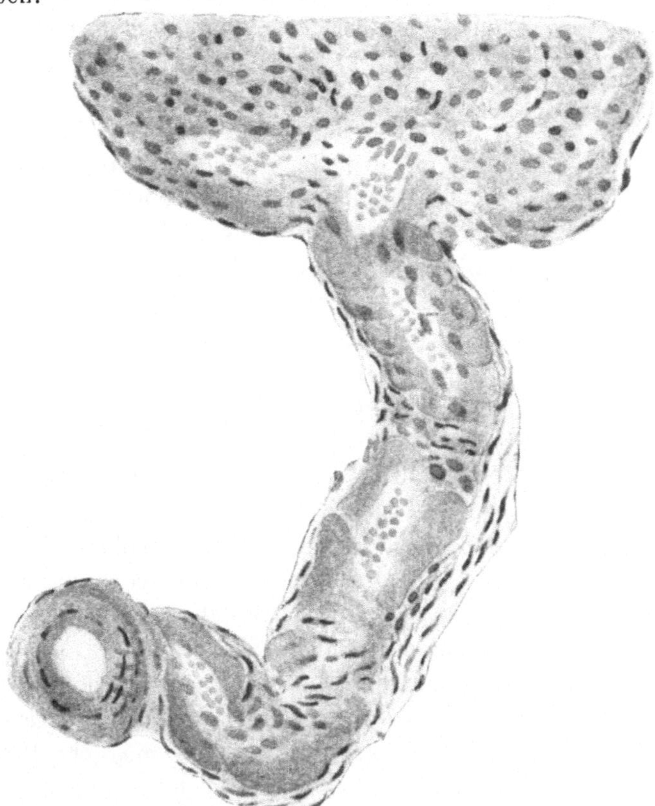

Figur 11. Hyaline Degeneration aller Wandschichten des Vas afferens in einer kleinen roten feingranulierten Schrumpfniere. Im Lumen sind noch deutlich rote Blutkörperchen sichtbar, ebenso in der Ampulle. Der ganze Glomerulus dagegen (von dem hier nur ein kleiner Pol abgebildet ist) zeigt nur hochgradige Zellwucherung. (Vergr. Leitz Ok. 2, Obj. 6, etwa 300.)

Nun könnte freilich noch der Einwand erhoben werden, daß möglicherweise Vas afferens und Glomerulus gleichzeitig erkranken. Der aber läßt sich durch die Tatsache widerlegen, daß ich, wie Figur 11 auf dieser Seite erweist, in einer fein granulierten roten

Schrumpfniere an manchen Stellen eine hochgradige totale hyaline Degeneration der zuführenden Gefäße gefunden habe, während deren zugehörige Glomeruli nur das erste Stadium der Erkrankung, einen großen Kernreichtum zeigten. In der obigen Figur 11 ist das Vas afferens durch eine vollkommene hyaline Degeneration aller Wandschichten außerordentlich verdickt und die normale Struktur durch den Schwund fast aller Zellen aufgehoben, während der Glomerulus nur eine beträchliche Vergrößerung bei zahlreich sichtbaren Zellen aufweist.

Solche Befunde sind aber auch ein Beweis für die Richtigkeit der oben S. 37 geäußerten Ansicht, daß die Zellvermehrung in den Glomerulis keineswegs als Beweis dafür angesehen werden kann, daß es sich um einen entzündlichen Prozeß handelt. Die Veränderung der Glomeruli bei der Scharlachnephritis unterscheidet sich in nichts von der bei der hyalin-vaskulären Platz greifenden.

Die Epithelien der Harnkanälchen aber sind im Anfang und auch in der ersten Zeit des Leidens an dem Prozeß der hyalin-vaskulären Nephritis nicht beteiligt. Dafür spricht in erster Linie die Tatsache, daß Monate, vielleicht auch Jahre lang kein Eiweiß im Harn vorhanden zu sein braucht, während dieses Symptom gerade bei der tubulären Nephritis zu den initialen gehört. Das gleiche gilt von den hydropischen Erscheinungen, wie schon Wilks hervorgehoben hat. Sie kommen meist nur im Ausgangsstadium dieses Leidens vor, können sich aber, ebenso wie Albuminurie und Zylindrurie, interkurrent einstellen, nämlich wenn die Epithelien der Harnkanälchen in Mitleidenschaft gezogen werden. Ihre jederzeit mögliche Beteiligung, z. B. durch Anstrengungen oder unter dem Einfluß von Abkühlungen der Körperoberfläche, erklärt sich ungezwungen aus der dauernd vorhandenen Zirkulationsstörung, die mit der hyalinen Degeneration der Vasa afferentia und der Glomeruli verbunden ist.

In geradezu typischer Weise bekundet sich die vorübergehende Beteiligung der Epithelien und im Zusammenhang damit das Auftreten von Albuminurie und Zylindrurie unter dem Einfluß etwas beträchtlicherer Alkoholmengen, die das Maß des für Gesunde Erträglichen keineswegs bedeutend zu übersteigen brauchen. Hierfür ein paar charakteristische Beispiele.

1. Ich befand mich eines Abends im Theater und begrüßte in der ersten Pause den Kommerzienrat Sch. Er erzählte mir in etwas heiterer Stimmung, daß er von einem opulenten Diner ins Theater gekommen sei und begab sich dann in seine Loge zurück. Als ich das Theater verließ, wurde ich von einem Krankenhausdiener erwartet mit der Mitteilung, daß dieser selbe Herr eben tobsüchtig ins Krankenhaus gebracht worden sei. So verhielt es sich in der Tat. Der Tobsuchtsanfall ging rasch vorüber. Die Untersuchung der sofort von mir gewünschten Harnentleerung ergab eine große Menge von Eiweiß und Zylindern. Am zweitfolgenden Tage war der Harn vollkommen frei und blieb es in den nächsten Monaten. Ein Jahr nach jenem Tobsuchtsanfall trat eine Apoplexie ein, die rasch zum Tode führte.

2. Herr v. A. kam eines Tages in meine Sprechstunde mit der Klage über hartnäckige Kopfschmerzen. Am Abend vorher hatte er ein Diner mitgemacht und eine nicht unbeträchtliche Menge Wein genossen. Der sofort entleerte Harn enthielt Eiweiß. 6 Jahre lang war kein Albumen mehr nachweisbar. Dann stellten sich die Erscheinungen einer allgemeinen Arteriosklerose ein, die nach mehrjährigem Leiden zum Tode führte.

3. Der Gerichtsdirektor J. aus Groß-Sale hatte in Oschersleben eine Kindtaufe mitgefeiert und reiste über Magdeburg zurück. In einem Abteil des hier eintreffenden Zuges wurde er bewußtlos gefunden und in das Magdeburger Krankenhaus gebracht. Ich sah ihn sofort bei der Aufnahme. Der linke Fazialis, der rechte Arm und das rechte Bein waren gelähmt. Die Herzdämpfung war vergrößert. Die sofortige Untersuchung des mit dem Katheter entleerten Harns ergab eine große Menge von Eiweiß und hyalinen Zylindern. Wenige Stunden nach der Aufnahme trat der Tod ein. Die Sektion wurde auf Wunsch seines Neffen J., des einstigen Direktors der Basler Klinik, ausgeführt. Vorher berichtete derselbe, daß sein Onkel seit Jahren an Hinterkopfschmerzen gelitten habe, so daß die Vermutung gehegt wurde, es bestehe eine Hirngeschwulst. Eiweiß aber sei niemals gefunden worden. Die Autopsie ergab, wie ich angenommen hatte, eine Hypertrophie des Cor und eine kleine rote fein granulierte Schrumpfniere. Die Autopsie des Gehirns wurde nun auf Wunsch unterlassen.

Wenn bei etwas älteren Leuten, die bis dahin nur über vage Beschwerden, wie Kopfschmerzen, Kurzatmigkeit, Schwindelerscheinungen, geklagt haben, nach der Aufnahme etwas größerer Alkoholmengen der Harn sofort untersucht würde, könnte wahrscheinlich öfter eine vorübergehende Albuminurie festgestellt werden.

Im Anschluß an die drei berichteten Fälle mögen noch zwei weitere Beispiele für das lange Bestehen des Leidens ohne jedes Zeichen von seiten der Nieren folgen.

4. Vor Jahren wurde ich eines Abends in das nahegelegene „Kasino" geholt. Damen besseren Standes ließen um diese Stunde ihren Töchtern Tanzunterricht erteilen. Eine dieser Damen, welche mir seit 11 Jahren bekannt und stets gesund gewesen war, fand ich daselbst im Zustande qualvollsten Asthmas, ein Bild drohenden Unterganges. Sie wurde in ihre Wohnung transportiert und nach einer Stunde war der Anfall vorüber. Die erst am nächsten Tage vor-

genommene Untersuchung ergab nichts Abnormes an den Organen der Brust und des Unterleibes; der Harn war frei von Zucker, Eiweiß und Zylindern. In den nächsten 3 Monaten war das Befinden befriedigend; es bestand nur die Klage über Oppression und Kurzatmigkeit beim Treppensteigen; auch war der Schlaf mangelhaft. Hierauf folgte eine mehrwöchige Geistesstörung in der Form eines Verfolgungsdeliriums. Auch in dieser Zeit war kein Eiweiß im Harn nachweisbar. Die Herzdämpfung erwies sich aber jetzt verbreitert. Erst volle 7 Monate nach dem ersten und einzigen asthmatischen Anfall, dem später eigentlich nur Zustände von mehr oder minder lange dauernder Kurzatmigkeit folgten, fanden sich Eiweiß und Zylinder im Harn. Das Eiweiß nahm immer mehr zu und 10 Monate nach dem Beginn der Krankheit machten Anasarka und Aszites, anhaltende Appetitlosigkeit und Erbrechen dem Leben ein Ende.

5. Bei einem 53 Jahre alten Kaufmann veranlaßte mich eine plötzlich aufgetretene Schwellung in der Gegend der Unterkieferwinkel und des oberen Abschnittes des Halses bei gleichzeitiger Klage über Kurzatmigkeit zu einer in 14 tägigen Abständen vorgenommenen Untersuchung des Herzens und des Harns. Erst nach 2 Monaten fand sich eine Verbreiterung der Herzdämpfung, nach 8 Monaten zum ersten Male Eiweiß im Harn. Der Tod trat 1 Jahr nach dem Anfang der Beobachtung unter den Erscheinungen von hochgradigem Anasarka und Aszites ein.

Umber (131) beschreibt einen Fall, der wegen der langen Dauer des Fehlens aller Erscheinungen von seiten der Nieren hier besonders erwähnenswert ist.

„Im Juni 1915 kam ein 35jähriger Kranker auf unserer Abteilung zur Beobachtung, bei dem eine hochgradige Blutdrucksteigerung bestand, mit schweren Kopfschmerzen, meist migräneartig. Die Hypertonie bewegte sich bei der mehrwöchigen klinischen Beobachtung dauernd um 220—240 mm Hg und konnte auch durch längere Bettruhe nie unter 180 heruntergebracht werden. Die Nieren waren völlig intakt, der Harn frei von Eiweiß, frei von Formbestandteilen; die Funktionsprüfung ergab normale Resultate. — Heute nach $^3/_4$ Jahren bietet der Kranke das schwere Bild maligner Sklerose mit Niereninsuffizienz. azotämische Retention, Retinitis albuminurica, Hypertonie von 250 mm Hg und geht unaufhaltsam dem Verfall entgegen."

Auch bei experimentell erzeugter hyalin-vaskulärer Nephritis ist das späte Auftreten krankhafter Zeichen von seiten der Nieren festgestellt worden.

Ophüls (107) gibt zunächst eine gute Uebersicht über die zur Erzeugung von Nephritis angewendeten chemischen Substanzen und berichtet dann über Versuche mit Plumbum aceticum, das er in der Verdünnung von 1 : 1000 dem Trinkwasser zugesetzt hatte. Bei 3 Hunden, die über 1 Jahr lang kleinere Dosen erhalten hatten, war während der ganzen Versuchsdauer kein Eiweiß im Harn vorhanden; nur einmal fanden sich bei dem 2. Versuchshunde, nachdem er mit einem anderen Hunde in Kampf geraten war, viel Eiweiß, granulierte und hyaline Zylinder. In den Nieren bestanden übereinstimmend schwerere Veränderungen. Die Epithelien der gewundenen Kanälchen befanden sich in verschiedenen Stadien der Degeneration. Die Glomeruli zeigten leicht geschwollene und desquamierte Epithelien. Die Kapseln enthielten körniges

Material und stellenweise rote Blutkörperchen. Die Vasa afferentia und die nächsten Teile der Kapillaren zeigten ausgesprochene Wandverdickung ohne Verlegung des Lumens. Es bestand z. T. eine Vermehrung der die Wand zusammensetzenden Zellen, z. T. fand sich eine hyaline Substanz an der Außenseite der normalen Kapillarwand. Die Interstitien enthielten Herde von verdicktem Gewebe mit stellenweise beträchtlichen Zellanhäufungen.

Entsprechend der anfänglichen Nichtbeteiligung der Harnkanälchenepithelien sind also klinische Symptome von seiten der Nieren kürzere oder längere Zeit nicht vorhanden. Des öfteren bilden andauernde Kopfschmerzen, Anfälle von Dyspnoe, Oppressionserscheinungen, asthmatische Zustände, ja auch intensive Bronchialkatarrhe die initialen Symptome. Auch Verbreiterung der Herzdämpfung kann den Harnveränderungen voraufgehen. Alle diese Zeichen dürften Veranlassung geben, den Harn genau zu untersuchen, nicht nur auf Eiweiß, sondern auch auf das Vorhandensein von Zylindern. Denn solche kommen, wie ich schon vor längerer Zeit habe nachweisen können, bei diesen Nierenleiden ohne Eiweiß vor. Sie sind ein Zeichen der allmählichen Beteiligung der Harnkanälchenepithelien an dem Prozesse.

Wenn im weiteren Verlaufe des Leidens ohne besonders schwere Störung des Allgemeinbefindens zunächst Albuminurie und Zylindrurie ohne Oedeme auftreten, so erklärt sich das aus einer mehr oder weniger beträchtlichen Beteiligung der den Vasa afferentia und den Glomerulis benachbarten gewundenen Kanälchen. Die schrumpfenden Glomeruli und die in ihrer Umgebung auftretenden Granulationszellenhaufen müssen eine Funktionsstörung der Epithelien in den benachbarten Harnkanälchen und zuletzt eine Schädigung derselben zur Folge haben. Das Auftreten von Oedemen ist erst an die allgemeine Beteiligung der Epithelien der gewundenen und später auch der geraden Harnkanälchen mitsamt den Henle'schen Schleifen, also an das Hinzutreten der tubulären Nephritis geknüpft.

Besonders häufig kommt es bei der hyalin-vaskulären Nephritis zum tödlichen Ausgang durch Apoplexie. Wenn fast ausnahmlos eine Herzhypertrophie mit der hierdurch bedingten Erhöhung des Blutdruckes — nach dem Voraufgehen einer funktionellen Mehrarbeit des Herzens — das Mittelglied zwischen dem Nierenleiden und der Hirnschädigung bildet, darf doch angenommen werden, daß auch im Gehirn eine analoge hyaline Degeneration der Gefäße wie in der Niere den Grund zur erhöhten Zerreißlichkeit derselben abgibt. Ich habe schon vor Jahren (8, S. 137) ziemlich häufig Gelegenheit gehabt, bei Menschen, die an chronischer Nephritis gestorben waren, die kleinen Arterien der Pia mater cerebri zu untersuchen. Sie lassen sich sehr bequem durch Abziehen vom Gehirn freilegen. „In einigen wenigen solcher Fälle fand ich bei chronischer Nephritis mit Herzhypertrophie die Uebergangsabschnitte von den kleinsten Arterien zu den Kapillaren ganz auffallend verdickt und in eine hellglänzende Masse umgewandelt. Bei weitem regelmäßiger waren die kleineren Arterien, und dann in ausgedehntester Weise in jedem einzelnen Falle, verdickt. Diese Verdickung aber betraf nur die Adventitia und Media, an der Intima fand sich keine Veränderung. Es bestand eine Schwellung aller die Media und Adventitia konstituierenden zelligen Elemente. In letzterer waren die einzelnen Zellen größer und nahmen deutliche Fuchsinfärbung an, während dies bei Piagefäßen von Menschen, die an anderen Krankheiten gestorben waren, nicht vorkam. In der Media war eine schärfere Sonderung der einzelnen Muskelzellen sichtbar."

Den anatomischen Ausgang der hyalin-vaskulären Nephritis stellt die kleine rote feingranulierte Niere dar. Sie findet sich den obigen Angaben und Beispielen entsprechend nicht selten bei Leuten, die an Apoplexie gestorben sind, ferner bei solchen, die nach dem Voraufgehen der erwähnten Symptome, nach dem Auftreten von Eiweiß und Zylindern unter den Erscheinungen von Oedemen und Aszites zugrunde gegangen sind, oft genug auch unvermutet bei Menschen, wo andere zumal akut fieberhafte Krankheiten den Tod herbeigeführt haben.

Die oben (S. 61) geschilderten histologischen Veränderungen, welche das Anfangsstadium des Leidens charakterisieren, sind beim Ausgang desselben folgendermaßen vorgeschritten. Zunächst hat hauptsächlich die Verkleinerung der Glomeruli infolge der hyalinen Degeneration zum Einsinken der Nierenoberfläche an der ihrer Lage entsprechenden Oertlichkeit im Gebiete der gewundenen Kanälchen geführt. Hierzu trägt auch das Dünnerwerden der gewundenen Kanälchen, das eine Folge von Inaktivitätsatrophie ist, das seinige bei. Die Erhebungen der granulierten Niere entsprechen demnach den Abschnitten der geraden Kanälchen, die von Anfang an am Prozesse nicht beteiligt sind. Wenn häufig Ansammlungen von Granulationszellen in der Umgebung atrophierter Glomeruli vorkommen, so kann das nur als Folge eines Demarkationsprozesses in der Umgebung abgestorbener Glomeruli im Sinne von Weigert aufgefaßt werden. Schließlich ist stets im späteren oder im Ausgangsstadium, wie schon die klinische Beobachtung anzunehmen berechtigt, eine Beteiligung der Epithelien fast aller Harnkanälchen, insbesondere der gewundenen zu konstatieren.

Das ganze hier geschilderte anatomische Verhalten der hyalin-vaskulären Nephritis mit dem Ausgang in die rote feingranulierte Niere unterscheidet sich auf das schärfste von der nach akuten Giftwirkungen, nach Erkältungen, bei der Pneumonie, im Verlaufe der Gravidität, im Gefolge der Cholera auftretenden tubulären Nephritis, sowie von der bei akuten Infektionskrankheiten, zumal beim Scharlach auftretenden vaskulär-tubulären Nephritis, die ihren Ausgang in eine weiße Schrumpfniere nehmen können. Wenn in solchen Fällen hyaline Veränderungen der Gefäßwände vorkommen, dann sind sie vollkommen unabhängig von den eben genannten Entstehungsursachen und entweder als vorher vorhandene oder als später sich hinzugesellende Ansätze zu genuiner Schrumpfniere anzusehen. Bezüglich des ersteren Vorkommnisses brauche ich nur darauf hinzuweisen, daß ich zahlreiche hyalin-degenerierte Glomeruli in den Nieren eines an Cholera nach 36 stündiger Dauer der Krankheit gestorbenen Mannes in mittlerem Lebensalter gefunden habe. In betreff des Hinzutretens hyalin-vaskulärer Veränderungen darf ich zunächst auf den Abschnitt „Nephritis und Herzhypertrophie" verweisen.

Bei alldem aber muß irgendein Zusammenhang mit der Arteriosklerose bestehen. Denn die Sklerose der Nierenarterie oder ihrer Zweige ist ein auffallend häufiger Begleiter der hyalin-vaskulären Nephritis. Auf der gleichmäßig fein granulierten Oberfläche sieht man nicht selten unregelmäßig umrandete, glatte Vertiefungen von etwa einen auch mehrere Zentimeter großem

Durchmesser, die nur von der Sklerose der diesen Stellen entsprechenden Arterien abhängen können. Bisweilen zeigt nur eine der Nieren diese Veränderung, während die andere sich ausschließlich fein granuliert erweist.

Die Schwierigkeit einer Deutung des Zusammenhanges zwischen der Arteriosklerose und der fein granulierten Niere aber liegt nicht in den gegebenen Tatsachen, sondern in der Auffassung des arteriosklerotischen Prozesses überhaupt. Die Mehrzahl der Autoren ist der Ansicht, daß es mechanische auf die Innenfläche der Gefäßwand einwirkende Ursachen sind, die zur Arteriosklerose führen. Zum Beweis zitiere ich die Schilderung von A. Fraenkel (47), durch welche diese Anschauung wohl am besten charakterisiert ist. Er sagt:

In zutreffender Weise faßt Marchand die Arteriosklerose als einen degenerativen Prozeß der Gefäßwand auf, welcher der Hauptsache nach Folge der stärkeren Inanspruchnahme, der funktionellen Ueberanstrengung (Rokitansky) der Arterien ist. Da es sich um ein Leiden handelt, dessen Häufigkeit mit den Jahren zunimmt, hat man es auch als Abnutzung der Gefäßwände definiert. Als Stütze der Annahme, daß bei der Arteriosklerose mechanische Ursachen, und zwar speziell häufige und erhebliche Blutdruckschwankungen bzw. lokal oder allgemein gesteigerter Blutdruck, welche eine starke Zerrung der Wand bedingen, vorwiegend beteiligt sind, lassen sich mannigfaltige Tatsachen anführen, so das Vorkommen ganz lokalisierter Sklerosen an Gefäßpartien, die nachweisbar längere Zeit einer abnorm starken mechanischen Reizung ausgesetzt waren; die Entstehung sklerotischer Prominenzen mit allen weiteren Veränderungen (Verfettung, Verkalkung) an der Intima der Lungenarterie bei Stenose des Ostium venosum sinistrum (Dittrich). — Was die Ursache der für die Pathogenese der Arteriosklerose bedeutungsvollen stärkeren Blutdruckschwankungen anlangt, so sind dieselben auf eine Reihe sehr verschiedenartiger, teils dem Berufe, teils der Lebensweise, teils endlich der Einwirkung des Nervensystems zuzuschreibender Einflüsse zurückzuführen. Obenan stehen außergewöhnliche Muskelanstrengungen, sei es in Form angestrengter Arbeit, sei es eines übertriebenen Sports (Bergsteigen usw.); ferner kommen in Betracht Alkoholmißbrauch, übermäßiger Tabakgenuß, relativ zu reichliche Nahrungsaufnahme bei verhältnismäßig geringer körperlicher Bewegung und Anlage zur Fettleibigkeit, endlich bei mageren blassen Leuten als einziges ursächliches Moment sitzende Lebensweise.

Im Gegensatz zu dieser Auffassung habe ich (21) im Anschluß an Köster (83), Hypolite Martin (96) und Huchard (68) die Ansicht vertreten, daß der Prozeß der Arteriosklerose von den Vasa nutritia seinen Ausgang nimmt. Ich habe an der Außenseite arteriosklerotischer Stellen der Aorta, in der Adventitia die Gefäße strotzend gefüllt, in ihrer Nachbarschaft Haufen von Granulations-

zellen und dazwischen eine große Zahl aus den Gefäßen aus-
getretener roter Blutkörperchen gefunden. Im weiteren Verlauf
kommt es zu einer Verdickung der Wand der in der Adventitia
liegenden feineren Gefäße mit hochgradiger Verengerung des Gefäß-
lumens, die eine Behinderung, ja sogar eine vollständige Aufhebung der Blutzufuhr zum Gefäßstamme, dessen Ernährung sie zu
vermitteln haben, im Gefolge haben muß. Dieser Veränderung des
Vas nutriens entspricht nicht selten mitten in der atheromatös veränderten Stelle der Aorta eine kaum stecknadelkopfgroße Vertiefung der Intima, die sich bei mikroskopischer Untersuchung als
Resultat eines kleinen Einrisses erweist, der durch die Media und
Intima hindurchgeht. Der Zusammenhang zwischen Media- und
Intimaveränderung aber ist nur ein indirekter, d. h. beide sind ab-
hängig von der Erkrankung der Vasa nutritia. Diese bedingt die
Ernährungsstörung der mittleren und inneren Haut der größeren
Gefäße. Wenn aber die degenerativen Veränderungen in über-
wiegendem Maße die Media mit oder ohne Einschluß der äußeren
Schicht der Intima betreffen und diese bzw. ihre innere dem
Gefäßlumen zugewendete Schicht anfänglich keinen vollständigen
Zerfall erfährt, so erklärt sich das weniger aus der Annahme, daß
die Intima für die fehlende Ernährung von seiten der Vasa nutritia
einen Ersatz durch das vorbeiströmende Blut erhält, vielmehr aus
dem bisher nicht gewürdigten Umstande, daß bei der Ernährungsstörung in der Intima ganz andere Gewebselemente getroffen werden
wie in der Media. Hier sind es in überwiegendem Maße die
glatten Muskelfasern, welche zugrunde gehen, wie aus der Tatsache hervorgeht, daß zwischen den durch die Färbung nach
van Gieson noch genügend charakterisierten Resten und Trümmern
glatter Muskelfasern wohlerhaltene durch Weigert'sche Färbung
nachweisbare elastische Fasern liegen. Der atheromatöse Herd
entsteht in der Media, weil diese hauptsächlich aus glatten Muskelfasern besteht, die nach ihrem Zerfall den wesentlichen anfänglichen
Bestandteil derselben bilden.

Durch die Erkrankung der Vasa vasorum ist eine korrekte
anatomische Grundlage für den arteriosklerotischen Prozeß überhaupt geboten und damit erst eine ausreichende Erklärung für die
zum mindesten anfänglich überwiegende Beteiligung der Media ge-

geben. Wenn aber das Vorhandensein einer Erkrankung der Vasa vasorum als erwiesen angesehen wird, kann auch kein Zweifel bestehen, daß sie der Arteriosklerose der von ihnen versorgten Gefäßstämme voraufgeht und diese verursacht.

Aus dieser Feststellung aber ergibt sich die Konsequenz, daß das Gebiet der Arteriosklerose nur so weit reichen kann, wie Vasa nutritia vorhanden sind.

Bei Zugrundelegung einer solchen Genese der Arteriosklerose behalten die gesamten von Fraenkel erwähnten und allgemein als zutreffend angesehenen ursächlichen Bedingungen ihre volle Gültigkeit. Denn jede Einwirkung auf die Wand der Gefäßstämme muß in ganz gleicher Weise ihre Vasa nutritia treffen. „Häufige und erhebliche Blutdruckschwankungen bzw. lokal oder allgemein gesteigerter Blutdruck, welche eine starke Zerrung der Wandung bedingen", können die Vasa nutritia durch Zerrung ihrer Wände und Störung der Blutzirkulation noch leichter schädigen wie die mit zahlreichen elastischen Fasern ausgestatteten Hauptgefäße.

Erst wenn diese Ansicht als zu Recht bestehend anerkannt wird, läßt sich eine ausreichende Erklärung geben für den Zusammenhang der hyalin-vaskulären Erkrankung, zumal der Vasa afferentia bei der fein granulierten roten Schrumpfniere mit der im gleichen Organ vorkommenden Arteriosklerose der größeren Gefäße. Die hyalin-vaskuläre Erkrankung der Vasa afferentia entspricht derjenigen der Vasa nutritia der größeren Gefäße. Dafür aber lassen sich auch Beweise erbringen. In solchen Nieren finden sich größere Gefäßstämme, deren Adventitia feinste Gefäße mit hyalin degenerierter Wand enthält.

Auf einen derartigen Befund hat schon früher Herxheimer hingewiesen. Er hat oft kleinste Arterien mit hyaliner Verdickung in der Wand größerer Gefäße gesehen und die Frage aufgeworfen, ob diese Gefäßveränderung nicht auch indirekt, indem sie die Vasa vasorum ergreift und so die größeren Gefäße schädigt, erst sekundär das Nierengewebe in Mitleidenschaft zieht.

Doch dürften sich die gesamten Veränderungen besser dahin deuten lassen, daß die hyalin-vaskuläre Erkrankung der Vasa afferentia der primäre Prozeß ist, welcher zur gleichmäßig fein granulierten Niere führt und nur dann, wenn der analoge Vorgang die Vasa nutritia größerer Gefäße ergreift, eine Sklerose derselben folgt, die zur Schädigung größerer Abschnitte der Niere, also zu ausgedehnteren Schrumpfungen und Einsenkungen der Nierenoberfläche führt, somit zu Veränderungen, die sich der durch gleichmäßige hyaline Degeneration der Vasa afferentia herbeigeführten feinen Granulierung hinzugesellen. Es kommt auf diese Weise zur hyalin-vaskulären Nephritis mit arteriosklerotischem Einschlag.

Hieraus erklärt sich die Berechtigung des von Ribbert erhobenen, oben S. 61 erwähnten Einspruches. Die Arteriosklerose größerer Gefäße an und für sich kann niemals zu einer feinen Granulierung der Nierenoberfläche führen.

Doch kommen auch Nierenschrumpfungen vor, bei welchen die Oberfläche vollkommen glatt ist, trotz hochgradiger Verkleinerung des Organs. Einen solchen Fall habe ich jüngst eingehend zu untersuchen Gelegenheit gehabt.

Es handelte sich um einen 63 Jahre alten Mann, bei dem der Tod 24 Stunden nach einer Apoplexie eingetreten war. Das Herz war vergrößert; die Wände beider Ventrikel waren hypertrophisch. Die Aortenintima zeigte kleine fettig-gelbe Stellen. Die Milz war klein, schlaff, auf der Oberfläche und dem Durchschnitt dunkelbräunlich, fast schwärzlich; die Pulpa von zahlreichen Trabekeln durchzogen. Die Nieren waren sehr klein, schlaff, hatten eine vollkommen glatte Oberfläche, die blaß-bräunlich, punktförmig marmoriert aussah. Der Durchschnitt erwies eine sehr verschmälerte Rinde. Bei der mikroskopischen Untersuchung fand sich die Intima der mittelgroßen Arterien sehr verdickt, in amorph helle Faserzüge gespalten und noch mit reichlichen Kernen versehen. Die Muskularis war hier und da verdünnt. In ihrer Adventitia kamen zahlreiche kleinere Gefäße vor, die in eine vollkommen hyaline Masse umgewandelt, infolgedessen sehr verdickt waren und nur noch spärliche Muskelkerne enthielten. Die Malpighi'schen Körperchen waren sehr verkleinert, vollkommen hyalin degeneriert, nur ein kleiner Teil derselben enthielt noch spärliche Kerne. Vasa afferentia waren fast gar nicht sichtbar, die wenigen auffindbaren zeigten hyaline Quellung der Intima. Die gewundenen Kanälchen waren gänzlich ausgefüllt durch die Epithelien, von denen ein Teil keine Kerne mehr enthielt. Die Interstitien waren durch Zellwucherung verbreitert. Hier und da kamen Haufen von Granulationszellen vor. An den kleineren Gefäßen der Leber und Milz bestand in ausgesprochenem Grade die gleiche hyaline Veränderung aller Wandschichten.

Ich möchte die Vermutung aussprechen, daß die glatte Schrumpfniere auf einer allgemeinen hyalinen Degeneration der in der Adventitia etwas größerer Gefäße vorhandenen Vasa nutritia beruht, somit die konsekutiven Nierenveränderungen alle Abschnitte der Nierenrinde, d. h. sowohl die der geraden als auch die der

gewundenen Kanälchen betreffen, also letztere Abschnitte nicht ausschließlich einsinken können, wie es bei der fein granulierten Niere
der Fall ist.

Warum in den Einzelfällen die Beteiligung der Gefäße eine so verschiedenartige ist, warum in vielen Fällen
ausschließlich oder hauptsächlich die Vasa afferentia mit nachfolgender feiner Granulierung der Nierenoberfläche, in wenigen
Fällen die Gefäße von mittlerem Kaliber wie bei der glatten
Schrumpfniere, in gar manchen Fällen außerdem die größeren Gefäße arterio-sklerotisch sich beteiligen, das dürfte wohl so lange
nicht zu erklären sein, bis die Einflüsse der einzelnen Ursachen
auf die Modifikation des anatomischen Prozesses klargestellt sein
werden. Schon Johnson (70) hat darauf hingewiesen, daß Produkte mangelhafter Verdauung, Gicht, Bleivergiftung, Alkoholismus,
zurückgehaltene Produkte anderer sezernierender Organe insbesondere der Haut oder der Leber diese Krankheit bedingen und die
späteren Autoren haben sich in ähnlichem Sinne ausgesprochen;
ja auch die Einwirkung endokriner Drüsen ist in Betracht gezogen
worden [Strauß (124)]. Es ist wohl anzunehmen, daß mit diesen
verschiedenen Ursachen die verschiedene Gestaltung der anatomischen Veränderungen zusammenhängt.

In jüngster Zeit habe ich auch die Nieren eines an Diabetes
mellitus nach kaum $^3/_4$jähriger Dauer der Krankheit gestorbenen
27jährigen Mannes zu untersuchen Gelegenheit gehabt und eine
hyaline Degeneration der Vasa afferentia festgestellt, als
deren Ursache nur der Diabetes angesehen werden kann.

Der 27 Jahre alte M. G. hat seinen Vater an Zuckerkrankheit und Wassersucht verloren, seine Mutter ist gesund. Im 8. Lebensjahre hatte er eine Paro-
titis; sonst war er stets gesund. Im Juli 1914 zog er in den Krieg. Im Mai
1915 stürzte er mit dem Pferde auf den Kopf. Im Januar 1917 hatte er 8 Tage
lang Durchfall. Anfang Februar 1917 stellte sich vermehrtes Urinlassen auch
nachts ein, dabei hatte er viel Durst. Im Lazarett wurde festgestellt, daß die
24stündige Harnmenge 4200—4700 ccm betrug, und 2 bis 4 pCt. Zucker enthielt. Am 18. Mai 1917 wurde er in das Krankenhaus aufgenommen, wo er
bis zum 18. Oktober verblieb. Bei entsprechender diätetischer und medika-
mentöser Behandlung besserte sich sein Leiden, sein reduziertes Körpergewicht
hob sich und er konnte bei 24stündiger Harnmenge von 1400 ccm, 1010 spez.
Gewicht, 1,7 pCt. Zucker und Spuren von Aceton entlassen werden. Eiweiß
war trotz häufiger Untersuchungen niemals gefunden worden, bis auf eine einzige Ausnahme. Nachdem eine kurze mediko-mechanische Uebung am Ruder-
apparat vorgenommen worden war, konnten im Urin Eiweiß und reichliche Ery-

throzyten nachgewiesen werden. — Am 30. Oktober 1917 wurde er wieder in das Krankenhaus gebracht in komatösem Zustande. Der Urin enthielt außer Zucker reichlich Eiweiß und mit Fetttröpfchen besetzte Zylinder. 24 Stunden später trat der Tod ein.

Die Sektion ergab: Hochgradige Hyperämie des Gehirns. — Die Herzmuskulatur war blaß und schlaff. Im Anfangsteil der Aorta und der Coronariae bestand geringe Verfettung. — Die Lungen waren etwas ödematös. — Die Milz 14 cm lang, 7 cm breit, 5 cm dick hatte eine glatte etwas runzlige Oberfläche, die Schnittfläche war graurot. — Die Nieren waren von gewöhnlicher Größe 11 : 6 : 5 bzw. 11,5 : 5,5 : 5, von glatter Oberfläche, grauroter Farbe, trübem Aussehen. Die Schnittfläche zeigte eine gleichmäßig breite, etwa 7 mm dicke Rinde von rötlich weißer, etwas undurchscheinender Farbe; die Arterienverzweigungen und Gefäßknäuel waren mit Blut gefüllt. — Die Leber war 26 cm lang, 18 cm breit, 9 cm dick, hatte eine glatte Oberfläche von rötlich grauer, vielfach etwas schwärzlicher Farbe, auf dem Durchschnitt ein rötlich graues durchscheinendes Aussehen bei deutlicher Läppchenzeichnung. Das Pankreas zeigte makroskopisch keine Veränderung.

Mikroskopisch waren in den Nieren die Vasa afferentia außerordentlich verbreitert durch gleichmäßige Verdickung aller Schichten. Die Intima zeigte sich gleichmäßig hyalin verdickt, die Media und Adventitia enthielten noch reichliche geschwollene Kerne, doch nicht in normaler Anordnung; auf manchen Strecken fehlten sie vollständig. Auch viele Kapseln waren gleichmäßig verdickt bei spärlichen Kernen. Die Glomeruli waren meist bluthaltig, kernreich, nur kleine Abschnitte einzelner sahen hyalin aus. In vielen gewundenen Kanälchen waren die Epithelien von einander gut abgegrenzt, aber kernlos, seltener gingen sie nach dem Lumen hin in zerstäubte Massen über, die dann das ganze Kanälchen füllten. Aus den geraden Kanälchen waren auffallend viele Epithelien ausgefallen. In dem interstitiellen Gewebe waren reichliche Kerne sichtbar.

In der Leber waren die kleinsten Gefäße sehr verdickt und sahen in allen Schichten gleichmäßig glasig aus; Muskelkerne kamen nur vereinzelt vor und waren nirgends in regelmäßiger Anordnung. Besonders das adventitielle Gewebe war sehr verbreitert, strukturlos und enthielt nur spärliche Zellen.

In der Milz waren manche Gefäße außerordentlich verdickt, vollkommen strukturlos, ohne eine Spur von Kernen.

Naunyn (101a) dürfte gewiß nicht zu Unrecht gesagt haben, daß bei der weitaus überwiegenden Zahl der in der Literatur mitgeteilten Fälle von Uebergang des Diabetes in chronische Nephritis kein Grund dafür vorliegt, daß die Nephritis eine Folge des Diabetes sei, daß sie sich nicht vielmehr ganz unabhängig von diesem als Folge von komplizierender Aortensklerose usw. entwickelt habe. Aber in dem hier beschriebenen Falle läßt doch wohl das Alter des Patienten, das den Anfängen der Degeneration entsprechende Verhalten der Gefäße ohne grob anatomische Veränderung der Organe, das Fehlen auch nur namhafter arteriosklerotischer Veränderungen, die Annahme des ätiologischen Zusammenhanges von Diabetes und hyaliner Degeneration der Gefäße berechtigt erscheinen.

Das wesentliche Ergebnis dieser Untersuchung läßt sich in die Worte fassen: Die unabhängig von allen übrigen Nierenerkrankungen auftretende chronische Nephritis beruht auf der hyalinen Degeneration der Vasa afferentia, die eine Teilerscheinung der gleichen, auch in anderen Organen auftretenden Veränderung ist. Sie führt schließlich zur roten Schrumpfniere, die feingranuliert ist, weil hauptsächlich oder ausschließlich die von den Vasa afferentia versorgten Glomeruli und die gewundenen Kanälchen betroffen werden, atrophieren und einsinken. Sind die nächst größeren Gefäßstämmchen an dem Prozesse beteiligt, dann leiden die Abschnitte der gewundenen und geraden Kanälchen in übereinstimmender Weise, es kommt zu den gleichen anatomischen Vorgängen, zur Verkleinerung der Niere ohne Granulierung der Oberfläche. Der Prozeß kann demnach als hyalin-vaskuläre Nephritis bezeichnet und, in Anbetracht des häufigsten anatomischen Befundes im Ausgangsstadium, der Kürze halber genuine Schrumpfniere genannt werden.

Stellt sich der gleiche Prozeß in den Vasa nutritia der stärkeren Nierenarterien ein, dann gesellt sich als Folge hiervon Arteriosklerose derselben hinzu, die bei meist vorhandener gleichmäßig feiner Granulierung der Nierenoberfläche zu unregelmäßigen, mehr oder weniger umfangreichen glatten Einziehungen der Nierenoberfläche führt, zur genuinen Schrumpfniere mit arteriosklerotischem Einschlag.

So lange wie die hyalin-vaskuläre Erkrankung der Vasa afferentia allein besteht, ist weder Albuminurie noch Zylindrurie vorhanden. Diese treten auf, wenn interkurrent oder dauernd, z. B. infolge der Aufnahme größerer Alkoholmengen oder nach Abkühlungen der Körperoberfläche, nach Ueberanstrengungen, nach heftigen Aufregungen die Epithelien der Harnkanälchen in Mitleidenschaft gezogen werden, also eine tubuläre Nephritis hinzukommt, an die sich auch Oedeme anschließen können. Häufig gibt erst das Auftreten der letzteren Veranlassung zur erstmaligen Untersuchung des Harns. Albuminurie, Zylindrurie

und Oedeme können bei entsprechender Behandlung schwinden,
also die tubuläre Nephritis rückgängig werden. Die hyalin-
vaskuläre Nephritis aber - bleibt dauernd bestehen. Oft genug
freilich kommt es ohne Besserung zum tödlichen Ausgang.

Die Beteiligung anderer Organe an dem Krankheitsprozesse
hängt bei der genuinen Schrumpfniere hauptsächlich von der auch
in anderen Organen vorhandenen hyalinen Degeneration der
kleinsten Gefäße ab. Die Herzhypertrophie ist bei der
genuinen Schrumpfniere wohl wesentlich bedingt durch die Erschwerung der Blutzirkulation in mehreren Organen, denn meist
zeigen Leber, Milz und Niere in analoger Weise erkrankte Gefäße.
— Die Apoplexie ist eine Folge des durch die Herzhypertrophie
bedingten erhöhten Seitendruckes in den Gefäßen bei hyaliner
Degeneration der kleineren Hirngefäße.

Die Entstehung der Harnzylinder und ihre Bedeutung für die Nephritis.

Nachdem Henle (59) zuerst bei der mikroskopischen Untersuchung einer kranken Niere in den Harnkanälchen die gleichen
zylindrischen Gebilde gefunden hatte, wie sie bei Lebzeiten der
Verstorbenen im Harn festgestellt worden waren, erklärte Reinhardt (112): Die Veränderungen der Nieren durch die Bright'sche
Krankheit beruhen zunächst auf einer Hyperämie, welcher sogleich
ein Austritt faserstoffigen Exsudats folgt. Dasselbe gelangt zum
Teil in das interstitielle Gewebe, größtenteils in die Höhlung der
Harnkanälchen, wo es zu zylindrischen Massen gerinnt.

Nach Bartels (28) ist die Entstehung aller Arten von
Zylindern der allgemeinen Regel nach an die Ausscheidung
albuminösen Harns gebunden.

Ribbert erklärt, daß die hyalinen Fibrinzylinder umgewandeltes
geronnénes Eiweiß sind, aber kein Sekretions- oder Umwandlungs-
produkt der Epithelien. Die Zylinder finden sich stets zuerst in
den Henle'schen Schleifen, danach aber bald auch in den Tubuli
contorti und schließlich in der nächsten Umgebung der Glomeruli.

Daß diese Reihenfolge eingehalten wird, erkläre sich wohl einfach daraus, daß die ersten in den gewundenen Kanälchen entstehenden Gerinnungsprodukte hier nicht gleich liegen bleiben, sondern fortgeschwemmt werden und erst in den engeren Henle'schen Schleifen zur Abscheidung gelangen. Durch Stauung weiter rückwärts füllen sich dann auch die gewundenen Kanälchen in relativ kurzer Zeit.

Ernst (43) leitet die hyalinen Zylinder von einer allmählichen Umwandlung aus fibrinösen Zylindern her, aber „er sieht doch von einer zu weit gehenden Verallgemeinerung dieser Tatsache ab, da er gerade bei den akuten Entzündungen mit trüber Schwellung und parenchymatöser Degeneration, sowie auch bei Intoxikationsnephritiden (Kali chloricum, Karbol) von Fibrin so gut wie nichts aufgefunden hat, während doch hyaline Zylinder, wenn auch spärlich, vorhanden waren."

Gegen den Zusammenhang mit der Ausscheidung von albuminösem Harn oder mit umgewandeltem geronnenem Eiweiß aber spricht zunächst das Vorkommen von Eiweiß im Harn ohne gleichzeitiges Vorhandensein von Zylindern. Friedeberg (50) hat in 51 im Magdeburger Krankenhause untersuchten Fällen, bei denen erst im Gefolge des Partus zwischen $^1/_4$ und 2 pM. Eiweiß vorhanden war, nur 3 mal Zylinder gefunden.

Ebenso wie Eiweiß ohne Zylinder im Harn auftreten kann, kommen auch Zylinder ohne Eiweiß vor. Den sichersten Beweis dafür hat Nothnagel (104) erbracht. Er fand bei jedem einigermaßen intensiven Ikterus, gleichviel welches anatomische Moment ihm zugrunde lag, Zylinder im Harn. In zwei Drittel aller von ihm untersuchten Fälle aber war dabei kein Eiweiß vorhanden.

Ich selbst kann hinzufügen, daß ich schon vor langer Zeit mitgeteilt habe, ich hätte einigemale bei Kranken, die an Schrumpfnieren litten, Harnzylinder im Harn gefunden, ohne daß derselbe Albumen enthalten hätte. Die Diagnose Schrumpfniere konnte durch die Autopsie bestätigt werden.

Ebenso habe ich in dem oben beschriebenen Falle von Kriegsnephritis (No. 5, S. 53) feststellen können, daß mit den gebräuchlichen Methoden: Kochen und Salpetersäurezusatz und nach Esbach kein

Eiweiß nachweisbar war und trotzdem rote und weiße Blutkörperchen und hyaline Zylinder vorhanden waren.

Auch die Angabe von Ribbert, daß die Zylinder sich stets zuerst in den Henle'schen Schleifen finden, ist nicht stichhaltig. Wie wäre dann der Befund von Zylindern in den Sammelröhren der Papillen, welche an Dicke jene in den Henle'schen Schleifen um ein Mehrfaches übertreffen, zu begreifen? Solche starken Zylinder kommen aber häufig genug vor: Ich habe bei der Schilderung der in Choleranieren vorhandenen Veränderungen (13) erwähnt, daß „in den Papillen innerhalb der Lumina der Henle'schen Schleifen sich hyaline Zylinder in reicher Zahl befanden und in den Sammelröhren bei weitem stärkere, mehr gelb aussehende vorhanden waren" und bei septischer Scharlachnephritis (16) „in den Henle'schen Schleifen fast überall schmale Zylinder, außerdem auch reichliche, sehr breite Zylinder in den Sammelröhren gefunden". Ein Zusammenhang dieser breiten Zylinder in den Sammelröhren mit den schmalen, in den Henle'schen Schleifen vorkommenden, ist nicht gut denkbar. Die schmalen geradlinigen Zylinder der Henle'schen Schleifen können sich unmöglich in die breiten geradlinigen Zylinder der Sammelkanäle umgestalten.

Der Versuch, die Entstehung der Zylinder von einer albuminösen Absonderung aus dém Blute herzuleiten, kann als ein vergeblicher angesehen werden.

Nach Ansicht einer größeren Zahl von Autoren hängt die Entstehung der Zylinder mit den Veränderungen der Epithelien zusammen.

Zuerst ist wohl Key (nach der Angabe von Beyer) dafür eingetreten, daß die Harnzylinder ein Sekretionsprodukt der Epithelien sind, er hat aber auch (nach der Angabe von Rovida) angenommen, daß sie durch eine vollkommene Umwandlung der Epithelien selbst entstehen können. In gleichem Sinne haben sich Oedmansson und Oertel (106) ausgesprochen.

Rovida (116) erklärte, daß es 2 Hauptabteilungen von Zylindern gibt: farblose, in Wasser ebenso wie beim Erwärmen des Harns lösliche und gelbliche epitheliale unlösliche. Läßt man unter dem Deckglase mehrere Minuten lang Wasser zuströmen, dann quellen die farblosen Zylinder bedeutend auf, bis sie endlich dem Auge vollkommen entschwinden. Ebenso verschwinden sie beim Erwärmen bei 65° und sind um 80° herum gar nicht mehr sichtbar. Auch Harnstoff kann „mehr die Löslichkeit als die Bildung der Zylinder befördern". Dagegen hemmt Chlornatrium die Lösung der Zylinder in der Flüssigkeit, auch wenn es so verdünnt ist, daß seine Prozentmenge der Hälfte der mittleren normalen Salzmenge im Urin entspricht. Die Temperatur darf dabei nicht über 60° erhöht werden. Das Gleiche gilt von den Harnsalzen. Sie wirken dem Einfluß des Wassers auf die farblosen Zylinder entgegen. „Die Gegenwart von Salzen ist die notwendige Bedingung für die Entstehung der farblosen Harnzylinder in den Harnkanälchen." Sie können aber nicht aus Fibrin bestehen, weil ihr Verhalten gegen Wasser, Chlornatrium und Mineralsäuren ein letzterem entgegengesetztes ist.

Die gelblichen Zylinder von glänzender Farbe dagegen lösen sich in kaltem oder warmem Wasser nicht, ebenso wenig im Harn selbst. Auch sie können nicht aus Fibrin bestehen, weil er „niemals gelbliche Zylinder in Essigsäure unlöslich oder nur unvollständig löslich gefunden hat".

Bezüglich der Entstehung der Harnzylinder schließt er sich der Meinung von Key, Oedmansson und Oertel an. Er hat in dem entzündeten Organ aus den Epithelzellen helle Halbkugeln hervorragen sehen, die auch nach Zerzupfen der Präparate von der Zelle nicht zu trennen waren, selbst wenn man gewaltsam das Deckgläschen hin und her schob und auf diese Weise die Zelle rollen ließ. Diese Kugeln fanden sich hier und da in den Harnkanälchen so aneinander gedrängt, daß manche derselben platte Grenzflächen und unregelmäßig polyedrische Formen hatten. An anderen Stellen waren die Konturen der Kugeln fast vollkommen verschwunden und nur spurenweise innerhalb eines größeren und festeren Haufens zu unterscheiden, welcher mehr oder weniger genau die Lichtung eines Kanälchens erfüllte und ein gelblicher Zylinder war.

Ich habe bei den von mir zuerst (5, 6) vorgenommenen einseitigen Ureterunterbindungen feststellen können, daß in den

Harnkanälchenepithelien hyalin aussehende Kugeln entstehen, aus ihnen hervorragen und dann in das Lumen der Harnkanälchen hineingelangen, wo sie zu Zylindern zusammenschmelzen, an denen bisweilen noch die Verbindungslinien der einzelnen Kugeln sichtbar sind. Daß es sich hierbei um eine aktive Leistung, eine Sekretion der Epithelien, nicht um einen degenerativen Prozeß handelt, geht zunächst aus der Tatsache hervor, daß die Epithelien überall erhalten bleiben, ferner aus der Beobachtung, daß die Zylinder gerade in den ersten Tagen nach der Unterbindung des Ureters in größter Reichlichkeit vorhanden sind, weiterhin aber an Zahl beträchtlich abnehmen und bei längerer Dauer der Unterbindung trotz stetig zunehmenden Druckes auf die Epithelien unter Erweiterung der Harnkanälchen, wie Figur 6 auf S. 14 erweist, gar nicht mehr nachweisbar sind. Dieses Verhalten ist von Cornil (39), Strauß und Germont (125), sowie von Verhoeve (132) bei Wiederholung der Ureterunterbindungen bestätigt worden.

Auch Lubarsch (94) hält es für den Schlußstein seiner Beweisführung, daß die (an der angegebenen Stelle eingehend beschriebenen) „Tropfen aus dem Protoplasma der Epithelien entstehen und schließlich durch das aus dem Blutstrome austretende Transsudat oder Exsudat zu soliden Zylindern verklebt werden".

Wallerstein (135a) sagt: Epitheliale, granulierte und hyaline Zylinder entstehen aus dem Epithel.

Neben solchen als Sekretionsprodukt der Epithelien zu betrachtenden Zylindern kommen auch breite Formen in den Sammelkanälen vor, in welche die Substanz der Epithelien selbst mit aufgegangen ist. Ich habe sie hauptsächlich in Choleranieren gesehen. Die Entstehungsweise aber ist die gleiche wie die der reinen hyalinen Zylinder. Der Unterschied liegt nur darin, daß das Leben der Zelle in statu nascendi des Zylinders erloschen ist.

Außerdem aber können Zylinder aus reinem, durch die Glomeruli in die Harnkanälchen geratenem Blut entstehen. Diese meine Ansicht läßt sich am besten an der Hand der Abbildungen der Figur 12 auf S. 82 erweisen. Die Abbildung a stellt einen zur Hälfte aus frischen roten Blutkörperchen, zur anderen Hälfte aus einem feinen Fibrinnetz bestehenden, im Harnkanälchen liegenden Zylinder dar. In letzterer Hälfte liegen in einzelnen Maschen noch vereinzelte rote und auch mehrere

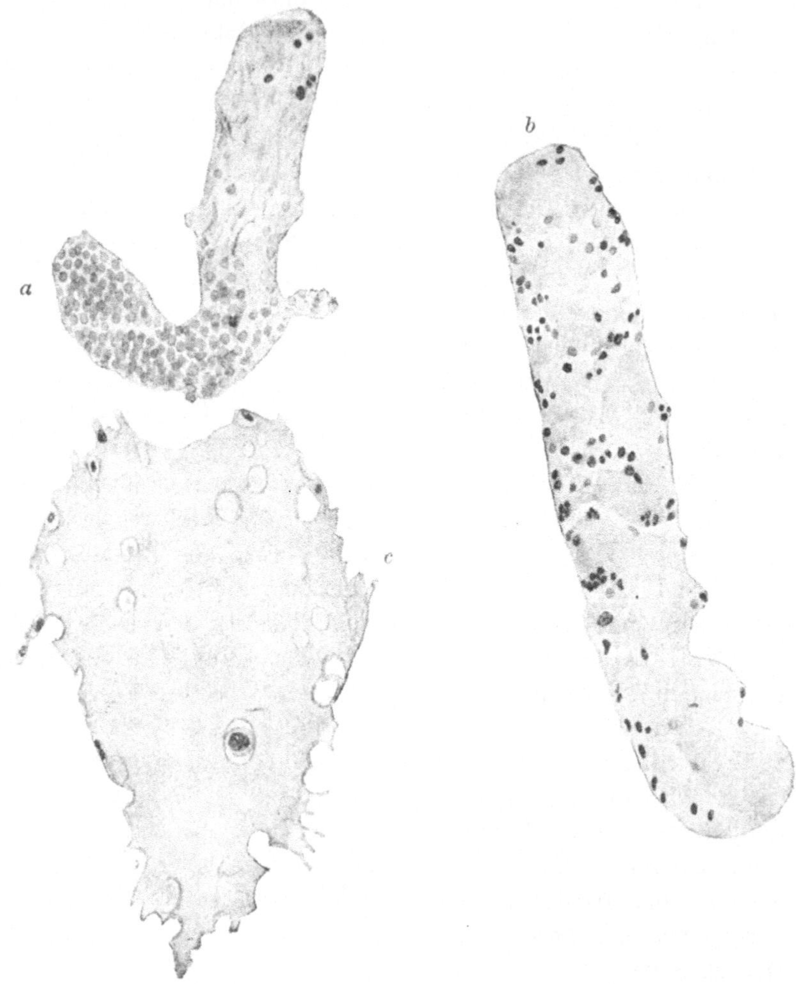

Figur 12. a) Ein zur Hälfte aus frischen Blutkörperchen, zur anderen aus einem feinen Fibrinnetz bestehender, in einem Harnkanälchen liegender Zylinder. b) Ein aus roten Blutkörperchen entstandener Zylinder, in dessen oberer Hälfte noch vereinzelte abgeblaßte Blutkörperchen liegen. Er enthält auch zahlreiche Lymphozyten. c) In einem erweiterten Harnkanälchen liegender, unregelmäßig gestalteter Zylinder mit Vakuolen, an deren Stelle Lymphozyten gelegen haben, wie die noch vorhandenen beweisen.

weiße Blutkörperchen. Die Größe der Lichtungen zwischen den
Maschen spricht dafür, daß in denselben vorher rote Blutkörperchen
gelegen haben, die nachtraglich ausgefallen sind. Auf keinen Fall
kann angenommen werden, daß es sich um eine Exsudation von
reinem ausschlicßlichem Fibrin aus den Gefäßen handelt, d. h. um
eine Bildung, die mit dem, was man früher als reine Fibrinzylinder
ansah, übereinstimmend wäre. Das hier in der Abbildung a sichtbare Fibrin stellt nur denjenigen Anteil dar, welcher in geronnenem
Blut vorhanden ist. — In der Abbildung b sind die roten Blutkörperchen schon vollkommen zusammengeschmolzen, nur im
obersten Abschnitte sind noch einzelne gequollene und abgeblaßte
sichtbar. Ihr Vorhandensein aber reicht doch aus, um zusammen
mit einzelnen, an anderen Stellen dieses Zylinders sichtbaren, die
Entstehung des ganzen Zylinders zu erweisen. Eine auffallend
große Zahl von Kernen weißer Blutkörperchen spricht für die
Wahrscheinlichkeit einer Stase im Gefäße vor dem Austritt des
Blutes in das Harnkanälchen. — Die Abbildung c, welche einem
Zylinder in einem erweiterten Abschnitt eines Harnkanälchens zu-
gehört und der Zylinderform nur wenig entspricht, ist aus anderen
ähnlichen Objekten gewählt, weil gerade hier ein objektiver Beweis
zur Aufklärung der Entstehung der halbkreisförmigen Ausschnitte
vorliegt, wie sie fast immer bei den aus roten Blutkörperchen
hervorgegangenen Zylindern sichtbar sind. In dem hier ab-
gebildeten Objekt liegen noch am oberen Rande, in den Vakuolen,
kleine Kerne, und etwas unterhalb der Mitte eine Zelle mit
ziemlich großem Kern in einer solchen Vertiefung. Es dürfte
nicht zu bezweifeln sein, daß in allen halbkreisförmigen Ausschnitten vorher weiße Blutkörperchen gelegen haben, nach deren
Untergang oder vielleicht nur Herausfallen die Vakuolen zurück-
geblieben sind. Daß aber der in der Abbildung c dargestellte
Zylinder auf die in Abbildung a und b wiedergegebenen direkt
zurückzuführen ist, geht einerseits aus der Tatsache hervor, daß
auch schon bei a Kerne weißer Blutkörperchen in ähnlichen
Vakuolen liegen, andererseits aus dem Umstande, daß jede Beziehung dieser, mit halbkreisförmigen Ausschnitten versehenen
Zylinder zu den als Sekretionsprodukt der Epithelien entstandenen
wohl ausgeschlossen werden darf.

6*

Uebrigens verdient bemerkt zu werden, daß diese, aus Blut hervorgegangenen Zylinder ein recht häufiges Vorkommnis bei den verschiedenen diffusen Nierenerkrankungen sind. Durch die gewöhnliche Präparation (Gefriermikrotomschnitte, Hämalaun-Eosin-Färbung) sind sie leicht nachweisbar.

Die Bedeutung beider Arten von Harnzylindern für den Verlauf der Nierenerkrankungen ist bisher sehr unterschätzt worden, obwohl schon Reinhardt darüber ein sicheres Urteil ausgesprochen hat. Wenn wir von seiner Ansicht über die Entstehung der Harnzylinder absehen, hat dasselbe auch heute noch volle Berechtigung. Er sagte (112): Die Zylinder verstopfen die Harnkanälchen, werden jedoch schließlich von dem hinter ihnen sich ansammelnden Harn fortgeschoben und mit dem Urin ausgeleert. Von dieser Verstopfung der Harnkanäle hängt die Erweiterung derselben ab, wobei noch der Umstand in Betracht kommt, daß das Exsudat, auch wenn es größtenteils in der Kortikalsubstanz entsteht, doch sehr gewöhnlich erst in den engeren Kanälen der Pyramiden gerinnt, woraus fast für die ganze Länge des Harnkanals ein Hindernis in dem Abflusse seines Inhalts resultiert. Diese Dilatation der Harnkanäle bedingt wohl sehr wesentlich die Anschwellung und Vergrößerung der Niere in der Bright'schen Krankheit.

Cornil (39) fand bei akuter Nephritis eine Erweiterung der gewundenen Kanäle. Er hält es für zweifellos, daß eine Verstopfung aller Harnkanälchen durch Harnzylinder und die daraus resultierende Anurie die drohende Gefahr der Bright'schen Krankheit darstellen.

Am deutlichsten wurde ich auf den schädigenden Einfluß der Harnzylinder bei der Choleraniere hingewiesen. Bei dieser fand ich, wie Figur 13 auf S. 85 erweist, gerade in der Marksubstanz eine enorme Zahl von Zylindern sowohl schmale in den Henle'schen Schleifen als auch sehr breite in den Sammelkanälchen. In der Rindensubstanz aber waren, wie aus Figur 14 auf S. 86 ersichtlich ist, alle Kanälchen beträchtlich erweitert. In Hinsicht auf den akuten Verlauf der Krankheit, die kurze Dauer der Nierenerkrankung und bei dem Fehlen jeder anderen Ursache für die Erweiterung der Harnkanälchen darf ich wohl mit Sicherheit den Effekt der Harnzylinder demjenigen einer Ureterunterbindung an die Seite stellen. Die obige Fig. 5 auf S. 13, welche die Erweiterung aller Harnkanälchen nach dieser experimentellen Vornahme erweist, stellt eine mit der Choleranephritis übereinstimmende Veränderung dar.

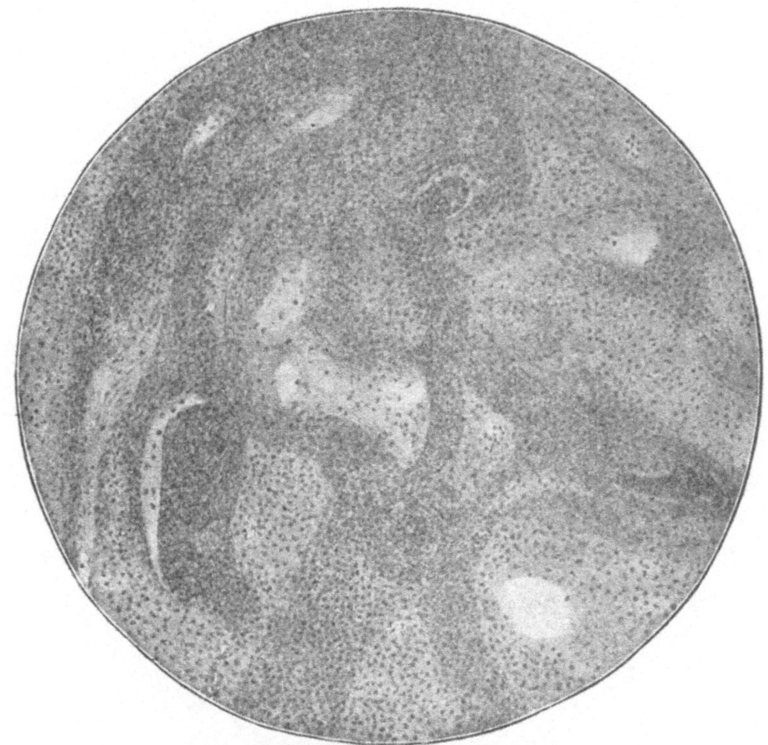

Figur 13. Schrägschnitt durch die Nierenpapille eines an Cholera Gestorbenen. Verstopfung der Henle'schen Schleifen und der Sammelkanäle durch Fibrinzylinder von verschiedener Dicke. Rechts unten ein Yförmiger Zylinder, welcher mit zwei Schenkeln in den zu einem Sammelkanale sich vereinigenden Kanälchen steckt. (Vergr. 330.)

Aus der Verstopfung einer enorm großen Zahl von Harnkanälchen durch Zylinder erklärt sich die Anurie bei der Cholera, die auch in derjenigen Zeit vorkommt, wo die wäßrigen Entleerungen durch den Darm schon aufgehört haben, ebenso können die schweren Erscheinungen von Koma nur auf die durch die Verstopfung bedingte Retention, hauptsächlich von stickstoffhaltigen Substanzen zurückgeführt werden. Die Wiederherstellung hängt von dem Verschwinden oder der Beseitigung der Zylinder ab. In dieser Beziehung hat uns Rovida, wie oben S. 79 mitgeteilt ist, einige Richtlinien angegeben, deren Vervollständigung ins Auge gefaßt zu werden verdient.

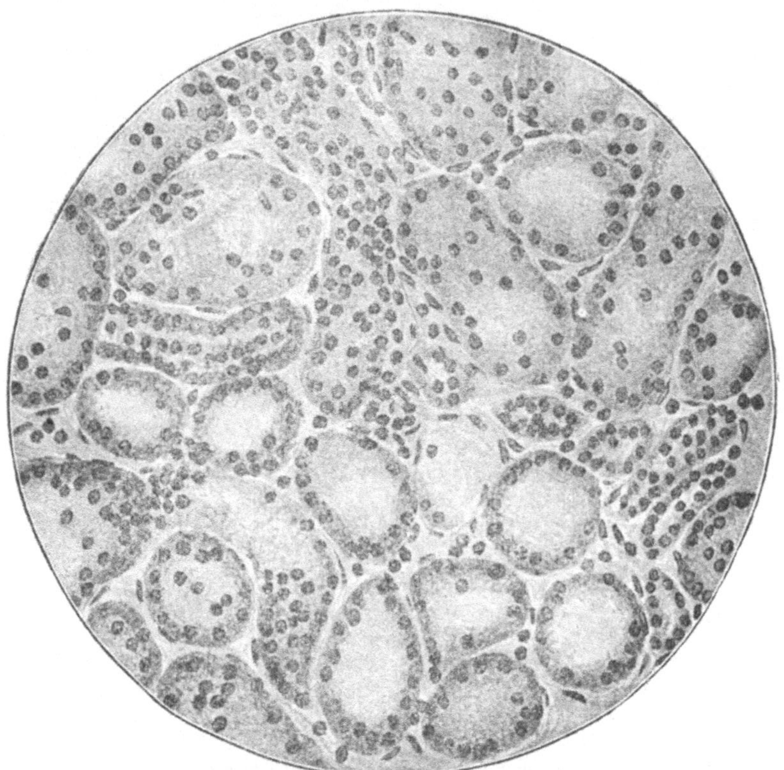

Figur 14. Erweiterung aller Rindenkanälchen bei Choleranephritis. (Vergr. 330.)

Das Gleiche gilt für die plötzlich eintretende Anurie bei mancher akuten Nephritis, zumal bei der im Gefolge des Scharlach auftretenden. Wenn hier plötzlich die Harnabsonderung vollständig sistiert, so kann das nur auf eine Verstopfung der Harnkanälchen durch Zylinder zurückgeführt werden. Die in manchen Fällen sehr rasch wieder eintretende, dann oft sehr reichliche Harnabsonderung schließt jede andere Deutungsmöglichkeit aus. Es ist nicht anzunehmen, daß da, wo die Anurie auf eine schwere Erkrankung der Harnkanälchenepithelien zurückzuführen ist wie bei der Sublimatnephritis, eine Wiederherstellung in so kurzer Zeit erfolgen kann.

Wenn Fr. von Müller sagt, daß seine Beobachtung die Vermutung nahelegt, daß die Reparation des Epithels der gewundenen Harnkanälchen Hand in Hand mit dem Verschwinden der Zylinder den Uebergang der Oligurie in Polyurie ermöglicht hat, so erhellt auch hieraus die hohe Bedeutung der Zylinder für diese Störung. Erst wenn die Zylinder geschwunden sind, ist eine Reparation des Epithels möglich.

Auch bei chronischen Nephritiden, ebenso bei tubulären und vaskulären, wie bei hyalin-vaskulären, lassen sich Konsequenzen für das Nierengewebe aus dem Vorhandensein von Zylindern erschließen. Was bei akuten Fällen für die ganze Niere gilt, das hat bei chronischen für kleinere Abschnitte seine Gültigkeit. Umschriebene Erweiterungen im Gebiete der geraden Kanälchen der Nierenrinde können nicht auf interstitielle Prozesse zurückgeführt werden. Diese brauchen dabei garnicht vorhanden zu sein; nur die Stauung im Lumen zentral gelegener Abschnitte durch Zylinder gibt eine ausreichende Erklärung. An die Ausweitung der Kanälchen aber kann sich der Schwund ihrer Zwischenwände anschließen und damit ist die Entstehung von Zysten gegeben. Reste von sezernierenden Epithelialzellen innerhalb der zystisch abgeschlossenen Räume können dann zur weiteren Ausbildung und Vergrößerung beitragen.

Alles in allem führt zu der Deutung, daß die Harnzylinder schwere klinische Erscheinungen und bleibende anatomische Veränderungen verursachen können.

Nephritis und Herzhypertrophie.

Die Tatsache, daß sich mit Nierenkrankheiten auch Herzhypertrophie vergesellschaften kann, ist schon von Bright (33) festgestellt worden. Er sagte: „Die bei Nierenkrankheiten vorkommende Herzhypertrophie ist nicht auf eine lokale Ursache zurückzuführen; vielmehr kann es sich nur darum handeln, daß

das in seinen Eigenschaften veränderte Blut zu einer unregelmäßigen und abnorm erregten Herztätigkeit führt oder eine Veränderung der kleinsten Arterien und Kapillaren zur Folge hat,
welche dem Herzen eine größere Arbeitsleistung auferlegt, um das
Blut hindurchzutreiben."

Diese Ansicht haben T r a u b e (128) und B u h l (35) nicht geteilt.

Erst die Untersuchungen von G u l l und S u t t o n (55) ergaben
eine positive Begründung der Vermutung B r i g h t 's. Auf Grund
derselben erklärten sie, daß chronische Nierenerkrankung und Herzhypertrophie voneinander unabhängige Leiden sind, welche nur
Teilerscheinungen einer Gefäßveränderung darstellen, die von ihnen
arterio-kapilläre Fibrose genannt wurde. Sie besteht in einer
hyalin-fibrösen Umbildung (formation) der Adventitia der kleineren
Arterien und einer hyalin-granulären Veränderung der entsprechenden
Kapillaren. Bisweilen findet sich diese Veränderung auch in der
Tunica intima; die Muskularis dagegen ist oft in verschiedenem
Grade atrophiert. Atrophie des umgebenden Gewebes ist die Folge
eines solchen Zustandes.

Die Schrumpfung und Atrophie der Niere ist ihrer Meinung
nach eine Folge der arterio-kapillären Fibrose, die ebenso wie in
den Nieren auch in anderen Organen Platz greifen und diesen entsprechend verschiedene Symptome zur Folge haben kann.

In einer kritischen Besprechung dieser Anschauung bemerkte
J o h n s o n (70) zunächst, daß er schon im Jahre 1850 im 33. Bande
der Medico-chirurgical Transactions die Hypertrophie der Muskularis
der kleineren Arterien der Niere beschrieben habe, die ganz besonders in der kleinen roten granulierten Niere vorkommt. Im
51. Bande der Transactions, Jahrgang 1868, habe er ferner die
hohe arterielle Spannung bei der Hypertrophie des linken Ventrikels auf einen Widerstand in den terminalen Gefäßen zurückgeführt. Der wahrscheinliche Sitz dieses Widerstandes sind seiner
Ansicht nach die kleinen Arterien, welche durch das veränderte
Blut zur Kontraktion angeregt werden, infolgedessen die Zirkulation
des Blutes hindern und so die arterielle Spannung und Herzhypertrophie zur Folge haben. Die Hypertrophie der kleineren Gefäße
fand er nicht nur in der Niere, sondern auch in der Haut, den
Schleimhäuten, den Muskeln und in der Pia mater. Die kleine

rote granulierte Niere ist garnicht das Resultat einer primären interstitiellen Nephritis oder einer arterio-kapillären Fibrose, sondern die Folge einer Zerstörung des Drüsenepithels der gewundenen Kanälchen. Die Ursache der Disintegration der Nierenepithelien liegt im Blute. Die Produkte mangelhafter Verdauung, Gicht, Bleivergiftung, Alkoholismus, die zurückgehaltenen Produkte anderer sezernierender Organe, insbesondere der Haut oder der Leber, bedingen diese Krankheit.

Senator (119a) erklärte: Der Herzhypertrophie bei der parenchymatösen und bei der chronisch-interstitiellen Nephritis liegen verschiedene Ursachen zugrunde. Bei jener sind es Abnormitäten der Blutflüssigkeit, hauptsächlich herbeigeführt durch die Ueberladung des Blutes mit Harnstoff, welche Erhöhung des Aortendruckes und auf diesem Wege eine exzentrische Hypertrophie bedingen. Bei der chronischen interstitiellen dagegen, die häufig mit einfacher oder konzentrischer Hypertrophie verbunden ist, nimmt er mit Gull und Sutton an, daß das Nierenleiden nicht als Ursache des erhöhten Blutdruckes und der Veränderungen in den Kreislaufsorganen, sondern nur als Folge oder als Begleit- oder Teilerscheinung dieser letzteren angesehen werden kann und daß die Erkrankung der Ausläufer des Arteriensystems, die Verdickung ihrer Wandung, als das einzige tatsächliche Moment hinzustellen sei, welches die Druckerhöhung und die von ihr abhängige Herzhypertrophie erklären kann.

Nach Strauß (124) sprechen die Ergebnisse der neneren Forschungen in besonderem Grade für eine toxische Entstehung der Blutdrucksteigerung und der konsekutiven Herzhypertrophie. Blutdrucksteigerung komme fast nur in denjenigen Fällen von Nephritis zustande, in welchen die Ergebnisse der Funktionsprüfungen eine Retention stickstoffhaltiger Substanzen im Blute vermuten lassen. Er habe deswegen schon vor Jahren „die Hypertonie und Herzhypertrophie als eine spezielle Wirkung gewisser retinierter Stoffwechselbestandteile auf die Muskulatur der Gefäße angesprochen, deren Kontraktion einen Anreiz für die Entstehung der Hypertrophie des Herzmuskels abgibt".

Sehr annehmbar erscheint von vornherein die Deutung Senator's. Aber sie ist zwiespältig. Für die Herzhypertrophie bei parenchymatöser — nach der auf diesen Blättern gegebenen Definition — bei tubulärer Nephritis soll der infolge des Nierenleidens retinierte Harnstoff die Hypertrophie des Herzens im Gefolge haben, bei der interstitiellen Nephritis — nach der hier gegebenen Definition — bei der hyalin-vaskulären Nephritis, der genuinen Schrumpfniere die allgemeine arterio-kapilläre Fibrose die Ursache sein. Soll in letzteren Fällen der Gehalt des Blutes an stickstoffhaltigen Bestandteilen nicht in Frage kommen? Man findet doch „die Ansammlung sehr großer Mengen von Reststickstoff nur bei den schweren Graden von Niereninsuffizienz, bei den sekundären und malignen Schrumpfnieren ebenso wie bei ganz schweren Formen von akuter Glomerulonephritis (Strauß)“.

Wie ist ferner unter diesen Voraussetzungen das Auftreten von Herzhypertrophie bei Schrumpfnieren zu deuten, die im Gefolge von Harnstauungen aufgetreten sind? Ich habe 4 Fälle von chronischer Nephritis nach Harnstauung beschrieben (6), bei denen außer einer mehr oder minder hochgradigen Hydronephrose eine diffuse Nephritis bestand, und zwar im ersten Falle links eine normal große, sehr harte, blasse, rechts eine kleine, auf der Oberfläche feingranulierte, auf dem Durchschnitt verschmälerte Niere, im zweiten Falle rechts eine trüb-geschwollene, gelb gefleckte, links eine normal große, derbe, auf der Oberfläche und dem Durchschnitt blaßgraugelbe Niere, im dritten Falle rechts eine sehr verkleinerte feingranulierte, links eine trüb-geschwollene, gelb gefleckte Niere, im vierten Falle beiderseits eine weiße Niere.

In diesen nur wegen der Einwirkung der Harnstauung auf die Nieren selbst beschriebenen Fällen hatte ich unterlassen, Angaben über das Verhalten des Herzens mitzuführen.

Später (8) habe ich über 3 weitere Fälle von Schrumpfniere berichtet, die in einem Falle durch Nierensteine, in den beiden anderen — sie betrafen junge Leute im Alter von 26 bzw. 37 Jahren — durch chronische Blasenkatarrhe verursacht waren. In diesen 3 Fällen waren hochgradige Herzhypertrophien vorhanden.

Hier handelt es sich doch sicherlich um chronische Prozesse, also läßt sich die Annahme von Senator nicht zugrunde legen. Weder die für die parenchymatöse Nephritis als ursächlich angenommene Ueberladung des Blutes mit Harnstoff noch die für die chronisch-interstitielle Nephritis, die genuine Schrumpfniere, als Grundlage hingestellte Gull und Sutton'sche arterio-kapilläre Fibrose können hier — wenigstens nach unserer bisherigen Auffassung der Prozesse — als zutreffend angesehen werden. Zumal die letztere, die primäre anatomische Ursache der genuinen Schrumpfniere kann nicht in Betracht kommen, da hier der ganze anatomische Prozeß auf die Harnstauung als Ursache zurückgeführt werden muß.

Die Lösung dieser Frage ermöglichte mir zu einem Teil ein in jüngster Zeit bei einer 62jährigen Frau beobachteter Fall von Nierenschrumpfung, die infolge von Kompression beider Ureteren durch ein Blasenkarzinom aufgetreten war.

Die rechte Niere war nur etwas kleiner als normal, ihr Becken beträchtlich erweitert. Alle Harnkanälchen hatten ein sehr weites Lumen, ihre Epithelien waren meist sehr gut erhalten, in manchen Kanälchen waren sie sehr niedrig. Die Glomeruli waren sehr kernreich, nur wenige hyalin degeneriert Die Kapseln waren sehr verbreitert.

Die linke Niere war sehr klein, unter Hühnereigröße; ihre Oberfläche teils granuliert, teils höckrig. Viele Glomeruli waren hyalin entartet, in ihrer Umgebung fanden sich beträchtliche Anhäufungen von Granulationszellen. Zahlreiche kleinere und kleinste Arterien hatten sehr verdickte Wände. Die Verdickung betraf die Intima, welche hauptsächlich aus scholligen, welligen Stücken mit spärlich eingelagerten Kernen bestand. Sie war 3—4 mal so stark wie die Muskularis. Auf Längsschnitten erwiesen sich manche Gefäße gebuckelt und ausgebuchtet. Die Endothelien waren häufig geschwollen. Die meisten Harnkanälchen waren geschwunden, den Hauptbestandteil bildete fibröses Gewebe mit eingelagerten Kernen. Wo sich noch Harnkanälchen fanden, da waren ihre Epithelien meist tropfig degeneriert. Im geraden Kanälchen lagen zahlreiche aus Blut entstandene Zylinder mit Vakuolen. In einer kleinen in der Längsrichtung getroffenen Arterie mit hyalin degenerierter Wand war das Lumen von einer hyalin aussehenden Masse ausgefüllt, die nach der Wand des Gefäßes hin halbkreisförmige Vakuolen zeigte. Einige Kapseln enthielten in eine gleichmäßig rötlich hyaline Masse umgewandeltes Blut mit Vakuolen.

In diesem Falle bestanden vor allem die Folgen der Harnstauung ähnlich den oben S. 12 geschilderten durch einseitige Ureterenunterbindung herbeigeführten. Wenn hier die linke Niere in höherem Grade betroffen war, so kann das nur von der stärkeren Kompression des linken Ureters durch das Blasenkarzinom abhängig gewesen sein. Außerdem aber bestand an der Intima kleiner und kleinster Arterien eine hyaline Degeneration, die zu hochgradiger Dickenzunahme und zu Ausbuchtungen der

Wand geführt hatte, also genau so wie es bei der genuinen Schrumpfniere vorkommt.

Diesem Befunde schloß sich für mich die Erwägung an, ob die Veränderung der Gefäße auch von der durch die Harnstauung herbeigeführten Nierenerkrankung abhängt oder nur eine einfache Komplikation mit genuiner arterio-kapillärer Fibrose besteht, deren Ursache so wie in anderen nicht mit Harnstauung komplizierten Fällen auf Veränderungen der Blutmischung zurückzuführen ist, wie sie nach Johnson's und späterer Autoren Ansicht im Gefolge von Gicht, Bleivergiftung oder im Anschluß und zusammen mit Arteriosklerose größerer Gefäße vorkommt. Das Alter der Patientin, 63 Jahre, war nicht dazu angetan, um trotz fehlender Beweise für eine dieser Ursachen die Möglichkeit dieser Komplikation bestimmt auszuschließen.

Nun habe ich aber auch in dem oben S. 19 näher beschriebenen Falle von tubulärer Nephritis, die in der Gravidität aufgetreten war und nach $1^1/_2$ jähriger Dauer zum Tode geführt hatte, die gleiche ·hyalin-vaskuläre Veränderung in den Nieren gefunden. Die Fig. 15 auf S. 93 stellt bei stärkerer (etwa 300 facher) Vergrößerung 2 Gefäßdurchschnitte aus der zu jenem Falle gehörigen Fig. 2 auf S. 7 dar. Ihre Wände sind sehr verdickt, gleichmäßig hyalin degeneriert und enthalten nur noch spärliche Muskelkerne. In der Umgebung des einen ist auch das benachbarte Gewebe gleichmäßig amorph. Beide sind von einem Haufen Granulationszellen umgeben, die sich hier wohl nur als Demarkation nekrotischen Gewebes eingestellt haben.

Hier bei der 20 jährigen Patientin waren sonstige ätiologische Bedingungen nicht vorhanden, die neben der Gravidität die Blutmischung so beeinflußt hätten, daß unabhängig von der Gravidität die hyaline Degeneration der Gefäße aufgetreten wäre. Bei so jugendlichem Alter konnte an Arteriosklerose, Gicht, Bleivergiftung u. dgl. m. nicht gedacht werden.

In diesem Falle aber waren von anderen Organen keine mikroskopischen Präparate angefertigt worden, so daß es mir nicht möglich war, auch solche, insbesondere von der Leber und der Milz auf etwaige hyaline Degeneration der Gefäße zu untersuchen. Hierzu bot sich mir die Gelegenheit bei nachfolgendem Falle.

Die 41 Jahre alte Frau K. gibt an, als Kind Scharlach gehabt zu haben. Vor 5 Jahren sei infolge Erkältung Nierenentzündung aufgetreten. Es bestanden Rückenschmerzen, Herzklopfen, Schwellung des Gesichts, der Arme und Beine. Nach 2 Monaten wurde sie geheilt entlassen. Seither aber hatte sie immer leichte Schwellung der Beine, Herzklopfen und Atemnot bei Anstrengungen.

Bei der erneuten Krankenhausaufnahme am 14. September 1917 gab sie an, daß seit einem Monat wieder stärkere Schwellungen bestehen, daß anfallsweise Zustände von Atemnot besonders nachts auftreten, auch Angstgefühle, Herzklopfen, Kopfschmerzen und Augenflimmern. Außer hochgradigen Oedemen

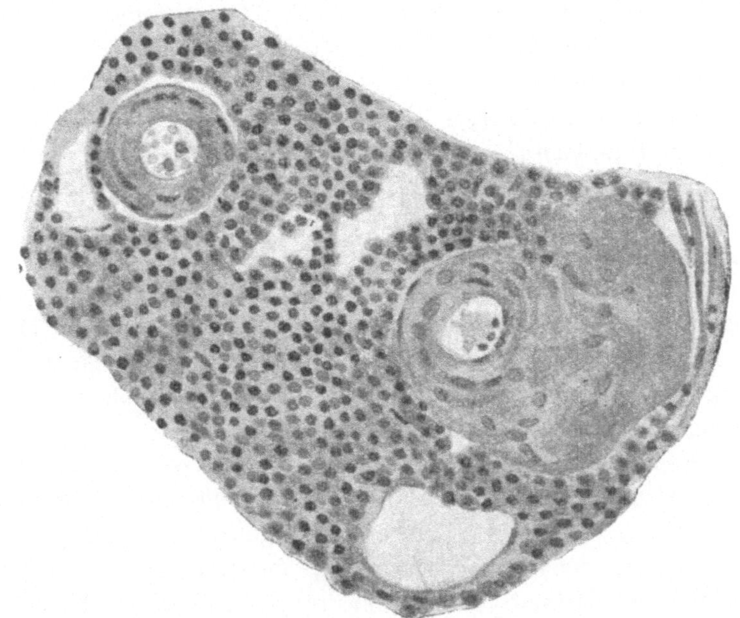

Figur 15. Zwei zu Figur 2 S. 7 gehörige Gefäße bei stärkerer (etwa 300facher) Vergrößerung. Ihre Wände sind sehr verdickt, gleichmäßig hyalin degeneriert und enthalten nur noch spärliche Muskelkerne. In der Umgebung des einen ist auch das benachbarte Gewebe gleichmäßig amorph. Beide sind von einem Granulationszellenhaufen umgeben.

des ganzen Körpers bestand eine beträchtliche Verbreiterung der Herzdämpfung, sehr erhöhter Blutdruck (bis 210 mm), sowie sehr viel Albumen mit meist hyalinen, granulierten, gegen das Ende auch wachsähnlichen Zylindern im Harn. Am 10. Oktober 1917 erfolgte in komatösem Zustande der Tod.

Die Sektion ergab eine kleine weiße grobgranulierte Schrumpfniere und hochgradige Dilatation und Hypertrophie beider Ventrikel. Bei der mikroskopischen Untersuchung zeigten die Nieren hyaline Degeneration der meisten Glomeruli; in ihrer Umgebung Anhäufung von reichlichen Granulationszellen. Viele kleinere Gefäße hatten große Endothelzellen mit geschwollenen Kernen, sonst war die ganze Wand sehr kernarm und gleichmäßig glasig aussehend, wellig. Viele Harnkanälchen waren außerordentlich eingeengt, andere wenig zahlreiche hatten ein weites Lumen. Das interstitielle Gewebe war sehr reichlich, an manchen Stellen bildete es den einzigen Bestandteil des Gesichtsfeldes im mikroskopischen Objekt. — Die Leberzellen waren meist verfettet, die interazinösen Gefäße zeigten ein großkerniges Endothel, sonst war ihre Wand kernarm und bestand aus glasig-welligen Zügen. — Das gleiche Verhalten zeigten die Milzgefäße.

Demnach war bei dieser exquisit tubulären Nephritis, die ganz akut unter hydropischen Erscheinungen aufgetreten war, nach mehrjähriger Dauer des Leidens eine hyaline Degeneration der Gefäße nicht nur in den Nieren, sondern auch in der Leber und Milz zustande gekommen.

Ich darf aus allen Beobachtungen den Schluß ziehen, daß bei rein tubulärer Nephritis ebenso wie bei der nach Harnstauung auftretenden in Fällen von sehr langer Dauer eine hyaline Degeration der kleineren Gefäße nicht nur in der primär erkrankten Niere, sondern auch in anderen Organen auftritt. Die Bedingungen für diese Veränderung sind also unabhängig von denjenigen, welche für die primäre hyalin-vaskuläre Nephritis i. e. die genuine Schrumpfniere festgestellt und anerkannt sind; sie können nur durch die primäre Erkrankung der Nieren selbst gegeben sein.

Wenn diese Schlußfolgerung zutrifft, dann ist nur eine einzige Deutung möglich: Die tubuläre Nephritis, die hier in der Gravidität ebenso wie nach Harnstauung aufgetreten ist, hat zunächst zur Retention schädlicher Substanzen, insbesondere von Harnstoff geführt, und diese Stoffe haben bei längerem Bestande des Nierenleidens in gleicher Weise die hyaline Degeneration der Gefäße znr Folge gehabt, wie es Gicht, Bleivergiftung, Diabetes u. a. m. bei der primären hyalin-vaskulären Nephritis, bei der genuinen Schrumpfniere tun können.

Dann ist auch eine einheitliche Auffassung der ätiologischen Bedingungen für die Entstehung der Herzhypertrophie möglich. Bei der chronischen tubulären Nephritis ist die hyaline Degeneration der Gefäße in der Niere sowie in anderen Organen und die hierdurch vermehrte Arbeitsleistung des Herzens auf die durch das Nierenleiden selbst bedingte Retention schädlicher Substanzen, insbesondere des Harnstoffs zurückzuführen;

bei der hyalin-vaskulären Nephritis, der genuinen Schrumpfniere dagegen beruht die gleiche Veränderung der Gefäße auf anderen im Blute vorhandenen schädlichen Stoffen. Der Endeffekt aber ist in allen Fällen der gleiche, die hyaline Degeneration der Gefäße.

Stets dürfte ein längerer Zeitraum verstreichen, bevor pathologisch-anatomische Veränderungen an den Gefäßen nachweisbar sein können. Wir wissen noch garnicht, wie lange Zeit die Schädlichkeit vom Blute aus einwirken muß, bis es endlich zur hyalinen Degeneration der Gefäße, zur genuinen Schrumpfniere kommt. Anfänglich aber kann es sich nur um funktionelle Störungen an den gleichen Gefäßabschnitten handeln. Nur so läßt sich das schon von Friedländer beobachtete Auftreten von Herzhypertrophie kurze Zeit nach dem Ablauf des Scharlachs erklären.

Die Herzhypertrophie ist bei der tubulären ebenso wie bei der hyalin-vaskulären Nephritis, der genuinen Schrumpfniere eine Folge der vom Blute aus einwirkenden Stoffe auf die kleinsten Arterien der Nieren und anderer Organe, zumal der Leber und der Milz. Die Gefäße fallen der hyalinen Degeneration anheim. Nur sind die Ursachen insofern verschiedene, als bei ersterer Krankheit die durch das Nierenleiden selbst bedingte Retention schädlicher Substanzen, insbesondere des Harnstoffs, bei der genuinen Schrumpfniere dagegen andere schädliche, in ihrem Wesen meist noch unbekannte Stoffe die Veranlassung zur hyalinen Degeneration abgeben. Die anfängliche Wirkung aller dieser Stoffe muß sich in übereinstimmender Weise als funktionelle Störung der kleinsten Gefäße geltend machen, bevor sie zu anatomisch sichtbaren Veränderungen, zur hyalinen Degeneration führt.

Auch das Auftreten von Oedemen schon in sehr frühen Krankheitsstadien zumal der tubulären Nephritis muß zu einem wesentlichen Teil auf funktionelle Störung der Gefäßwände zurückgeführt werden, selbst wenn die Kochsalzretention, wie in dem Kapitel über die Therapie näher zu erörtern sein wird, die grundlegende Ursache dieser Oedeme ist. Ich habe schon im Jahre 1877 im Anschluß an den Bericht über einen Fall von akutem Oedem der Rückenmarks-Pia bei Nephritis (4) gesagt: „Ich nehme an, daß die infolge von diffuser Nephritis auftretenden eklamptischen und komatösen Anfälle auf Oedem der Organe des Zentralnervensystems, insbesondere des Gehirns zurückzuführen sind. Das Zustandekommen des Oedems aber beruht darauf, daß das durch die Nierenkrankheit in seiner Zusammensetzung veränderte Blut eine Alteration der Gefäßwände erzeugt, infolge deren dem Blutserum der Austritt aus den Gefäßen erleichtert wird."

Bisher ist auf das besonders häufige Vorkommen von Herzhypertrophie bei der hyalin-vaskulären Nephritis, der genuinen Schrumpfniere Gewicht gelegt und daraufhin geradezu eine Unterscheidung zwischen den Effekten dieser und denen der anderen Formen statuiert worden. Nach den obigen Feststellungen kann es sich nur um einen graduellen, den Ursachen und der Zeitdauer des Leidens entsprechenden Unterschied handeln. Die Wirkung der durch Veränderung der kleinsten Gefäße herbeigeführten Erschwerung der Blutzirkulation auf die Ausbildung der Herzhypertrophie kann bei der genuinen Schrumpfniere eine bei weitem länger dauernde gewesen sein und während eines Zeitraumes stattfinden, in welchem bei voller Rüstigkeit die Kraft des Herzmuskels wie die eines gesunden in Anspruch genommen wird, also günstigere Bedingungen für die Ausbildung der Herzhypertrophie vorhanden sind. Demnach wäre die von Senator angenommene Verschiedenheit der Entstehung von Herzhypertrophie bei der parenchymatösen (tubulären) und der interstitiellen (hyalin-vaskulären) Nephritis nicht anzuerkennen, und die Ansicht von Strauß, daß Retentionsstoffe, insbesondere der Harnstoff zur Herzhypertrophie durch Vermittelung der anfangs funktionell geschädigten Gefäße führen, dürfte um so mehr zu recht bestehen, weil bei allen Formen von Nephritis später eine hyaline Degeneration der Gefäße zustande kommt, also einerseits bei der tubulären Nephritis (wahrscheinlich auch bei der vaskulären, z. B. nach Scharlach, bei der ich Fälle von jahrelanger Dauer auf das Vorhandensein hyalin degenerierter Gefäße in jüngster Zeit noch nicht zu untersuchen Gelegenheit hatte), andererseits bei der hyalin-vaskulären Nephritis übereinstimmende anatomische Veränderungen aus der anfänglichen funktionellen Störung hervorgehen. Wahrscheinlich trägt auch bei letzterer Form die im späteren Verlaufe des Leidens vorhandene Vermehrung des Stickstoffs im Blute zu einer erhöhten Schädigung der Gefäße bei.

Diagnose der drei Nephritisformen auf anatomischer und ätiologischer Grundlage.

Die anatomische Untersuchung ermöglicht die Unterscheidung von drei verschiedenen Formen diffuser Nephritis. Dies sind:

1. Die tubuläre Nephritis (auch parenchymatöse Nephritis oder Nephrose genannt).

2. Die vaskuläre Nephritis (auch Glomerulo-Nephritis genannt).

3. Die hyalin-vaskuläre Nephritis, die genuine Schrumpfniere (auch arteriosklerotische Schrumpfniere oder kleine rote feingranulierte Niere genannt).

Die erste Form, die tubuläre Nephritis beginnt mit der Erkrankung der Epithelien der gewundenen Harnkanälchen. Entsprechend der Einwirkung oder der Dauer der Ursache kann sich eine solche der geraden Harnkanälchen hinzugesellen, eine Aufeinanderfolge, welche durch die Vorgänge bei der einseitigen Ureterunterbindung (vgl. oben S. 12) und bei totaler Nierenabbindung (vgl. oben S. 7) gesichert ist. Ein Untergang des Epithels mit vollkommenem Schwund seiner Kerne ist an den akut tödlichen Verlauf des Nierenleidens oder der Krankheit geknüpft, welche dem Nierenleiden zugrunde liegt. Ist dagegen der Ausgang in diesem Stadium ein günstiger, dann können die Epithelien nicht vollkommen zerstört sein; es muß eine Restitution oder Regeneration derselben stattgefunden haben.

Ausnahmslose Begleiterscheinungen sind schon im Anfang des Leidens Eiweiß und Zylinder im Harn, auch Oedeme treten sehr häufig auf. Folgt in der ersten Zeit der Krankheit weder eine vollständige Heilung noch der Tod, dann beteiligen sich weiterhin die Glomeruli, die Wände der kleineren Gefäße und das interstitielle Gewebe an dem Prozesse. Die Glomeruluskerne sind stark gewuchert. Wahrscheinlich ist die Ursache dieser Wucherung in der durch die Harnzylinder herbeigeführten Stauung des Harns in den Harnkanälchen gegeben. Wenigstens liegt dieser Vorgang ausschließlich der Wucherung der Glomeruli bei einseitiger Ureterenunterbindung zugrunde (vgl. oben S. 14 und Fig. 6). Die kleineren Gefäße, die Kapseln der Glomeruli und die Interstitien erkranken im Anschluß und infolge der Erkrankung der Epithelien erst später als diese, wie die Unterbindungsversuche gleichfalls erweisen (vgl. S. 13 Fig. 5 und S. 14 Fig. 6). Alle diese Gewebsbestandteile erfahren eine beträchtliche Verbreiterung; eine größere Zahl von Zellen wird darin sichtbar. Sie sind aus den an Ort und Stelle vorhandenen Zellen hervorgegangen.

Infolge dieser Veränderungen nimmt die Niere an Größe beträchtlich zu; es kommt zur weißen oder weißlich gesprenkelten oder hämorrhagischen Nephritis. In diesem Stadium ist auf eine Wiederherstellung nicht mehr zu rechnen. Häufig tritt in demselben der tödliche Ausgang ein.

Aus dieser großen weißen Niere entwickelt sich bei längerer mehrjähriger Dauer des Leidens, zumal wenn ödemfreie Zeiten mit Oedemen abwechseln, die kleine weiße grobgranulierte höckrige Schrumpfniere. Eine solche enthält zahlreiche hyalin degenerierte Glomeruli und hyalin degenerierte kleinere Gefäße. Erstere sind oft von Granulations-(Lymph-)Zellenhaufen umgeben.

Herzhypertrophie und erhöhter Blutdruck sind ausnahmslos Begleiterscheinungen mehrjähriger tubulärer Nephritiden.

Als Ursache der tubulären Nephritis kommen beim Menschen in Betracht: die Gravidität, die Cholera, die Pneumonie, Frühstadien der Lues, Herzklappenfehler und Vergiftungen insbesondere mit Sublimat. Außerdem spielt eine wichtige Rolle für das Auftreten dieser Form die Abkühlung der Körperoberfläche. Aber ob sie mit Recht als selbständiger Faktor angesehen werden darf, ist zweifelhaft. Wenn in solchen Fällen den Angaben der Kranken Rechnung getragen würde, wäre die Frage zu Lasten der Abkühlung entschieden, zumal da in der Tat eine andere offensichtliche Ursache nicht feststellbar ist.

Auch bei experimentellen Abkühlungen kommt es zur Schädigung der Niere.

Lassar (85) hat Kaninchen 15 bis 20 Minuten in einer Lufttemperatur von 34 bis 35⁰ C gehalten, dann rasch und plötzlich aus dem heißen Raume bis zum Halse in einen großen Kübel mit eiskaltem Wasser 1 bis 3 Minuten lang gebracht. Nach Ablauf von 1 bis 2 Tagen stellte sich eine Albuminurie mit spärlichen hyalinen Zylindern ein, die in vielen Fällen nach einigen Tagen zurückging. Wurde ein solches Tier von neuem der Abkühlung ausgesetzt, dann kam derselbe Zustand zum Vorschein. Es entwickelte sich aber auch, wie die mikroskopische Untersuchung ergab, interstitielle Entzündung vorwiegend in den Nieren und in der Leber, auch in den Lungen, im Herzfleisch und in den Nervenscheiden. Die Gefäße, namentlich in den Lungen und in der Leber, waren oft enorm dilatiert; die Arterien mit thrombotischen Massen gefüllt. In der Umgebung der Venen sowie in den bindegewebigen Interstitien war eine reichliche, fleckweise Auswanderung von weißen Blutkörperchen zustande gekommen.

Siegel (121) hat bei Hunden nur die Hinterbeine bis zum Knie in kaltes Wasser gebracht und eine akute parenchymatöse Nephritis mit typischem Urinbefund (Albumen, hyaline, granulierte und später auch Epithelzylinder, Erythrozyten und Nierenepithelien) auftreten sehen. Bei einem jungen Hunde, der am 9. Tage der Erkrankung spontan eingegangen war, fanden sich in der Bauchhöhle 200 ccm klarer, hellgelber Aszitesflüssigkeit und als Todesursache außer einem schlaffen Herzen nur akute parenchymatöse Nephritis.

Ich (23) habe nach Abkühlungen bei Kaninchen ausnahmslos in den Nieren kleinere oder größere Blutaustritte aus den Gefäßen gefunden.

Aber wenn wir bedenken, wie groß die Zahl von Pneumonien beim Menschen ist, die nach Abkühlungen der Körperoberfläche auftreten, und diesen Vorgang doch nur als Hilfsmittel ansehen können, weil ohne die Anwesenheit des Diplococcus pneumoniae und seine Einwirkung keine Pneumonie folgen kann, werden wir wohl auch bei dieser tubulären Nephritis eine analoge Kombination als höchstwahrscheinlich anzusehen haben. Nur fehlt uns bis jetzt noch die Möglichkeit des sicheren Nachweises von Bakterien oder deren Toxinen.

Die Diagnose der akuten tubulären, also der auf die Epithelien der Harnkanälchen beschränkten Nephritis ist unschwer zu stellen. Wenn während einer Gravidität, zumal ohne Voraufgehen von Skarlatina in der Kindheit, wenn im Gefolge von Cholera, von Pneumonie, in Frühstadien der Lues, bei Herzklappenfehlern — abgesehen von Embolien — und Vergiftungen, insbesondere mit Sublimat, Eiweiß und Zylinder im Harn nachweisbar sind, wenn Oedeme der Augenlider, die besonders morgens bestehen und im Laufe des Tages schwinden, oder der Unterextremitäten auftreten — Vorkommnisse, die häufig erst zur Untersuchung des Harns Veranlassung geben —, haben wir es mit dieser Form der Nephritis zu tun. Die Absonderung des Harns und seine Eigenschaften sichern die Diagnose. Er wird öfter und in kleinen Mengen entleert. Dabei kommt Harndrang vor. Doch kann dieser nicht als pathognomonisches Zeichen angesehen werden, er kann auch ohne sonstige krankhafte Veränderung des Harns auftreten. Die

24 stündige Menge ist verringert. Das spezifische Gewicht steht im umgekehrten Verhältnis zur Menge. Das Aussehen ist dunkel und trüb. Die Eiweißmenge ist beträchtlich. Die Harnzylinder sind meist gekörnt oder mit Epithelialzellen bedeckt; aber hyaline fehlen nicht. Im Stadium der Heilung oder in der Rekonvaleszenz kann die Harnmenge ohne jedes Diuretikum bis 2500 und mehr Kubikzentimeter ansteigen.

Bei langem Bestande des Leidens oder bei zeitweiligem Rezidivieren der Oedeme unter Fortdauer der Albuminurie und Zylindrurie — wie der oben S. 19 beschriebene Fall von Nephritis in graviditate und der S. 22 beschriebene Fall ohne feststellbare Aetiologie beweisen — sind die Veränderungen des Harns nicht mehr so charakteristisch. Er kann hell und klar, das spezifische Gewicht normal sein oder unter der Norm bleiben, seine Menge die des gesunden erreichen, ja auch übersteigen; die Eiweißmenge kann beträchtlich zurückgehen und die Menge der Harnzylinder spärlicher werden bei Ueberwiegen der hyalinen. Wenn fieberhafte Zustände auftreten, kommen rote Blutkörperchen im Harn vor.

Das sind die Fälle, wo der Prozeß von den Harnkanälchen auf das interstitielle Gewebe, die Glomeruli und die kleinsten Gefäße übergegangen ist. Dann darf die Diagnose: große weiße oder fettig-gelb gesprenkelte oder hämorrhagische Nephritis in Fällen mit tödlichem Ausgang auf autoptische Bestätigung rechnen.

Größere Schwierigkeiten dürften sich dem Bestreben entgegenstellen, klinisch den Uebergang der großen weißen Niere in die geschrumpfte kleine weiße Niere zu diagnostizieren. Wenn die in dem Abschnitt über Herzhypertrophie und Nephritis festgestellte Vergesellschaftung hyalin-vaskulärer Veränderungen mit dem chronischen tubulär-interstitiellen Prozeß sich als allgemein zutreffend erweisen würde, könnten Symptome auf eine geschrumpfte weiße Niere hinweisen, welche aus der hyalin-vaskulären Veränderung in anderen Organen herzuleiten wären, nämlich andauernde Kopfschmerzen, asthmatische Beschwerden, Oppressionszustände, krankhafte psychische Erscheinungen, Retinalveränderungen und insbesondere beträchtliche Herzhypertrophie.

Die zweite Form, die vaskuläre Nephritis (auch Glomerulonephritis genannt), beginnt mit der Erkrankung der Vasa afferentia der Glomeruli in Gestalt von Verengerung ihres Lumens und Verdickung ihrer Wand durch Schwellung der Zellen sowie der Kerne der Muskularis und der Adventitia. Die nächste Folge ist die Ernährungsstörung der Glomeruli, die sich bekundet durch anfängliche Schwellung der Epithelien sowie der Endothelien und deren eventuellen Untergang. Aus dem Gefäßknäuel wird ein vollkommen amorphes, hyalin aussehendes Gebilde, dessen Größe weit unter diejenige des Gefäßknäuels herabgehen kann. Die Kapsel des Glomerulus beteiligt sich stets mehr oder weniger an dem Prozesse durch Wucherung ihrer zelligen Elemente im Anschluß an die Wucherung der Adventitiazellen des Vas afferens und durch spätere fibröse Degeneration. In ihrer Umgebung treten Granulations-(emigrierte) Zellen auf, gleichsam zur Demarkation der untergegangenen Glomeruli.

Dem klinischen Verlauf nach aber darf angenommen werden, daß vor der Umwandlung einer auch nur nennenswerten Zahl von Glomerulis in amorphe hyaline Gebilde, also schon im Stadium der Zellwucherung der Glomeruli, eine Beteiligung der Harnkanälchen an dem Prozesse stattfinden, eine tubuläre Nephritis sich hinzugesellen kann. Denn einerseits ist das Auftreten von Eiweiß und Zylindern im Harn sowie von Oedemen durch diese Beteiligung bedingt und eine vollständige Wiederherstellung trotz dieser Krankheitszeichen bestimmt möglich, andererseits wäre eine solche ausgeschlossen, wenn eine sehr große Zahl von Glomerulis verödet wäre. — Wahrscheinlich liegt die Verödung einer beschränkten Zahl von Glomerulis der orthotischen Albuminurie, die bisweilen nach Scharlach auftritt, zugrunde, wie ich schon früher vermutet habe (20).

An den Untergang einer größeren Zahl von Glomerulis muß sich ein chronischer Verlauf des Leidens anschließen. Die von den verödeten Glomerulis abführenden Harnkanälchen atrophieren und sinken zusammen, in ihren Interstitien tritt eine Zellwucherung ein. Das Gleiche geschieht weiter in der ganzen Umgebung der gewundenen und auch der geraden Harnkanälchen unter dem Einfluß ihrer geschädigten Epithelien. Es kommt zur Verkleinerung der Niere, die dann ausnahmslos ein weißes grobgranuliertes Aussehen hat. Jahre, sogar Jahrzehnte können vergehen, bevor diese so weit vorgeschrittene Nierenveränderung den tödlichen Ausgang herbeiführt. Solche Fälle sind von anderen und auch von mir (15) beobachtet worden, ob aber hier auch eine hyaline Degeneration der kleinsten Gefäße in den Nieren und zugleich in anderen Organen sich hinzugesellt, das festzustellen habe ich seit meinen Befunden bei langdauernder tubulärer Nephritis, die oben (S. 92) beschrieben sind, noch keine Gelegenheit gehabt.

Bezüglich der ursächlichen Bedingungen dieser vaskulär-tubulären Nephritis steht der Scharlach obenan. Aber abgesehen von dem hier sehr späten, meist im Abschuppungsstadium durch Schädigung der Hauttätigkeit erfolgenden Hinzutreten der tubulären Erkrankung unterscheidet sich der Prozeß histogenetisch nicht von dem nach anderen Infektionskrankheiten[1]) auftretenden, wie dies oben (S. 45) namentlich für die Diphtherie, die Masern und die Ruhr erwiesen ist. Nur scheint in diesen Fällen noch seltener ein Uebergang in die chronische Form stattzufinden. Wenn die Grundkrankheit nicht einen tödlichen Ausgang herbeigeführt hat, dürfte in der Regel vollständige Heilung des Nierenleidens folgen.

In symptomatischer Beziehung weichen die Eigenschaften des Harns während des akuten Stadiums dieser vaskulär-tubulären Nephritis kaum von denen des gleichen Stadiums der tubulären Nephritis ab. Nur die Beimengung von Blut dürfte ihn besonders charakterisieren. Diese Uebereinstimmung im Verhalten des Harns erklärt sich aus der oben (S. 41) besonders für den Scharlach erwiesenen Tatsache, daß wesentliche pathologische Veränderungen des Harns erst dann eintreten, wenn die tubuläre Erkrankung zur vaskulären hinzugekommen ist.

Daß Herzhypertrophie eine häufige Begleiterscheinung ist, wird allgemein anerkannt. Als Ursache derselben kann wohl nur der schädigende Einfluß von Retentionsstoffen, insbesondere von Stickstoff auf die kleinsten Gefäße aller Organe in Betracht gezogen werden.

---

1) Die Erörterung der Virchow'schen allgemeinen parenchymatösen Degeneration der lebenswichtigsten Organe, insbesondere der Leber, der Nieren und des Herzmuskels, die bei schwerem akut tödlichem Verlauf dieser Infektionskrankheiten vorkommt, gehört nicht in den Bereich dieser Fragen.

Die dritte Form, die hyalin-vaskuläre Nephritis, die genuine Schrumpfniere (die kleine rote feingranulierte Niere) unterscheidet sich in sehr charakteristischer Weise von den beiden ersten Formen durch das lange Fehlen pathologischer Veränderungen des Harns. Derselbe ist von Anfang an und lange Zeit frei von Eiweiß und Zylindern. Höchstens kommen, vielleicht häufiger als bisher festgestellt worden ist, Zylindroide und rote Blutkörperchen vor. Dagegen können Symptome auftreten, die eine Beteiligung feinerer Gefäße in anderen Organen andeuten. Kopfschmerzen, Retinitis, Oppressionszustände, Asthmaanfälle, melancholische Verstimmung, maniakalische Zustände (bei reichlichem Alkoholgenuß), Erhöhung des Blutdruckes, Herzhypertrophie können voraufgehen.

Unter diesen Zeichen kommt es zur primären hyalin-vaskulären Veränderung der Vasa afferentia mit nachfolgender Degeneration ihrer Glomeruli. Hieran schließt sich das Auftreten von Lymphozytenhaufen in deren Umgebung, wie um einen sonstigen nekrotischen Herd. Auch folgt auf die vollständige Aufhebung der Glomerulusfunktion eine Atrophie der abführenden Kanälchen. Die Epithelien verkleinern sich, das Lumen sinkt zusammen. In den Interstitien stellt sich eine Zellwucherung ein. Alle diese Vorgänge bedingen eine Störung des funktionellen Gleichgewichts der Niere. Jede gesteigerte Inanspruchnahme der Niere durch schädigende Einflüsse auf die Haut, wie Abkühlung derselben, durch körperliche Ueberanstrengung, durch allzu reichliche Zufuhr von Alkohol kann vorübergehend oder dauernd die Tätigkeit der Epithelien der gewundenen und später der geraden Harnkanälchen in die Richtung einer pathologischen Tätigkeit zwingen, eine tubuläre Nephritis im Anschluß an die hyalin-vaskuläre herbeiführen.

Erst wenn die Nierenepithelien in diffuser Weise an dem Prozesse beteiligt sind, kommt es zum Auftreten von Oedemen, also erst in einem späteren Stadium. Die 3 Nephritisformen unterscheiden sich also dadurch, daß bei der tubulären die Oedeme mit dem Einsetzen der Krankheit, bei der vaskulären erst einige, höchstens auf ein paar Wochen zu bemessende Zeit nach dem Beginn des Grundleidens, bei der hyalin-vaskulären erst sehr lange Zeit nach dem Beginn der Krankheit auftreten. Doch ist nicht außer acht zu lassen, daß Oedeme bei den ersten beiden Formen fehlen können, wenn absolute Bettruhe eingehalten wird. Dann brauchen nur morgens Oedeme der Augenlider zu bestehen, die im Laufe des Tages schwinden. Bei der hyalin-vaskulären Form dagegen können die Patienten sogar ihrem Berufe nachgehen, ohne daß es zum Erscheinen von Oedemen kommt. Vor dem Auftreten dieser kann eine Apoplexie dem Leben ein Ende machen. Wer einen ihm bis dahin Unbekannten apoplektisch in Behandlung bekommt, der sollte stets zunächst den Harn untersuchen.

Unter den Ursachen der hyalin-vaskulären Nephritis steht die Gicht obenan. Demnächst kommt beim Menschen chronische Bleivergiftung in Betracht, wohl auch der Diabetes. Inwieweit die fehlerhafte Tätigkeit endokriner Drüsen von Einfluß ist, das bedarf noch näherer Feststellung. Von hoher Bedeutung ist zweifellos die Arteriosklerose, aber nicht in dem Sinne, daß die Arteriosklerose größerer Gefäße zur Schrumpfniere führt, sondern daß die Ursache oder die Ursachen der Arterioskerose in gleicher Weise die Erkrankung der Vasa nutritia größerer Gefäße wie diejenige der Vasa afferentia der Glomeruli im Gefolge haben.

Die Zusammenfassung der ätiologischen Bedingungen und der Symptome bietet die Möglichkeit einer korrekten anatomischen Diagnose der 3 Nephritisformen.

Zur Therapie der Nephritiden.

Im Jahre 1879 (6) habe ich eine die physiologischen Funktionen der Niere berücksichtigende diätetische Behandlung der akuten diffusen Nephritis empfohlen. Bis dahin war überhaupt von einer solchen spezifischen Behandlung keine Rede gewesen. Ich riet zunächst, von allen Diureticis und Diaphoreticis abzusehen, und kann diesen Rat auch heute nach meinen seither reichlich vermehrten Erfahrungen vertreten. Schon damals hatte ich zu berichten, daß sämtliche in den voraufgegangenen 3 Jahren an akuter Nephritis Erkrankte und zwar 3 nach Erkältung mit Oedemen und Albuminurie, 1 in der Gravidität und 32 nach Scharlach ohne diese Hilfsmittel von mir behandelt worden sind. Sie sind alle genesen; ich habe in keinem Falle Urämie eintreten sehen.

Einmal bestand bei einem 5jährigen Kinde, das seine Nephritis nach Scharlach bekommen hatte, 14 Stunden lang totale Anurie. Ich hegte schon Bedenken, ob das von mir eingehaltene Regime am Platze sei und ob ich mich nicht einer Unterlassungssünde schuldig mache, wenn ich kein Diuretikum gebe; aber da stellte sich nach der genannten Zeit die Harnsekretion von selbst wieder ein, und das Kind wurde gesund.

Doch darf nicht unerwähnt bleiben, daß ich innerhalb jenes Zeitraumes noch 2 Kinder an Nephritis nach Scharlach behandelt habe, bei denen der Verlauf kein so günstiger war. Das eine bekam am 4. Tage der Krankheit auf der Höhe des Floreszenzstadiums sehr schmerzhafte Schwellungen der Hand- und Kniegelenke mit großem Erguß in die letzteren und bei sehr starkem diphtherischem Belage des Rachens schwollen die Halsdrüsen beiderseits zu großen Paketen an. Es trat hochgradige Albuminurie auf und 36 Stunden später folgte der tödliche Ausgang. — Das andere Kind kam in die Behandlung eines anderen Arztes, der mir 1 Jahr später mitteilte, daß bei demselben noch Albuminurie bestehe.

Meine gesamte medikamentöse Therapie bestand in einer zweistündlich eßlöffelweise zu verabfolgenden Solution von Natron bicarbonicum 4,0 und Aq. amygd. amar. 1,5 in 200 g Wasser. Nach mehrwöchiger Dauer der Krankheit, wenn sich Anämie hinzugesellte, verordnete ich leichte Eisenpräparate.

Einen besonders instruktiven Fall, bei dem trotz 80 stündiger Dauer totaler Anurie ohne Anwendung von Diaphoreticis oder Diureticis, ja ich glaube wegen Unterlassung der Anwendung, vollständige Heilung eintrat, habe ich auch schon (11) mitgeteilt. Derselbe betraf einen 8jährigen Knaben, bei dem am 3. Tage nach dem Einsetzen einer leichten diphtheritischen Angina heftiges Erbrechen auftrat, das sich bis zum Abend häufig wiederholte und nur zur Herausbeförderung des oft verlangten und begierig getrunkenen Wassers führte. In den Nachmittagsstunden hatte der Patient noch eine kleine Quantität Harn entleert. Derselbe gerann durch Kochen und Salpetersäurezusatz zu einer konsistenten Masse. Abends wurde eine Dosis von 5 mg Morphium intern verabfolgt, worauf das Erbrechen nachließ und etwas Schlaf eintrat. Am nächsten Morgen wurde über Kopfschmerz und Schmerzen in der Nierengegend geklagt; letztere war bei Druck empfindlich. Das Erbrechen trat wieder ein und bestand sehr häufig während des ganzen Tages. Obwohl öfter Harndrang vorhanden war, wurde doch kein Tropfen Harn entleert. Bei der Perkussion erwies sich die Harnblase vollkommen leer. Eingegeben wurde nur eine Mixtur von Natrium bicarbonicum und etwas Selterwasser, das größtenteils ausgebrochen wurde. Erst als am Abend wiederum 5 mg Morphium verabfolgt waren, ließ das Erbrechen nach und stellte sich Schlaf ein. Zur Erzielung des Stuhlganges waren übrigens Irrigationen von lauwarmem Wasser mit Erfolg angewendet worden. Am dritten Tage klagte der Patient wiederum über Schmerzen im Kopfe und in der Nierengegend; er hatte wieder häufig gebrochen. Urin war nicht entleert worden. Abends erhielt er zum dritten Male die gleiche Dosis Morphium wie bisher.

Auch in der zweiten Hälfte des dritten Tages war noch keine Veränderung eingetreten. Das Gesicht hatte eine etwas bleiche, ins Grünliche spielende Farbe und war leicht ödematös; die Füße waren um die Knöchel herum geschwollen. Es bestand lebhafter Durst; das Fieber war gering; Appetit gar nicht vorhanden. Erst in der folgenden Nacht, kurz nach Mitternacht, nach 80 stündiger vollständiger Anurie, wurde eine geringe Menge blutigen Harns entleert, der durch Kochen und Salpetersäurezusatz vollständig koagulierte. Im Laufe des folgenden Tages wurde fast alle zwei Stunden etwas Urin entleert; das Erbrechen nahm ab. Am Nachmittag stellte sich heftiges Nasenbluten ein, das nach Einführung eines mit Liquor ferri getränkten Wattetampons in die vordere Nasenöffnung gestillt werden konnte. In den nächsten Tagen wurde die Entleerung von Harn immer reichlicher. Derselbe enthielt noch ziemlich viel Albumen. Das Erbrechen hörte vollkommen auf. Der Appetit besserte sich stetig.

In der dritten Krankheitswoche stellte sich eine Desquamation ausschließlich an den Händen ein. Im Anfang der vierten Krankheitswoche war im Harn kein Albumen mehr nachweisbar. Am Ende dieser Woche konnte der Patient als geheilt aus der Behandlung entlassen werden.

Die Heilung dieses Falles dürfte wohl zu einem guten Teil der Anwendung des Morphiums zu danken sein. Im allgemeinen aber schreibe ich den günstigen Verlauf dieses sowie der oben aufgezählten Fälle den von mir eingeführten und durchgeführten Diätvorschriften zu, die ich seither in allen Fällen von akuter Nephritis eingehalten habe. Daß diese Bezeichnung für die akute tubuläre ebenso wie für die vaskuläre (Glomerulo-) Nephritis gilt, liegt auf der Hand. Die oben erwähnten 32 Fälle von Scharlachnephritis waren fast ausnahmslos in der dritten Wochen des Scharlachs aufgetreten.

Bei der Empfehlung bestimmter Diätvorschriften war ich von dem Gedanken ausgegangen, daß die kranken Nieren bzw. deren Epithelien von ihrer Funktion, die Endprodukte aufgenommener stickstoffhaltiger Nahrung auszuscheiden, entlastet werden müssen und dementsprechend eine Ernährung mit möglichst stickstoffarmen Substanzen einzuhalten sei. Abgesehen von Getränken, unter denen ich nach Belieben Wasser, Selterwasser mit oder ohne Himbeersaft, Zuckerwasser zur Auswahl stellte, gewährte ich den Patienten 1 bis 2 Wochen lang nur Hafergrütz-, Gries- oder Mehlsuppen, Kaffee mit oder ohne Milch und Zucker, sowie Zwieback und Buttersemmeln. In diese etwas einförmige Kost durfte Abwechslung durch Verabfolgung von rohem oder gekochtem Obst und Gelees verschiedener Art gebracht werden. Erst gegen Ende der zweiten Woche, wenn der Harn, wie das bei diesem Regime meist der Fall war, vollkommen eiweißfrei geworden war, ließ ich reine Milch und wenn irgend möglich noch später Bouillon reichen. Bisweilen aber habe ich diese strenge Diät auch 3 oder 4 Wochen durchgeführt, wenn die Eiweißabsonderung so lange dauerte, und dann erst einen vollkommen günstigen Erfolg erzielt. Irgendwelche Nachteile habe ich bei dieser Ernährungsweise niemals beobachtet. Auch ist die Durchführung derselben weder bei den Kranken noch bei den Angehörigen auf Widerstand gestoßen.

Gegenüber der von mancher Seite, sogar ausschließlich, empfohlenen Milchdiät bei akuter Nephritis kann ich an meiner Empfehlung, mit Milch anfangs sehr zurückhaltend zu sein, um so mehr festhalten, da in jüngster Zeit auch Umber (131) Milchdiät für kontraindiziert erklärt hat. „Will man den Kranken kalorisch auskömmlich halten, so bedarf er mindestens 3 Liter Milch, die 5 g Kochsalz enthalten, also zu viel Flüssigkeit und zu viel Kochsalz". „Auch übersteigt der Eiweißgehalt schon von 1 Liter Milch — 5,5 g N — die zulässige Stickstoffzufuhr bei azotämischen Nephritikern".

Derselbe Autor erklärt auch, „daß der Wert der Diuretika bei Nierenkranken ein höchst bescheidener ist. Gerade die mit hochgradigen Oedemen einhergehende Nephrose verhält sich meist völlig refraktär gegen unsere wirksamsten Diuretika".

Die erste Anerkennung hat Hirschfeld (65) meiner Behandlungsmethode zuteil werden lassen. Er sagt: Bei der akuten Nephritis ist die Durchführung einer sehr eiweißarmen Kost entschieden geboten. In der Tat wurde auf Grund der Beobachtung am Krankenbett eine solche von Aufrecht empfohlen. Zu einem derartigen Vorgehen aber ist man jetzt um so mehr berechtigt, als der Nachweis erbracht ist, daß der Organismus 2—3 Wochen mit einer ganz eiweißarmen Kost, d. h. 30—40 g im Tage, ohne jede Schädigung erhalten werden kann. Es erwächst deshalb für den Arzt die dringende Aufgabe, durch Verabreichung einer solchen Kost jeden Reiz fernzuhalten, der den erkrankten, d. h. frisch entzündeten Nieren aus der Ausscheidung der großen Menge Harnstoff erwachsen könnte.

Später hat auch Senator (119) gegenüber der Wirkungslosigkeit von Medikamenten bei der Behandlung der Nephritis den Wert des diätetischen Verhaltens hervorgehoben. Er warnte vor dem Genuß von Eiern, meinte, daß man mit dem Genuß von Fleisch viel zurückhaltender sein müsse, als es bisher geschehen ist, und empfahl den ausgedehnten Gebrauch von vegetabilischen Nahrungsmitteln.

Bei chronischen Nephritisfällen ist nach Lichtheim (90) die Gefahr, welche aus dem Verluste der mit dem Harn ausgeschiedenen Eiweißstoffe droht, geringer als diejenige, welche aus der Störung der Filtration der Nieren als hauptsächlichstem Ausscheidungsorgan der stickstoffhaltigen Stoffwechselschlacke resultieren kann. Darum erklärte er es für unzweckmäßig, die Menge der abzuscheidenden stickstoffhaltigen Umsatzprodukte durch Darreichung einer übermäßig stickstoffhaltigen Kost zu steigern. Bei Verabfolgung stickstoffarmer Kost schwindet nach seinen Erfahrungen sehr häufig das Asthma der Nierenkranken.

Die Schonungsdiät, welche ich zur Behandlung der akuten tubulären (parenchymatösen) und der vaskulären (Glomerulo-) Nephritis empfohlen habe, eignet sich bei der hyalin-vaskulären Nephritis, der genuinen Schrumpfniere weniger zu allgemeiner Durchführung. Oben (S. 67) ist erwiesen worden, daß bei dieser Form interkurrent oder als Ausgangsstadium Albuminurie, Zylindrurie und Oedeme auftreten können, während bis dahin nur Erscheinungen von seiten anderer Organe mit oder ohne Albuminurie und Zylindrurie bestanden haben können und daß zumal Oedeme auf eine Beteiligung des tubulären Apparats an dem bis dahin nur auf die kleinsten Gefäße der Niere beschränkten Prozesse zurückzuführen sind. Es gesellt sich zu der chronischen Erkrankung der Gefäße eine akute oder subakute Erkrankung der Nierenepithelien hinzu.

In diesem Stadium der genuinen Schrumpfniere empfiehlt es sich, die eiweißarme Kost sorgfältig durchzuführen, freilich nur ein paar Wochen lang, und davon abzusehen, wenn bei nebenhergehender Auwendung der entsprechenden Medikamente — je nach Bedarf Digitalis, Diuretin, Theacylon — kein besonderer Erfolg erzielt ist. Ich halte es für ausgeschlossen, daß man durch das Verbot stickstoffhaltiger Substanzen im Ausgangsstadium dieses Leidens eine Unterlassungssünde begeht. Bei der Aussichtslosigkeit desselben in diesem Stadium kann damit nur genützt werden. — Das war auch in der Tat der Fall bei einem 79jährigen Manne, dessen hyalin-vaskuläre, auf Gicht beruhende Nephritis zu allgegemeinem ziemlich hochgradigem Anasarka geführt hatte, das schon mehrere Monate bestand. Ich verordnete eine eiweißarme Kost bei gleichzeitiger Anwendung von Eisenpillen (Ferr. sulf. 3, Pulv. rad. Gentianae 4, Extr. Gent. q. s. ut f. pil. Nr. LX, 2 mal tägl. 2 Pillen). Nach 14 Tagen wurde die eiweißarme Kost ausgesetzt. Eine Besserung seiner Oedeme war in dieser Zeit nicht eingetreten. Wohl aber fingen dieselben nach weiteren 8 Tagen an abzunehmen und waren nach 14 Tagen gänzlich geschwunden. Zur Zeit, 3 Monate nach jener Kur, ist er vollkommen frei von Oedemen.

Wenn aber Oedeme nicht vorhanden sind und nur mäßige Mengen von Eiweiß und Zylindern ausgeschieden werden, ja der

Harn zeitweilig oder noch gänzlich frei von diesen Bestandteilen ist und nur Symptome von seiten anderer Organe (dauernde Kopfschmerzen, erhöhter Blutdruck, Vergrößerung der Herzdämpfung) bestehen, braucht die Aufnahme von Fleisch und Eiern nur eingeschränkt zu werden. Solche Patienten halten sich häufig garnicht für schwer leidend; sie können ihren Berufsgeschäften nachgehen, wenn dieselben nicht mit großen körperlichen Anstrengungen verbunden sind. Aber der Genuß von Fleischsaft und Fleischextrakten, von scharfen Gewürzen, von altem Käse, von jeglichem Alkohol sollte ihnen gänzlich untersagt und nur mäßiger Zusatz von Salz gestattet werden.

Hirschfeld (66) empfiehlt freilich auch ohne Bestehen schwererer Erscheinungen bei der genuinen Schrumpfniere, selbst wenn keine Oedeme vorhanden sind, gleichsam prophylaktisch, eine recht eiweißarme Kost. Er sagt: Durch eine sehr eiweißarme Kost, die etwa 40 g Eiweiß im ganzen und 30 g resorbierbares Eiweiß und ungefähr 5 g Kochsalz enthält, gelingt es bei Nierenkranken, und zwar besonders in Fällen von Schrumpfniere eine weitgehende Besserung zu erzielen. Die Nahrung besteht vorzugsweise aus Vegetabilien, Kartoffeln, Reis, grünem Gemüse, Sahne, Zucker und großen Mengen von Obst in jeder Form. Der Urin sinkt dabei zumeist auf $^3/_4$ Liter in 24 Stunden, die Reaktion ist meist alkalisch oder amphoter, seltener noch schwach sauer. In diesen letzteren Fällen kann der Urin durch Gaben von 1 bis 2 g Natrium bicarbonicum oder Natrium citricum täglich alkalisch gemacht werden. Zugleich mit dem Eintritt der alkalischen Reaktion verringert sich oft der Eiweißgehalt sehr rasch und kann sogar in einzelnen Fällen völlig verschwinden. Der Harn enthält bei dieser eiweißarmen Kost in 24 Stunden etwa 5 g N (= 11 g Harnstoff), 5—6 g Kochsalz und an festen Bestandteilen im ganzen ungefähr 25 g gegenüber 60—70 g, die bei eiweißreicher Ernährung entleert werden. Das spezifische Gewicht schwankt zwischen 1011 und 1014. Eine Senkung des Blutdrucks stellt sich bei der eiweiß- und salzarmen Ernährung in der großen Mehrzahl der Fälle nach etwa 2 Wochen ein.

Für den Einzelfall besteht eine besondere therapeutische Indikation, welcher die Feststellung der Menge des ausgeschiedenen Harns zugrunde liegt. Diese Indikation erweist sich öfter als ganz dringlich bei akuter Nephritis, wie sie zumal bei Scharlach oder Diphtherie auftritt, bei ersterem bisweilen in der klinischen Form der septischen Nephritis.

Zur Erfüllung dieser Indikation ist eine genaue Kontrolle der Häufigkeit und Menge der einzelnen Harnentleerungen nebst Angabe der Tages- und Nachtstunden sowie der 24 stündigen Gesamtmenge erforderlich. Dem Pflegepersonal muß zur Pflicht gemacht werden, wenn bei der täglichen Untersuchung schon Eiweiß im Harn festgestellt ist, über die ausgeschiedenen Mengen genau Rechenschaft zu geben. Als Anhaltspunkt für die Beurteilung kann die Angabe Camerer's (36) dienen, daß zwischen dem 2. und 4. Lebensjahre etwa 700 ccm, zwischen dem 5. und 7. Lebensjahre etwa 800 ccm, zwischen dem 8. und 14. Lebensjahre 900 bis 1000 ccm ausgeschieden werden. — Die Messung der Einzelentleerungen und die Berechnung ihrer durchschnittlichen Menge bietet einen Anhalt für die mit dem Stuhlgang verlorene Quantität.

In Fällen, wo bei ohnehin schon vorhandenem Eiweiß im Harn eine auffällig rasch einsetzende Verminderung der Häufigkeit und Menge der Harnentleerungen sich einstellt, muß nach der obigen Erörterung über die Bedeutung der Harnzylinder angenommen werden, daß eine akut einsetzende Verstopfung der Harnkanälchen durch Harnzylinder die ausschließliche oder hauptsächliche Ursache der Harnverminderung ist.

Heubner sagt sehr zutreffend (63): „In schwereren Fällen von Skarlatina-Nephritis fällt der Rückgang der Urinsekretion auf. An dem aber, was ausgeschieden wird, zeigt sich die widerspruchsvolle Erscheinung, daß es weniger pathologische Beimengungen, sowohl an Eiweiß wie an Sediment enthält als der vorherige reichlichere Urin. Das läßt sich wohl in keiner anderen Weise erklären, als daß solches Sekret aus verhältnismäßig wenig erkrankten Resten der Nieren kommt, deren Sammelröhrchen nicht verstopft sind.“

Unter diesen Umständen halte ich nach meinen Erfahrungen die ungesäumte Verabfolgung eines erdigen Wassers für geboten und glaube dadurch beträchtlichen Nutzen gestiftet zu haben. Ich habe ausschließlich Wildunger Helenenquelle angewendet und zwar

kleinere Kinder bis zu einer halben Flasche, ältere Patienten eine
ganze Flasche täglich trinken lassen. Schon nach 1 bis 2 Tagen
habe ich befriedigende Erfolge gesehen.

Besonders überzeugende Beweise für die Wirksamkeit dieser
Behandlung ließen sich dadurch erbringen, daß das Wildunger
Wasser ausgesetzt wurde, wenn die Tagesmenge des ausgeschiedenen
Harns bei Erwachsenen in mittlerem Lebensalter etwa 1500 ccm
erreichte und erst bei beträchtlichem Herabgehen dieser Menge
von neuem angewendet wurde. Auf diese Weise habe ich (14) im
Verlaufe eines Krankheitsfalles, bei welchem die Nephritis nach
Diphtheritis des Pharynx aufgetreten war, feststellen können, daß
bei viermaligem Aussetzen des Wildunger Wassers am 8., 15., 22.
und 31. Tage nach dem Auftreten der Nephritis die Harnmengen
am folgenden Tage heruntergingen 1. von 450 auf 260, 2. von
1400 auf 450, 3. von 1500 auf 850, 4. von 1250 auf 850 ccm.

Im Anschluß an diese Empfehlung, bei plötzlichem Versagen
der Harnentleerung, zumal in Fällen von akuter Nephritis, ein
etwas größeres Quantum eines erdigen Wassers nehmen zu lassen,
ist zu erwägen, ob im allgemeinen bei Nephritikern die Zufuhr
größerer Flüssigkeitsmengen ratsam ist. In dieser Beziehung bestehen Meinungsverschiedenheiten.

von Noorden (103) empfiehlt, besonders in Rücksicht auf die
Herztätigkeit, Einschränkung der Flüssigkeitszufuhr bei allen Fällen
von chronischer Nephritis.

Fürbringer (52) tritt eher für eine reichlichere Flüssigkeits-
aufnahme ein.

Romberg (114) erklärt: Menschen mit chronischer Nephritis
vertragen eine beträchtliche Einschränkung der Flüssigkeitszufuhr
oft schlecht; unter $1^1/_2$ Liter sollte nie herunter gegangen werden.
Ebenso unerwünscht ist eine reichliche Flüssigkeitszufuhr.

Strauß (124) hat eine Einschränkung der Flüssigkeit im allgemeinen nur dann vorgenommen, wenn gleichzeitig hydropische
Zustände vorhanden waren und urämische Erscheinungen fehlten;
dabei nur selten die Flüssigkeitsreduktion forciert.

Umber (131) redet einer Beschränkung der Wasserzufuhr bei
Nephrose ebenso wie bei der akuten Glomerulo-Nephritis das Wort.
Bei leichteren Nephrosen empfiehlt er, die Gesamtflüssigkeit (inkl.

Obst und Gemüse, die nach ihrem vollen Gewicht als Flüssigkeit gerechnet werden) auf $1^1/_2$ Liter zu bemessen, bei schwereren Fällen womöglich weniger als 1 Liter zu gestatten.

Ich selbst habe niemals Bestimmungen im allgemeinen über die Menge der aufzunehmenden Flüssigkeit getroffen und meine, daß solche nicht erforderlich sind, weil ich Nephritiker kaum jemals über Durst klagen gehört habe, vorausgesetzt, daß keine fieberhafte Komplikation oder Diabetes bestanden haben, und dann wäre die Entziehung von Flüssigkeit eine zwecklose Grausamkeit. Sonst bedurfte es bisweilen bei den erwähnten Patienten, denen Wildunger Wasser empfohlen war, dringenden Zuredens, um sie zur Bewältigung einer Flasche pro die zu veranlassen. Die Annahme dürfte nicht unberechtigt sein, daß die Aufnahmemenge von $1^1/_2$ Litern spontan nur wenig oder gar nicht überschritten wird. Soweit meine Beobachtung reicht, ist aus der Unterlassung jeder diesbezüglichen Bestimmung niemals Nachteil erwachsen. Ich habe Patienten mit chronischer Nephritis jahrzehntelang beobachtet und sie ihrer nicht sehr anstrengenden Berufstätigkeit nachgehen sehen ohne jede Zumessung der aufzunehmenden Flüssigkeit. Leute aus einfachem Stande, die keine geselligen Verpflichtungen hatten, befanden sich dabei am besten.

Dagegen gebührt der Kochsalzzufuhr besondere Beachtung, nachdem Strauß (123) und später Widal und Javal (138) auf ihre Bedeutung für die Nierenkrankheiten hingewiesen und den eventuellen Schaden festgestellt haben. Ersterer hat die Kochsalzretention bei Nierenkranken für die direkte Folge einer Niereninsuffizienz erklärt, die durch eine sekundäre (antipyknotische) Zurückhaltung von Wasser (zum Zwecke der Verhütung eines Anwachsens des prozentischen Kochsalzgehaltes der Säfte) schließlich zum Hydrops führen kann.

Eine wertvolle Bestätigung erfährt diese Ansicht durch die gründliche Untersuchung v. Monakow's (98). Während bei der Pneumonie der Chlornatriumgehalt des Serums sehr niedrig, also nicht renaler Natur ist, und Chlornatriumzulagen deshalb nicht ausgeschieden werden, weil der Chlornatriumspiegel des Blutes keine Zunahme erfährt, ist bei „hydropischen Nierenkranken mit Störung der NaCl-Ausscheidung der NaCl-Gehalt des Serums meist sehr deutlich vermehrt; die NaCl-Ausscheidung kann dabei minimal sein. Daraus ergibt sich mit zwingender Logik, daß in solchen Fällen die Niere unfähig ist, NaCl in ausreichender Menge zu eliminieren. Bei kardialen Oedemen ist der NaCl-Gehalt des Serums zur Zeit der Oedembildung eher zu niedrig als zu hoch (Senkung des NaCl-Spiegels des Blutes infolge des Abflusses von NaCl in die sich bildenden Oedeme)."

Strauß (124) hat, im Verfolg seiner Betrachtungsweise, für Zustände von behinderter Kochsalzausscheidung bei Nierenkranken eine an Kochsalz arme Ernährung empfohlen und dieser Empfehlung um so größere Berechtigung zugesprochen, weil nachgewiesen worden ist, daß kranke Nierenepithelien unter bestimmten Umständen durch reichliche Kochsalzzufuhr weiter geschädigt werden können. Doch seien nicht alle Fälle von Epithelveränderung für die alimentäre Chlorentziehung unter dem gleichen Gesichtspunkt zu betrachten. Ein stärkerer Grad von Chlorentziehung ist in erster Linie bei bestehendem oder drohendem Hydrops indiziert. Milde Grade von Chlorentziehung reichen dagegen in allen denjenigen Fällen aus, wo ohne das Vorhandensein von Hydrops und ohne eine Tendenz zu auffälliger Gewichtssteigerung (ein Zeichen des Präödems) eine gute oder leidlich gute prozentuale Kochsalzausscheidung bei guter Diurese vorliegt. Eine weniger strenge Form der Chlorentziehung genügt auch dann, wenn nach allgemein klinischen Erfahrungen in dem betreffenden Falle keine besondere Neigung zur Kochsalzretention vorliegt. Die Indikationsstellung für die Chlorentziehung erfordert also außer der genauen Betrachtung des Falles noch eine Kenntnis des Verhaltens seiner Kochsalzausscheidung. Er hat deshalb schon seit langen Jahren auf seiner Krankenhausabteilung die Gewohnheit, bei Nephrosen bzw. bei Fällen mit nephrotischem Einschlag fortlaufend tägliche Kochsalzbestimmungen auszuführen.

Die Wichtigkeit einer Regelung der Kochsalzzufuhr geht auch aus der Mitteilung von Widal und Javal (139) hervor, daß sie einen Nephritisfall verzeichnet haben, bei welchem innerhalb mehrerer Monate wiederholte Male die Oedeme beliebig zum Auftreten und zum Verschwinden gebracht werden konnten, je nach dem größeren oder kleineren Chlorgehalt der Kost, gleichgültig, wie dieselbe sonst gewählt sein mochte.

Eine weitere Veranlassung zur Einschränkung der Salzzufuhr geht meiner Meinung nach aus den Untersuchungen Rovida's über den Ursprung der Harnzylinder hervor. Wie oben (S. 79) mitgeteilt ist, hat er festgestellt, daß Chlornatrium die Lösung der farblosen Zylinder hemmt, selbst wenn dasselbe so verdünnt ist, daß seine Prozentmenge der Hälfte der mittleren normalen Salzmenge des Harns entspricht. Diese Tatsache zusammengehalten mit der von mir oben (S. 84) besonders hervorgehobenen Bedeutung der Zylinder für die Stauung des Harns und infolgedessen für immer mehr um sich greifende, d. h. von den Harnkanälchen auf die Glomeruli und das interstitielle Gewebe übergehende Prozesse dürfte wohl dazu angetan sein, uns zu veranlassen, die Salzzufuhr bei Nephritikern überhaupt so weit herabzusetzen, wie es mit der Geschmacksrichtung und der damit im Zusammenhange stehenden Aufnahme- und Assimilationsmöglichkeit der Nahrungsstoffe verträglich ist. Ein Hinweis auf die Bedeutung dieses Vorgehens für die Heilung des Leidens führt bei solchen Kranken, wie ich mich wiederholt überzeugt habe, auch ohne Anwendung irgendeines Zwanges zu dem gewünschten Ziele.

In der Praxis dürfte überhaupt die allen wissenschaftlichen Ansprüchen genügende Durchführung einer salzarmen Kost nicht möglich sein. Eine regelmäßige oder gar tägliche Feststellung des Gewichtes der Patienten und der Menge des ausgeschiedenen Kochsalzes ist nicht oder nur in den seltensten Fällen durchführbar. Ohne einen gewissen Schematismus wird wohl nicht auszukommen sein. Will man einen solchen hineintragen, sagt Strauß, so kann man etwa folgende Formen der Chlorentziehung aufstellen: 1. Strenge Form, bei welcher der Gesamtkochsalzgehalt der Nahrung nicht mehr als $2—2^1/_2$ g beträgt. 2. Mittelstrenge Form, bei welcher der Gesamtkochsalzgehalt der Nahrung zwischen $2^1/_2—5$ g beträgt. 3. Milde Form, bei welcher der Gesamtkochsalzgehalt der Nahrung über 5 g beträgt, aber noch erheblich unter der von der Mehrzahl der Gesunden genossenen Menge von 12—15 g Kochsalz zurückbleibt.

Umber gibt folgende Richtschnur für die Chlornatriumverabfolgung. Er empfiehlt beim hypostenurischen akuten Nephritiker ebenso wie beim azotämischen Nephritiker und beim

Sklerotiker nicht unter 5 g Kochsalz herunterzugehen, weil diese
Menge von ihnen bewältigt werden kann. Nur bei den Nephrosen
bzw. den mit Nephrose vergesellschafteten Glomerulonephritiden
wie überhaupt bei jeder Nierenerkrankung mit Oedemtendenz bedarf es der möglichsten Ausschaltung des Kochsalzes. Sind die
Oedeme geschwunden, so wird man vorsichtig steigende Kochsalz-
zulage unter Prüfung der Wasserretention am besten durch tägliche Körpergewichtskontrolle gestatten. Falls keine Oedeme bei
der Nephrose vorhanden sind, wie das z. B. bei den leichten
nephrotischen Schädigungen, bei toxischer oder infektiöser Albuminurie der Fall ist, bedarf es auch selbstverständlich keiner Salz-
beschränkung.

Romberg (114) sagt, daß bei einer Tagesgabe von 2—3 g
Kochsalz die Urinausscheidung steigen, die Kochsalzausscheidung
die Einfuhr übersteigen, die Oedeme und das Körpergewicht entsprechend zurückgehen können. Er bemerkt aber auch: so sehr
der Versuch der Kochsalzeinschränkung zu empfehlen ist, soll man
damit nicht in schematischer Weise fortfahren, wenn nach einigen
Tagen kein Erfolg zu bemerken ist.

Außer der bisher erörterten Ernährungsweise, die je
nach den angegebenen Indikationen für die einzelnen Nephritisarten
und für die Stadien derselben eine mehr oder weniger beträchtliche
Einschränkung der Aufnahme stickstoffhaltiger Substanzen und die
Regelung der Salzzufuhr betrifft, ist eine medikamentöse Behandlung in den meisten Fällen erforderlich. Bei der akuten
tubulären Nephritis kann sich dieselbe auf die Verabfolgung einer
Lösung von Natrium bicarbonicum beschränken. Das Gleiche gilt
für die vaskuläre Nephritis. In allen solchen Fällen aber ist,
worauf schon hingewiesen wurde, der Menge der Harnentleerung
besondere Aufmerksamkeit zuzuwenden und bei auffälliger Abnahme derselben ein erdiges Wasser in der erwähnten Menge zu
empfehlen. Auch bei vorhandenen Oedemen ist mit einer solchen
Medikation auszukommen, zumal wenn absolute Bettruhe eingehalten wird. Doch dürften bei hartnäckigem Bestande der
Oedeme, zumal bei Fällen von hyalin-vaskulärer Nephritis, milde
Diuretika am Platze sein. Diuretin, Theobromin, Theophyllin,
Theacylon und ähnliche Alkaloide können gewählt oder abwechselnd

verordnet werden. Ich habe Diuretin in der Dosis von 3—4 g täglich ein paar Wochen lang ohne jede Störung nehmen lassen. Diese Mittel haben auch den Nutzen, neben der diuretischen Wirkung die Salzausfuhr aus dem Organismus beträchtlich zu erhöhen (Minkowski, Strauß).

Gegen heftiges Erbrechen, das im Verlaufe der tubulären und vaskulären Nephritis vorkommt, kann, wie der oben S. 105 beschriebene Fall erweist, Morphium intern oder noch besser subkutan mit großem Nutzen angewendet werden.

Bei der hyalin-vaskulären Nephritis, mit der von vornherein Herzhypertrophie vergesellschaftet sein kann, ist die Anwendung der Digitalis indiziert, wenn Beschwerden auftreten, welche vom Herzen direkt abhängen, u. a. Dyspnoe, Asthma, stenokardische Anfälle. Ich habe dann, selbst wenn keine Pulsbeschleunigung vorhanden war, verordnet:

Pulv. fol. Digitalis   1,0
Ferri reducti   3,0
P. rad. Gentianae   4,0
Extr. Gentianae   q.s.
ut. f. pil. Nr. LX

und davon 2 mal täglich 2 Pillen brauchen lassen.

Diese Verordnung habe ich wochenlang, ja einige Male monatelang mit zufriedenstellendem Erfolg eingehalten. Nebenher kann bei hartnäckigem Bestande von Oedemen Theacylon oder ein ähnliches Mittel gegeben werden. Eine Heilung ist weder von dieser Medikation noch von einer sonstigen zu erwarten, aber ich habe gesehen, daß dann die Oedeme schwinden können, und den Eindruck gewonnen, daß damit das Leben beträchtlich verlängert werden kann.

Warme Bäder können bei Nierenkranken genau so gut wie bei Gesunden gestattet werden. Besonders zu empfehlen wären sie nach meinen sonstigen Beobachtungen auch bei der Pollakisurie der Kriegsnephritiker, also im Anfangsstadium der Kriegsnephritis. Wenn auch nicht sehr oft, so dürfte sich doch wohl in einzelnen Fällen die Verabfolgung solcher Bäder ermöglichen und damit nicht nur eine Besserung der Pollakisurie erzielen, sondern auch eine Steigerung des Nierenprozesses bis zum Auftreten pathologischer Bestandteile im Harn verhüten lassen. Nur darf der mit Hilfe des warmen Bades gewonnene Vorteil nicht durch die Verabfolgung desselben in einem sehr kalten Raume oder nachträgliche ungenügende Warmhaltung des Körpers illusorisch gemacht werden.

Die Venaesektion hat sich bei urämischen Zuständen zweifellos bewährt. Ob sie gegen die Nephritis überhaupt zu empfehlen ist, muß ich dahingestellt sein lassen. Dresel (41) meint, daß die Venaesektion einen äußerst günstigen Einfluß auf die entzündlichen Prozesse der Nieren selbst haben muß, indem die eventuell nur durch den Druck des umgebenden, entzündlich geschwollenen Nierengewebes geschädigten Nierenelemente entlastet werden und ihre normale Funktion wieder aufnehmen können. Diese Vermutung werde auch bestätigt durch das wiederholt beobachtete Absinken der Eiweißausscheidung nach einer Venaesektion. Er glaubt daher, daß Gründe genug vorliegen, um von diesem einfachen therapeutischen Mittel nicht nur bei der Behandlung der Urämie, sondern auch bei urämiefreien schwereren Nephritiden Gebrauch zu machen.

Strauß empfiehlt nur, mit der Ausführung des Aderlasses nicht bis zum äußersten Termin zu warten, sondern ihn schon bei hohen Graden von Azotämie bzw. bei drohender Urämie und bei den verschiedenartigen chronischen „suburämischen" Zuständen anzuwenden. Aber am Reststickstoff des Blutes kann durch den Aderlaß, wie Wolf und Gutmann in zahlreichen Versuchen gezeigt haben, so gut wie nichts geändert werden.

Literaturverzeichnis.

1) **Albu** und **Schlesinger**, Ueber Nierenerkrankungen bei Kriegsteilnehmern Berl. klin. Wochenschr. Nr. 6. S. 130. — 2) **Aschoff**, Pathologische Anatomie. 2. Aufl. 1911. Bd. 2. — 3) **Derselbe**, Ueber die Benennung der chronischen Nierenleiden. Veröffentl. a. d. Gebiete des Militär-Sanitätswesens. Berlin 1917. A. Hirschwald. — 3a) **Aufrecht**, Die Genese des Bindegewebes nebst Bemerkungen über die Neubildung quergestreifter Muskelfasern und die Heilung per primam intentionem. Virch. Arch. 1868. Bd. 44. — 4) **Derselbe**, Ein Fall von akutem Oedem der Rückenmarkspia bei Nephritis und eine Bemerkung zur Lehre von der Urämie. Deutsche med. Wochenschr. 1877. Nr. 51. — 5) **Derselbe**, Die Entstehung der fibrinösen Harnzylinder und die parenchymatöse Entzündung. Zentralbl. f. d. med. Wissensch. 1878. Nr. 19. — 6) **Derselbe**, Die diffuse Nephritis und die Entzündung im allgemeinen. Berlin 1879. Reimer. — 7) **Derselbe**, Zur Lehre von der chronischen Nephritis. Deutsche med. Wochenschr. 1879. Nr. 1. — 8) **Derselbe**, Ueber den Zusammenhang zwischen Herzhypertrophie und Nephritis. Patholog. Mitteil. H. 1. Magdeburg 1881. Faber. — 9) **Derselbe**, Die Schrumpfniere nach Kantharidin. Zentralbl. f. d. med. Wissensch. 1882. Nr. 47 und Pathol. Mitt. H. 2. Magdeburg 1883. Faber. — 9a) **Derselbe**, Die Nephritis nach Kantharidin. Ebenda. S. 19. — 10) **Derselbe**, Ueber Nephritis, insbesondere die chronisch-hämorrhagische Form derselben. Deutsches Arch. f. klin. Med. 1883. Bd. 32. S. 573. — 11) **Derselbe**, Zur Therapie der akuten Nephritis. Berl. klin. Wochenschr. 1883. Nr. 51. S. 788. –- 12) **Derselbe**, Die Bedeutung der Nierenglomeruli für die klinische Beurteilung der Nierenentzündungen. Ebenda. 1886. Nr. 1. S. 3. — 13) **Derselbe**, Die Choleranephritis. Zentralbl. f. d. med. Wissensch. 1892. Nr. 45. S. 953 und Ebenda. 1893. Nr. 8. — 14) **Derselbe**, Die Behandlung der akuten parenchymatösen Nephritis. Therap. Monatsh. 1893. Bd. 7. S. 491. — 15) **Derselbe**, Eine 20 Jahre dauernde Nephritis mit dem Ausgang in eine weiße Schrumpfniere. Deutsches Arch. f. klin. Med. 1888. Bd. 42. S. 517. — 16) **Derselbe**, Die septische Scharlachnephritis. Ebenda. 1894. Bd. 52. S. 346. — 17) **Derselbe**, Zum Nachweis zweier Nephritisarten. Ebenda. 1894. Bd. 53. S. 531. — 18) **Derselbe**, Zur Kenntnis der Koagulationsnekrose. Zentralbl. f. klin. Med. 1895. No. 10. — 19) **Derselbe**, Die diffuse Leberentzündung nach Phosphor. Deutsches Arch. f. klin. Med. 1874. Bd. 23. S. 331 und Experimentelle Leberzirrhose nach Phosphor. Ebenda. 1897. Bd. 54. S. 302. — 20) **Derselbe**, Weiteres zur Kenntnis der Enteroptose nebst Nachtrag be-

treffend orthotische Albuminurie. Therap. Monatsh. 1907. März. — 21) Derselbe, Die Genese der Arteriosklerose. Deutsche Arch. f. klin. Med. 1908.
Bd. 93. S. 1 und Zur Pathologie und Therapie der Arteriosklerose. Wien
1910. Hölder. — 22) Derselbe, Die Wirkung des Knollenblätterschwammes
(Amanita phalloides). Deutsches Arch. f. klin. Med. 1916. Bd. 118. S. 495.
— 23) Derselbe, Das Wesen der Erkältung. Ebenda. 1915. Bd. 117. S. 603
und Weiteres zur Kenntnis des Wesens der Erkältung. Ebenda. 1916. Bd. 119.
S. 270 und Ueber Erkältung. Zeitschr. f. ärztl. Fortbild. 1917. Nr. 21. —
24) Babès, zitiert nach v. Hansemann. — 25) Baehr, George, Ueber experimentelle Glomerulo-Nephritis. Ziegler's Beiträge. 1913. Bd. 55. S. 545. —
26) Baginsky, Zur Pathologie und Therapie der Scharlach-Nephritis. Arch.
f. Kinderheilk. 1893. Bd. 16. Separat-Abdruck. — 27) Derselbe, Ueber
Scharlach-Nierenentzündung. Ebenda. 1902. Bd. 33. Sep.-Abdr. — 28)
Bartels, Handbuch der Krankheiten des Harnapparats. v. Ziemssen's Handbuch. Bd. 9. 1. Hälfte. Leipzig 1875. — 29) Beitzke, Diskussion zum
Vortrag Herxheimers. Beih. z. Zentralbl. f. allg. Path. u. path. Anat. 1916.
Bd. 27. S. 70. — 30) Beitzke und Seitz, Untersuchungen über die Aetiologie der Kriegsnephritis. Berl. klin. Wochenschr. 1916. Nr. 49. S. 1313.
— 30a) Benda bei Albu und Schlesinger. — 31) Beyer, Ottomar, Ueber
den Ursprung der sogenannten Fibrinzylinder des Urins. Arch. f. Heilk. 1868.
Jahrg. 9. S. 136. — 32) Böhm, Arthur, Beitrag zur pathologischen Anatomie der
Malpighischen Körperchen der Niere. Virch. Arch. 1897. Bd. 150. S. 52. — 33)
Bright, Richard, Report on medical cases selected with a view of illustrating
the symptoms and cure of diseases by a reference to morbid anatomy. London
1827. — 34) Derselbe, Cases and observations illustrative of renal disease
accompanied with the secretion of albuminous urine. Guy's hospital reports.
1836. Vol. I. p. 396. — 35) Buhl, Ueber Bright's Granularschwund der
Nieren und die damit zusammenhängende Herzhypertrophie. Mitteil. aus d.
pathol. Inst. zu München. Stuttgart 1878. — 36) Camerer, zitiert nach
Heubner. — 37) Charcot, Leçons sur les maladies du foie et des reins.
Paris 1877. — 38) Chiari, Sammelbericht über Nephritis. Wiener klin.
Wochenschr. 1916. No. 40. S. 1271. — 38a) Cohnheim, Vorlesungen über
allgemeine Pathologie. 2. Aufl. 1882. — 39) Cornil, Nouvelles observations
histologiques sur l'état des cellules du rein dans l'albuminurie. Journ. de
l'anatomie. 1879. p. 442. — 40) Crooke, G., Zur pathologischen Anatomie
des Scharlachs. Fortschr. d. Med. 1885. Bd. 3. S. 651. — 41) Dresel,
Beiträge zur Klinik der Nierenentzündung. Deutsches Arch. f. klin. Med. 1916.
Bd. 121. S. 75. — 42) Eisenlohr, Zur Entwicklung der Schrumpfniere aus akuter
Nephritis. Deutsche med. Wochenschr. 1892. Nr. 32. S. 723. — 43) Ernst, Paul,
Ueber das Vorkommen von Fibrin in Nierenzylindern. Ziegler's Beiträge. 1892.
Bd. 12. S. 553. — 44 Fahr, Ueber maligne Nierensklerose. Zentralbl. f. allg. Path.
u. path. Anat. 1916. No. 21. S. 481. — 45) Fichera und Scaffidi, Beitrag
zur pathologischen Histologie der Glomeruli. Virchow's Archiv. 1904. Bd. 177.
S. 63. — 46) Fischl, Beiträge zur Histologie der Scharlachniere. Zeitschr. f.
Heilk. 1883. Bd. 4. S. 1. — 47) Fraenkel, A., Arteriosklerose, in Eulen-
burg's Realenzyklopädie. 1907. 4. Aufl. Bd. 1. S. 831. — 48) Fraenkel, E.,
Diskussion über Morbus Brightii Deutsche med. Wochenschr. 1914. Nr. 41.
S. 1854. — 49) Frerichs, Die Bright'sche Nierenkrankheit und deren Be-

handlung. Braunschweig 1851. — 50) Friedeberg, Ueber Albuminurie im Anschluß an den Geburtsakt. Berl klin. Wochenschr. 1891. Nr. 4. — 51) Friedländer, Ueber Nephritis scarlatinosa. Fortschr. d. Med. 1883. Nr. 3. S. 81. — 52) Fürbringer, Die inneren Krankheiten der Harn- und Geschlechtsorgane. 2. Aufl. Berlin 1890. Wreden. — 53) Gaskell, On the changes in glomeruli and arteries in inflammatory and arteriosclerotic kidney disease. Journ. of pathol. and bacteriol. Vol. 16. (Das Buch war leider in der Königl. Bibliothek, in der Universitäts-Bibliothek, in der Bibliothek der Virchow-Langenbeck-Hauses zu Berlin nicht vorhanden) — 54) Grainger-Stewart, On Bright's disease of the kidneys. II. edition. Edinburgh 1871. — 55) Gull and Sutton, On the pathology of the morbid state commonly called chronic Bright's disease with contracted kidney. Med.-chirurg. transact. 1872. Vol. 55. p. 273. — 56) von Hansemann, Zur pathologischen Anatomie der Malpighischen Körperchen der Niere. Virchow's Archiv. 1887. Bd. 110. S. 52. — 57) Hedinger, Ueber die Wirkungsweise von Nieren- und Herzmitteln auf kranke Nieren. Deutsch. Arch. f. klin. Med. 1910. Bd. 100. S. 305. — 58) Heineke, Veränderungen der menschlichen Niere nach Sublimatvergiftung. Ziegler's Beitr. 1909. Bd. 45. S. 197. — 59) Henle, bei Pfeuffer, Morbus Bright. Zeitschr. f. rat. Med. 1844. Bd. 1. S. 68. — 60) Herxheimer, Niere und Hypertonie. Verhandl. d. Deutsch. pathol. Gesellsch. 15. Tagung. 1912. — 61) Derselbe, Ueber die sogenannte hyaline Degeneration der Glomeruli der Niere. Ziegler's Beitr. 1909. Bd. 45. S. 253. — 62) Derselbe, Ueber das pathologisch-anatomische Bild der Kriegsnephritis. Deutsche med. Wochenschr. 1916. Nr. 29. S. 869. Nr. 30. S. 906. No. 31. S. 940. No. 32. S. 969. — 63) Heubner, Lehrbuch der Kinderheilkunde. 3. Aufl. Leipzig 1911. — 64) Hirsch, Nierenentzündungen im Felde. Kongr. f. innere Med. in Warschau. 1916. S. 338. — 65) Hirschfeld, Grundzüge der Krankenernährung. Berlin 1892. — 66) Derselbe, Beiträge zur Behandlung der Nierenkranken. Berl. klin. Wochenschr. 1915. Nr. 46. S. 1178. — 67) Derselbe, Die Bekämpfung der nephritischen Polyurie unter der Einwirkung unseres Sommers zur Erholung der Niere. Med. Klinik. 1917. Nr. 2. (Sep. Abdr.) — 68) Huchard, Traité clinique des maladies du coeur et de l'aorte. IIIème édition. Paris 1899. p. 157. — 69) Johnson, Die Krankheiten der Nieren. Deutsch von R. Schütze. 1856. S. 184. — 70) Derselbe, On the changes in the blood vessels and in the kidney in connection with the small red granulated kidney. Transact. of the path. society. 1877. Vol. 29. p. 381. — 71) Jores, Ueber die Arteriosklerose der kleinen Organarterien und ihre Beziehungen zur Nephritis. Virchow's Archiv. 1904. Bd. 178. S. 367. — 72) Derselbe, Ueber die Beziehungen der Schrumpfniere zur Herzhypertrophie vom pathologisch-anatomischen Standpunkt aus. Deutsch. Arch. f. klin. Med. 1908. Bd. 94. S. 1. — 73) Derselbe, Ueber den pathologischen Umbau von Organen. Virchow's Archiv. 1916. Bd. 221. S. 15. — 73a) Derselbe, Sklerose der Nierenarterien und Schrumpfnieren. Ebenda. 1917. Bd. 223. S. 233. — 74) Jungmann, Paul, Ueber akute Nierenerkrankungen bei Kriegsteilnehmern. Zeitschr. f. klin. Med. 1917. Bd. 84. S. 1. — 75) v. Kahlden, Die Aetiologie und Genese der akuten Nephritis. Ziegler's Beitr. 1892. Bd. 11. S. 448. — 76) Kayser, Kurt, Beiträge zur Kenntnis der Kriegsnephritis. Berl. klin. Wochenschr. 1916. Nr. 38. S. 1043. — 77) Kelsch, Revue critique et recherches anatomo-pathologiques sur la maladie de Bright. Arch. de phys. IIème série. T. 1. p. 722. — 78) Derselbe, Nouvelles observations histologiques sur l'état des cellules du rein dans l'albuminurie. Journ. de l'anat. 1879. p. 442. — 79) Key, Axel, Med. Arch. Stockholm 1863. p. 1. — 80) Klebelsberg, Ueber Nephritis im Felde. Med. Klinik. 1916. Nr. 30. S. 797. — 81) Klebs, Handbuch der pathologischen Anatomie. Berlin 1876. Bd. 1. S. 144. — 82) Klein, The anatomical changes of the kidney, liver, spleen and lymphatic glands in scarlatina of man. Transact. of the path. society. 1877. Vol. 2. p. 430. — 83) Koester, Ueber Endarteriitis und Arteriitis. Sitzung d. Niederrhein. Gesellsch. zu Bonn. 29. Dez. 1875. Berl. klin Wochenschr. 1876. Nr. 31. — 84) Langhans, Ueber die Veränderungen der Glomeruli bei der Nephritis. Virchow's Archiv. 1879. Bd. 76. S. 85. — 85) Lassar, Ueber Erkältung. Ebenda. 1880. Bd. 79. S. 768. — 86) Lecorché, Traité des maladies des reins. Paris 1875. — 87) Leube, Ueber physiologische Albuminurie. Die Therapie der Gegenwart. 1902. Okt. S. 429. — 88) Leyden, Ueber Morbus Brightii. Zeitschr. f. klin. Med. 1881. Bd. 2. S. 148. — 89) Derselbe, Ueber Hydrops und Albuminurie der Schwangeren. Ebenda. 1886. Bd. 11. S. 36. — 90) Lichtheim, Vortrag i. d. med.-chir. Gesellschaft zu Bern. Wiener med. Blätter. 1882. 6. April. Allg. med. Zentralztg. 1882. No. 29. — 91) Löhlein, Ueber die entzündlichen Veränderungen der Glomeruli der menschlichen Niere und ihre Bedeutung für die Nephritis. Aus dem pathologischen Institut zu Leipzig. H. 4. Leipzig 1907. — 92) Derselbe, Ueber Nephritis nach dem heutigen Stande der pathologisch-anatomischen Forschung. Ergebn. d. inn. Med. u. Kinderheilk. 1910. Bd. 5. S. 411. — 93) Derselbe, Bemerkungen zur sogen. Feldnephritis. Med. Klinik. 1916. Nr. 35. S. 922. — 94) Lubarsch, O., Ueber die Natur und Entstehung der Nierenzylinder. Zentralbl. f. path. Anat. u. allg. Path. 1893. Bd. 4. S. 209. — 95) Mann, J. Dixon, On granular kidney following scarlatinal nephritis. The Lancet. 1895. Vol. 2. p. 670. — 96) Marchand, Bemerkung zu Heineke. Ziegler's Beitr. 1909. Bd. 45. S. 241. — 96) Martin, Hippolyte, Recherches sur la production des lésions athéromateuses des artères. Revue de méd. 1881 et Acad. de méd. 1882. Zitiert nach Huchard. — 97) Minkowski, Zur Behandlung der Wassersucht durch Regelung der Wasser- und der Salzzufuhr. Therapie d. Gegenwart. 1907. H. 1, S. 11. — 98) v. Monakow, Untersuchungen über die Funktion der Nieren unter gesunden und kranken Verhältnissen. Deutsches Arch. f. klin. Med. 1914. Bd. 122. S. 241. Bd. 123. S. 1. — 99) v. Müller, Fr., Ueber Morbus Brightii. Verhandl. d. Deutschen path. Gesellsch. zu Meran. 1905. S. 64. — 100) Munk, Fritz, Die Nephrosen. Med. Klinik. 1916. Nr. 39. S. 1019. Nr. 40. S. 1047. Nr. 41. S. 1073. — 101) Derselbe, Zur klinischen Diagnose der Schrumpfniere. Ebenda. 1916. Nr. 51. S. 1341. Nr. 52. S. 1360. — 101a) Naunyn, Der Diabetes mellitus. Wien 1898. — 102) Nauwerck, Beiträge zur Kenntnis des Morbus Brightii. Ziegler's Beitr. 1886. Bd. 1. S. 1. — 103) v. Noorden, Ueber die Beziehungen zwischen Harnazidität und Albuminurie. Deutsches Arch. f. klin. Med. 1912. Bd. 107. S. 216. — 104) Nothnagel, Harnzylinder beim Ikterus. Ebenda. 1876. Bd. 12. S. 326. — 105) Obrzut, Nouvelles recherches sur la pathogénie de la glomérulonéphrite. Revue de méd. 1888. p. 689. — 106) Oertel, Experimentelle Untersuchungen über Diphtherie. Deutsches Arch

f. klin. Med. Bd. 8. S. 292. — 107) Ophüls, Experimental chronic nephritis. The journ. of the amer. med. assoc. 1907. Vol. 48. p. 483. — 108) Orth, Verhandl. d. path. Gesellsch. in Meran. 1905. S. 210. — 109) Derselbe, Verhandl. d. Berl. med. Gesellsch. Berl. klin. Wochenschr. 1916. Nr. 48. S. 1307. — 110) Ponfick, Untersuchungen über die exsudative Nierenentzündung. Jena 1914. Fischer. — 111) Reichel, Ueber Nephritis bei Scharlach. Zeitschr. f. Heilkunde. 1905. Bd. 26. Abteilung: Path. Anatomie. S. 72. — 112) Reinhard, Zur Kenntnis der Bright'schen Krankheit. Charité-Annalen. 1850. Bd. 1. S. 191. — 113) Ribbert, Nephritis und Albuminurie. Bonn 1881. — 114) Derselbe, Ueber die Schrumpfniere. Virchow's Archiv. 1916. Bd. 222. S. 365. — 114a) v. Romberg, Ueber die Behandlung der chronischen Nephritis. Deutsche med. Wochenschr. 1912. Nr. 23. S. 1073. — 115) Rosenstein, Die Pathologie und Therapie der Nierenkrankheiten. 2. Aufl. Berlin 1870. — 116) Rovida, Ueber das Wesen der Harnzylinder. Moleschott's Untersuchungen zur Naturlehre des Menschen und der Tiere. 1876. Bd. 11. S. 1. — 117) Derselbe, Ueber den Ursprung der Harnzylinder. Ebenda. Bd. 11. S. 182. — 118) Senator, Die Erkrankungen der Nieren. Wien 1896. Hölder. — 119) Derselbe, Ueber die hygienische Behandlung der Albuminurie. Berl. klin. Wochenschr. 1882. Nr. 49. — 119a) Derselbe, Ueber die Beziehungen der Herzhypertrophie zu Nierenleiden. Virchow's Arch. 1876. Bd. 73. S. 313. — 120) Derselbe, Ueber die Behandlung des chronischen Morbus Brightii. Verh. d. 9. Kongr. f. innere Med. in Wien. 1890. — 121) Siegel, Wolfgang, Abkühlung als Krankheitsursache. Deutsche med. Wochenschr. 1908. Nr. 11. S. 454. — 122) Sörensen, Ueber Scharlachnephritis. Zeitschr. f. klin. Med. 1891. Bd. 18. S. 298. — 123) Strauß, Akute Nephritiden. In: Kraus und Brugsch, Spez. Path. u. Ther. Sonderabdr. — 124) Derselbe, Die Nephritiden. Abriß ihrer Diagnostik und Therapie. 2. Aufl. Wien 1917. — 125) Strauß et Germont, Des lésions histologiques des reins chez le cobaye à la suite de la ligature de l'urétère. Arch. de physiol. II. Série. T. 9. p. 386. — 126) Thoma, Zur Kenntnis der Zirkulationsstörung in den Nieren bei chronischer interstitieller Nephritis. Virchow's Arch. 1877. Bd. 71. S. 42 u. 227. — 127) Thorel, Ch., Pathologisch-anatomische Beobachtungen über Heilungsvorgänge bei Nephritis. Deutsches Arch. f. klin. Med. 1903. Bd. 77. S. 29, 395 u. 470. — 128) Traube, Ueber den Zusammenhang zwischen Herz- und Nierenkrankheiten. Berlin 1856. S. 58. — 129) Derselbe, Zur Pathologie der Nierenkrankheiten. Allg. med. Zentral-Ztg. 29. Febr. 1860 u. Gesammelte Beitr. 1871. Bd. 2. S. 966. — 130) Tschistowitsch, Die Verödung und hyaline Degeneration der Malpighi'schen Körperchen der Niere. Virchow's Arch. 1903. Bd. 171. S. 243. — 131) Umber, Richtlinien in der Klinik der Nierenkrankheiten. Berl. klin. Wochenschr. 1916. Nr. 47. S. 1261. — 132) Verhoeve, Ueber das Entstehen der sogenannten Fibrinzylinder. Virchow's Arch. 1880. Bd. 80. S. 247. — 133) Virchow, Ueber parenchymatöse Entzündung. Ebenda. 1852. Bd. 4. S. 261. — 134) Volhard und Fahr, Die Bright'sche Nierenkrankheit. Berlin 1914. Springer. — 134a) Wagner, E., Der Morbus Brightii. In: v. Ziemssen's Handbuch d. spez. Pathologie. 3. Aufl. 1882. — 135) Wagner, Max, Parenchymatöse Nephritis bei Lues. Münch. med. Wochenschrift. 1902. Nr. 50. S. 2073. Nr. 51. S. 2150. — 135a) Wallerstein, Experimentelle Untersuchungen über die Entstehung der Harnzylinder. Zeitschr.

f. klin. Med. 1906. Bd. 58. S. 296. — 136) Weigert, Die Brigth'sche Nierenerkrankung vom pathologisch-anatomischen Standpunkt. Volkmann's Samml. klin. Vorträge. 1879. Nr. 162/163. — 137) Weinbaum, Drei Fälle von chronischem Morbus Brightii infolge von Schwangerschaft. Zeitschr. f. klin. Med. 1888. Bd. 13. S. 363. — 138) Widal et Javal, La cure de déchloruration. Soc. méd. des hôp. 1903. p. 733. — 139) Dieselben, Die diätetische Behandlung der Nierenentzündungen. Ergebn. d. inneren Med. u. Kinderheilk. 1909. Bd. 4. S. 523. — 140) Wilks, Cases of Bright's disease. Guy's hosp. reports. Second series. 1853. Vol. 8. p. 232. — 141) Ziegler, Ueber die Ursachen der Nierenschrumpfung. Deutsches Arch. f. klin. Med. 1880. Bd. 25. S. 586.